U0294012

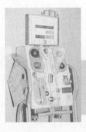

XUEYE JINGHUA
ZAI FEI SHENZANG JIBING DE LINCHUANG SHIJIAN

血液净化
在非肾脏疾病的临床实践

主　编　余　毅　黄继义　叶朝阳

审　阅　孙世澜　吴彼得

编　者　（以姓氏笔画为序）

王　佳	王　琰	王志斌	叶朝阳
付　平	刘书凤	齐向明	孙世澜
孙淑清	吴彼得	余　毅	沈沛成
张　凌	张文意	陈冬平	陈妙旋
陈珊莹	林　鹰	林曰勇	周丽娜
郑金珠	钟鸿斌	黄　恬	黄继义
黄雅清	黄蓉双	崔琳琳	蒋宇峰
曾红兵	霍苗苗		

河南科学技术出版社
· 郑州 ·

内容提要

本书重点阐述血液净化技术在肾脏以外危重、难治疾病及自身免疫性疾病中应用的理论基础和具体方法。参与编写人员均为具有博（硕）士研究生学历且长期从事血液净化工作的临床一线医师。本书内容新颖，图表文字结合得体，临床实用性强，既适于从事血液净化专业的医师，亦适于从事重症肾脏病学，乃至器官功能支持的医师，对于医学院校在读研究生和高年级学生亦有裨益。

图书在版编目（CIP）数据

血液净化在非肾脏疾病的临床实践/余毅，黄继义，叶朝阳主编. —郑州：河南科学技术出版社，2020.1
ISBN 978-7-5349-9786-0

Ⅰ.①血… Ⅱ.①余… ②黄… ③叶… Ⅲ.①血液透析 Ⅳ.①R459.5

中国版本图书馆 CIP 数据核字（2019）第 279582 号

出版发行：河南科学技术出版社
北京名医世纪文化传媒有限公司
地址：北京市丰台区万丰路 316 号万开基地 B 座 1-114　　邮编：100161
电话：010-63863186　010-63863168
策划编辑：赵东升
文字编辑：杨永岐
责任审读：周晓洲
责任校对：龚利霞
封面设计：吴朝洪
版式设计：崔刚工作室
责任印制：陈震财
印　　刷：河南瑞之光印刷股份有限公司
经　　销：全国新华书店、医学书店、网店
开　　本：720 mm×1020 mm　1/16　　**印张**：30　　　**字数**：586 千字
版　　次：2020 年 1 月第 1 版　　2020 年 1 月第 1 次印刷
定　　价：148.00 元

如发现印、装质量问题，影响阅读，请与出版社联系并调换

前　言

血液透析的发展，延长了终末期肾病患者的生命，提高了生活质量，增加了社会回归。现今已从单纯的肾脏替代治疗，衍生为"多器官功能支持系统"，即除大脑以外的心、肝、肺、肾都可以靠人工器官的支持而赖以生存。由此形成危重病与肾脏病领域应用和研究的多学科相互渗透、共同协作的治疗局面，有学者称之曰"重症肾脏病学(critical care nephrology)"。

多年来，肾脏替代疗法一直是肾脏疾病学者使用的一种技术，发展至今，从事重症医疗的临床医师亦须了解和掌握更多的血液净化方面的知识。

在实践中我们读到日本学者所写的《血液净化在非肾脏病的指征》一书，很有启发，萌生写作意念，遂邀学术挚友黄继义院长、叶朝阳主任，以该书为蓝本并参阅了大量的文献，结合自身经验，写成《血液净化在非肾脏疾病的临床实践》一书。本书重点阐述血液净化对顽固性心衰、肝衰竭、呼吸衰竭、脓毒血症及自身免疫性疾病的治疗指征、方法、疗效，希望能对相关专业的同仁有所借鉴，有所裨益。

全书分 3 篇，共 38 章及附录，约 60 万字。本书编写者均是经过专门训练、长期从事血液净化的工作者。当今互联网时代，信息的传播与更新迅速，尽管如此，我们亦愿为推动血液净化治疗在非肾脏疾病领域中的广泛应用尽绵薄之力。

此书能顺利完成，与解放军第九○○医院(原南京军区福州总医院)、厦门市第五医院、上海中医药大学附属曙光医院领导关心、关怀和大力支持分不开，与河南科技出版社领导和责任编辑的鼓励分不开，与所有参编者高涨的热情分不开，在此一并感谢。

在本书付梓之际，望学术中的长辈、医疗中的同仁不吝勘正。

余　毅　黄继义　叶朝阳
2019 年仲夏于榕城

目　录

第一篇　总　论

第1章　血液净化在治疗学中的地位 …………………………………………… (3)

第2章　连续性血液净化的发展 ………………………………………………… (7)

第3章　连续性血液净化的设备 ………………………………………………… (28)

第4章　连续性血液净化的血管通路 …………………………………………… (73)

第5章　连续性血液净化的抗凝 ………………………………………………… (86)

第6章　连续性血液净化的不良反应 …………………………………………… (100)

第7章　连续性血液净化蛋白丢失与营养不良 ………………………………… (104)

第8章　连续性血液净化常见并发症及处理 …………………………………… (112)

第9章　高效率及个体化血液净化的成本-效益分析 ………………………… (121)

第二篇　血液净化在非肾脏疾病的临床实践

第10章　顽固性心力衰竭 ……………………………………………………… (131)

第11章　不明原因肺水肿 ……………………………………………………… (142)

第12章　心肾综合征 …………………………………………………………… (148)

第13章　体外膜式氧合疗法在心脏移植前的辅助治疗 ……………………… (156)

第14章　心脏手术后急性肾损伤 ……………………………………………… (171)

第15章　急性呼吸窘迫综合征 ………………………………………………… (184)

第16章　肝衰竭/肝移植前的血液净化 ……………………………………… (195)

第17章　重症胰腺炎的血液净化 ……………………………………………… (208)

第18章　高血糖高渗状态的血液净化 ………………………………………… (219)

第19章　乳酸性酸中毒 ………………………………………………………… (227)

第20章　脓毒血症的血液净化 ………………………………………………… (234)

第21章　急性中毒救治 ………………………………………………………… (247)

第22章　热射病 ………………………………………………………………… (263)

第23章　意外低体温 …………………………………………………………… (269)

第 24 章 连续性血液净化在重症电解质紊乱和酸碱失衡的地位 ………… (274)

第 25 章 横纹肌溶解综合征 ……………………………………… (283)

第 26 章 多脏器功能障碍综合征 ………………………………… (299)

第三篇　血浆净化疗法的临床应用

第 27 章 血浆净化不同方法的剖析和相应的血浆净化器 …………… (319)

第 28 章 血浆置换疗法的临床应用 ………………………………… (327)

第 29 章 血浆吸附疗法的临床应用 ………………………………… (341)

第 30 章 双重滤过血浆净化 ………………………………………… (351)

第 31 章 分子吸附再循环系统 ……………………………………… (361)

第 32 章 系统性红斑狼疮 …………………………………………… (369)

第 33 章 血栓性微血管病 …………………………………………… (381)

第 34 章 多发性骨髓瘤 ……………………………………………… (397)

第 35 章 系统性淀粉样变 …………………………………………… (407)

第 36 章 吉兰-巴雷综合征 ………………………………………… (419)

第 37 章 重症肌无力 ………………………………………………… (432)

第 38 章 肌萎缩侧索硬化症 ………………………………………… (438)

附录 A 连续性血液净化指南 ……………………………………… (443)

Part __1__

第一篇
总　论

第1章

血液净化在治疗学中的地位

血液透析是一门年轻的学科。所谓的血液透析是将体内的血液引出经过一个血液净化装置后,净化后的血液再返回身体,达到治疗的目的。

一、血液透析的发展史

血液透析的萌芽是在 1854 年,苏格兰人 Thomas Graham 根据半透膜现象并提出了透析(dialysis)概念。当然,真正意义上的血液透析技术的形成,是得益于近代生理学、化学以及工程技术的进展。1912 年,John Abel 第一次对活体动物进行弥散实验,次年用火棉胶(collodion)制成管状透析器,即所谓的人工肾(artificial kidney)。用这个透析器放在生理盐水中,水蛭素作为抗凝药,对实验兔做了 2 个小时的"血液透析",这是血液透析事业真正意义的开端。1944 年,荷兰学者 Willem Kolff 设计出转鼓式人工肾,首次治疗肾衰竭患者获得成功。

血液透析的发展在不同的时段,有不同的辉煌,推动着这项事业的发展。但其里程碑作用的发展,应该被认为是:①抗凝药物的发现与进展——血液在体外不凝固或保持流动状态,是血液透析治疗发展的坚实基础。②血管通路的建立——使间歇的血液透析变为可持续的血液净化,其间 1966 年 Brescia 等创建的动静脉内瘘,进一步克服了外瘘可能导致的出血、凝血、感染和透析患者必须住在医院等待透析等弊病。内瘘除克服上述弊端外,使患者居家透析成为现实,从而血液透析得到较快的普及。③透析器的进展——主要是透析膜的进展。近 100 年来,直到 21 世纪初期高分子合成材料的不断被发现,合成膜透析器层出不穷,如聚甲基丙烯酸甲酯、聚碳酸酯、聚丙烯腈、聚砜、聚酰胺、聚醚砜等。近来超高通量透析器(super high-flux,SHF),其分子截留量约 40kDa;高截留量透析器(high cut-off,HCO),其截留的分子量可达 150kDa;对 IL-6、IL-8、肿瘤坏死因子-α 和轻链有更好的清除。

血液透析的膜材料随着相关学科的进展,生物相容性越来越好、超滤性能不断增高,高截留量膜对大分子物质(淀粉样蛋白、轻链等物质)清除具有一定的优势。由于化学、免疫学、生物工程、组织工程、基因工程的发展,对常规透析而言无疑提高了透析的充分性,提高了患者的生活质量;此外,膜可以通过改良后的手段清除或结合某些特异性物质,用于临床特殊治疗目的的需要。

二、血液净化是血液透析的拓展

20世纪末至今,连续性肾脏替代治疗(continuous renal replacement therapy,CRRT),势头大涨。从替代肾功能到辅助治疗诸多的内、外科疾病,尤其是对心血管功能不稳定者、脓毒血症者、急性呼吸窘迫综合征的治疗发挥了较大的优势。

20世纪60—70年代,临床工作者认识到血液透析不能清除中分子毒素,而中分子毒素在尿毒症发病机制中亦起到重要作用。在血液滤过机问世和高通量滤过器(high flux)出现后,血液滤过的净化方式应用于临床,超滤量可达18L或更多,机器且可移动,不需要透析用水支持为其特点。

与此同时,更为小巧、阻力更低、超滤量更大的血液滤过器问世,在治疗中不需要血泵,利用人体动-静脉压力差驱动血流的高通量滤过器(FH55,FH101),这种滤器在患者床边固定于输液架上就能施行治疗。在平均动脉压60～90mmHg、血流量可达50～120ml/min时,超滤率8～12ml/min,每天超滤12～18L的液体,相当于肾小球滤过率8～14ml/min。由于超滤量较大,可根据需要补充一定量的置换液,从而清除血浆中的水分、电解质和一些中小分子物质。

1977年,Kramer利用该模式对1例水负荷患者采用连续性动-静脉血液滤过(continuous arterio-venous hemofiltration,CAVH)取得了成功,标志着连续性血液净化治疗初露端倪。此技术具有自限性(平均动脉压下降到一定程度,超滤就会自动停止)、连续性(24 h持续治疗)、稳定性(对血流动力学影响小)、便捷性(可在床边进行治疗)等优势。该治疗针对体内高容量的状态,主要目的是超滤脱水,对溶质清除不理想、血流动力学不稳定患者尤佳。

由于深静脉置管的应用和泵技术的发展,加之动脉穿刺相对困难,1979年Bambauer-Bichoff在静脉-静脉连接通路的近心端血管上加一血泵,借助血泵驱动血液循环,又称为血泵辅助的CVVH(pump assisted CVVH,PA-CVVH)。此后临床有关连续性的血液净化治疗几乎均用静脉-静脉的连接方法。1985年,Ronco选用超滤系数在50的高容量血滤过器施行高容量血液滤过(high volume hemofiltration,HVHF),即在滤器的一端加挂血液滤过液,创立了连续性静脉-静脉血液透析滤过(CVVHDF),高滤过的治疗提高了溶质清除率。其后,相关的学者在这一理念启发下进行了多样化的临床实践,创建了连续性血液净化的多种模式,发展成不同模式的CRRT。针对不同的治疗目的使CRRT可清除血液内的小、中分子及与蛋白结合的大分子毒素,包括细胞因子和炎性递质,血液净化主要是治疗急性肾损伤(acute kidney injury,AKI),当AKI合并其他器官衰竭,或其他器官衰竭合并AKI时,源于治疗AKI的血液净化技术不但可以支持肾功能,而且还可以清除一些中分子物质(分子质量500～5000D),炎性递质如化学递质、血管活性物质和细胞因子(TNF、IL-1,血小板活化因子等),多器官功能衰竭发生、发展的病理生理

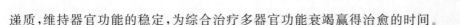

递质,维持器官功能的稳定,为综合治疗多器官功能衰竭赢得治愈的时间。

近来超高通量透析器、高截留量透析器用于脓毒血症、重症胰腺炎、多发性骨髓瘤、淀粉样变等疾病,为某些内科疾病的治疗提供了新手段。

1982 年,美国 FDA 批准了 CAVH 在 ICU 应用;1984 年国际 CRRT 学术会议,这一技术被全世界大多数学者认可。

有鉴于此,2000 年黎磊石院士在国际会议上提出连续性血液净化(continuous blood purification,CBP)的概念,以替代 CRRT。CBP 涵盖包括了肾脏病在内的需要血液净化治疗的多种疾病。看来 CBP 的称谓较 CRRT 更为全面,更为合理。

三、血液净化在治疗学中的地位

"血液净化"一词,多年来一直用于肾脏病领域,针对慢(急)性肾衰竭的肾脏替代治疗。为此,延长了尿毒症患者的生命,提高了患者的生活质量,增进了社会回归。

20 世纪 70 年代,Tilney 等提出一个新的临床概念和综合征,即多器官功能衰竭(multiple organ failure)从病因而言可以是感染、休克、创伤、药物和毒物等,从症状而言肺、心、肝、肾序贯发生衰竭,毒素、多种炎性递质和细胞因子在多器官功能衰竭发生和发展上起着至关重要的作用。

随着肾脏体外替代治疗的应用和对该治疗理解的加深,20 世纪末,一些临床工作不再局限血液净化的方法紧紧围绕肾衰竭的治疗,而不断向器官支持的治疗领域扩展。例如,用高容量血液滤过通过超滤脱水,成功地救治 ARDS;近来体外膜肺(extracorporeal membrane oxygenation,ECMO)用于呼吸衰竭严重缺氧的患者,可以克服气道阻塞,减少肺的机械损伤,使肺功能恢复。

MARS 人工肝支持系统用于临床,因可清除氨芳香族氨基酸、中链和短链脂肪酸假性神经递质等物质,在抢救肝衰竭、肝移植前的辅助治疗,较初期采用的血浆置换、胆红素吸附等血浆净化治疗更为优越。

对脓毒血症,不论是否存在器官衰竭,但在临床上存在炎症参数、血流动力学参数和组织灌注参数的异常,纠正这些异常,非药物学治疗能达到的,现有证据表明,采用 HVHF 和配对血浆滤过吸附(couple plasma filtration adsorption,CPFA)能排出体内促炎症递质,使炎症因子水平下降,辅助性 T 淋巴细胞 Th1/Th2 的比值趋于平衡。

以 CBP 的方法治疗重症胰腺炎和毒(药)物中毒等,使血液净化的治疗领域不断拓宽,从仅仅服务于肾的替代治疗到向内科和外科常规的治疗不可涉及的疾病的治疗或辅助性治疗,均取得一定的临床效果。

多年来,肾脏替代疗法一直是肾病学家使用的一种技术,临床应用和研究的一个新领域是使用血液净化技术治疗危重患者,从而形成一个全新的专业"血液净化体外支持系统"("重症监护肾脏病学")。这种演变需重症监护学、肾脏病学等多学科的结合,针对不同的衰竭器官应用不同的组合,对不同器官功能不全(或衰竭)的危重患者进行体外辅助治疗成为可能,新的治疗策略被称为"多器官的体外支持治疗"。在这种情况下,这些治疗的目的既不是单纯的支持肾脏,也不仅仅是对循环血液成分的纠正,而是对衰竭器官的支持。

血液净化进展的另一分支是血浆净化,即利用血液净化的技术,在体外的动静脉通路中连接不同的分离或吸附的装置,进行血浆分离和吸附,清除毒素。

一些重症或顽固性免疫性疾病,往往经多种药物治疗无效,关节肿痛、发热、肌肉疼痛等不能缓解,血中抗体及免疫球蛋白持续不下降。若能采取免疫净化的方法将血浆中的抗体等有害物质清除,则能改善患者的免疫功能、缓解病情;亦可减少免疫抑制药、激素等药物的用量和不良反应。至今,通过血浆净化治疗的疾病达200多种,这些疾病或是传统的治疗方法效果欠佳,或是束手无策。

显而易见,当今的血液净化,已不局限在急、慢性肾衰竭的治疗上,已涉及医疗治疗学的方方面面,截至目前,组成人体重要器官除了大脑以外,心、肾、肝、肺都可以靠人工器官支持赖以生存,补充了既往药物治疗或手术治疗的不足,甚至可以扭转既往内外科难以治疗的状况,拓展了治疗学的领域。

诚然,这种新方法需要应用技术的发展,从传统的透析设备转向针对某些急性器官衰竭的患者,需要培养和训练对危重患者监控和护理的专业人员,必须由具有高水平临床的多学科工作人员之间的紧密合作,针对性地选用不同的生命支持系统,并给予药物支持疗法。最为重要的是,要使血液净化的方法从肾脏病医师手中"解放"出来,为更多从事重症研究和工作的临床医师所掌握。

(吴彼得 孙世澜)

参 考 文 献

[1] Oda S,Sadahiro T,Hirayama Y,et al. Non-Renal Indications for Continuous Renal Replacement Therapy: Current Status in Japan[J]. Contrib Nephrol,2010,166:47-53.

[2] 孙世澜,余毅,张燕林.血液净化的新理论新技术[M].郑州:河南科技出版社,2018:1-5.

[3] 孙世澜,姚国乾.血液净化的理论与实践[M].北京:人民军医出版社,2010:1-5.

第2章

连续性血液净化的发展

连续性肾脏替代治疗(continuous renal replacement therapy,CRRT)是在血液透析的基础之上拓展而来的。近20年来,CRRT从替代肾脏功能到治疗诸多的内、外科疾病,尤其是对心血管功能不稳定的患者、感染中毒性休克者发挥了较大的优势,因此疾病治疗谱有了很大的扩展。目前,已成为ICU各种危重病救治中多器官支持治疗(multiple organ support therapy,MOST)的重要手段之一。故2000年黎磊石院士在国际会议上提出连续性血液净化(continuous blood purification,CBP)的概念,以替代CRRT,CBP涵盖需要血液净化的多种疾病,治疗领域大大拓展,当然亦包括了肾脏病。

20世纪70年代,血液净化的进展是针对中小分子物质的清除,血透机向智能化扩展,超滤从跨膜压超滤向容量控制型发展,大大提高了单位时间的透析超滤量,与之相匹配透析器从平板型进展成中空纤维透析器,而透析器的膜材料研制有了长足的进展,生物相容性更好、超滤系数更大血液滤过器问世,普通透析不能清除体内的中分子物质,亦可能得到较好的清除。

一、连续性血液净化的技术演变

连续性动脉-静脉血液滤过(continuous arterio-venous hemofiltration,CAVH)是1977年Kramer最早使用的模式,血液从动脉端引出,经过血滤器后从静脉端流回人体。其原理是利用人体动静脉压力差,使血液通过一个高效能、低阻力的滤器,从而清除血浆中的水分、电解质和一些中小分子物质。

由于深静脉置管的应用和泵技术的发展,加之动脉穿刺相对困难且不易保留,1979年Bambauer-Bichoff采用静脉-静脉连接施行连续性血滤,因静脉-静脉之间无压差,研究者在静脉-静脉血管连接通路的近心端血管上加一个泵,借助这个泵驱动血液循环。因此,又称为血泵辅助的CVVH(pump assisted CVVH,PA-CVVH)。近年来,随着中心静脉留置导管的广泛应用,保证血液净化必需的血流量,故静脉-静脉连接方式已逐渐取代动脉-静脉连接方式,成为标准的连续性血液净化治疗的方法,由此衍生一系列的连续性血液净化方式。

(一)CAVH时代

早在1960年,Scribner等就提出了CRRT一词,而在1977年5月,Peter

Kramer 首次将 CRRT 技术应用于临床,他成功地应用连续性动脉-静脉血液滤过(CAVH)技术治疗 1 例 AKI 患者,他将导管插入股动、静脉,在动脉和静脉血液管路之间放一个血液滤过器,模拟肾小球,由心脏产生的血流压力产生足够超滤。随后,20 世纪 70 年代末,意大利 Ronco 教授又成功将此技术应用于重症新生儿。这一创举具有划时代的意义,很大程度上克服了传统间歇性血液透析(intermittent hemodialysis,IHD)的"非生理性"治疗缺陷,标志着一种新的血液净化技术的诞生,进入了"连续性"的技术领域。

(二)CAVHD 和 CAVHDF

CAVH 与 IHD 比较,在血流动力学稳定性、循环量控制和营养支持等方面具有重要优势,1982 年,美国 FDA 批准 CAVH 进入 ICU 病房,为了进一步提高毒素清除率,相继衍生出连续性动脉-静脉血液透析(continuous arterio-venous hemodialysis,CAVHD)、动脉-静脉缓慢连续超滤(arterio-venous slow continuous ultrafiltration,AVSCUF)、连续性动脉-静脉血液透析滤过(continuous arterio-venous hemodiafiltration,CAVHDF)等技术。这些技术加入逆向流动透析液,从而大大提高了尿素清除率,对于高分解代谢状态的危重患者,只要将透析液流量增加到 1.5L/h 或 2L/h 即可。该技术不但能清除多余的水分,更重要的是,它能更好地控制液体平衡。然而,它还是存在需要穿刺动脉插管带来的风险和有限的溶质清除等不足,这些问题需通过进一步改进 CRRT 技术来解决。

(三)CVVH、CVVHD 和 CVVHDF

由于动脉插管存在安全性问题,且血流量可能不足,随着中心静脉双腔导管在临床的普及,又衍生出了连续性静脉-静脉血液滤过(continuous veno-venous hemofiltration,CVVH),CVVH 的问世,标志 CRRT 系统更加复杂化了,需要血泵驱动血液循环和容量平衡控制系统。随后又衍生出静脉-静脉缓慢连续性超滤(veno-venous slow continuous ultrafiltration,VVSCUF)、连续性静脉-静脉血液透析(continuous veno-venous hemodialysis,CVVHD)、连续性静脉-静脉血液透析滤过(continuous veno-venous hemodiafiltration,CVVHDF)。这些技术逐渐替代原先需穿刺动脉的净化方式,它利用中心静脉双腔导管及血泵的作用,不仅在安全性上取得巨大进步,还能允许高流量(>150ml/min)及高通量(>1.0m^2)透析,适用于高分解状态或其他危重症患者。新型的机器配备 4 个驱动泵,拥有更精确的容量管理,可同时较好地清除毒素、炎症递质及排出潴留的液体,虽然效率得到了很大提高,并且治疗性能优于任何以前的技术,但由于不同设备治疗模式上不能统一,导致治疗过程可能发生一些潜在的危险。

(四)CRRT 的革命

在 20 世纪 80 年代后期,CRRT 的特定机器被设计出来,危重患者开始了肾脏替代治疗(renal replacement therapy,RRT)的新时代,治疗开始变得标准化,一些

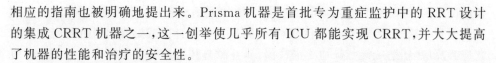

相应的指南也被明确地提出来。Prisma 机器是首批专为重症监护中的 RRT 设计的集成 CRRT 机器之一，这一创举使几乎所有 ICU 都能实现 CRRT，并大大提高了机器的性能和治疗的安全性。

（五）CRRT 技术的演变

CRRT 技术目前可用于治疗危重肾病和其他器官功能障碍的重症患者。随着医学技术的发展，人们逐渐重新认识到了两个问题：一是对 AKI 中"足够"透析剂量的定义有了更深的认识。最初，35 ml/(kg·h) 被认为是最大的治疗剂量，而更高的治疗剂量似乎对危重患者不能得到额外的获益。而随后的研究表明，较低剂量可以同样安全、有效地治疗重症患者。二是认识到了高流量血液滤过（HVHF）或连续性血浆滤过吸附（continuity plasma filtration adsorption，CPFA）等技术在脓毒症合并重症 AKI 的患者中发挥了重要作用，它通过对流和吸附的原理清除或降低血循环中炎症递质和内毒素，并有调节机体免疫功能的作用。研究认为，通过 HVHF 和 CPFA 非特异性去除多种炎症递质能给患者带来获益。

（六）从肾脏替代到多器官支持治疗

CRRT 的不同治疗模式对患者的治疗持续时间和肾功能恢复的影响难以定论，因为每项研究选择的病例和病情严重程度都不相同，有阳性结果也有阴性结果，确切疗效判断尚需要进一步深入研究。尽管如此，临床的确发现，许多重症 AKI 患者应用 CRRT 带来的获益，如稳定的血流动力学、持续缓慢改善容量负荷、调整水电解质酸碱平衡紊乱和保证足够的营养支持，不但对损害的肾脏起到部分替代和支持作用，同时对受损的心脑肺等重要器官功能支持和促进其恢复创造了条件。由于疾病的复杂性，CRRT 应该采用精确的个体化处方，以优化单个患者的疗效。为解决这些临床实际问题，必须要提供足够的技术支持，在机器的性能上，要求对各种危重症患者治疗在清除溶质效率、容量控制的准确性、治疗的安全性和成本/效益比的需求等都需兼顾。随着 CRRT 技术的不断改进，机器的更新换代，目前专为危重症患者设计的机器具有多种治疗模式，几乎适用于所有 CRRT 疗法，这样使用特定生物材料和特定的技术设备进行的体外连续性血液净化治疗为 MOST 创造条件，随后提出危重肾脏病学，将 CRRT 治疗从单一器官的支持治疗发展为 MOST 的时代。

（七）关于 CRRT 技术要求的创新和共识

2016 年 6 月，在意大利举行的第 17 届急性病质量倡议共识会议，为 CRRT 技术中最重要的创新和最新发展奠定了基础。首先，呼吁 CRRT 技术领域的所有专家和制造商使用标准化的命名法。这被认为是产生共识和在同质环境中将该技术向前推进的出发点。共识小组关注未来的技术需求和预期到达的目标，指出新设备和滤器膜的理想特征，以及信息技术在患者护理和治疗决策过程中整合的重要性。指出应根据患者需求和期望的生理目标做出"精确"个体化处方。其次，在滤器膜的材料表面上加入了不同的物质,以增加生物相容性,降低血栓形成性,并改变膜面积和吸附性质。如 α-生育酚与聚砜膜共价结合以减少氧化物质的产生和氧化应激反应,预防或治疗缺血再灌注损伤,并改善脓毒症的炎症状态。会议还强烈建议在现有测量设备的基础上,开发新的"传感器",以便使 CRRT 过程中进行连续监测,并能提供故障的早期预警,有助于临床医师及时处理故障。

(八)婴儿和儿科应用的特定技术

儿科 CRRT 领域的特定技术要求出现在 20 世纪 80 年代初期。在人们认识到 CRRT 技术在危重症患者治疗中作用后,呼吁应该为具有特殊特征和要求的小儿患者使用特定技术。最新的发展推动了小儿透析应急机的小型化 CRRT 机器的诞生,配合小型的导管同样能达到足够的血流量,在治疗新生儿和儿童的重症 AKI 取得很好疗效。近几年,我国 CRRT 技术在儿科危重症抢救中也得到快速推广,已广泛应用于重症脓毒症患者的治疗,但在我国尚未见报道小型化的 CRRT 机器在新生儿和儿童 AKI 治疗中应用。

CRRT 经过 40 年的发展,已被广泛用于重症患者的 AKI 管理,并且它从机器设计和更新更复杂的模式的应用中大大受益,这些模式极大地拓展了 ICU 体外治疗领域。同时,AKI 患者的治疗已经从单一 RRT 发展到 MOST,其结合了有助于管理多器官功能障碍的技术。重要的是,这种综合治疗必须得到信息技术的支持,这有助于数据收集和整合、个性化处方的提供,以及结果的检测,也有助于精准 CRRT 的处方的制定和实施,并有助于改善患者预后。

总之,自 CRRT 问世以来,随着科学技术的发展,对 AKI 病理生理的认识不断深入,新的生物材料和新设备不断地涌现,不断衍生出新的治疗模式,为提高危重症患者的抢救成功率、降低病死率发挥重要作用。

二、重症监护中血液净化的现状

急性肾损伤(acute kidney injury,AKI)是 ICU 危重症患者最常见的并发症之一,住院患者 AKI 发生率为 3.2%～21%,需要 RRT 的 AKI,病死率高达 50%,是危重症患者死亡的独立危险因素。早期诊断、早期治疗对改善 AKI 预后十分重要,血液净化对重症 AKI 治疗作用已毋庸置疑,其在 ICU 中的治疗方式主要有 CRRT、血液灌流(hemoperfusion,HP)和血浆置换(plasma exchange,PE)三种,HP 主要用于地高辛、镇静安眠药、百草枯等药物毒物中毒,PE 主要用于重症肌无力、格林-巴利综合征、肺出血-肾炎综合征、血栓性血小板减少性紫癜、重症胰腺炎、严重高三酰甘油血症、高黏滞综合征、脓毒症休克和暴发性肝衰竭等治疗(HP 和 PE 具体的临床应用在本书另有章节详细介绍)。CRRT 与传统 IHD 相比,它克服了非"生理性"治疗的缺陷、持续缓慢清除溶质和液体,有效纠正水电解质酸碱平衡紊乱,其精确的容量管理能有效维持血流动力学稳定;同时 CRRT 强大的液体

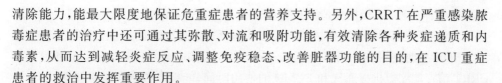

清除能力,能最大限度地保证危重症患者的营养支持。另外,CRRT 在严重感染脓毒症患者的治疗中还可通过其弥散、对流和吸附功能,有效清除各种炎症递质和内毒素,从而达到减轻炎症反应、调整免疫稳态、改善脏器功能的目的,在 ICU 重症患者的救治中发挥重要作用。

(一)CRRT 在 ICU 中的临床应用

目前 CRRT 技术作为危重病患者的重要生命支持系统,对危重症患者无论是伴有肾损伤还是非肾损伤均具有广泛的应用价值,已成为危重症患者不可或缺的支持疗法。

1. 重症 AKI

重症 AKI 是一种威胁人类生命的危重病症。临床上对于单纯性 AKI 患者多采用 IHD 治疗,当 AKI 患者出现血流动力学不稳定、高分解代谢、脑水肿、液体负荷过重或需要大量输液,尤其是伴其他多器官受损时,则常采用 CRRT。有许多研究表明,早期使用 CRRT 有利于快速纠正水、电解质和酸碱平衡紊乱,稳定内环境,为原发病的治疗创造条件,且可促进肾功能恢复,改善患者预后。

2. 脓毒症和严重脓毒症

脓毒症和严重脓毒症是由于各种病原菌感染、严重创伤和重症胰腺炎等引起机体的一种失控炎症反应,表现为一系列炎症递质的级联“瀑布样”释放、抗炎和促炎因子的不平衡,从而导致免疫紊乱或免疫麻痹。因此,该类患者的免疫平衡状态易被打破,易并发脏器功能受损,甚至造成多脏器功能障碍综合征(multiple organ dysfunction syndrome,MODS)。既往研究认为,HVHF、CPFA 或高截留量连续性静脉-静脉血液透析(high cut-off continuous veno-venous hemodialysis,HCO-CVVHD)可通过弥散、对流和吸附等多种途径降低循环中的炎症递质和内毒素,减少炎症递质和内毒素对脏器的继发损伤,同时还能精确控制容量和保证足够的营养支持治疗,为患者综合治疗创造条件。一项观察性前瞻性多中心队列研究结果显示,对脓毒症性 AKI 患者早期应用 HCO-CVVHD 治疗通过吸附作用,可明显减少循环中的 IL-6 和 TNF-α 水平、降低序贯器官衰竭评估评分(SOFA score),从而改善患者的预后。但也有系统回顾和荟萃分析结果显示,对于脓毒症和脓毒症休克患者使用 CRRT 治疗并不能改变患者预后。

3. 急性呼吸窘迫综合征

急性呼吸窘迫综合征(acute respiratory distress syndrome,ARDS)是由感染、创伤等多种原因所致的严重急性呼吸衰竭综合征,病死率高达 35%～58%。各种炎症递质在本病发生、发展过程中发挥了重要作用。CRRT 可通过清除炎症递质、降低肺泡通透性、减轻肺水肿、改善微循环和组织摄氧;调节水、电解质、酸碱平衡,稳定内环境;减轻高碳酸血症,从而达到治疗本病的目的。同时,低温置换液的输入一方面可降低体温,改善感染患者的高热状态;另一方面可减少二氧化碳生成和患者的气体交换,减轻换气所致的肺损伤。国外有多项研究结果显示,与常规治疗相比,CRRT 技术可明显降低 ARDS 患者的病死率。有报道显示,人腺病毒感染引起的 ARDS,早期应用体外膜氧合(extracorporeal membrane oxygenation,ECMO)联合 CRRT 治疗能缩短机械通气和 ECMO 的使用时间,能精确控制容量保证营养支持,以及为尽早使用抗病毒药物创造条件,从而降低患者病死率。

4. 挤压综合征

挤压综合征是挤压伤引起的 AKI,由于大量肌纤维受损,释放大量肌红蛋白入血,引起肌红蛋白血症和肌酸磷酸激酶升高。肌红蛋白通过血循环至肾小管,一方面引起肾小管上皮细胞受损导致急性肾小管坏死,另一方面肌红蛋白形成管型阻塞肾小管引起肾内急性梗阻性肾病,是一种可严重危及生命的全身性疾病,在血液净化技术出现前本病死亡率高达 80%～90%。肌红蛋白是中分子物质,应用 CVVH 通过对流原理可有效清除肌红蛋白,改善高代谢状态,明显改善患者预后。在我国汶川大地震中,应用 CRRT 成功救治了多名挤压综合征患者。国内外学者一致认为,尽早应用 CRRT 治疗挤压综合征可达到以下目的:①可纠正电解质紊乱及酸中毒;②可治疗合并的 ARF;③可保障热量及营养物质输入所需的液体量;④对可能并发的全身感染有治疗作用。由于挤压综合征患者损伤程度、面积、持续时间、机体代谢状态及本身健康情况等方面均不同,故个体化选择适当的治疗模式非常重要,有报道,使用杂合肾脏替代成功治疗挤压综合征合并 MODS 病例,但确切疗效尚需进一步研究证实。

5. 顽固性心力衰竭

慢性心力衰竭患者有效循环血容量降低而容量负荷增加,常伴有外周血管收缩,部分患者对药物反应不佳,此时患者炎症反应增加、交感神经兴奋和肾素-血管紧张素系统激活导致血管活性物质分泌明显增多,造成顽固性心力衰竭。CRRT 可持续缓慢地超滤脱水,可有效减轻水钠潴留,同时通过清除患者体内的各种炎症因子、心脏抑制因子及过度激活的神经内分泌激素,增加左心射血分数和心排血量,改善心功能。

6. 肝功能衰竭

暴发性肝损害或慢性重型肝炎目前主要是在药物治疗基础上配合人工肝支持系统治疗,人工肝是以血浆置换为基础联合血液灌流或吸附或 CRRT。有研究表明,用 CRRT 联合血浆置换作为肝衰竭的支持疗法能精确控制容量、维持电解质和酸碱平衡、清除肝衰竭时增多的细胞因子及毒素,如 TNF-α 和 IL-6 等,有助于改善 SIRS 和症状,提高患者存活率。虽然人工肝不能逆转肝病理变化,仅是提高肝病患者清醒率,但可为肝组织再生提供足够时间,或为肝移植创造条件。

7. 多脏器功能障碍综合征

多脏器功能障碍综合征(multiple organ dysfunction syndrome,MODS)是严

重创伤、休克、感染及大手术等原因发生 24h 后,机体同时或序贯发生两个或以上器官或系统功能障碍的临床综合征,是危重患者死亡主要原因之一。CRRT 在治疗 MODS 上具有很多优势:持续缓慢清除溶质和液体,有渗透压变化小、内环境变化小、血流动力学稳定作用;有效降低血液循环中代谢产物,包括细胞因子、炎症递质和内毒素;清除体内过多的水分;调整水电解质和酸碱平衡;保证足够的营养支持;调节机体免疫状态;还可以恢复心肌代谢功能,清除心肌抑制因子,增加心肌对心血管活性药物的敏感性;清除肺间质水分,降低肺内分流;改善微循环和细胞的摄氧能力,增加组织氧的利用。

此外,CBP 技术还可以应用于热射病、严重水电解质酸碱失衡、药物毒物中毒、心肺分流术等治疗中,成为多脏器功能支持的重要手段。

(二)CRRT 治疗中抗凝方式的选择

CRRT 治疗需应用抗凝药,以保证滤器的有效性,抗凝药的使用是把"双刃剑",用量不足会引起滤器凝血,用量过多则会导致出血。危重症患者常合并较严重的凝血功能障碍,尤其是对大手术后和有活动性出血的患者,所以抗凝药的应用则有较大风险。目前 CRRT 治疗常用的抗凝方法有普通肝素和低分子肝素全身抗凝,以及局部枸橼酸抗凝。临床运用时需根据患者的具体情况,制定个体化选择抗凝方式。普通肝素价格低廉,对出血风险性易于监测,过量时可用鱼精蛋白迅速中和,但出血的发生率较高,主要用于高凝状态明显和无明显出血倾向的患者。低分子肝素出血危险性较小,但对出血风险性的监测较困难,且剂量不易掌握,也无特效的拮抗药,主要用于出血倾向较明显的患者。对于高危出血的患者,则通常采用局部枸橼酸盐抗凝,即自滤器的动脉端输入枸橼酸钠,结合血中的离子钙,以达到抗凝效果,然后在滤器的静脉端或从外周静脉输入氯化钙以补充血液中的钙离子。这种局部抗凝技术,对全身凝血系统影响较小,对于大手术后或有活动性出血及血小板减少的患者是一种理想的抗凝方法。但该法若处理不当,则易导致代谢性碱中毒,且有肝功能障碍的患者可能使肝损害加重。实际上,个体化应用枸橼酸的量是十分安全可行的。最新研究表明,危重症患者行 CVVHDF 使用局部枸橼酸抗凝与普通肝素比较,滤器使用寿命更长,并没有增加出血的风险和代谢性碱中毒的发生,进一步证明了局部枸橼酸抗凝安全可行。目前,KDIGO 指南把局部枸橼酸抗凝作为 CRRT 的首选抗凝方式。

(三)CRRT 在 ICU 中应用有争议的问题

CRRT 在危重症患者的救治中发挥重要的器官支持作用,但 CRRT 治疗时机的选择、治疗剂量、治疗模式的选择和中止时机等诸多问题尚存在争议。

1. CRRT 治疗时机的选择

重症 AKI 存在威胁生命的高钾血症、严重酸中毒、急性肺水肿和尿毒症脑病等情况时,毫无疑问应开始实行 RRT 治疗。但除以上情况,何时开始 RRT 治疗仍有争议。国外学者报道的几个单中心非随机对照研究和观察性队列研究结果,均表明早期透析治疗可降低患者病死率。但这些研究病例选择有很大的差异,患者开始 RRT 治疗时肾功能状况、尿量、进入 ICU 时间和 AKI 持续时间均不同。2016 年 Zarbock 等报道的 ELAIN 研究,一项单中心随机对照研究,关于危重症患者合并 AKI 早期或延迟的 RRT 对患者病死率的影响,结果显示,早期 RRT 可降低患者 90d 病死率。而另一项多中心随机对照研究即 AKIKI 研究结果显示,早期 RRT 并不能提高患者生存率。两项研究结果截然相反,与选择的病例严重程度不同有关。国内外学者荟萃分析和系统回顾结果均显示,重症 AKI 患者早期使用 CRRT 并不比延迟使用更获益,早期使用和延迟使用两者对患者预后影响没有差别。目前没有确切证据表明,早期 RRT 可改善肾预后,需要多中心大样本 RCT 研究结果来证实。

2. CRRT 治疗剂量

Ronco 教授于 2000 年在 *Lancet* 上发表了 CVVH 治疗 AKI 使用 20ml/(kg·h)、35ml/(kg·h)和 45ml/(kg·h)3 种不同的治疗剂量,结果发现 35ml/(kg·h)的治疗剂量可明显降低患者病死率。Joannes-Boyau 等在欧洲 3 个国家 18 个 ICU 进行了迄今为止规模最大的多中心、随机对照的 IVOIRE 研究后指出,与 35ml/(kg·h)相比,70ml/(kg·h)的置换剂量在降低患者 28d 病死率、改善血流动力学及器官功能和减少住院时间等指标上并无优势。许多研究认为,对于脓毒症性 AKI 的 CRRT 治疗剂量,至少应达到 50~70ml/(kg·h)即采用 HVHF 治疗方能达到有效治疗剂量。但两个大型的多中心研究结果显示,需要 RRT 治疗的 AKI 并没有必要应用 HVHF,多数实验研究和临床证据表明,HVHF 对严重脓毒症和脓毒症休克患者能有效降低炎症递质和内毒素,对稳定病情有益,但对患者预后并没有影响。目前不同患者的治疗剂量仍需大样本多中心 RCT 研究进一步证实。

3. CRRT 治疗模式的选择

在 ICU 常用 CRRT 治疗模式主要是 CVVH、CVVHD、CVVHDF、HVHF、持续低效透析(sustained low-efficiency dialysis,SLED)等,各种模式治疗原理不同,临床应用也有不同。理论上讲,CVVH 和 CVVHDF 通过对流方式清除中分子毒素更明显,但研究表明,CVVH、CVVHD 和 CVVHDF 三种治疗模式对患者预后的改善没有明显差别。观察性研究表明,与 IHD 比较,CRRT 更好地促进肾功能恢复,但荟萃分析结果表明,CRRT、IHD 和 SLED 三者没有差别。德国学者 Kogelmann 等报道了 CVVHD 联合血浆吸附治疗 26 例脓毒症休克伴有 MODS 的患者,结果表明,该联合在早期即诊断脓毒症休克 24h 内开始治疗可快速稳定血流动力学和降低血液乳酸水平,从而降低病死率,而诊断脓毒症休克 48h 后开始联合 CRRT 治疗者无一例存活。澳大利亚学者 2018 年发表一篇综述认为,IHD、SLED 和 CRRT 三者对 ICU 重症 AKI 患者预后差别仍有争议。尽管对于血流动力学不

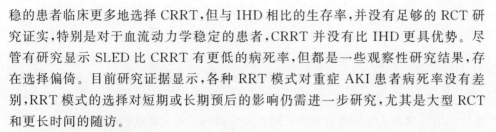

稳的患者临床更多地选择 CRRT,但与 IHD 相比的生存率,并没有足够的 RCT 研究证实,特别是对于血流动力学稳定的患者,CRRT 并没有比 IHD 更具优势。尽管有研究显示 SLED 比 CRRT 有更低的病死率,但都是一些观察性研究结果,存在选择偏倚。目前研究证据显示,各种 RRT 模式对重症 AKI 患者病死率没有差别,RRT 模式的选择对短期或长期预后的影响仍需进一步研究,尤其是大型 RCT 和更长时间的随访。

4. CRRT 中止时机

危重症患者实行 CRRT 治疗最主要目的就是促使肾功能恢复和有效停机。停机太早,治疗不充分,导致患者预后不良;停机太迟,CRRT 治疗出血和感染的风险以及费用均增加。有关停机指标,有研究认为尿量以及血和尿肌酐水平是考虑肾脏替代治疗终止的主要预测指标。也有研究报道认为动态估计的肾小球滤过率(eGFR)结合尿量是 CRRT 治疗 AKI 中止治疗的一个很好的预测指标。综合近几年的研究,作为停机的指标主要有尿量、肌酐清除率、血清肌酐和某些生物标记物(如 Kim-1、IL-6、NGAL 等)。然而,尿量和血尿肌酐水平均不能确切代表肾功能的恢复,尤其是肌酐受年龄、性别、营养状态和透析清除等多因素影响,其他器官损害恢复的生物学标志或指标也缺乏多中心大样本随机对照研究证实。总之,对于危重症患者何时停止 CRRT 治疗目前尚缺乏可靠的临床证据。

当然,CRRT 对危重症患者的治疗作用尤其是在容量控制、稳定血流动力学和保证营养支持等方面毋庸置疑,但 CRRT 作为一种体外循环,仍存在以下许多的不足:①中心静脉导管相关并发症,如出血、气胸和血流感染;②抗凝药物相关性并发症,如出血、滤器凝血;③医源性血流动力学不稳加速肾损害和延缓肾功能恢复;④抗炎递质、血浆蛋白、微量营养物质和微量元素的丢失;⑤抗菌药物的清除,达不到有效血药浓度;⑥增加经济负担;⑦增加护理工作量;⑧ 可能造成不必要的肾脏替代治疗。

总之,CRRT 经过 20 多年的实践与发展,从最初用于 AKI 的治疗,扩展到各种危重病患者及 MODS 患者的重要支持疗法。确切地说,CRRT 并非治愈性的手段,但它能成功地纠正可导致即刻死亡的危重症患者的生理功能紊乱,使得我们有机会寻找其他的方法来治疗疾病。随着对 CRRT 的深入研究,其对危重患者的救治肯定会发挥更大的作用。

三、重症监护中血液净化的术语及分类

随着血液净化技术的快速发展和在非肾脏病中的广泛应用,多学科多领域跨国界合作交流不断加深,但各种血液净化技术命名术语不规范不统一导致的发展障碍日趋显露,面临多学科沟通合作和治疗管理,以及技术平台开发和数据的整合,建立一套公认的标准化术语体系迫在眉睫。鉴于此,国际急性透析质量倡议

(ADQI)组织在 2015 年签署的"维琴察宪章",承诺推动 CRRT 术语命名标准化,在 2016 年 Ronco 教授组织全球的相关 CRRT 专家和 CRRT 机器制造商召开了一次会议,制定了一个专家共识,即标准化命名倡议(Nomenclature Standardization Initiative,NSI)。我国学者在 Ronco 教授的支持下,结合中国实际,参照最近 ADQI 的术语标准化倡议专家共识,整理总结了中文标准化术语。因为 ICU 中的血液净化重点是 CRRT,故本文参考国内外文献,重点围绕 CRRT,主要侧重于原理技术,介绍溶质和液体转运机制、体外血液净化模式、容量管理和液体平衡及体外治疗与疗法的有关定义、术语,对于膜材、滤器和机器设备部件技术本文不再赘述。

(一)溶质和液体转运机制

溶质转运机制是弥散(diffusion)、对流(convection)和吸附(adsorption),液体转运机制是超滤。

弥散是指溶质分子(通常是小分子溶质)从高浓度到低浓度区域移动通过半透膜,直到两侧浓度达到平衡。对流是由于跨膜的流体静力和(或)渗透压差,溶质由于液体运动带动(超滤)通过半透膜的转运。吸附是在体外血浆或血液里的多肽或者蛋白形式分子,结合到膜结构或者其他吸附材质的过程,例如活性炭、树脂或凝胶等。

超滤是血浆水分(溶剂、无细胞成分和胶体)在血液和透析/超滤单位之间的压力梯度下,通过半透膜移动。超滤术语需考虑使用场景和一定限定条件。当用于 CRRT 时,需要特定术语,例如,总超滤量(UF=治疗中总超滤液体量)和净超滤量(UF^NET=机器从患者体内净脱出的液体)。UF^NET 是总超滤量与置换量之间的差值。从技术角度,超滤也可以是单超(无其他治疗机制,仅仅使用容量控制纯超滤),在血滤或者弥散血液透析,或透析滤过平台上实现。

(二)体外血液净化模式

1. 血液透析(hemodialysis)

溶质清除的主要机制是弥散,主要针对小分子物质清除。透析使用血液透析器,血液和透析液反向流动或同向流动。反向流动因为在整个透析器长度都保持高的平均浓度梯度所以常用。而同向流动可保持良好的稳定性和水动力状态,预冲时更容易排气。高通量滤器因为可以达到明显的对流转运,这种模式被称为高通量透析。

2. 血液滤过(hemofiltration)

血液滤过是利用高通量膜材,采用超滤/对流而不使用透析液的治疗模式。在血液回路输入无菌的液体(置换液),重建减少的血浆容量,降低溶质浓度。无菌液体(置换液)全部或者部分置换滤出的液体,置换液可以在滤器前(前稀释)或滤器后(后稀释)输入,对于溶质清除来说,后稀释比前稀释更有效率,但由于血液浓缩容易导致膜劣化。

3. 血液透析滤过(hemodiafiltration)

血液透析滤过包含了血液透析和血液滤过,同时利用弥散和对流机制清除溶质。因为采用高通量膜,需要足量的无菌液体输入或者置换(滤器前或滤器后)。

4. 单超(isolated ultrafiltration)

单超主要是利用半透膜超滤清除液体,而不补充容量,进行容量控制而非溶质控制。

5. 血浆分离(plasmapheresis)

膜式血浆分离通过血浆分离器滤出血浆,并用血浆制品,例如新鲜冰冻血浆、清蛋白或者其他液体进行补充。另一种方法是采用离心泵,用重力方式分离血浆。血浆分离用于清除疏水和脂溶性高的致病物质分子。

6. 血液灌流/血浆灌流(hemoperfusion/plasmaperfusion)

血液灌流或者血浆灌流是血液或血浆循环通过一个含特别的吸附剂的柱状装置,以吸附机制清除有害物质。血液和血浆灌流主要用于清除特定的疏水(脂溶性)物质、毒素或外源性毒物。

(三)治疗评估方法:肾脏替代治疗(renal replacement therapy,RRT)"剂量"

大型研究显示,无论间断 RRT 还是 CRRT,剂量与生存率均有一定相关性,但重症患者最合适的治疗剂量还未完全确认。目前的研究证据建议精准 CRRT,关注需求(血液净化)和能力(肾功能)的平衡,推荐个体化处方和治疗剂量。治疗充分性需要多维度考虑,而非仅仅用尿素动力学指标。在 CRRT 中,治疗充分性 $\geqslant$ 25 ml/(kg·h),这大约相当于每天标准 Kt/V=1,表示患者治疗达标。

剂量表示在单位时间内,通过体外循环清除废弃物质和毒素的血液的容量,实际应用里,常用清除代表性物质的速率来表示,在肾衰竭里常用尿素作为指标物,用于终末期肾病患者的透析治疗,方法简单并与预后相关。但是,当应用 CRRT 治疗重症患者时,则需要考虑其他充分性和剂量,相对容易的一种方式是用机器有关流量参数。

RRT 的剂量有多种定义和公式,剂量定义包括:目标剂量,目标机器剂量,当前剂量,平均剂量,预期剂量,当前有效达成剂量和平均有效达成剂量,用这些定义,可以归纳治疗的效率、强度和功效。

1. 目标剂量(处方的)

是对特定患者,根据临床状况处方的清除率,表示医师需要为这个患者达到的清除率。

2. 目标机器剂量(设定的)

是医师希望通过机器达到的清除率。通常设定 RRT 的各种模式参数流量建立。考虑到平均宕机时间,目标机器剂量可在治疗过程中调整,以减少目标剂量(处方)与平均有效达成剂量(监测)之间的缺口。

3. 当前剂量(从治疗参数计算的)

是在当前状态下,从体外循环流量计算的清除率。由于报警、循环凝血和血管通路故障等造成治疗中断,或者在患者因外科手术或放射检查等必须离开 ICU 时机器治疗停止时的当前剂量是 0。

4. 平均剂量(测量/计算的)

是在总治疗时间以当前剂量测算的清除率。总治疗时间是有效治疗时间和宕机时间之和,治疗有效时间是指废液泵运行的累计时间,平均剂量通常大于平均有效达成剂量。

5. 预期剂量(计算/估计的)

是在治疗结束时,理论上患者应当接受到的体重均化清除率。在某个特定时刻基于平均剂量和机器设定目标剂量,机器估算出理论上患者在 24h 结束时能够获得的剂量。如果目标机器剂量在治疗中始终保持恒定,预期剂量和平均剂量相当,当目标机器剂量调整,预期剂量取决于当时的平均剂量和新设定的目标机器剂量。预期剂量通常在平均有效达成剂量上被高估。

6. 当前有效达成剂量(测量)

是指在治疗中实际完成的清除率。与实际剂量(从治疗参数计算)不同,这是基于血液溶质实际清除浓度的。实际有效达成剂量主要取决于所采用的 RRT 模式,治疗参数设定及其他影响清除率的临床和技术因素。主要的影响因素是机器设置的血流量和实际血流量,以及废液流量之间的差异、血管通路功能不良、不正确的预先冲方式、有效滤过膜面积减少(凝血、气栓)、滤过能力下降(凝血、膜内表面蛋白层形成、浓度极化)、高血液黏度和红细胞比容及过高的滤过分数。

7. 平均有效达成剂量(测量的)

是临床实际交付给患者的清除率。是体重均化的当前有效达成剂量,在治疗期间当前有效达成剂量的平均值,而不是当前剂量,因为后者可能由于某段时刻流量并不产生溶质清除率(例如更换液袋、再循环)。平均有效达成剂量和目标剂量间最大的差别通常见于弥散模式为主的 CVVHD 或者 CVVHDF。

理想的治疗是停机或技术问题没有影响到清除率,使得目标剂量、目标机器剂量、当前剂量、平均剂量、预期剂量、当前有效达成剂量和平均有效达成剂量都保持一致。

8. 效率(efficiency)、强度(intensity)和效能(efficacy)

效率通常用清除率(K)表达,表示在一段时间内所能清除掉物质的血液容量,用血容量/时间计算(ml/min、ml/h、L/24h 等),通常会用体重均化。效率取决于参照的分子(分子大小)、清除机制(弥散、对流或者同时),以及体外循环运行参数(如流量和滤器类型)。效率可以在相同的模式下用不同的治疗参数比较,也可以采用诸如目标效率、目标机器效率、当前效率、达成效率和平均有效达成效率表达。

强度的定义是"效率×时间",实际应用中表示一段时间内清除掉溶质的血容量,单位为 ml 或者 L,当比较不同治疗时间的 RRT 模式时,强度比效率更合适。例如,效率较低,但是其长时间连续治疗增加了治疗强度。肾衰竭患者,需要多次治疗,在考虑剂量时还要考虑治疗频率。具体来说,评估多次治疗通常用强度乘以频率(治疗天/周)。功效测量对特定患者在给予治疗时间内的特定溶质清除。可以用在治疗时间内,清除净化的总容量和该溶质体内分布容积的比值表示,即强度和特定溶质体内分布容积的比值来量化。

(四)容量管理和液体平衡

CRRT 中液体管理需考虑患者的血容量和血流动力状况,CRRT 机器功能异常出现液体平衡错误会导致液体管理错误。机器标示的液体平衡误差限度("规格"),是液体泵、液体秤和其他 CRRT 液体管理部件的固有误差("公差")。液体失衡可由于硬件(秤、泵、管路)或者软件(控制系统和保护性子系统)错误造成。CRRT 机器的液体平衡技术有不同的系统。

1. 重力计量液体平衡

因为在长时间治疗中技术最可靠,CRRT 里较常用。基本的系统特点是,采用一个或多个秤,连续对废液、置换液和(或)透析液进行称重,将液体重量作为流量指标,机器软件连续分析这些称重数据,以及处方和实际流量间的细微的差异,并即时自反馈机制下微调泵运行。缺点是,秤的称重限制,用户错误和操作环境可能的影响。

2. 容量计量液体平衡

采用平衡舱和阀门管理。在长时间的治疗中,由于系统累积错误,且没有连续的自我反馈保障机制,容量平衡没有重力计量平衡系统精确度高。该系统的优点是无须评估收集废液,减少了因液体相关介入操作对治疗的干扰。

3. 通量计量液体平衡

需要精确但是昂贵的流量计(电磁计量计、超声或者科氏流量计)。

所有以上这些技术可以单独或者结合应用。

(五)体外治疗和疗法

1. 间断治疗(intermittent therapies)

间断治疗一般运行 3～5 h,需要足够的血流量,特殊培训的护士,需要水处理以及消毒管理产生纯净水作为透析液。因为治疗时间短,净化率必须要比 CRRT 高。最常用的间断治疗模式是间断血液透析、间断血液滤过、间断血液透析滤过和间断高通量透析。这些治疗模式在 ICU 很少应用,这里不做讨论。

2. 连续性治疗(continuous therapies)

CRRT 是一种连续长时间的体外治疗技术,用来替代肾功能,提供血液净化支持。由于更好地血流动力稳定性,减少细胞内外的溶质穿流,比间断治疗模式具有更好的对液体清除的耐受性,CRRT 被认为是血流动力不稳定患者最合适的治疗模式。CRRT 的相对缺点,包括需要连续抗凝、连续的报警关注、特殊的专业技能和工作量,以及较高的费用。CRRT 根据资源、患者需求和护理技术能力采用不同的方式,也由于 CRRT 已用于非肾性疾病,国内也称为连续性血液净化(continuous blood purification,CBP)以及相应的治疗命名(图 2-1)。

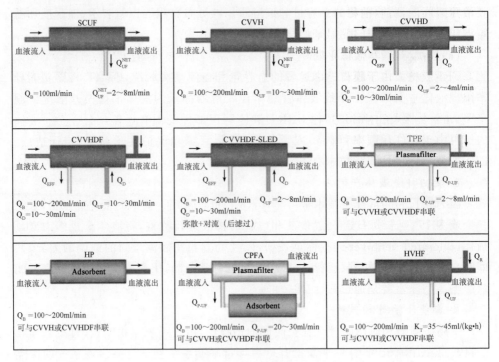

图 2-1 主要血液净化模式

Q_B. 血流量;Q_{UF}^{NET}. 净超滤量;Q_{UF}. 超滤量;Q_D. 透析液流量;Q_R. 置换液流量;Q_{EFF}. 废液流量;Q_{P-UF}. 血浆超滤流量;CVVH. 连续静脉-静脉血液滤过;CVVHD. 连续静脉-静脉血液透析;CVVHDF. 连续静脉-静脉血液滤过透析;CVVHFD-SLED. 连续静脉-静脉高通量透析-延长低效透析;TPE. 治疗性血浆置换;CPFA. 连续配对血浆滤过吸附;HVHF. 高容量血液滤过;Adsorbent. 吸附剂;Plasmafilter. 血浆分离器

CRRT 处方需要经常评估。CRRT 用双腔导管,采用"静脉-静脉"技术,将血液从静脉引出,经过净化,再回到静脉。"动脉-静脉"技术已经被废止。

(1)缓慢连续超滤(SCUF):SCUF 是缓慢从血浆中清除水分,用于顽固性液体过负荷、有或者没有肾功能障碍的患者,主要目的是安全有效地纠正液体过负荷。

(2)连续静脉-静脉血液滤过(CVVH):CVVH 采用对流机制,用置换液部分或全部补充超滤部分,达到溶质清除和容量管理目标。置换液可以在滤器前(前稀释)和(或)滤器后(后稀释)补充。

(3)连续静脉-静脉血液透析(CVVHD):CVVHD 是一种连续血液透析的形式,血流和透析液在透析器里反向对流,用弥散的原理净化血液。

(4)连续静脉-静脉血液透析滤过(CVVHDF):CVVHDF 结合了透析和滤过的模式,用置换液部分或者全部补充超滤部分,达到溶质清除和容量管理目标。置换液可以在滤器前(前稀释)和(或)滤器后(后稀释)补充,同时,血流和透析液在透析器里反向对流,这样用弥散和对流两种机制净化血液。

(5)连续静脉-静脉高通量透析(CVVHFD):CVVHFD 与 CVVHD 相同,但采用高通量膜材。由于膜材的高通量特性,尽管没有置换液补充,但仍有溶质的对流清除。

3. 杂合模式(hybrid therapies)

"杂合模式"从频率和持续时间结合了间断和连续模式的特点,希望达到有效的溶质清除、缓慢的超滤率并保持血流动力相对稳定,减少抗凝需要,缩短治疗时间,降低成本,并减少护士工作量。杂合模式包括多种特殊的"非连续性"RRT 模式:延长低效透析(sustained low-efficiency dialysis,SLED)、延长低效每日透析、延长间断 RRT、延长每日透析、延长每日透析滤过、延长透析和强化静脉-静脉血液滤过(accelerated veno-venous hemofiltration,AVVH)。杂合模式通常采用标准的间断血液透析设备(机器、滤器、体外管路),以及经常应用在线生成透析液和超滤液。溶质清除主要是通过弥散,也有部分对流,比如延长每日透析滤过和 AVVH。最常用的杂合治疗模式是 SLED,以较少血流和透析液流量治疗 8~12 h。但SLED 高质量临床应用的研究很有限。

4. 其他体外治疗

ICU 内也应用一些其他血液净化技术清除溶质和毒素,或者支持单个或多个脏器功能。

(1)血浆置换:治疗性血浆置换(therapeutic plasma exchange,TPE)包括清除血浆(血浆分离)和补充(交换)相应的液体成分,例如冰冻血浆或者清蛋白。TPE采用离心式系统或者高通过性膜,把血浆从全血里分离出来。膜式 TPE 的膜孔孔径介于 $0.2\sim0.6\,\mu m$,对相对分子质量为 500×10^3 的大分子物质的筛选系数为$0.9\sim1.0$。

连续血浆置换(continuous plasma exchange,CPE)从 TPE 治疗分化,采用低流量、长时间的治疗。单个或者多个疗程的 CPE 可与其他血液净化技术结合使用。

(2)多器官支持治疗(multiple organ support therapy,MOST):近年来,CRRT被广泛用于"非肾性适应证",包括 MOST,管理多器官功能障碍综合征的患者。MOST 需要复杂的体外支持系统、多任务机器平台和多个装置。器官支持的类型和强度可以根据器官障碍的数目和严重程度制订。

①心脏支持（heart support）：右和左心室功能障碍，并发严重液体过负荷，SCUF 可用于急性肾损伤或者非急性肾损伤患者减少其液体负荷，血流动力不稳患者也能耐受，特别适合用于严重利尿药抵抗和心肾综合征，治疗手段受限的患者。

②肝支持（liver support）：人工肝分为"细胞（生物）型"和"非细胞（生物）型"装置，包括传统间断血液透析、CRRT 和特别用于清除肝功能障碍相关累积毒素的技术。

许多非细胞（生物）型系统需要含清蛋白的透析液用来清除诸如脂肪酸、疏水胆酸、一氧化氮等的清蛋白高度结合的毒素，"清蛋白透析"概念形成了例如单通过清蛋白透析（single pass albumin dialysis，SPAD）和分子吸附再循环系统（molecular adsorbent recirculation system，MARS），而普罗米修斯（Prometheus）则是基于血浆成分分离和吸附（fractionated plasma separation and adsorption，FPSA）的技术。

a. SPAD：在 SPAD，采用清蛋白透析液清除清蛋白结合毒素。血液与能通过清蛋白的高通量标准膜接触，清蛋白结合分子可以通过膜孔，然后被清蛋白透析液结合清除。SPAD 是新鲜清蛋白透析液的单次通过，这与 MARS 有本质不同。

b. MARS：MARS 的主循环采用 MARS 高通量透析器，并以此连接第二个循环，含有一个标准透析器、一个活性炭和一个离子交换树脂罐。在主循环，患者血液进入 MARS 透析器，水溶性物质可以弥散进入透析液，膜的相对分子质量选择界限小于 60×10^3，保留血液里的清蛋白，仅仅游离毒素可以通过膜进入，类似于 SPAD。MARS 透析器的透析液部分为第二个循环，含有 20%清蛋白循环反向流动。毒素结合到第二个循环里的自由清蛋白上，而水溶性毒素通过标准 CRRT 透析器清除。脂溶性清蛋白结合毒素经过活性炭和离子交换树脂被吸附，这样清蛋白得以再生，再生的清蛋白在主循环里再循环保持跨膜的浓度梯度。

c. 普罗米修斯（Prometheus，FPSA）：Prometheus 系统基于 FPSA 结合血液透析。患者血液泵入特殊的可以通过清蛋白的膜，相对分子质量大小选择界限约为 250×10^3。血液清蛋白成分被选择性滤出，这样清蛋白结合毒素因为对流穿过膜，血浆含清蛋白成分连续被两个吸附柱处理：一个中性树脂吸附柱，一个阴离子交换柱，清除负电荷毒素。经过纯化的清蛋白血浆成分再进入主循环，以传统的血透清除水溶性毒素。

③肺支持（lung support）：有证据显示，肺和肾功能间存在交互影响，很多重症患者需要同时体外肾支持和肺支持。很多情况下，CRRT 可以利用体外肺支持，即体外膜肺氧合（extracorporeal membrane oxygenation，ECMO）的血管通路，传统的 ECMO 需要的血流量通常比 CRRT 高，新开发的 ECMO 治疗可以使用低血流

量而达到氧合目标,所以近年来低流量 ECMO 经常与 CRRT 结合。同时,新的肺支持模式由于采用 CRRT 相同的血流量并由 CRRT 机器提供,而能达到二氧化碳清除目标。

④脓毒症血液净化(blood purification in sepsis)

a. 高容量血液滤过(high-volume hemofiltration,HVHF):尚没有一致的意见,一般认为 HVHF 是连续性对流治疗模式的目标剂量(处方)>35 ml/(kg·h),>45 ml/(kg·h)被认为是极高容量模式。在间断模式下 4～8 h、100～120 ml/(kg·h)的极高容量治疗,然后持续传统的 CVVH,这被称为脉冲 HVHF。目前尚没有证据证明 HVHF 相比标准剂量血液滤过能降低病死率,将 HVHF 用于脓毒症和(或)脓毒症休克的重症患者其证据也有限。

b. 连续血浆分离吸附(continuous plasma filtration coupled with adsorption,CPFA):CPFA 结合了 CRRT 和连续性血浆分离优点,不需大容量的血浆补充。CPFA 的第一步,血浆分离器将血浆从全血中分离出来,然后泵入吸附柱,经过吸附纯化的血浆进入主循环,再与血液混合,再经过常规的 CRRT 模式。没有足够的证据证明 CPFA 降低脓毒症病死率或对其他重要临床指标有所改善。

c. 血液灌流(hemoperfusion):连续血液灌流包括一个吸附柱连接一个滤器,吸附柱与血液直接接触,通过与吸附柱的疏水反应、离子吸引、氢键和分子间作用力等清除那些常规 CRRT 不能清除的毒素。吸附剂表面包裹需具备优良的生物相容性,防止血小板聚集和凝血激活。血液灌流的毒素清除特性取决于吸附剂,特别是有效吸附面积。多黏菌素(polymyxin B,PMX)血液灌流技术,采用含有附着 PMX(一种对内毒素高亲和性能的抗生素)的纤维吸附柱,清除循环中的内毒素。PMX 血液灌流的临床研究还存在争议,最近的研究显示,PMX 血液灌流未显示出器官衰竭改善疗效。

当面临病情复杂得多器官功能障碍患者,需要应用包括体外脓毒症治疗,心脏、肺和肝衰竭治疗等各种复杂的体外血液净化治疗技术,这需要组建多科室的医疗和技术专家合作的特别小组。一个统一规范的术语体系能促进高效的合作交流,减少错误和并发症,最终改善临床实践和患者预后。

(郑金珠　黄继义)

参 考 文 献

[1] Ricci Z,Romagnoli S,Ronco C,et al. From Continuous Renal Replacement The-rapies to Multiple Organ Support Therapy[J]. Contrib Nephrol,2018,194:155-169.

[2] Ronco C. Evolution of Technology for Continuous Renal Replacement Therapy:Forty Years of Improvement [J]. Contrib Nephrol,2018,194:1-14.

[3] Ronco C. Arterio-venous hemodiafiltration(AVHDF):a possible way to increase urea re-

moval during CAVH[J]. Int J artif Organs,1985,8(1):61-62.

[4] Heinrichs W,Monk S,Fauth U,et al. An automatic system for fluid balance in continuous hemofiltration with very high precision[J]. Contrib Nephrol,1993,7(2): 189-193.

[5] Ronco C. Continuous renal replacement therapy: forty-year anniversary[J]. Int J Artif Organs,2017,31:0.

[6] Ronco C,Bellomo R,Homel P,et al. Effects of different doses in continuous veno-venous haemofiltration on outcomes of acute renal failure: a prospective randomized trial[J]. Lancet,2000,356: 26-30.

[7] Ronco C,Bonello M,Bordoni V,et al. Extracorporeal therapies in non-renal disease: treatment of sepsis and the peak concentration hypothesis[J]. Blood Purif,2004,22: 164-174.

[8] Piccinni P,Dan M,BarbaciniS,et al. Early isovolaemic haemofiltration in oliguric patient with septic shock[J]. Intensive Care Med,2006,32: 80-86.

[9] Reiter K,D'lntini V,Bordoni V,et al. High-volume hemofiltration in sepsis[J]. Nephron, 2002,92:251-258.

[10] Ronco C,Bellomo R. Acute renal failure and multiple organ dysfunction in the ICU: from renal replacement therapy(RRT)to multiple organ support therapy(MOST)[J]. Int J Artif Organs,2002,25:733-747.

[11] Kellum JA,Ronco C: The 17th acute disease quality initiative international consensus conference: introducing precision renal replacement therapy [J]. Blood Purif, 2016, 42: 221-223.

[12] Neri M,Villa G,Garzotto F,et al. Nomenclature for renal replacement therapy in acute kidney injury: basic principles[J]. Crit Care,2016,20:318.

[13] Villa G,Neri M,Bellomo R,et al. Nomenclature Standardization Initiative(NSI) Alliance: Nomenclature for renal replacement therapy and blood purification techniques in critically ill patients: practical applications[J]. Crit Care,2016,20:283.

[14] Ronco C,Brendolan A,Bragantini L,et al. Treatment of acute renal failure in newborns by continuous arteriovenous hemofiltration [J]. Kidney Int,1986,29: 908-915.

[15] Ronco C,Garzotto F,Brendolan A,et al. Continuous renal replacement therapy in neonates and small infants: development and first-in-human use of a miniaturised machine(CARPEDIEM)[J]. Lancet,2014,383:1807-1813.

[16] Garzotto F,Zaccaria M,Vidal E,et al. Choice of Catheter Size for Infants in Continuous Renal Replacement Therapy: Bigger Is Not Always Better[J]. Pediatr Crit Care Med,2019,20 (3):e170-e179.

[17] Vidal E,Cocchi E,Paglialonga F,et al. Continuous Veno-Venous Hemodialysis Using the Cardio-Renal Pediatric Dialysis Emergency Machine TM: First Clinical Experiences[J]. Blood Purif,2018,31:1-7.

[18] Yang X,Qian SY,Zhu YM,et al. Survey on the prevalence of continuous blood purification in Chinese pediatric critical care[J]. Zhong Hua Er Ke Za Zhi,2018,56(2):128-133.

[19] Fang Y,Ding X,Zhong Y,et al. Acute kidney injury in a Chinese hospitalized population

［J］. Blood Purif,2010,30(2):120-126.

［20］ Koza Y. Acute kidney injury: current concepts and new insights［J］. J Inj Violence Res, 2016,8(1):58-62.

［21］ Levey AS, James MT. Acute Kidney Injury［J］. Ann Intern Med. 2017, 167 (9): ITC66-ITC80.

［22］ Ponikvar R. Blood purification in the intensive care unit［J］. Nephrol Dial Transplant,2003, 18 Suppl5:v63-v67.

［23］ Heung M,Yessayan L. Renal Replacement Therapy in Acute Kidney Injury: Controversies and Consensus［J］. Crit Care Clin,2017,33(2):365-378.

［24］ Yessayan L, Yee J,Frinak S,et al. Continuous renal replacement therapy for the management of acid-base and electrolyte imbalances in acute kidney injury［J］. Adv Chronic Kidney Dis,2016,23(3):203-210.

［25］ Douvris A,Malhi G,Hiremath S,et al. Interventions to prevent hemodynamic instability during renal replacement therapy in critically ill patients: a systematic review［J］. Crit Care,2018,22(1):41.

［26］ Zhang J,Tian J,Sun H,et al. How Does Continuous Renal Replacement Therapy Affect Septic Acute Kidney Injury? ［J］. Blood Purif,2018,46(4):326-331.

［27］ Nystrom EM,Nei AM. Metabolic Support of the Patient on Continuous Renal Replacement Therapy［J］. Nutr Clin Pract,2018,33(6):754-766.

［28］ Villa G,Chelazzi C,Morettini E,et al. Organ dysfunction during continuous veno-venous high cut-off hemodialysis in patients with septic acute kidney injury: A prospective observational study［J］. PLoS One,2017,12(2):e0172039.

［29］ Latour-Pérez J,Palencia-Herrejón E,Gómez-Tello V,et al. Intensity of continuous renal replacement therapies in patients with severe sepsis and septic shock: a systematic review and meta-analysis［J］. Anaesth Intensive Care,2011,39(3):373-383.

［30］ Han F,Sun R,Ni Y,et al. Early initiation of continuous renal replacement therapy improves clinical outcomes in patients with acute respiratory distress syndrome［J］. Am J Med Sci, 2015,349(3):199-205.

［31］ Putzu A,Fang MX,Boscolo Berto M,et al. Blood purification with continuous veno-venous hemofiltration in patients with sepsis or ARDS: a systematic review and meta-analysis［J］. Minerva Anestesiol,2017,83(8):867-877.

［32］ Ha SO,Kim HS,Park S,et al. Severe ARDS caused by adenovirus: early initiation of ECMO plus continuous renal replacement therapy［J］. Springerplus,2016,5(1): 1909.

［33］ Cheng Y,Wang T,Zhang F,et al. Management of 7 earthquake crush syndrome victims with long-term continuous renal replacement therapy［J］. Am J Emerg Med,2013,31(2): 432-435.

［34］ Li CY,Gu JW,Li YM,et al. Continuous renal replacement therapy and blood transfusions in treating patients with crush syndrome: 8 Case studies from the Wenchuan earthquake［J］. Transfus Apher Sci,2011,45(3):257-260.

［35］ Wei Q，Baihai S，Ping F，et al. Successful treatment of crush syndrome complicated with multiple organ dysfunction syndromeusing hybrid continuous renal replacement therapy ［J］. Blood Purif，2009，28(3)：175-180.

［36］ Patarroyo M，Wehbe E，Hanna M，et al. Cardiorenal outcomes after slow continuous ultrafiltration therapy in refractory patients with advanced decompensated heart failure［J］. J Am Coll Cardiol，2012，60：1906-1912.

［37］ Prins KW，Wille KM，Tallaj JA，et al. Assessing continuous renal replacement therapy as a rescue strategy in cardiorenal syndrome ［J］. Clin Kidney J，2015，8(1)：87-92.

［38］ Gonwa TA，Wadei HM. The challenges of providing renal replacement therapy in decompensated liver cirrhosis［J］. Blood Purif，2012，33：144-148.

［39］ Ziesmann MT，Marshall JC. Multiple Organ Dysfunction：The Defining Syndrome of Sepsis ［J］. Surgical infections，2018，19(2)：184-190.

［40］ Rosenthal MD，Moore FA. Persistent Inflammation，Immunosuppression，and Catabolism：Evolution of Multiple Organ Dysfunction［J］. Surgical infections，2016，17(2)：167-172.

［41］ Brandenburger T，Dimski T，Slowinski T. et al. Renal replacement therapy and anticoagulation ［J］. Best Pract Res Clin Anaesthesiol，2017，31(3)：387-401.

［42］ Huguet M，Rodas L，Blasco M，et al. Clinical impact of regional citrate anticoagulation in continuous renal replacement therapy in critically ill patients［J］. Int J Artif Organs，2017，40(12)：676-682.

［43］ Kidney Disease：Improving Global Outcomes(KDIGO)Acute Kidney Injury Workgroup. KDIGO clinical practice guideline for acute kidney injury［J］. Kidney Int，2012，2：1-138.

［44］ Zarbock A，Kellum JA，Schmidt C，et al. Effect of early vs delayed initiation of renal replacement therapy on mortality in critically ill patients with acute kidney injury：the ELAIN randomized clinical trial［J］. JAMA，2016，315(20)：2190-2199.

［45］ Gaudry S，Hajage D，Schortgen F，et al. Initiation strategies for renal replacement therapy in the intensive care unit［J］. N Engl J Med，2016，375(2)：122-133.

［46］ Yang XM，Tu GW，Zheng JL，et al. A comparison of early versus late initiation of renal replacement therapy for acute kidney injury in critically ill patients：an updated systematic review and meta-analysis of randomized controlled trials［J］. BMC Nephrol，2017，18(1)：264.

［47］ Bhatt GC，Das RR. Early versus late initiation of renal replacement therapy in patients with acute kidney injury-a systematic review & meta-analysis of randomized controlled trials［J］. BMC Nephrol，2017，18(1)：78.

［48］ Smith OM，Wald R，Adhikari NK，et al. Standard Versus Accelerated Initiation of Renal Replacement Therapy in Acute Kidney Injury(STARRT-AKI)：study protocol for a randomized controlled trial［J］. Trials，2013，14(1)：1-9.

［49］ Barbar SD，Binquet C，Monchi M，et al. Impact on mortality of the timing of renal replacement therapy in patients with severe acute kidney injury in septic shock：the IDEAL-ICU study(Initiation of Dialysis Early Versus Delayed in the Intensive Care Unit)：study protocol for a randomized controlled trial［J］. Trials，2014，15：270.

［50］ Romagnoli S,Clark WR,Ronco C,et al. Renal replacement therapy for AKI：When? How much? When to stop? ［J］. Best Pract Res Clin Anaesthesiol,2017,31(3)：371-385.

［51］ Ricci Z,Romagnoli S,Ronco C,et al. Modality and dosing of acute renal replacement thera-py［J］. Minerva Urol Nefrol,2016,68(1)：78-86.

［52］ Rimmelé T,Kellum JA. High-volume hemofiltration in the intensive care unit：a blood pur-ification therapy. Anesthesiology ［J］,2012,16(6)：1377-1387.

［53］ Schneider AG,Bellomo R,Bagshaw SM,et al. Choice of renal replacement therapy modality and dialysis dependence after acute kidney injury：a systematic review and meta-analysis ［J］. Intensive Care Med,2013,39(6)：987-997.

［54］ Nash DM,Przech S,Wald R. et al. Systematic review and meta-analysis of renal replacement therapy modalities for acute kidney injury in the intensive care unit［J］. J Crit Care. 2017,41：138-144.

［55］ Kogelmann K,Jarczak D,Scheller M,et al. Hemoadsorption by CytoSorb in septic patients：a case series［J］. Crit Care,2017,21(1)：74.

［56］ Wang AY,Bellomo R. Renal replacement therapy in the ICU：intermittent hemodialysis, sustained low-efficiency dialysis or continuous renal replacement therapy? ［J］. Curr Opin Crit Care,2018,24(6)：437-442.

［57］ Premuzic V,Basic-Jukic N,Jelakovic B,et al. Differences in CVVH vs CVVHDF inthe man-agement of sepsis-induced acute kidney injury in critically ill patients ［J］. J Artif Organs, 2017,20(4)：326-334.

［58］ Yoshida T,Matsuura R,Komaru Y,et al. Kinetic Estimated Glomerular Filtration Rate as a Predictor of Successful Continuous Renal Replacement Therapy Discontinuation ［J］. Neph-rology(Carlton),2019,24(3)：287-293.

［59］ Bagshaw SM,Wald R. Strategies for the optimal timing to start renal replacement therapy in critically ill patients with acute kidney injury［J］. Kidney Int,2017,91(5)：1022-1032.

［60］ Cheng S,Xu S,Guo J,et al. Risk Factors of Central Venous Catheter-Related Bloodstream Infection for Continuous Renal Replacement Therapy in Kidney Intensive Care Unit Pa-tients［J］. Blood Purif,2018 Nov 28：1-8.

［61］ Ronco C. The charta of vicenza［J］. Blood Purif,2015,40(1)：I-V.

［62］ Neri M,Villa G,Garzotto F. et al. Nomenclature for renal replacement therapy in acute kid-ney injury：basic principles［J］. Crit Care,2016,20(1)：318.

［63］ Villa G,Neri M,Bellomo R,et al. Nomenclature for renal replacement therapy and blood purification techniques in critically ill patients：practical applications ［J］. Crit Care,2016,20 (1)：283.

［64］ Claudio Ronco,张凌,陆任华,等. 重症肾脏替代治疗和血液净化技术的标准化术语命名［J］. 华西医学,2018,7(33)：782-796.

第3章

连续性血液净化的设备

传统的间歇性血液透析(IHD)技术用于临床重症急性肾衰竭患者的治疗已有40余年,由于IHD用于治疗重症急性肾衰竭患者仍然存在很多不足,没有降低重症急性肾衰竭患者的病死率。1977年,Karmer最初创建了连续性动脉-静脉血液滤过(CAVH)技术治疗急性肾衰竭,在很大程度上克服了传统的IHD所存在的"非生理性"治疗的缺陷,这标志着一种新的连续性血液净化(CBP)技术的诞生。1982年,美国FDA批准CAVH可在重症监护病房(ICU)应用,尽管其对患者液体管理效果较好,但随着临床应用的增多,这一技术的局限性很快就暴露出来:①透析效能低,对尿素清除率不能超过10~12 ml/min;②体外循环需要患者本身的动脉压力推动,不适于血流动力学不稳定的患者;③需要动脉穿刺,动脉通路的并发症很多;④血流量低,抗凝药的使用量增加,出血的风险明显增多。由于重症急性肾衰竭患者大部分是严重高分解代谢型,CAVH不能满足其治疗需要,常常需要透析辅助。1984年,Geronemus和Schneider创立了连续性动脉-静脉血液透析技术(CAVHD)。这一技术与CAVH非常相似,但它使用了低通量的透析膜及与血液反向流动的透析液通过弥散方式来增加尿素的清除,而不是CAVH中单纯的血液对流机制。CAVHD技术对尿素的清除能力可达到22~25 ml/min,基本满足临床控制氮质血症的要求。同一时期,Ronco等使用高通量中空纤维血液透析滤器,创立了连续性动脉-静脉血液透析滤过(CAVHDF)技术,通过CAVHDF技术,可同时使用弥散和对流模式完成透析和滤过治疗的目的,增加了对小分子和大分子物质清除能力。但是CAVH治疗技术要求体外循环血液流速稳定,大多数重症患者合并有低血压使得体外循环血液流速下降,导致透析管路和滤器的凝血。20世纪80年代后期,由于中心静脉留置双腔导管技术的发展,以及能够满足连续性血液净化要求的血泵技术的进步,连续性静脉-静脉血液滤过(CVVH)和连续性静脉-静脉血液透析滤过(CVVHDF)技术逐渐取代CAVH,并逐渐成了CBP治疗的金标准。CBP治疗的主要部件、耗材为泵秤和压力监测装置与透析过滤器。

泵、秤和压力监测装置:CVVH显著增加的每日液体交换量促进了自动血流速控制装置的进展,同时还需要配备漏血检测器、压力报警器,以及透析器压力下降值的监测装置。其中血泵是CBP机的驱动部分,为透析患者体外血液循环动力来源。血液从患者静脉引出，输送到血液透析滤过器，透析滤过后返回静脉。一方面，在 CBP 治疗过程中，若体外循环中没有血泵驱动血液流动，而只是依靠患者自身动脉压力完成体外循环，如果患者血压不稳定，治疗难以保证；另一方面，透析器由近万根中空纤维组成。每根中空纤维的内径约为 $200\mu m$，阻力较大，只靠动、静脉压力差很难使透析器中透析后的血液顺利回流到静脉。因此，需要血泵提供体外循环动力。CBP 长时间和连续性治疗的特点，要求血泵精确和耐用。除了血泵外，肝素泵、透析液/置换液泵，以及废液泵，都需要长时间精准地工作。同时，机器还配有精准的秤，实现准确连续的液体平衡管理，以上共同完成 CBP 的治疗。

透析（滤过）器：对于 CBP 技术的体外循环而言，透析器或滤器的选择总是围绕着透析器或滤器的溶质清除能力和生物相容性两个最核心的参数而进行。所以透析器或滤器的膜至关重要，主要有以下几个原因：①膜对溶质的清除能力及对水的通透性决定了 CBP 使用滤器的性能；②透析器或滤器的膜在治疗中将最大限度地接触外周循环血液中所有的成分，因此，膜材料是影响体外循环生物相容性最为主要的决定因素。然而，目前还没有证据显示某一款透析器或滤器在这两方面都能达到理想的水平。理想的透析器或滤器膜生物相容性好，超滤系数大，通透性高，对溶质清除能力强。随着生物工程技术的进步，进一步改善滤器性能一直是不断努力的目标。

一、连续性血液净化治疗设备

现代意义上的血液净化设备的特征是机器性能完整，能够满足临床中各种危重患者的不同的急性肾脏替代治疗的需求。这些设备均配置完整的安全报警系统、精准的液体平衡控制系统，以及与之相互联系的血泵模块，能够进行 CVVH、CVVHD 和 CVVHDF 等治疗。除了能进行连续性治疗之外，还可以进行间断性治疗如间歇性静脉-静脉血液滤过（IVVH）/血液透析滤过（IVVHDF）、血浆置换和血液灌流等。血流速和透析液/置换液流速可以在较大范围内选择，配套相应面积的高通量滤器，能够显著提高中、大分子溶质的清除率，可供临床不同适应证的患者更多的治疗选择。容量控制可通过重力感应或者容量感应控制系统来实现，使得连续性血液净化治疗装置能够实现精准的超滤，即使长时间使用也能保证液体平衡安全可靠。更友好的人机对话界面、屏幕不同文种的显示带来了更方便的操作和监测，促进了 CBP 技术的普及和提高。目前国内 CBP 的机器多为欧美和日本国的产品，主要有 Multifiltrate、Prismaflex、Aquarius、Diapact、IQ21 和 EQUA smart 等品牌，这些机器能精确地控制置换液和超滤液的流量，还具有完善的安全报警设施，能满足临床连续血液净化治疗的需要。下面将临床常用的连续性血液净化治疗装置作一介绍。

(一)连续血液净化治疗设备

1. 德国费森尤斯公司的 Multifiltrate(图 3-1)

德国费森尤斯生产的 Multifiltrate 血液净化设备,可灵活选择各种治疗方式及调整治疗参数;精确调整液体平衡,保证治疗的安全性;简单方便,易于操作,易于培训;完全智能化设计,应用广泛。Multifiltrate 可以完成 CVVH、CVVHD、CVVHDF、SCUF 和单重血浆置换、灌流等多种治疗模式。血流量 0~500ml/min,最大置换液流量 9600ml/h,能够满足成人和儿童治疗需要。

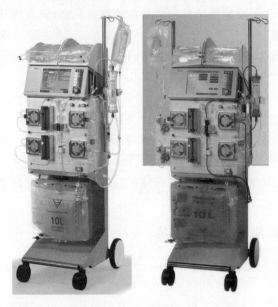

图 3-1 费森尤斯公司的 Multifiltrate(右图含枸橼酸泵和 CiCa 补钙泵)

(1)优点:①液体进出系统分区设计,清洁区和污染区上下隔离,避免操作污染;②内置两个独立的透析液和置换液加温系统,加热充分;③最大支撑 24L 置换液/滤过液的高精度天平,可同时挂两个 10L 废液袋,治疗期间不用频繁更换液袋;④电器安全程度,所有 CBP 设备中唯一达到 CF 级别(防心脏漏电类型),独特的后备电源可满足紧急待电治疗运行;⑤灵活的耗材管路组件 Cassette 套装设计,操作方便,可自由选择滤器,充分满足临床多种治疗模式;⑥独特的追加置换液功能,100ml/次,充分满足低血压时临床补液和液体总量平衡精确计算;⑦独有的超滤预冲功能,彻底排净膜内膜外微小气泡;⑧ 一体化 CiCa 模块,整合枸橼酸泵和补钙泵,体外枸橼酸抗凝,同时补充钙离子;⑨ 独有的超滤比率报警提示,防止后稀释时血液过分浓缩,保证治疗安全。

(2)缺点:①所有治疗模式变化需要断开管路,不同的治疗模式需要不同的专用管路;②较大的除气壶,易造成凝血;③两个除气壶容积较大,不包括滤器的体外循环量达 160ml；④CVVHDF 模式下不可同时做前、后稀释。

2. 美国百特公司的 Prismaflex（图 3-2）

美国百特公司的 Prismaflex，能为临床提供所有连续性血液净化技术治疗，是专为急性肾衰竭和多脏器衰竭的危重患者设计，方便医务人员操作，以精准、安全、全面、操作简单而备受临床欢迎。该机型有 5 个泵，分别是血泵，透析液泵，前、后稀释置换液泵和废液泵；配备有 4 个秤，分别是废液秤、透析液秤和 2 个置换液秤。血流量 10～450ml/min，最大置换液流量 8000ml/h。该机型配备有预装好的管路系统，其中包括一个不可拆卸的高通量滤器和液体管路；备有 3 种预装好的膜面积各不相同的滤器管路系统可供选用，包括 M60、M100 和 M150，3 种滤器的膜面积分别为 0.6、0.9 和 1.5m²，均为 AN69 聚丙烯腈膜。

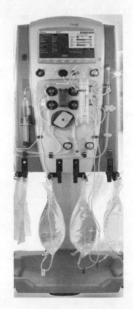

图 3-2　百特公司 Prismaflex

（1）优点：①CBP 治疗模式灵活可调，在置换液的稀释方式上，可选择前、后稀释，以及前、后稀释同时进行。②Prismaflex 自带有第五个泵的设计。该泵设计在血泵前，能够进行液体的分配，从而能够实现枸橼酸体外抗凝，一体化补钙管理。③Prismaflex 软件通过泵-秤反馈方式控制液体的流速，自动探测、确认设备间的连接。每个泵最大的误差范围为 30g/h，一旦超出这一范围，将引发机器报警。④配套加温仪加热方式灵活可调，设定温度范围 33～43℃，最小调整幅度 0.5℃。加温仪可直接为静脉管路中血液加温，内置多个热传感器，防止体外循环中血液被过度加热。⑤该机不需要额外的延长管路，不增加体外循环血容量，多种滤器大小配合新生儿至成人的需要，最小配套血液容量只有 60ml。⑥配有完备的自检功能,自动预冲和检查配套,空气彻底排空,自动平衡透析液和置换液出入量。用户操作界面友好,全中文自动化操作功能,简单易懂。⑦配备压力监测和智能报警系统,并提示解决方案:自动监测动脉压、静脉压、滤器压、滤液侧压,自动计算、显示跨膜压和滤器下降压,自动提示滤膜性能下降、堵塞和滤器堵塞,有效监视滤器性能。⑧配套各类规格高性能 AN69 系列血滤器,能清除血液内细胞因子等炎症递质。⑨独有的无气血界面,无停滞无效腔,自动调节液面的静脉壶设计,最大程度帮助减低触发凝血产生的原因,增加滤器使用寿命。⑩自动计算滤过分数,过高的滤过分数会加重滤过膜的压力,缩短滤器的使用寿命,在 Prismaflex SW8.0 中,滤过分数更加精准同时考虑所有的置换液流量。

(2)缺点:①Prismaflex 常规不提供后备电源;②液体加热系统独立安装,增加了设备费用;③滤器不能拆卸,不便于 CBP 与其他血液净化(如 HP、PE 等)的组合治疗。

3. 美国 Edwards 公司的 Aquarius(图 3-3)

Edwards 公司的 Aquarius 能够执行高容量血液滤过(HVHF)治疗,HVHF对急性肾损伤、SIRS、脓毒症,以及多脏器功能损害综合征(MODS)的治疗效果是肯定的。可以完成 CVVH、CVVHDF、CVVHD、SCUF、TPE 和 HP 等多种治疗模式,血流量 10～450ml/min,置换液流量 0～165 ml/min。该机器可执行前、后稀释或同时前后稀释等置换模式。

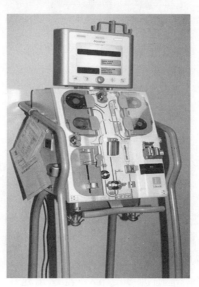

图 3-3　Edwards 公司的 Aquarius

（1）优点：①有预装好的管路系统，可根据临床需要自行选择适宜的滤器；②预充程序简易，自动进行，再循环模式好；③有液体加热装置；④治疗中可以变换治疗模式，有枸橼酸模块，有备用电池，可用于儿童；⑤机器有 2 个独立的秤，能够实现准确连续的液体平衡管理；⑥有 4 个压力监测器，保证体外循环过程中治疗的安全性。

（2）缺点：①仅在 CVVH 模式里可做前、后同时稀释；②枸橼酸模块仅可使用高浓度枸橼酸液；③机器自检时间较长，30min 才能开始治疗；④清洁区和污染区混在一起，液体平衡误差大；⑤卷管式平板加热系统，无自动关闭功能。

4. 德国贝朗公司的 Diapact（图 3-4）

德国贝朗公司生产的 Diapact 机器设计源自于急诊 ICU 的各种设计原型，可用于 CVVH、CVVHDF、CVVHD、SCUF、TPE 和 HP 等多种治疗模式。该系统有血泵、补液泵和滤过液泵等 3 个泵，血流速度范围 10～500ml/min，透析/置换液流速 5～400ml/min。

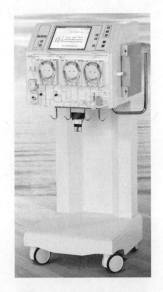

图 3-4　贝朗公司的 Diapact

（1）优点：①采用分离式耗材，治疗灵活性大，中途模式可变换；②液体管理和超滤控制通过重力感应方式实现，独有自动反馈功能，液体平衡管理能力强，通过反馈减少治疗报警，安全性高；③透析液能够加温；④中文界面、操作简单，在 CVVH 治疗过程中，可随时调整前、后稀释的治疗模式；⑤专门设计有单针或再循环模式下进行连续性高通量透析模式。

（2）缺点：①只有 3 个泵，不能进行 CVVHDF 治疗；②机器无肝素泵，需要另外补充;③没有枸橼酸泵,不方便局部枸橼酸抗凝;④管路型号单一,不适于血容量较小的患者治疗;⑤管路带有多个气壶,易产生凝血。

5. 日本旭化成公司的 IQ21(图 3-5)

日本旭化成公司的 IQ21 是双膜连续性血液净化机。可完成 CVVH、CV-VHD、CVVHDF、SCUF、PE、DFPP(双重滤过血浆置换)、血浆吸附(PA)、血液灌流(HP)和白细胞分离(leukocytapheresis,LCAP)等多种治疗模式,并具有腹水滤过浓缩功能。所有治疗模式都配有儿童用的耗材,四个泵从低流量至高流量都可以随意调节,既能满足小儿患者的治疗,也可以完成高流量 CVVHDF。

优点:①可以全自动预冲,简便快速完成治疗前准备;可与治疗需要的各种类型的血浆分离器均可配套使用。②新开发的流量控制系统,直接测量液体总量,负反馈调整各个泵的转速,极大地提高了 CBP 的液量平衡精度,误差仅为废液量的0.2%。③采用多 CPU 系统设计,符合 EMC 安全标准,将电磁波引起的误差及周边仪器的影响控制在最小范围。④配备漏血检测器、血液检测器等装备,多种角度提高安全性。⑤IQ21 实现了控制系统和监视系统的双重控制,备用电池在断电后,可继续工作 15min,保证治疗的安全性。

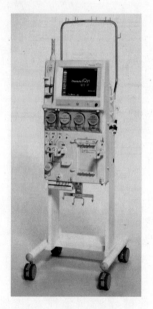

图 3-5　旭化成公司的 IQ21

6. 意大利 Medica 公司的 EQUA smart(图 3-6)

EQUA smart 可以完成 CVVH、CVVHDF、CVVHD、SCUF、TPE 和 HP 等多种治疗模式。有血泵、透析液泵、置换液泵和抗凝药泵共 4 个泵装置。置换液秤、透析液秤和超滤液秤 3 个高精确度的电子秤反馈控制液体平衡。血流量 0～450ml/min,最大透析液/置换液流量 100ml/min,最大脱水量 6kg/h。加热袋可将置换液加热到并保持在 35～39℃的理想温度。EQUA smart 使用成套一次性简便可抛弃型的套件,可以快速、简便地安装、治疗。管路套件的血室容量低,可以任意选择前稀释或后稀释的模式,血滤器不包括在套件中,可以任意选择最合适患者的滤器。EQUA smart 操作简便,适应性强,对不同患者(新生儿、小儿和成人)的治疗提供可选择模式。

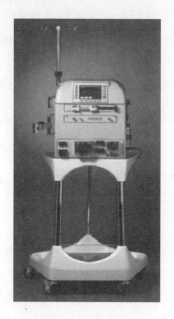

图 3-6　Medica 公司的 EQUA smart 机

(二)连续血液净化治疗中的监测

1. 漏血监测

漏血监测是血液净化设备的一项基本要求,在治疗过程中需要实时监控透析器工作状态。目前漏血监测技术主要是光电式监测,由漏血探测器传送和激发,持续监控废液管路中是否有红细胞,以判断过滤膜是否泄漏。检出红细胞后发出警告性报警。漏血报警的主要原因为滤器的破膜、漏血小壶没有正确安放在漏血报警器内、探测器污染、废液壶光洁度不够、壶内废液未满或超滤液浑浊等。

处理方法:正确安装漏血小壶,用乙醇擦净探测器及废液壶,废液壶内液体装满,更换滤器或者管路。

2. 空气监测

由空气监测器传送和激发,持续监控回输管气泡的超声发射/检测设备。检出气泡后发出报警。空气报警的原因:静脉管路中有小气泡、静脉管路中血液液面的下降、血流量过高引起的湍流、血液侧空气安全检测内的管路变形和血液侧空气安全检测盖没有正确关闭。

处理方法：①检查静脉管和静脉壶的气密性，检查管路接头；②如果需要手动填充，检查静脉壶液面；③从血液侧空气安全检测中排出气泡后，消除警报；④调节血液液面（打开血液侧空气安全检测外盖），手动将肉眼可见气泡弹入静脉壶，置入管路，按向上的液面控制键将液面调至壶的 2/3；⑤减慢血流速度；⑥复原血液侧空气安全检测内的管路，调节血液侧空气安全检测内的管路位置并正确合上盖。

3. 液体平衡监测

由置换液秤和废液秤组成。平衡报警的原因有置换液袋和废液袋没有准确悬挂、漏液、夹子关闭、置换液管路扭结。

处理方法：注意置换液/废液袋是否自由挂在秤上；更换漏液袋；检查袋和液体管路夹是打开的；理顺置换液/废液管路。

4. 压力报警

CBP 设备压力检测可以实时监测和记录动脉压（PA）、静脉压（PV）、跨膜压（TMP）等。

（1）动脉压（PA）报警：由动脉传感器传送和激发。

①PA 高可能的原因：动脉管路受压扭曲、打结或夹住或患者的体位变化。处理方法是理顺管路，松开管夹，保持患者适当的体位。

②PA 压力低的原因：中心静脉导管贴壁，血泵流速过高，泵前管路扭曲，血容量不足，患者体位改变，压力传感器安装不正确。处理方法是调整导管、穿刺针位置及连接方向，降低血流量，检查泵前管路，检查管路是否打折或受压，根据患者情况决定继续治疗或结束治疗。调整患者体位，补液口连接输液器盐水，夹闭动脉端，若压力监测恢复正常，提示压力传感器安装正确，若不正常，则应重新安装压力传感器。

（2）静脉压（PV）报警

①PV 压力低的原因：血泵速度过慢，血流量不足，导管或内瘘针断开，传感器保护罩进水，传感器保护罩连接不紧密，血滤器凝血，患者的位置相对于设备太低。处理方法是增加血流流速，判断患者血压情况，固定好导管，做好应急预案，必要时更换传感器所在静脉管路，重新连接保护罩，更换滤器，增加病床高度。

②PV 压力高的原因：血泵速度过快，导管或内瘘针不在最佳位置或管腔移位，静脉管路或患者导管受压打折或凝血，静脉壶凝血，传感器保护罩进水。处理方法是降低血流流速，纠正导管内瘘针的位置，抚平、调整静脉管路的位置，必要时更换管路，更换静脉或管路系统，针筒吸净传感器保护罩内水，必要时更换传感器所在管路。

（3）跨膜压（TMP）报警

①TMP 压力高的原因：滤器凝血，超滤量过大，置换液量过大，使用低系数小

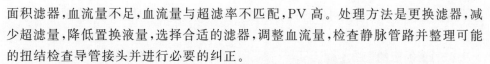

面积滤器,血流量不足,血流量与超滤率不匹配,PV 高。处理方法是更换滤器,减少超滤量,降低置换液量,选择合适的滤器,调整血流量,检查静脉管路并整理可能的扭结检查导管接头并进行必要的纠正。

②TMP 压力低的原因:滤器出口端凝血,滤器与静脉壶端管路打折、受压。处理方法是更换滤器(治疗中尽量保证血流量不断流),检查管路是否受压打折,予以纠正。

(齐向明　王志斌　余　毅)

二、置换液

(一)概述

CBP 是在间歇性透析(IHD)的基础上发展起来的,是指所有缓慢、连续清除水和溶质的治疗方式,通过超滤、灌流、吸附等一系列新技术,在调节体液平衡的同时,清除各种代谢产物、毒物、药物和自身体内产生的各种致病性生物分子等。临床上 CBP 已广泛应用于抢救危重患者,其清除溶质和调节水、电解质、酸碱平衡需要通过置换液来实现。以对流为基础的 CBP 技术中,每日总超滤量达 30～50L,同时也需要输入接近同等量的置换液。置换液的要求是尽可能与正常人体细胞外液成分接近,但患者的病情不同,根据个体化原则设定,置换液随着患者的病情变化进行动态调整。

(二)置换液的无菌要求

CBP 治疗时使用高通透性的滤器,治疗过程中置换液直接进入人体,与患者的血液直接接触,透析液虽然不直接进入人体,但与血液存在直接接触,所以置换液均需要求无菌。CBP 为持续性治疗,每天有大量的液体进出滤器,因此无菌的高质量液体是保证治疗安全的关键。置换液的无菌要求包括:一是液体生产过程的无菌;二是置换液配制过程的无菌;三是 CBP 治疗过程中,更换液体过程中的无菌操作。

在间歇性透析中,对透析液的细菌学质量有严格的要求,透析用水的标准不断更新,美国的 AAMI 标准(Advancement of Medical Instrumentation)规定,标准透析液中细菌含量应低于 100 CFU/ml,内毒素含量应低于 0.25 EU/ml;超纯透析液中细菌含量应低于 0.1 CFU/ml,内毒素含量应低于 0.03 EU/ml。但目前关于 CBP 液体中细菌和内毒素含量的标准尚未明确,多参考大输液生产的标准。一般商品置换液在配制过程中采用热消毒法进行处理,其细菌学质量优于手工配制的置换液。商品置换液在使用前还需要进行配制,加入一些必要的成分,如糖、钾等。配制过程也影响液体的无菌质量,所以在置换液配制和添加药物时应严格掌握无菌原则,且必须在相对无菌的环境进行配制。CBP 治疗时使用的透析液和置换液应确保严格无菌,若治疗过程中患者出现肌颤动、畏寒等症状,在排除其他原因后,需立即更换置换液,并对剩余的置换液进行细菌学和内毒素检查,以排除置换液污染的可能。

(三)置换液的配方

CBP 是一种缓慢、连续性清除水和溶质,并对脏器功能起支持作用的血液净化技术,最初在治疗急性肾衰竭,尤其是并发多器官功能障碍中取得了良好的效果,明显降低了患者的病死率。随着 CBP 技术的发展和逐步成熟,CBP 发挥出更多的优势,在调节水电解质平衡,清除各种代谢产物、毒物、药物和各种炎性递质的同时,还具有能为患者按需要提供营养补充,可在床旁进行治疗等优点。其应用范围已从单纯治疗肾病,扩展到临床各科危重患者的急救。而 CBP 在应用中早期和个体化很重要,其溶质的交换、代谢废物的清除及水电解质和酸碱平衡状态的维持,与置换液的性质与成分密切相关。为了避免内环境波动,置换液配方原则上要求与人体血浆中电解质生理浓度相符。表 3-1 为机体各种电解质成分表。

表 3-1 机体各种电解质成分表

成分	血浆(mmol/L)
Na^+	142
K^+	4
Ca(游离 45%)	2.5
Mg^{2+}	1
磷离子	1.0~1.5
Cl^-	104
HCO_3^-	24
乳酸	1.0
葡萄糖	4.0

1. 置换液的成分

(1)钠:钠离子通常使用生理浓度,控制在 135~145 mmol/L,除非同时使用枸橼酸抗凝,否则钠离子浓度应设置为生理浓度。在使用枸橼酸抗凝时,应根据不同枸橼酸浓度对钠离子浓度进行必要的调整。在对低钠或高钠血症患者进行治疗时,也同样需要对置换液钠离子浓度进行调整,避免血液中钠离子浓度快速波动对机体的损害。

(2)氯:氯离子在置换液中的浓度相对恒定,一般控制在 110~115 mmol/L。

(3)钾:置换液中钾离子浓度根据治疗的需要进行调整,一般控制在 0~6mmol/L。

(4)钙:置换液中钙离子浓度应接近生理浓度(与血清正常离子钙浓度一致)。在患者有低钙血症时,应增加其浓度;反之,对于高钙血症患者,应降低其浓度。在使用枸橼酸抗凝时,置换液或透析液可使用无钙配方,需要静脉输入钙盐来拮抗枸橼酸对钙离子的螯合作用,从而能够保证血清中离子钙浓度维持在正常水平。

(5)镁:置换液中镁离子一般控制在 0.6~0.75 mmol/L。

(6)磷酸盐:由于 CBP 对磷酸盐清除率高,同时置换液不含磷酸盐,因此血液滤过早期就出现低磷酸盐血症。为了避免 CBP 治疗导致的低磷酸盐血症,患者的高磷酸盐血症得到纠正时,应在 CBP 液体配方(置换液或透析液)中加入磷酸盐,一般置换液中磷的浓度控制在 0.7~1.0 mmol/L。

(7)葡萄糖:早期置换液配方中葡萄糖浓度较高,而临床危重患者本身存在高血糖且血糖难以控制,为了避免发生高血糖,置换液中葡萄糖浓度一般控制在 11 mmol/L。

(8)碱基:目前临床上常用的置换液是碳酸氢盐和乳酸盐两类,患者在乳酸清除能力下降时,如肝衰竭或者严重组织低灌注缺氧的患者,使用乳酸盐缓冲液系统存在着一定风险。目前首选的碳酸氢盐缓冲液系统,被广泛应用于市售的商品化溶液。在 CBP 中使用枸橼酸钠作为局部抗凝药时,其代谢途径是,1mol 的枸橼酸钠能够分解为 3mol 的碳酸氢钠,枸橼酸成为置换液主要的碱基成分。在枸橼酸盐清除能力下降时或者同时输入大量含有枸橼酸的制品时,如果使用枸橼酸盐作为抗凝药,应对其剂量进行矫正,同时严密监测血清离子钙浓度。

2. 置换液的配方

(1)商品化置换液:成都青山利康药业生产的血液滤过基础置换液,系国内唯一获得生产批准文号碳酸氢盐血液滤过置换液,为复方制剂,4000ml/袋(A 液),本品为酸性,并根据需要加入 10%氯化钾至 4.5mmol/L 时,本品的渗透压约 280 mOsm/L,4L 配合 250ml 的 5%碳酸氢钠(B 液)的 pH 是 7.40,离子浓度:Na^+ 141 mmol/L,Cl^- 110 mmol/L,Ca^{2+} 1.5 mmol/L,Mg^{2+} 0.75 mmol/L,无水葡萄糖 10.0 mmol/L,HCO_3^- 35.0 mmol/L。优点:①碳酸氢根是符合生理情况的碱基,保证 CBP 时血流动力学的稳定;②CBP 时需要将缓冲液 A 液(基础液)与 B 液(碳酸氢钠注射液)现配现用;③双管双阀,配合临床提供个性化治疗。作为 CBP 需要入血的专用药品,要求无菌、无热原,产品生产严格执行 2010 版 GMP 标准和符合 2015 版 2 部注射剂标准。

此外,还有上海长征富民药业的乳酸盐血液滤过置换液,2000ml/袋,成分:每 1000ml 含氯化钾 0.149g,氯化钠 5.92g,氯化钙 0.276g,乳酸钠 3.78g,氯化镁 0.152g,葡萄糖 1.5g。优点:①避免自配液二次污染可能引起的热原反应;②性质稳定,易于长期保存;③缓冲液同步输入,操作简单。但在用于严重缺氧或者休克时,可能会进一步加重高乳酸血症,并可能导致患者血流动力学不稳定。

(2)Kaplan 配方

A 液:0.9% 氯化钠 1000ml+10%葡萄糖酸钙注射液 20ml;

B液：0.45％氯化钠1000ml＋5％碳酸氢钠注射液250ml。

最终成分：Na^+ 140.5mmol/L，HCO_3^- 25mmol/L，葡萄糖（Glu）4.0mmol/L，Ca^{2+} 4.0mmol/L，Cl^- 115.5mmol/L。该配方不含K^{2+}和Mg^{2+}，如剂量过大或使用时间过长，极易继发低钾血症或低镁血症。因而有学者认为，Kaplan配方仅适用于连续性静脉-静脉血液滤过（CVVH），而对于高速度、大剂量的高容量血液滤过并不适用。

（3）Port配方

A液：0.9％氯化钠1000ml＋10％氯化钙注射液10ml；

B液：0.9％氯化钠1000ml＋50％硫酸镁注射液1.6ml；

C液：0.9％氯化钠1000ml；

D液：5％葡萄糖注射液1000ml＋5％碳酸氢钠注射液250ml，必要时加10％氯化钾1.5ml。

每组液体的量都在1L左右。最终成分：Na^+ 147mmol/L，K^+ 2mmol/L，HCO_3^- 36mmol/L，Glu 65.2mmol/L，Ca^{2+} 2.07mmol/L，Mg^{2+} 1.4mmol/L，Cl^- 115mmol/L。

考虑到全静脉营养液中钠离子含量偏低，此配方含钠量较高。必要时可换成0.45％氯化钠，每1000ml钠可降低19mmol/L。此配方是将液体分为4组交替输入，在使用过程中，操作较为麻烦，电解质成分也不是按最佳比例恒定输入。同时置换液含糖量高，使用后容易出现高糖血症。

（4）改良Port配方

A液：0.9％氯化钠3000 ml＋5％葡萄糖注射液170ml＋50％硫酸镁注射液1.6ml＋10％氯化钙注射液6.4ml＋注射用水820ml；

B液：5％碳酸氢钠注射液250ml；

A液与B液不混合，B液单独输入。最终成分：Na^+ 143mmol/L，HCO_3^- 35mmol/L，Glu 11.8mmol/L，Ca^{2+} 1.4mmol/L，Mg^{2+} 1.56mmol/L，Cl^- 110mmol/L。改良Port配方配制成的置换液，优点为离子浓度准确，溶质浓度接近于生理状态。

置换液电解质浓度应遵循以下原则配制：患者血浆浓度接近生理浓度的物质，如钠、氯、葡萄糖，其在置换液中的浓度应接近生理浓度；患者血浆浓度低于生理浓度及不断消耗的物质，如碳酸氢盐、钙、镁，其在置换液中的浓度应高于生理浓度；患者血浆浓度高于生理浓度或不断产生的物质，如钾，其在置换液的浓度应低于生理浓度。

3. 置换液的碱基

由于CBP治疗时间长，置换液量大，因此选择合适的置换液尤其重要。在各种置换液配方中，碱基是一个关键的成分。目前常用的有碳酸盐、醋酸盐、乳酸盐和枸橼酸盐,碳酸氢盐置换液采用生理性碱基碳酸氢根作碱基,其醋酸、乳酸和枸橼酸为非生理性碱基,这些碱基需要在人体的肝或肌肉代谢才能变为生理性碱基碳酸氢根。

(1)碳酸氢盐置换液:碳酸氢根是符合生理情况的碱基,为肾功能衰竭情况下纠正酸中毒的理想碱基。碳酸氢盐无须在肝进一步转化,不增加肝的代谢负荷;是最符合生理状态的阴离子,直接发挥缓冲作用。AKI 患者行 CBP 时,碳酸氢盐缓冲液较乳酸盐缓冲液对血糖等代谢状况控制更好,电解质、钙、镁离子及酸碱平衡可维持在正常或者接近正常水平。CBP 也有助于对血浆乳酸的清除。大规模多中心临床观察、前瞻性随机交叉设计临床研究及 Meta 分析发现,与乳酸盐缓冲液比较,碳酸氢盐缓冲液明显降低高乳酸血症,维持接近正常浓度的血浆乳酸水平。临床随机对照研究及 Meta 分析发现,对于 AKI 重症患者,特别是既往有心血管疾病或心力衰竭病史的患者,碳酸氢盐缓冲液较乳酸盐缓冲液明显降低 CBP 过程中心血管事件和低血压的发生风险。但是碳酸氢盐可与钙、镁离子形成盐沉淀,且易挥发,因此不利于碳酸氢盐缓冲液的长期贮存。临床上通常需要将缓冲液 A 液(基础液)与 B 液(碳酸氢钠注射液)现配现用。CBP 时,分别将 A 液和 B 液泵入 CBP 设备自动混合。另外,由于配液成分的差异,与乳酸盐缓冲液相比,商品化生产的碳酸氢盐缓冲液容易造成血氯明显增加和镁的丢失增多。

(2)乳酸盐置换液:乳酸盐置换液是目前 CBP 中最常用的置换液,其性质稳定,便于长期保存和大规模商业化生产。乳酸进入体内后,可以在肝和肌肉转变为 HCO_3^-。一些对照试验(其中一些并非随机对照)结果显示,乳酸盐和碳酸氢盐缓冲液在 CBP 时纠正代谢性酸中毒效果相当。新近一项 Meta 分析评估 AKI 患者以乳酸盐缓冲液或碳酸氢盐缓冲液行 CBP 的有效性及安全性,结果发现在病死率、血浆碳酸氢盐水平、血清肌酐、碱剩余、pH、二氧化碳分压、中心静脉压及血浆电解质方面,乳酸盐缓冲液与碳酸氢盐缓冲液之间无明显差异。但在严重缺氧或者休克、肝功能衰竭、近期肝移植术后及本身存在高乳酸血症或乳酸酸中毒时,使用乳酸盐缓冲液将进一步加重高乳酸血症。上述情况下,由于体内乳酸过度产生或清除障碍,使用乳酸盐缓冲液易发生高乳酸血症和代谢性酸中毒。乳酸作为强有力的外周血管扩张物质,抑制心肌收缩力,降低血压,加重重症患者的器官损伤及血流动力学不稳定。梯度回归分析发现,血浆乳酸水平是死亡的独立危险因素。严重酸中毒(pH<7.35 或者碱缺乏>6)时,如果血浆乳酸浓度>5mmol/L,患者死亡率可高达 80%。若在高容量血液滤过治疗过程中使用乳酸盐缓冲液,则发生高乳酸盐血症的可能性更大。由于乳酸盐中有 50%的分子是右旋乳酸,所以,使用乳酸盐缓冲液还有可能导致右旋乳酸盐蓄积。而人类对右旋乳酸盐是不能代谢的,所以可能会导致更高水平的乳酸盐血症,并与神经功能损害相关。

(3)醋酸盐置换液:在间断性血液透析发展过程中,醋酸盐曾经作为缓冲液存在过一段时间,但该缓冲液已证实会导致心肌收缩功能受损。在 CBP 过程中使用醋酸盐作为缓冲液尚缺乏足够的临床治疗供评估。然而,与碳酸氢盐和乳酸盐相比,现有的证据不支持将其作为 CBP 的缓冲液,主要是顾虑其心肌抑制的不良反应。

(4)枸橼酸盐置换液:在 CBP 中使用枸橼酸钠作为局部抗凝药时,其原理是枸橼酸螯合血中游离钙生成枸橼酸钙,使钙离子减少,阻止凝血酶原转化为凝血酶,从而起到抗凝作用。枸橼酸盐的最大优点在于体外循环抗凝效果确切,而无肝素的全身抗凝作用。与标准的普通肝素相比,CBP 中使用局部枸橼酸盐抗凝可以延长滤器寿命和管路使用时间,并且减少严重出血的风险,降低总体医疗费用。此外,在体外循环通路中,枸橼酸通过螯合钙离子,减少白细胞和单核细胞激活,有助于减轻炎症反应。也有研究报道,枸橼酸有助于减轻肾小管缺血再灌注损伤,促进线粒体损伤恢复。前瞻性队列研究发现,AKI 重症患者行 CBP 时,枸橼酸缓冲液在纠正酸碱电解质失衡方面与碳酸氢盐缓冲液具有相同的效果。枸橼酸盐进入体内后,枸橼酸参与三羧酸循环而被迅速代谢。因此,其也可以作为一种有效的有机缓冲液。但在肝衰竭和肌肉低灌注缺氧的情况下,枸橼酸在体内的代谢能力明显下降,或者同时输入大量含有枸橼酸的制品时,如果使用枸橼酸盐作为缓冲液或抗凝药,容易出现高枸橼酸盐血症。休克、严重肝功能衰竭、乳酸酸中毒、乙醇或线粒体抑制药(如杀虫剂、氰化物等)中毒及存在线粒体细胞病(如线粒体肌病等)时,可因枸橼酸代谢障碍导致高枸橼酸盐血症。高枸橼酸盐血症的危害在于会显著降低血清中离子钙浓度,亦可引起频发高钠血症、代谢性碱中毒,应对其剂量进行矫正,同时严密监测血清离子钾、氯、钙、镁和血气分析并计算阴离子间隙,因此其应用亦受到限制。

临床工作中需要根据患者的具体情况,选择适宜类型的缓冲液行 CBP。ADQI 的建议,AKI 患者行 CBP 时,建议使用碳酸氢盐缓冲液,不建议使用乳酸盐缓冲液(2C);存在循环休克的 AKI 患者,建议使用碳酸氢盐缓冲液,不建议使用乳酸盐缓冲液(1B);存在肝衰竭和(或)乳酸酸血症的 AKI 患者,建议使用碳酸氢盐缓冲液,不建议使用乳酸盐缓冲液(2B)。其他重症患者或者所在医疗机构不具备碳酸氢盐缓冲液使用条件,且无休克、肝衰竭、乳酸中毒等乳酸盐使用禁忌的患者,可使用乳酸盐缓冲液。对于没有低氧血症或休克或者严重肝衰竭等枸橼酸使用禁忌的患者行 CBP 时,建议使用局部枸橼酸抗凝,不建议使用普通肝素抗凝(2B);对于未进行抗凝治疗而具有出血风险的患者进行 CBP 时,若无枸橼酸的使用禁忌,建议使用局部枸橼酸抗凝,不建议不抗凝。

(齐向明　余　毅)

三、连续性血液净化净化器的选择

CBP 是血液净化技术发展至今的所有创新与进步的结晶。20 世纪 80 年代早期,CBP 在 ICU 中开始使用,当时仍只是应用于急性肾衰竭患者,随着相关技术和模式功能的不断扩展,特别是与不同滤器设备组合形成多种治疗模式后,CBP 对清除代谢产物,如细胞因子及炎性介质等,重建机体免疫平衡,稳定机体内环境,改善供氧与耗氧失衡等多种应用方面均发挥着重要作用,其治疗价值早已超出传统的肾脏替代范围,更适用于多种急危重症合并或不合并肾功能障碍的患者,尤其对于多脏器功能障碍、严重创伤、重症胰腺炎、急性呼吸窘迫综合征、严重脓毒血症及多种重症免疫系统疾病患者,极大地提高了抢救成功率,目前已发展成为急危重症患者的重要治疗手段。

CBP 常用的滤器半透膜的溶质截留分子量最高可达 50kD,可有效清除各种炎症递质、细胞因子、活化的补体成分、β_2-微球蛋白(β_2-MG)、甲状旁腺激素、多种药物及毒物、尿素氮、肌酐、胍类等不同分子量溶质。采用纳米技术制造的新型膜材料,特点是孔径大小和形状均一,以长方形隙孔取代以往圆孔,理论上多数膜孔径可接近截留分子量,超滤率及中、大分子物质清除率均增加。CBP 除连续性静脉-静脉血液透析、连续性静脉-静脉血液滤过、连续性静脉-静脉血液透析滤过等常用模式外,近年来亦开发出多种滤器,实现了高通量、高截流量血液净化、细胞因子吸附等治疗模式,而配合血浆分离器,针对不同病种及情况,亦可实现如血浆滤过吸附等多种治疗模式。下文将针对 CBP 常见的几种滤器类型、应用理论及研究进展进行逐一介绍。

(一)高通量滤器

血液透析治疗起源自 1926 年,迄今已经成为最为广泛使用的肾脏替代治疗方案。虽然血液透析可以通过清除小分子毒素以及多余的水分,进而改善终末期肾病(end-stage renal disease,ESRD)患者的预后,但是此种方案并不能完整替代肾功能。两项大型研究 HEMO 研究和 ADEMEX 研究证实,单纯地增加小分子量溶质的清除率并不能使 ESRD 患者获得更好的预后。因此,滤器的研究进展也逐步注重于中、大分子量溶质的清除率,随着滤器工艺技术的进展,透析器从最初的蟠管型、平板型发展到中空纤维型,透析膜材料从铜仿膜、再生纤维素膜(regenerated cellulose)、改良纤维素膜(modified cellulose)发展到人工合成膜(synthetic),三类膜在生物相容性、水通透性和毒素清除方面均有较大差别。透析膜的生物相容性是指人体血液与透析膜接触时所产生的一系列临床变化,常表现为补体激活、细胞因子的释放、血细胞的活化,以及其他多方面的变化,对 ESRD 患者的营养不良、微炎症状态、脂质代谢、氧化应激、免疫功能、贫血和凝血障碍等并发症具有重要影响,因此,生物相容性一直是研究的热点。低通量纤维素膜的主要缺点为生物相容性差、无吸附作用,中、大分子量溶质的清除能力差,不能杜绝透析液中的细菌产物进入血液。而高通量的人工合成膜则具有生物相容性较好,可吸附中、大分子量毒素,可阻止部分透析液中细菌、内毒素产物进入血液等优点。高通量的人工合成膜的优势主要在于拥有更大的孔径、更高的通透性、更高的超滤率,以及更好的内毒素截留能力,进而提高了中、大分子量溶质的清除率。透析膜的超滤率和对分子溶质的清除率并不完全平行,溶质的清除依赖于膜的溶质传输系数、筛分系数等因素,膜的面积、血流量和透析液流量对溶质的清除也有较大的影响。对于大孔径的透析膜通常称为高通量(high-flux)膜,小孔径的透析膜通常称为低通量(low-flux)膜。目前业界对于高通量膜的定义尚未有统一的标准,但一般认为高通量膜的超滤系数(Kuf)(每小时在每毫米汞柱跨膜压力下,液体通过透析膜的毫升数,是衡量透析膜通透性能的重要指标)应$\geqslant$20ml/(h·mmHg),尿素清除率应>200ml/L,β_2-微球蛋白(β_2-MG)清除率>20ml/min。而 HEMO 研究小组对高通量透析器的定义则为 Kuf>14ml/(h·mmHg)。表 3-2 和表 3-3 列举了一些常见的透析膜特性及 CBP 的高通量滤器。

表 3-2　常见的透析膜特性

分类	材质	通量	特点
未修饰的纤维素膜	铜仿膜	低	由铜氨纤维制成,壁薄,亲水性高,小分子量毒素清除能力强,但生物相容性差,中分子毒素清除率低
	双醋酸纤维素膜	低	与铜仿膜比较,尺寸稳定,膜面光滑,可高温消毒
改良或再生纤维素膜	血仿膜	低	与铜仿膜比较,生物相容性提高,小分子量毒素清除率高
	三醋酸纤维素膜	高	超滤率高,可清除中小分子毒素,生物相容性较好
	聚砜膜	低、高	机械性能优良,膜薄,生物相容性好,溶质透过性高,中分子清除率高,残血量少
合成膜	聚碳酸酯膜	低	对尿素、水的透过率高于再生纤维素膜
	聚酰胺膜	高	生物相容性高,对中分子量物质清除率高、效果好
	聚醚砜膜	高	与聚砜膜比较,亲水性和耐热、耐腐蚀性更高,与强氧化剂接触时,不产生自由基
	聚丙烯腈膜	高	超滤率尚可,可清除中小分子量毒素,可吸附毒素。缺点为膜脆、机械强度差、不耐高温消毒等
	聚甲基丙烯酸甲酯膜	高	具有吸附功能,生物相容性高,但对中分子清除稍显不足

表 3-3 常见的 CBP 高通量滤器

高通量滤器型号	膜类型	有效面积（m²）
金宝 M150	AN69（聚丙烯腈膜）	1.5
金宝 ST150	AN69 ST（聚丙烯腈膜）	1.5
百特 PSHF1200	PAES（聚芳基醚砜膜）	1.25
百特 PSHF1400	PAES（聚芳基醚砜膜）	1.4
贝朗 Diacap Acute M	聚砜膜	1.5
贝朗 Diacap Acute L	聚砜膜	2.0
费森尤斯 AV600S	聚砜膜	1.4
费森尤斯 AV1000S	聚砜膜	1.8

高通量滤器清除溶质的机制包括弥散、对流和吸附，属于一种高效的血液净化方法。影响滤器弥散能力的相关因素，包括溶质分子量的大小、形状、透析液两侧溶质浓度梯度差、透析膜厚度和孔径等。对于机体内大分子量溶质清除主要依赖于膜的吸附能力，而机体内中、小分子量溶质的清除则主要通过对流实现，其效果与高通量透析膜孔径、溶质分子量及水清除量密切相关。高分子人工合成膜不仅具有较高的生物相容性，同时也有很高的扩散性能、水力学通透性及吸附性，其特有的大孔径有利于中、大分子量溶质移动向透析液。通过提高透析膜的孔径、透水性以及吸附性能，能将更多中、大分子量溶质如白介素-6（interleukin-6，IL-6）、白介素-1（interleukin-6，IL-1）、多肽（peptide）、β_2-MG、肿瘤坏死因子 α（tumor necrosis factorα，TNFα）等有效地从血液中清除，从而提高血液净化的效率。肾脏是机体内排泄 β_2-MG（相对分子量高达 11 800）的唯一途径，但 ESRD 患者肾脏对 β_2-MG 的清除均存在不同程度的障碍，β_2-MG 水平升高是影响 ESRD 患者病死率的显著危险因素，HEMO 研究显示在排除了残肾功能影响后，透析前的血 β_2-MG 水平每增加 10mg/L，死亡风险可增加 11%，2009 年欧洲发表的 MPO（membrane permeability outcome）研究结果表明，相对于低通量血液透析，高通量血液透析可显著降低 β_2-MG 的蓄积，对于血清清蛋白≤40g/L 的高风险患者，高通量血液透析组的死亡风险可降低 51%；MPO 二次分析也显示，在糖尿病肾病的亚组中，高通量血液透析组的死亡风险降低 39%，提示高通量透析可改善糖尿病肾病患者的生存率。欧洲肾脏最佳实践（European Renal Best Practice，ERBP）顾问委员会亦建议在欧洲肾脏最佳实践指南中说明，对于血浆清蛋白低于 40g/L 的透析患者，建议使用高通量透析膜以延缓透析远期并发症的发生。以上研究表明，高通量膜的生物相容性好，能够减少机体炎症反应，降低机体氧化应激反应，减少心血管疾病发生，保护残肾功能，延迟透析相关淀粉样变性的发生，降低 PTH 并改善高转化型肾性骨病，改善营养，改善脂代谢，降低心血管死亡风险。最近有学者比较了血液透析滤过与高通量透析，认为后置换血液透析滤过治疗，患者生存指数明显高于高通量透析。

2015 年，Slinin Y 等系统分析了 32 篇临床论著，包括了 19 个临床试验，结果表明，高通量膜血液透析与低通量膜血液透析相比，虽不能降低全因病死率，但可以降低心血管病死率（中等级别证据）。有鉴于此，美国肾病基金会 KDOQI 2015 版指南更新中，只是推荐在间歇性血液透析（IHD）中，使用生物相容性好的透析膜，无论高通量透析还是低通量透析（1B 证据）。

对于高通量血液净化治疗非 ESRD 疾病，以下列举部分病症。

1. 急性重症胰腺炎

其发病机制主要因胰蛋白酶的活化入血、胰腺组织自身消化等因素引起炎症递质大量释放入血，如 TNFα、IL-1 和 IL-8 等中大分子量炎症递质对病情进展起到了重要的推进作用，阻断炎症的级联放大反应往往需要采用高通量、筛选系数大的滤器进行血液净化，增加对流、吸附来清除溶质，相对于常规血液透析，具有更高中大分子量溶质清除率的高通量血液净化模式可以更有效地改善患者的预后，提高患者的生存率。

2. 急性呼吸窘迫综合征

其病理生理基础是肺泡、毛细血管的急性损伤。此种肺损伤的机制尚未完全明了，但可认为是全身炎症反应综合征的部分表现，涉及炎性细胞的迁移、聚集及炎症递质的释放。这些炎性细胞与炎症递质共同作用于肺泡毛细血管，引起后者通透性增高，造成肺间质水肿。应用高通量血液净化可快速清除炎性递质、缓解肺间质水肿、改善肺泡氧合、减少耗氧并减轻高碳酸血症，进而降低急性呼吸窘迫综合征患者的病死率。

3. 全身炎症反应综合征和多器官功能障碍综合征

全身炎症反应综合征是感染或创伤等原因引起的持续全身炎症反应失控的临床表现，其病程进展过程中产生大量炎性因子，引发一系列由炎症递质介导的级联瀑布样释放，造成机体自身细胞损伤，进而发展至多脏器功能障碍，因此早期应用高通量血液净化介入干预，快速清除炎症递质是治疗的关键。但需注意，高通量血液净化对药物的清除率与药物的理化特性、膜的通透性有关，治疗后应调整或补充清除的药物。

4. 顽固性心力衰竭

又称为难治性心力衰竭，表现为去除诱因并经充分的内科治疗后，心衰症状仍持续存在或逐渐加重。顽固性心衰患者机体处于极度失代偿状态，全身组织器官代谢紊乱，血管收缩，肾动脉血流灌注差，对利尿药反应差，水钠潴留严重。应用高通量血液净化，可在血流动力学稳定的情况下使患者左心室舒张末期容量降低，左心室射血分数增加，改善左心室收缩功能，降低外周血管阻力和提高心脏指数，从而迅速有效地纠正顽固性心衰。

5. 挤压综合征

其机制是由于挤压或压力导致肌细胞破坏，使肌红蛋白、钾、尿酸、肌酸激酶等细胞内容物释放进入血液循环中引起全身性改变,可出现多脏器功能障碍、水电解质酸碱失衡、循环系统及凝血功能紊乱等并发症。目前有观点认为,挤压综合征重在预防各种并发症,应早期进行多种血液净化模式组合治疗。因挤压综合征患者坏死肌肉可释放多种细胞内容物,因此快速清除循环中的溶质,是防止挤压综合征进一步损伤机体脏器功能的关键所在。近期提出的高通量血液净化联合连续性血浆滤过吸附、血液灌流等模式已逐渐开始应用。由于挤压综合征患者损伤程度、持续时间、机体代谢状态等方面均不同,故建议根据患者实际状况,灵活应用不同的组合模式进行救治,以期达到最好的治疗效果。

随着科技与工艺的进步,高通量滤器的材料及制造技术将得到更快的发展,其应用的领域亦将不断拓宽,可以预见,在未来的 CBP 治疗模式中,高通量滤器的应用将逐步占据更重要的地位。

(王　佳　余　毅)

(二)高截留量血液滤过器

随着透析安全性与透析膜生物相容性的不断改进,ESRD 患者的并发症与病死率在下降,但血液透析患者的病死率仍然很高,其中心血管疾病是首要死因。常规的血液透析治疗不能有效清除中分子毒素及蛋白结合毒素,越来越多的证据表明,这些成分在尿毒症患者的心血管疾病发生发展过程中发挥了重要作用。因此,需要增大透析膜的通量以清除更多的中分子毒素及蛋白结合毒素。高截留量(high cut-off,HCO)膜是近年来血液透析领域的重要研究进展之一,其对大分子物质清除具有显著优势,因此,临床使用开始逐渐增多。

1. 定义

高截留量膜,也称为超高通量膜或大孔径膜。通常指膜孔径(8~10nm)的透析膜,是高通量膜孔径(3~6nm)的 2~3 倍,血浆分离器膜孔径(0.2μm)的 1/20。体外实验中,分子截留量为 100kD(60~150kD),血液中为 50~60kD(40~100kD)。高截留量膜材料有酚酞聚醚砜/聚维酮、聚砜和三醋酸纤维素等。受制膜技术限制,膜孔径可能大小不一,部分膜孔径偏大,少量清蛋白(65kD)也会漏出,称为"尾巴效应"。因此评价高截留量滤器性能,主要依据其对一些大分子毒素的清除率和清蛋白丢失率两个方面。

2. 发展历程

高通量膜[β_2 微球蛋白(β_2-MG)清除率>20ml/min,超滤系数>20 ml/(mmHg·h);体外和血液中分子截留量分别为 30~40kD 和 15~20kD]的问世,增加了 HD 对中分子毒素及小分子蛋白毒素如 β_2-MG 的清除率,并改善相关并发症,提高合并糖尿病、低蛋白血症及透析龄较长(>3.7 年)的尿毒症患者的生存率。深入研究发现,许多具有重要病理生理意义的中、大分子毒素(如大分子尿毒症毒素、肌红蛋白、游离轻链等)不能被高通量膜清除。高通量透析膜的出现,使对尿毒症毒素的清除有所增加,然而仍不能较为完整地复制肾的毒素清除功能。健康的肾脏,肾小球最大滤过分子量接近 65kD,目前的高通量透析膜的截留分子量一般在 10~20kD,对于分子量更大的中分子毒素(如炎性细胞因子)及蛋白结合毒素的清除仍非常有限,而这些毒素的滞留引起一系列不良的生物学效应,包括免疫应答功能受损、慢性炎症状态,以及内皮细胞损伤。因而,提高滤器的截留分子量,进一步增加对中、大分子物质的清除,已成为临床迫切的需要。有效截留分子量接近天然肾小球(65kD)的 HCO 透析膜也因此受到关注。

高截留量膜的问世,旨在增加分子量介于 β_2-MG 和清蛋白之间(15~60kD)的大分子毒素的清除。目前临床应用最为广泛的是瑞典金宝公司 2007 年发布的 Gambro HCO 1100 透析器,其设计孔径 8nm,膜面积 $1.1m^2$,体外超滤系数 36ml/(mmHg·h),对 β_2-MG、肌红蛋白和清蛋白的筛选系数分别为 1.0、0.9 和 0.1。与高通量膜相比,Gambro HCO 1100 高截留量膜大分子毒素清除增加,但膜面积较小,尿素清除率有所降低。Gambro HCO 2100 透析器也已应用于临床,其膜面积 $2.1m^2$,体外超滤系数 36 ml/(mmHg·h),对菊粉、肌红蛋白和清蛋白的筛选系数分别为 1.0、0.95 和 0.2,在血流量 250ml/min、透析液流量 500ml/min 时,对 κ 和 λ 型游离轻链的清除率分别为 38ml/min 和 33ml/min;体外实验血流量 200ml/min、透析液流量 500ml/min 时,前 4h 清蛋白共丢失<28g,4h 后共丢失约 7g。由于 HCO 膜透析患者清蛋白丢失增加,患者对清蛋白丢失的耐受力,将成为 HCO 膜透析能否成为一种安全的、长期肾脏替代治疗的决定性因素。

2008 年,Pellicano 等研究发现,与传统高通量膜(FX-60)相比,高截留量膜(FX-E)β_2-MG 清除率提高 4.8%,但清蛋白丢失增加 1.52g/次。2009 年 Lee 等报道,与高通量膜(Polyflux11-S)相比,高截留量膜(HCO 1100)β_2-MG 清除率显著提高(62.3% vs 51.0%,$P<0.001$),但是清蛋白下降明显(从 36g/L 降至 29.5g/L,$P=0.018$),尿素下降率也降低(64.8%:71.5%,$P<0.001$)。

清蛋白丢失是高截留量透析最重要的不良反应,每次透析丢失 6~10g,短期治疗者大多可以耐受,或者每次透析后补充 10g 清蛋白。其次是透析液内毒素反渗或反超滤,高截留量膜相比高通量膜孔径更大,理论上反渗或反超滤更大,因此临床上开展 HCO-HD 相关技术,应使用超纯透析液或置换液(细菌<0.1CFU/ml,内毒素<0.03U/ml),降低炎症反应与并发症的发生率。现有的研究尚未报道 HCO-HD 导致过敏、发热、溶血等严重不良反应,因而认为,HCO-HD 在临床上是相对安全的。

3. 临床应用

高截留量膜最初用于清除脓毒症细胞因子,但疗效目前只在骨髓瘤管型肾病得到证实。而其在脓毒症、横纹肌溶解症治疗中尚处于临床试验阶段,将来有望应用于尿毒症维持性血液透析治疗。高截留量膜在临床多采用 HCO-HD 模式,其

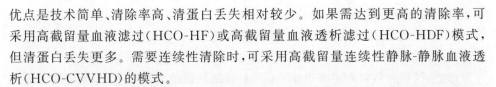

优点是技术简单、清除率高、清蛋白丢失相对较少。如果需达到更高的清除率,可采用高截留量血液滤过(HCO-HF)或高截留量血液透析滤过(HCO-HDF)模式,但清蛋白丢失更多。需要连续性清除时,可采用高截留量连续性静脉-静脉血液透析(HCO-CVVHD)的模式。

(1)多发性骨髓瘤管型肾病:急性肾损伤是多发性骨髓瘤最常见和严重的并发症之一。50%的患者诊断多发性骨髓瘤时即伴有 AKI,10%的患者需要肾脏替代治疗。需要肾脏替代治疗者通常预后不良,>80%的患者最终进入维持性透析,预期生存时间仅为 6 个月。单克隆免疫球蛋白游离轻链(FLC)形成管型是导致多发性骨髓瘤肾损害的常见原因,造成小管间质损害,称为管型肾病。FLC 有两种亚型:κ 型在血清中以单体(22.5kD)形式存在;λ 型在血清中以二聚体(45kD)形式存在。降低血清 FLC 浓度可以减轻其肾损害,促进肾功能恢复。

血浆置换(PE)是清除 FLC 的传统方法,但其疗效仍有争议。2008 年,Leung 等回顾性分析 40 例多发性骨髓瘤患者,发现 PE 对确诊的管型肾病有效,但在未区分的急性肾衰竭中无效。PE 的疗效仍需大型、严格设计的 RCT 来验证。数学模型和体内研究表明,80%的 FLC 分布在血管外,因此 PE 清除 FLC 的能力可能有限。体外和体内试验均显示,HCO-HD 能有效清除 FLC,即使治疗时间延至 8h,清除率仍然可观。而血液中 FLC 浓度下降,与患者肾功能恢复是相关的。但数学模型也显示,如果化疗无效,仅使用 HCO-HD 并不能显著降低血液 FLC 浓度。既往常用化疗方案包括沙利度胺和地塞米松,蛋白酶抑制药硼替佐米的问世,加速了FLC 下降速率,可促进肾功能恢复。Hutchison 等报道了 67 例继发于多发性骨髓瘤的 AKI 患者,经化疗和 HCO-HD 治疗后,63%患者最终摆脱透析。由此可见,早期积极有效的化疗联合 HCO-HD,可显著改善骨髓瘤管型肾病患者肾功能及预后。骨髓瘤管型肾病已成为肾脏急症,有学者建议对所有严重 AKI 患者进行 FLC 筛查,以早期发现骨髓瘤管型肾病患者,从而避免诊断及治疗的延误。

HCO 滤器价格高昂,限制了它的临床广泛使用。有学者通过成本-效益分析发现,HCO-HD 联合化疗组花费 24 845 英镑,生存 33.9 个月;而标准 HD 联合化疗组花费 31 345 英镑,生存仅 19.9 个月。因而认为,联合 HCO-HD 和化疗方案,治疗骨髓瘤管型肾病增加了患者的生存率,从而整体上减少了患者的医疗费用。

2016 年结束的 EuLITE(欧洲延长透析清除 FLC)和 MYRE(骨髓瘤管型肾病的最优治疗策略)两项大型的 RCT 研究,均在硼替佐米治疗的基础上,观察 HCO-HD 治疗骨髓瘤管型肾病的有效性,主要终点为摆脱透析。EuLITE 的结果提示,与高通量透析相比,HCO-HD 并不能更好地改善骨髓瘤管型肾病预后,甚至对患者生存有不利的影响。而 MYRE 的结果则提示,与 HF-HD 相比,HCO-HD 可以使更高比例的患者摆脱透析,表明硼替佐米联合 HCO-HD 治疗可以改善骨髓瘤管型肾病患者的预后。因此,目前尚没有强烈的证据,支持 HCO-HD 作为骨髓瘤管型肾病的常规治疗方式。

（2）脓毒症：脓毒症合并 AKI 的病死率高达 60％，而基于脓毒症是免疫功能紊乱等发病机制的理解，理论上可通过清除血液中细胞因子等炎症递质的方法来治疗脓毒症，但是大多数炎症递质分子量超过高通量膜的截留分子量，无法达到满意的清除，因此目前正在研制更高截留量的膜，以持续清除炎症递质来治疗脓毒症。

传统的高通量膜对白细胞介素 6（IL-6）、IL-8 的筛选系数为 5％～20％，高截留量膜对细胞因子的筛选系数明显增大。2002 年，Uchino 等报道了体外实验一种截留量 60kD 的膜对细胞因子的筛选系数，其中 IL-1β（62％）、IL-6（54％）、IL-10（67％）的筛选系数较大，而 IL-8（24％）和肿瘤坏死因子（TNF，32％）相对较小，但均显著高于高通量膜。Haase M 等报道一种分子截留量 150kD 的膜，其 TNF 筛选系数为 43％～84％。可见，相比传统的高通量膜，高截留量膜对细胞因子的筛选系数增加 3～4 倍。他们的研究同时也发现，HCO-HF 可以提高外周单核细胞功能，增加多形核中性粒细胞吞噬功能，有助于免疫功能重建，但后续未见进一步报道。

近期，人们发现高截留量膜可清除高迁移率族蛋白 1（HMGB-1，30kD），筛选系数为 12.2％～15％，而高通量膜的筛选系数仅为 1.2％。虽然高截留量对 HMGB-1 的清除率相对较低（2L/h 的清除率为 4.1ml/min），但是 HMGB-1 半衰期＞6h，长于其他细胞因子（5～10min），高截留量膜持续、缓慢的清除仍可影响其体内水平，后续研究需要证实高截留量膜是否降低血浆 HMGB-1 浓度并改善临床预后。

（3）横纹肌溶解综合征：AKI 是横纹肌溶解的常见并发症，与坏死肌肉细胞释放的游离肌红蛋白（17.8kD）相关，经肾小球滤过后直接对肾小管产生毒性作用，或与 TH 蛋白形成管型造成肾损害。

虽然横纹肌溶解相关的 AKI 具有可逆性，但与住院时间延长和生存率降低相关，病死率高达 59％，而不伴 AKI 者病死率仅 22％。因此，现行研究的焦点不是 AKI 的治疗，而是 AKI 的预防。除了碱化尿液、清除肌红蛋白理论上能更好预防 AKI 外，高通量膜能部分清除肌红蛋白，但肌红蛋白是非球形、带电荷的分子，其半径较预期更大，因而弥散系数极低，即使在对流模式中筛选系数亦小于 0.1，基本无法清除。PE 也曾用于清除肌红蛋白，因置换量远远低于肌红蛋白分布容积，清除率并不理想。

HCO-HF 能有效清除肌红蛋白，但目前尚无大型 RCT 发表。有研究提示，高截留量膜超滤液肌红蛋白浓度为传统膜的 5 倍以上，肌红蛋白筛选系数可达 0.7，每日可清除肌红蛋白 4.4～5.1g。有作者通过对高截留量 CVVHD 清除肌红蛋白的研究，并与传统 CVVH 相比，结果提示 HCO-CVVHD 对肌红蛋白＞15 000U/L 的横纹肌溶解患者，能有效降低血浆肌红蛋白浓度，从而促进 AKI 的恢复，但是，

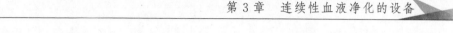

同时清蛋白丢失的问题需要进一步探讨。

(4)尿毒症:常规 HD 能有效清除小分子水溶性毒素和部分中分子毒素,但越来越多的证据表明,部分难以清除的中、大分子毒素和蛋白结合毒素具有致病作用,导致尿毒症患者微炎症状态和内皮细胞损伤。HCO-HD 理论上可增加这些尿毒症毒素的清除,改善微炎症状态和内皮损伤。但临床长期使用 HCO-HD 的益处尚未证实。2009 年在德国开始的 HCO-HD 减少慢性炎症研究,比较 HCO-HD 组和常规高通量透析组患者血浆 C 反应蛋白水平和循环 CD14$^+$/CD16$^+$ 单核细胞计数,以及血清清蛋白的丢失,但由于 HCO-HD 组相对低的 Kt/V 和相对高的清蛋白丢失,仅仅两周的研究时间,HCO-HD 并没有降低患者炎症性标志物和 CD14$^+$/CD16$^+$ 单核细胞水平。最新的研究提示,HCO-HD 对肾素血管紧张素系统(renin-angiotensin system,RAS)起到了调节作用,抑制血管紧张素转换酶(angiotensin-converting enzymes,ACE)表达,同时刺激 ACE2 表达增强,对患者心血管功能起到了积极作用。2011 年,德国进行的 HCO 1100 对心血管功能影响的研究,比较了 HCO-HD 治疗前和治疗 6 周后压力反射敏感度和流量介导内皮舒张两个指标。2012 年意大利开展了使用 HCO-HD 改善合并慢性炎症的 HD 患者促红细胞生成素(EPO)抵抗的研究(CIEPO-PILOT),其主要临床终点是 EPO 抵抗指数。德国和意大利的 2 项临床试验均在试验 2 年左右终止,试验结果不得而知,均未见文献报道。

由于 HCO-HD 在增加致病物质清除的同时,也增加清蛋白等生理物质的丢失,因此未来 HCO-HD 能否在临床上广泛使用主要取决于如何权衡利弊。已有一些小样本临床试验正试图回答该问题,在这些研究的基础上,未来还需要大型的 RCT 加以证实。提高制膜技术使膜孔径分布更均一,在保证致病性物质清除的同时,减少泄漏清蛋白膜孔的存在,这将是 HCO 滤器研究的关键。

4. 临床应用进展

透析患者的心血管病死率不断升高,伴血管钙化的动脉粥样硬化是心血管疾病发生的重要机制。血管钙化是一个与骨发育类似的过程,受到多种钙化促进和抑制因子的调控。血管平滑肌细胞(VSMC)主动参与了血管钙化的过程,且可分化为类成骨样细胞,表达成骨细胞相关基因 *runx*2 和 *MSX*2,也可在凋亡后形成钙化的凋亡小体。有作者探讨使用高截留量透析膜是否可以清除促血管钙化的因子,从而可能抑制血管钙化。43 例透析患者采用交叉设计,随机顺序应用高通量透析和 HCO 透析各 3 周,获得透析 3 周后患者的血清标本。临床观察发现,HCO-HD 降低了可溶性肿瘤坏死因子受体(sTNFR)1 和 2、血管内皮细胞黏附分子 1(VCAM-1)和可溶性白介素 2 受体(sIL2R)的水平。然后作者研究上述因子体外对 VSMC 钙化的影响,sIL2R 和 sTNFR 1、2 对 VSMC 钙化无影响,而 VCAM-1 导致了剂量依赖的 VSMC 钙化增加。两组患者血清分别与钙化的

VSMC体外培养,以碱性磷酸酶活性和茜素红染色评价VSMC钙化程度。与高通量透析组相比,高截留量透析组血清与VSMC培养后,VSMC碱性磷酸酶活性下降了26%,VSMC茜素红染色钙化降低了43%。作者认为,HCO-HD降低了患者血清体外促钙化的作用,其机制虽仍不明确,但原因可能是HCO-HD降低了血清中具有促钙化作用的VCAM-1水平,HCO-HD在慢性透析患者应用的研究值得进一步探索。

HCO-HD是近年来出现的新型血液净化治疗方式,其用于治疗骨髓瘤管型肾病的临床证据不断增加,虽然常规使用存在争议,但其临床使用仍将会逐渐增多。而HCO-HD在严重脓毒症、横纹肌溶解综合征中的应用,目前还处于临床试验阶段,其临床疗效需要严格的RCT来验证。如果高截留量膜的膜孔径有着更严格的分子界限大小,且证实HCO-HD有利于尿毒症患者长期预后,HCO-HD也有望应用于尿毒症患者,用以清除相应的大分子毒素。

(林曰勇　余　毅)

(三)细胞因子吸附器

细胞因子吸附治疗是指使用具有特异性吸附材料的吸附柱对流入的血浆或全血选择性或特异性地吸附清除相应的致病因子,从而改善机体内环境的一种血液净化技术。吸附材料是该技术的核心,其应具有对人体安全无毒、机械强度高、化学性质稳定、不易脱落、不易破碎、无过敏反应及良好的生物相容性等特性。近年来,随着吸附材料和包膜制备技术的不断改进,细胞因子吸附器在各种疾病中的应用越加广泛。

1. 几种较为常见的吸附材料

(1)活性炭类:该材料为一种具有多孔结构、高比表面积的广谱医用吸附剂,其孔径较小,孔隙率高,孔径分布较宽,能吸附多种物质,主要由植物经高温炭化、活化等过程制成,主要分为传统型活性炭(如包膜活性炭等)和新型活性炭(如活性炭纳米管)两种。传统型活性炭具有广谱吸附、成本低廉、来源广、制备简单等优点,但其存在机械强度不高、需包膜且无选择性等缺点,应用方面受到一定的限制。新型活性炭其表面富含活性基团,相较于传统型活性炭,其具有更大的比表面积、更快的吸附速度及更大的吸附容量,对中大分子细胞因子的吸附效率更高。

(2)合成树脂类:该材料大多具有空腔结构或活性基团,是三维网络结构高分子聚合物,在制备过程中可通过控制其化学反应、改变物理性状等方式达到调节其吸附特性的功能。具体可分为HA类、HB-H-6类、聚丙烯酸(酯)类、聚乙烯醇类、高聚物膜类等。合成树脂类材料吸附容量大、比表面积大、达到吸附饱和状态的时间短、易分离回收、化学稳定性好、机械强度高、不易脱落微粒,在酸碱环境及部分有机溶剂中均能保持相对稳定,但在生物相容性方面则有一定局限性,且部分树脂需包膜。余毅等 80 年代末从南开大学高分子研究所研制的树脂中筛选出对中分子物质吸附作用强的 2 种吸附树脂 HP-A3 和 HP-A9,用于尿毒症患者血浆体外模拟灌流和急性肾衰大鼠血液灌流,表明这两种树脂体内、外清除中分子物质作用显著,HP-A9 树脂体内清除效果更好,血液相容性理想。此后健帆公司开发出 HA 系列树脂广泛应用于临床,HA 中性大孔树脂吸附能力主要取决于三维网状结构分子筛作用、树脂分子基团和被吸附物质之间的范德华力及亲脂疏水特性,能吸附分子结构中含亲脂疏水基团的目标物质,适用于清除人体内源性和外源性代谢产物、毒物等。

(3)多糖类:该材料是一种高分子吸附分离材料,主要包括壳聚糖、琼脂糖、纤维素等,需要进行一定的修饰以提高其对目标物质的吸附选择性。多糖类物质是再生资源,其来源相对广泛、生物相容性较好、无毒、富含活性基团、较易进行化学修饰,缺点为吸附容量较小、材料强度不高、结构检测较为困难。

(4)阳离子吸附剂:吸附剂表面带有一些阳离子功能基团如固定有多黏菌素的纤维载体(PMX-F)、聚乙烯亚胺(PEI)与二乙烯二胺(DEAF)等阳离子修饰包裹的纤维素珠、琼脂糖、硅土和树脂等,对血液中带阴离子的溶质成分如内毒素等具有较好的吸附能力。

(5)免疫吸附剂:利用高度特异性的抗原-抗体或有特定物理化学亲和力的物质(配基)结合在吸附材料(载体)上,从血液中特异性地吸附并去除相关的致病因子。常用的免疫吸附剂有金黄色葡萄球菌蛋白 A、抗人免疫球蛋白抗体、补体 C1q、疏水性氨基酸、硫酸葡聚糖、己二异氰酸酯和合成多肽(如乙酰胆碱受体多肽)等,在制备过程中将这些吸附剂交联固定在琼脂糖、聚乙烯醇、纤维素或聚丙烯酰胺等载体分子上,从而实现多种免疫因子吸附的效果。

2. 细胞因子吸附器的应用

(1)ESRD 伴高脂血症:常规血液透析对于各种中、大分子量溶质的清除效果欠佳,仅进行常规血液透析治疗,对患者预后改善有限。为提高患者生存质量,改善中、大分子量溶质清除率,各种吸附材料不断得到开发。1964 年,Yatzidis 尝试使用未包膜的活性炭对急性药物中毒及 ESRD 患者进行血液灌流,证实了活性炭的吸附效能,进而引发了吸附材料的开发研究热潮。针对 ESRD 脂代谢紊乱的患者,LDL 血液灌流吸附材料是近年研究的热点,因 LDL 表面含较多的赖氨酸、精氨酸残基而带正电荷特性,带有负电荷的吸附剂可因此吸附 LDL。近年来陆续推出了肝素-聚乙烯醇、聚丙烯醇-聚乙烯醇和聚甲基丙烯酸酯等吸附剂型,LDL 吸附剂目前仍在研发进展阶段,未来通过分子生物学领域进一步研究 LDL 结构及受体识别机制,可能研制出具有更高选择性且更低价格的吸附剂,也可从载体方面研制出生物相容性更好、化学性能更稳定的新型材料。

(2)透析相关淀粉样变性:淀粉样变性为透析相关并发症之一,其初期常表现为腕管综合征,其后可发生于关节、骨骼及内脏器官中,发病机制目前认为与 β_2-MG 蓄积有关。为有效清除 β_2-MG,美国 Kaneka Pharma 公司研发了 Lixelle β_2-MG 吸附柱,一项为期 2 年的多中心前瞻性研究发现,应用 Lixelle β_2-MG 吸附柱进行吸附治疗可显著增加 β_2-MG 清除率,并有效改善患者关节僵硬及疼痛等症状。但目前 β_2-MG 吸附柱尚未得到广泛应用,其远期疗效可能需要更多前瞻性多中心研究进一步明确。

(3)胆红素吸附:肝功能衰竭常出现胆红素代谢障碍,内科常规治疗疗效较差,胆红素吸附作为重要辅助治疗手段,对患者预后存在积极作用。其机制是针对胆红素分子中具有的羧基阴离子,使用带有阳离子的聚合物对其进行吸附。其基础材料包括:寡肽或聚氨基酸包膜的树脂类及含氨基阳离子的树脂类两大类。临床上常见含氨基的壳聚糖天然高分子树脂、含氨基聚甲基丙烯酸羟乙酯和苯乙烯/二乙烯聚合树脂等吸附柱。一项应用 Lixelle S-35 吸附柱进行体外胆红素吸附试验的研究结果表明,该吸附柱具有良好的胆红素吸附效果。健帆公司研发的血浆胆红素吸附器 BS330,为阴离子交换树脂,主要通过树脂上带正电性的季铵盐基团与血浆中胆红素、胆汁酸静电结合从而特异性清除胆红素降低胆汁酸,适用于各种疾病引起的高胆红素血症、高胆汁酸血症。

(4)脓毒血症:脓毒血症起病机制是病原微生物侵入体内后释放一系列具有广泛生理活性的致病性物质,进而启动机体包括血流动力学及免疫效应在内的机体反应,当这些反应失控时即导致机体多脏器功能损害。目前,针对该病的病理生理机制已研发了多种吸附材料,在革兰阴性菌所致的脓毒血症中,内毒素及其片断是机体炎症反应的始动因素。在既往的研究中,针对内毒素吸附方面,以聚甲基丙烯酸甲酯树脂为载体,对其进行化学表面修饰后接种内毒素抗体,可合成一系列内毒素吸附材料,进而提高吸附剂对内毒素的吸附能力。费森尤斯公司开发了采用吸附内毒素为主的清蛋白包被吸附柱 Matisse EN500 iHSA 吸附柱,此外亦有使用多黏菌素 B 包被的 PMX-F 吸附柱,多粘菌素 B 包被的滤膜能够特异性地吸附血浆内毒素、血栓调节素、TNF-α 和内皮素,抑制血管内皮细胞的激活。对于超抗原吸附方面,日本 Toray 公司开发了以吸附超抗原为主的聚苯乙烯-聚丙烯纤维吸附柱 CYT-860。目前对于特异性细胞因子吸附柱和广谱细胞因子吸附柱,均是研究的热点,Cytosorbent 公司针对吸附分子量达 50kDa 以上与脓毒血症相关的炎症因子如 IL-1、IL-6、TNF-α 及 IL-IO 等开发了 Cytosorb 吸附柱。

(5)免疫系统疾病:对于免疫系统疾病,多采用选择性细胞因子吸附柱进行免疫吸附治疗。其原理是应用包埋或化学键联的方法,将生物活性物质固载到载体上,针对抗原-抗体间的特异免疫反应,可专一性地清除或吸附抗体、抗原或循环免疫复合物等,从而调节机体的免疫失衡状态。免疫吸附相对于血浆置换,具有不丢失血浆有益成分,无须置换液及避免血液传染疾病等优点,并可获得单用激素或免疫抑制药治疗难以取得的疗效。免疫吸附剂配体常见的有特异性抗原（DNA）、A蛋白、特异性抗体（抗人 LDL 抗体、抗人 IgG 抗体）、C1q、苯丙氨酸、色氨酸等，成品吸附柱常见的有 DNA 免疫吸附柱、A 蛋白免疫吸附柱、苯丙氨酸吸附柱、多克隆抗人 IgG 吸附柱等。例如，费森尤斯公司研发的 Prosorba 吸附柱，可通过硅基质与蛋白 A 之间形成共价结合，从而进行免疫吸附。这项技术改善了特发性血小板减少性紫癜的预后，并于 1999 年获得 FDA 批准应用于中、重度类风湿关节炎的治疗。但免疫吸附治疗仍是治疗免疫系统疾病的辅助手段，必须与常规免疫抑制治疗相互配合，方可更好地改善患者的预后。

康盛生物研制的康碧尔®蛋白 A 免疫吸附柱 KCIA08，利用葡萄球菌蛋白 A能特异性识别人免疫球蛋白 Fc 段的机制，主要清除患者体内以 IgG 为主的致病抗体。蛋白 A 免疫吸附具有抗体亲和力高、能循环吸附及反复使用、再生血浆量大等优点，并且不需要补充新鲜血浆或清蛋白，临床上可以用于治疗各种自身免疫性疾病及器官移植术前脱敏和术后抗排斥（图 3-7，图 3-8）。

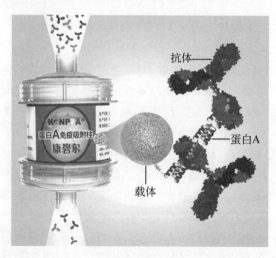

图 3-7　蛋白 A 免疫吸附作用机制图

余毅等 20 世纪 80 年代末应用共价键联结的 DNA-VT 树脂，对系统性红斑狼疮（SLE）患者抗 DNA 抗体阳性血浆进行模拟灌流和对被动注射抗 DNA 抗体的大鼠血液灌流免疫吸附抗 DNA 抗体，结果表明 DNA-VT 树脂物理性能良好，血液相容性理想，能有效清除抗 DNA 抗体。DNA-VT 树脂后经健帆公司开发，已生产出健帆 DNA230 免疫吸附柱（伊美诺）应用于临床。健帆 DNA230 以高度纯化的 DNA 片段作为配基，固定于特殊包膜包被的炭化树脂上，特异性地识别并吸附SLE 患者体内产生的抗 DNA 抗体、抗核抗体，以及免疫复合物等致病性免疫活性物质，有效提高了重度 SLE 患者的救治率。

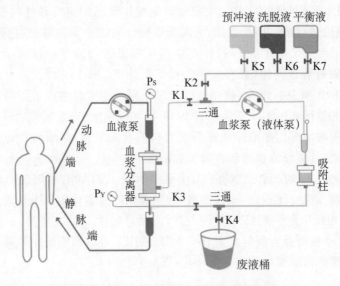

图 3-8 蛋白 A 免疫吸附临床治疗示意图

（6）急性肺损伤及急性呼吸窘迫综合征：急性肺损伤及急性呼吸窘迫综合征多因重症感染性肺炎、脓毒血症、特发性间质性肺炎等疾病引起,其预后较差,多数患者短期内难以脱离机械辅助呼吸。研究发现,应用固定多黏菌素 B 纤维吸附柱治疗急性肺损伤及急性呼吸窘迫综合征患者,能有效改善氧合功能,延长患者的生存时间,提高患者生存质量。其机制目前尚未有统一的定论。固定多黏菌素 B 纤维吸附治疗急性呼吸窘迫综合征患者,其氧合指数的改善可能与血浆中性粒细胞弹性酶和 IL-8 减少有关,而中性粒细胞活性氧的生成在脓毒血症休克患者发生急性呼吸窘迫综合征的机制中发挥重要作用,固定多黏菌素 B 纤维吸附治疗也可显著抑制其产生。此外,固定多黏菌素 B 纤维吸附治疗亦能降低细胞因子高迁移率族蛋白-1（HMGB-1）、单核细胞趋化蛋白-1（MCP-1）、IL-8 及 IL-6 等水平,并减少支气管肺泡灌流液中的中性粒细胞比例,从而改善肺间质病变。

（7）肾移植：部分 ESRD 患者由于输血、妊娠、感染或二次移植等原因可导致群体反应性抗体（PRA）增高,从而增加肾移植术后超急性排斥反应（HAR）与急性排斥（AR）发生率。应用免疫吸附可部分清除抗人白细胞抗体（HLA）,降低 PRA 水平,清除体内的预存抗体,使交叉配型反应转阴,有效降低排斥反应的发生率。既往研究发现,在肾移植术前及术后应用免疫吸附治疗可使部分术前交叉配型反应阳性患者转为阴性,进而提高了移植肾存活率。

3. 展望

细胞因子吸附治疗是血液净化技术近年来的新进展,具有高度选择性和特异性,对缓解特定疾病临床症状有确切疗效,该技术的应用范围并不局限于以上内容,其在更多疾病的领域中亦有得到应用,随着科技工艺进步和材料研究的进展,细胞因子吸附治疗将为更多的疾病提供全新的治疗途径和更好的临床疗效。

(王　佳　王志斌　余　毅)

(四)多黏菌素 B 共价固定化纤维滤器

多黏菌素 B 作为一种快速杀菌药物,通过与细菌细胞膜的接触,其分子中聚阳离子环与革兰阴性菌细胞膜上的脂蛋白游离带负电荷的磷酸基通过电作用结合,形成较强的链-链结合,破坏细胞原有的完整性,导致其通透性增加,细胞内小分子成分尤其是嘌呤、嘧啶等重要物质外漏而致杀菌作用。另外多黏菌素也可通过囊泡接触途径,使得细胞内外膜之间的成分交叉,丧失原有的特异性,致渗透不平衡,导致细菌膨胀、溶解。除此之外,多黏菌素还具有中和内毒素作用,其阳离子环形肽通过电作用与内毒素活性中心的硫酸根离子结合,使内毒素失去活性,从而达到消除内毒素、抑制内毒素的释放及其活力,进一步达到抑制炎症因子释放、减轻炎性反应的效果。

内毒素是在革兰阴性菌的细胞壁中的脂多糖(LPS),通过细胞裂解和细胞分裂被释放。内毒素是致热物质,当内毒素进入人体,并作为关键递质导致单核吞噬细胞系统失控性活化的时候,其临床特点包括(但不限于)高热、低血压甚至多器官衰竭。革兰阴性菌感染导致的内毒素血症,是导致发生全身性炎症反应(SIRS)、脓毒症或脓毒性休克和其引发的严重并发症的最常见原因之一。在脓毒症和其他严重的病情下,可能会发生免疫细胞的失控性活化和凝血系统的不平衡。单核吞噬细胞系统不受控制的活化,刺激炎症递质的过度释放,特别是细胞因子的过度释放(也被称为细胞因子风暴或高细胞因子血症)。脓毒症的临床表现与关键递质 TNF-α 的高血浓度相关联,也与其他细胞因子相关联,例如在促炎性阶段情况下的 IL-10、IL-6 和 IL-8。

多黏菌素 B 作为药物已有数十年用于口服或外用治疗的历史,然而在革兰阴性菌感染引起的脓毒症的治疗中,静脉使用多黏菌素 B 只有作为最后的手段才被采用。主要是囿于其严重的神经毒性和肾毒性,多黏菌素 B 的肾毒性与使用剂量密切相关。抗生素治疗的局限性在于日益多见的耐药性细菌。此外,应用抗生素后细菌细胞的破坏进一步释放内毒素,这又导致炎症递质级联反应的扩大。抗生素治疗常常带来相关的不良反应,例如肠道菌群的改变或过敏反应,这些都限制了多黏菌素 B 在革兰阴性菌感染所致脓毒症以及感染性休克中的全身应用。

多黏菌素 B 共价固定化纤维滤器(polymyxin B covalently immobilized fiber, PMX)是将多黏菌素 B 固定在聚苯乙烯纤维材料的表面上而形成的一种血液灌流器(图 3-9)。它通过吸附的方式清除循环中的内毒素,从而降低循环中炎症因子,理论上可阻断脓毒血症的瀑布式级联反应。有研究表明,PMX-HP 还可吸附脓毒血症患者循环中活化的中性粒细胞和单核细胞。此外,PMX-HP 还可清除细菌细胞壁成分,如肽聚糖和脂磷壁酸,这表明 PMX 不仅适用于革兰阴性菌导致的败血症,也适用于革兰阳性菌引发的脓毒症。

在临床应用过程中,与常规血液净化方法类似,PMX-HP 治疗首先需要建立体外循环,在治疗过程中,体外循环管路中大约有 100ml 血液,为此需要置入临时静脉双腔导管。其次,体外循环需要抗凝药抗凝,一般治疗时间为 2h。有作者对 37 例 2h PMX-HP 治疗反应不佳的脓毒血症休克患者进行了持续时间为(15.8±7.9)h 的 PMX-HP 治疗,结果表明,其安全性良好,可较好地改善血流动力学和肺氧合能力。与常规药物治疗相比,PMX-HP 的治疗需要额外的人力、机器和导管,经济方面的原因也可能使该方法的应用受到限制。然而,迄今为止很少有成功的方法治疗败血症或感染性休克。因此,PMX-HP 对严重脓毒症患者生存的改善有一定的临床价值。

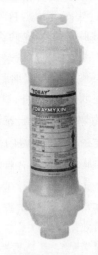

图 3-9 多黏菌素 B 共价固定化纤维滤器

2009 年,意大利学者 Cruz 等在 *JAMA* 发表了 1 项前瞻性、多中心、随机对照的临床研究(Early Use of Polymyxin B Hemoperfusion in Abdominal Septic,EUPHAS),该研究在 3 年时间内,观察了 64 例严重脓毒血症或感染性休克且因腹腔内感染行急诊手术患者,这些患者被随机分为常规治疗组(30 例)和多黏菌素 B 血液灌流治疗组(术后在常规治疗基础上进行 2 次 PMX-HP,34 例)。主要观察项目包括治疗 48h、72h 的平均动脉压(MAP)、序贯器官衰竭评估评分(SOFA)。主要终点为从基线起 72h MAP 及血管活性药物使用情况;次要终点为 PaO_2/FiO_2,SOFA 评分变化,以及 28d 病死率。结果发现,治疗前后主要观察指标,多黏菌素 B 血液灌流组,平均动脉压从 76mmHg 升至 84mmHg,正性肌力药物使用评分从 29.9 降至 6.8,结果有统计学意义;而常规治疗组相关指标则无显著变化。多黏菌素 B 血液灌流治疗后次要观察指标(氧合指数、SOFA 评分、28d 病死率)均有显著改善。据此得出结论,多黏菌素 B 血液灌流方法是传统治疗方法的重要补充,可改善腹腔革兰阴性菌感染导致的脓毒血症及感染性休克患者血流动力学变化及器官功能,降低患者 28d 病死率。作者同时指出,PMX-HP 在临床上使用一直存在争议的主要原因是缺少高质量的研究,且现有研究的入组患者病因混杂及 PMX-HP 治疗观察指标不一致。此研究在入组时将患者严格标化,同时参考日本治疗经验,PMX-HP 治疗时间在术后 24h 内,在一次治疗结束后 24h,进行第二次 PMX-HP 治疗。

2017 年发表的一项关于 PMX-HP 治疗脓毒血症及感染性休克的荟萃分析认

为，尽管多项小型研究表明 PMX-HP 治疗可通过吸附循环中内毒素的方法稳定血流动力学、改善氧合指数及患者的生存率，从而起到辅助治疗脓毒血症及感染性休克的作用；然而，PMX-HP 治疗从研究的设计及普适性方面存在较大的不确定性，即现有的研究无法做到盲法，导致研究结果存在较大偏倚，使得研究的可信度仍嫌不足。目前尚缺乏足够的证据，支持常规使用 PMX-HP 治疗脓毒血症及感染性休克。因此建议进行更严谨的大样本研究，使结果更为可信。

（王　琰　余　毅）

（五）严重脓毒血症的血浆分离器

1. 脓毒血症发病机制

脓毒血症本质为各种感染所引起的全身炎症反应综合征，可随病情进展至严重脓毒血症和脓毒血症性休克。严重脓毒血症和脓毒血症性休克是临床常见的危急重症，近年来，导致脓毒血症的病原体已不仅限于致病性球菌、杆菌和真菌，条件致病菌的感染亦呈现上升趋势。导致脓毒血症的革兰阳性致病菌主要包括葡萄球菌、链球菌和肠球菌。抗生素的应用使耐药金黄色葡萄球菌（金葡菌）感染率也不断增加，而耐药金葡菌感染所致的脓毒血症和多器官功能障碍已成为现代创伤、烧伤和危重病医学面临的棘手问题。引起脓毒血症的革兰阴性致病菌多属于肠杆菌科，主要包括大肠埃希菌、克雷伯菌和铜绿假单胞菌等，其中以大肠埃希菌感染最为常见。革兰阴性菌感染后数小时即可发生脓毒血症性休克，主要表现为血压急剧下降、发热、腹泻与弥散性血管内凝血等症状。细菌的内毒素成分所激发的免疫性炎症是导致脓毒血症性休克的主要原因。随着人口的老龄化、肿瘤发病率上升，以及侵入性医疗手段的增加，脓毒血症的发病率正在逐年上升，全球每年均有数百万新发的脓毒血症患者，且病死率超过 25%。

脓毒血症的根本发病机制尚未完全明了，其涉及复杂的全身炎症网络效应、免疫功能障碍、基因多态性、凝血功能异常、组织损伤，以及机体对不同致病菌的异常反应等多个方面。

（1）细菌内毒素：研究表明，脓毒血症病情进展过程中出现的炎性反应、免疫功能紊乱、高代谢状态及多器官功能障碍，均可由内毒素直接或间接引发。

（2）炎症递质：脓毒症中感染因素激活机体单核巨噬细胞系统及其他炎症反应细胞，产生并释放大量炎性递质。参与脓毒血症致病的细胞因子可分为 I 型和 II 型。I 型细胞因子包括 IL-2、IL-4 和 IL-5 等，此类细胞因子的功能倾向于诱导红细胞和淋巴细胞增殖分化，尤其是 T 和 B 淋巴细胞。II 型细胞因子包括 TNF 家族（TNFα、TNFβ、CD40、Fas 等）、IFN 家族（IFNα、IFNβ 等）和免疫球蛋白家族（B7.1 和 B7.2）。TNF 细胞因子能直接介导肿瘤细胞坏死及凋亡，参与机体局部及全身炎症反应，介导免疫细胞增殖分化，通过直接组织损伤和间接免疫调节作用损害脏器。IFN 细胞因子能加强细胞免疫应答，通过增加巨噬细胞活性对抗病毒感染发挥重要作用。在脓毒血症病程中,炎症反应贯穿始终,炎症抑制或过强都可造成相应的损害。随着研究的深入,已发现越来越多的促炎或抑制炎性细胞因子对炎症起着制约、调节和平衡作用。

(3)免疫功能异常:脓毒血症免疫功能紊乱的机制,其一是作为免疫系统的重要调节细胞 T 细胞功能失调,炎症递质向抗炎反应漂移,致炎因子减少,抗炎因子增多;其二则是免疫麻痹,表现为 T 细胞对特异性抗原刺激不发生反应性增殖或分泌细胞因子。细胞凋亡亦是免疫麻痹的表现之一,通过凋亡清除过度激活的淋巴细胞可下调机体的炎性反应,但细胞凋亡导致淋巴细胞数骤降,又可降低机体免疫力,使得感染持续,且淋巴细胞凋亡可导致全身炎性反应和代偿性抗炎反应之间的失衡,从而加重病情。

(4)肠道细菌/内毒素易位:相关研究认为,应激导致的机体肠道功能失调、肠道细菌/内毒素易位所致的感染,与脓毒血症及多器官功能障碍具有密切联系。严重损伤后的应激反应可造成肠黏膜屏障破坏,肠道菌群生态失调及机体免疫功能下降,从而发生肠道细菌/内毒素易位,触发机体过度炎症反应与器官功能损害。

(5)凝血功能紊乱:凝血系统在脓毒血症的发病过程中起着重要作用。它与炎症反应相互促进、共同构成脓毒血症进展的关键因素。内毒素和 TNF 通过诱发巨噬细胞和内皮细胞释放组织因子,可激活外源性凝血途径,而被激活的凝血因子Ⅻ则启动内源性凝血途径,进而发展至弥散性血管内凝血。

(6)基因多态性:基因多态性表现为受到相同致病菌感染的不同个体的临床表现和预后截然不同,是影响人体对应激打击的易感性与耐受性、治疗反应差异性等表现的重要因素。

2. 诊断标准

脓毒血症诊断标准为明确存在感染或可疑的感染,并具备下述临床特点。

(1)一般临床特征:①发热(体温>38.3℃);②低体温(体温<36℃);③心率>90/min,或大于不同年龄正常值的两个标准差;④气促;⑤精神状态的改变;⑥明显水肿或液体正平衡(24 h 超过 20 ml/kg);⑦高血糖症[血糖>7.7 mmol/L(140 mg/dl)]且无糖尿病病史。

(2)炎症反应指标:①白细胞增多(WBC>12×10^9/L);②白细胞减少(WBC<4×10^9/L);③WBC 正常但幼稚白细胞总数超过 10%;④血浆 C 反应蛋白>正常两个标准差;⑤血浆降钙素原>正常两个标准差。

(3)血流动力学:收缩压<90 mmHg(1 mmHg=0.133 kPa),平均动脉压(MAP)<70 mmHg 或成人收缩压下降超过 40 mmHg 或低于年龄段正常值两个标准差。

(4)器官功能障碍:①低氧血症,PaO_2/吸氧浓度(FiO_2)<300 mmHg;②急性少尿,即使给予足够的液体复苏,仍然尿量<0.5ml/(kg·h)且至少持续 2 h 以上;

③肌酐升高＞44.2 μmol/L(0.5mg/dl)；④凝血功能异常(国际标准化比值＞1.5 或 APTT＞60s)；⑤肠梗阻(肠鸣音消失)；⑥血小板减少(Plt＜100×10^9/L)；⑦高胆红素血症,血浆 TBil＞70μmol/L(4mg/dl)。

(5)组织灌注指标：①高乳酸血症(乳酸＞1mmol/L)；②毛细血管再灌注能力降低或瘀斑形成。

严重脓毒血症诊断标准为脓毒血症引起的组织低灌注或器官功能障碍伴以下任何一项：①脓毒血症所致低血压；②乳酸大于正常值；③即使给予足够的液体复苏,尿量仍＜0.5ml/(kg·h)至少 2 h；④非肺炎所致的急性肺损伤且 PaO_2/FiO_2＜250 mmHg；⑤肺炎所致急性肺损伤且 PaO_2/FiO_2＜200 mmHg；⑥血肌酐＞176.8μmol/L(2mg/dl)；⑦胆红素＞34.2μmol/L(2mg/dl)；⑧ Plt＜100×10^9/L；⑨ 凝血障碍(国际标准化比值＞1.5)。

脓毒血症性休克诊断标准为脓毒血症伴有因其所致的低血压,虽经液体复苏治疗后仍无法逆转。

3. 常规治疗

(1)初始复苏

①推荐对脓毒血症导致组织低灌注(经过最初的液体冲击后持续低血压或血乳酸≥4 mmol/L)的患者采取早期目标导向的液体复苏。在初始复苏的最初 6 h 内,下述复苏目标可以作为规范化治疗的一部分：a. 中心静脉压 8～12 mmHg；b. 平均动脉压≥65 mmHg；c. 尿量≥0.5ml(kg·h)；d. 上腔静脉血氧饱和度或混合静脉血氧饱和度≥70%或 65%。

②推荐在严重脓毒血症和脓毒血症性休克患者液体复苏过程中,乳酸和乳酸清除率可作为判断预后的指标。

(2)液体与液体反应性

①推荐晶体液作为严重脓毒血症和脓毒血症性休克的首选复苏液体。

②不建议使用羟乙基淀粉行严重脓毒血症和脓毒血症性休克的液体复苏。

③严重脓毒血症和脓毒血症性休克患者液体复苏时可考虑应用清蛋白。

④液体复苏时可考虑使用限氯晶体液复苏。

⑤对无自主呼吸和心律失常、非小潮气量通气的患者,可选用脉压变异(PPV)、每搏量变异(SVV)作为脓毒血症患者液体反应性的判断指标。

⑥机械通气、自主呼吸或心律失常时,可选用被动抬腿试验(PLR)预测脓毒血症患者的液体反应性。

(3)碳酸氢钠：对低灌注导致的高乳酸血症患者,当 pH≥7.15 时,不建议使用碳酸氢盐来改善血流动力学状态或减少血管活性药物的使用。

(4)血制品

①建议对无组织灌注不足,且无心肌缺血、重度低氧血症或急性出血的患者,

可在血红蛋白<70 g/L 时输注红细胞,使血红蛋白维持在 $70\sim90$g/L。

②对无出血或无计划进行有创操作的脓毒血症患者,不建议预防性输注新鲜冰冻血浆。

③当严重脓毒血症患者 $Plt\leqslant10\times10^9$/L 且不存在明显出血,以及当血小板$\leqslant20\times10^9$/L 并有明显出血风险时,建议预防性输注血小板。当存在活动性出血或需进行手术、有创操作的患者 $Plt\geqslant50\times10^9$/L。

(5)缩血管药物

①推荐缩血管药物治疗的初始目标是平均动脉压达到 65 mmHg。

②推荐去甲肾上腺素作为首选缩血管药物。

③建议对快速性心律失常风险低或心动过缓的患者,可用多巴胺作为去甲肾上腺素的替代缩血管药物。

④当需要使用更多的缩血管药物来维持足够的血压时,建议选用肾上腺素(加用或替代去甲肾上腺素)。

⑤可考虑在去甲肾上腺素基础上加用小剂量血管加压素以升高平均动脉压或减少去甲肾上腺素用量;较大剂量的血管加压素应用于抢救治疗(使用其他缩血管药物却未达到足够的平均动脉压)。

⑥除下述情况外,不建议应用去氧肾上腺素治疗脓毒血症性休克:a. 应用去甲肾上腺素引起严重心律失常;b. 持续的高 CO 和低血压;c. 当正性肌力药/缩血管药物与小剂量血管加压素联合应用未能达到目标平均动脉压时,应用去氧肾上腺素进行挽救治疗。

⑦不推荐将低剂量多巴胺作为肾脏保护药物。

⑧ 对所有需要应用缩血管药物的患者,建议在条件允许的情况下尽快置入动脉导管测量血压。

(6)正性肌力药物

①存在下述情况时,建议以$(2\sim20)\mu g/(kg \cdot min)$速度输注多巴酚丁胺:a. 心脏充盈压升高、CO 降低提示心肌功能障碍;b. 尽管已取得了充足的血容量和足够的平均动脉压仍出现灌注不足征象。

②若充足的液体复苏和足够的平均动脉压,CO 仍低,可考虑使用左西孟旦。

③不推荐使用增加心指数达到超常水平的疗法。

(7)β受体阻滞药:如果充足的液体复苏后 CO 不低,心率较快,可考虑使用短效 β 受体阻滞药。

(8)感染

①建议对有潜在感染的重症患者进行常规脓毒血症筛查,确定是否发生了严重脓毒血症及脓毒血症性休克。

②推荐在抗菌药物应用前,均需留取恰当的标本进行需氧、厌氧或其他特殊的

培养。

③当感染病原菌的鉴别诊断涉及侵袭性真菌病时,建议采用 G 试验和(或)GM 试验和抗甘露聚糖抗体检测。

④建议应用降钙素原对可疑感染的重症患者进行脓毒血症的早期诊断。

⑤推荐一旦明确诊断严重脓毒血症、脓毒血症性休克,应在 1h 内开始有效的静脉抗菌药物治疗。

⑥推荐初始经验性抗感染治疗方案采用覆盖所有可能致病菌[细菌和(或)真菌],且在疑似感染源组织内能达到有效浓度的单药或多药联合治疗。推荐一旦有明确病原学依据,应考虑降阶梯治疗策略。

⑦建议应用低水平的降钙素原作为脓毒血症停用抗菌药物的辅助指标。

⑧建议脓毒血症患者的抗菌药物的疗程一般为 7～10d。

⑨对流感病毒引起的严重脓毒血症、脓毒血症性休克尽早开始抗病毒治疗。

⑩建议对可能有特定感染源(如坏死性软组织感染、腹腔感染、导管相关性血流感染)脓毒症患者,应尽快明确其感染源,并采取恰当的感染源控制措施。

(9)机械通气

①推荐对脓毒症诱发急性呼吸窘迫综合征(ARDS)患者进行机械通气时设定低潮气量(6 ml/kg)。

②建议测量 ARDS 患者的机械通气平台压,平台压的初始上限设定为30cmH₂O 以达到肺保护的目的。

③对脓毒血症诱发 ARDS 的患者,应使用 PEEP 防止肺泡塌陷。

④建议对脓毒血症诱发的中重度 ARDS 患者使用俯卧位通气,尤其适用于 $PaO_2/FiO_2 < 100$ mmHg 的患者。

⑤建议对脓毒血症诱发的轻度 ARDS 试用无创通气(NIV)。

⑥高频振荡通气不能改善脓毒血症 ARDS 患者病死率。

⑦建议无组织低灌注证据的情况下,对脓毒血症所致的 ARDS 使用限制性液体策略。

(10)镇静与肌松

①建议在脓毒血症患者使用机械通气时,使用程序化镇静。

②建议脓毒血症所致严重 ARDS 可早期短疗程(≤48 h)应用神经肌肉阻滞药。

(11)免疫调理:不建议严重脓毒血症或脓毒血症性休克成人患者常规静脉注射免疫球蛋白。

(12)深静脉血栓预防:建议在无禁忌证的情况下,推荐对严重脓毒血症患者应用肝素进行深静脉血栓的预防。

(13)营养支持治疗

①严重脓毒血症、脓毒血症性休克复苏后血流动力学稳定者,尽早开始营养支

持(48h内),首选肠内营养。小剂量血管活性药物不是使用早期肠内营养的禁忌证。

②存在营养风险的严重脓毒症患者,早期营养支持应避免过度喂养,以84～105kJ(20～25kcal)/kg为目标。

③对有营养风险的脓毒症患者,接受肠内营养3～5d仍不能达到50%目标量,建议添加补充性肠外营养。

④对脓毒血症性休克患者不推荐使用谷氨酰胺;应用含鱼油的脂肪乳剂能缩短脓毒血症合并ARDS患者机械通气时间和ICU住院时间,但对降低病死率并无影响。

(14)血糖管理

①伴有高血糖[连续两次血糖＞10 mmol/L(180 mg/dl)]的严重脓毒症患者,应控制血糖≤10mmol/L(180 mg/dl),并建议采用规范化血糖管理方案。

②建议脓毒血症、脓毒血症性休克患者每1～2小时监测一次血糖,直至血糖和胰岛素用量稳定后可每4小时监测一次。

(15)糖皮质激素:不推荐常规使用糖皮质激素治疗脓毒血症性休克。

(16)应激性溃疡

①建议使用H_2受体拮抗药(H2RA)或质子泵抑制药(PPI)预防有出血危险因素的严重脓毒症患者发生应激性溃疡。

②应激性溃疡的预防,建议优先使用PPI。

4. **脓毒血症的血浆分离治疗**

(1)血浆置换:血浆置换的理论早在1914年已被提出,治疗原理是将进入血浆分离器的血液分离出血浆并将血浆丢弃,再以新鲜血浆或替代品补充,与细胞成分一起回输进入患者体内,从而达到治疗效果。其治疗机制包括:①清除致病因子,包括病理性自身抗体、循环免疫复合物、补体活化产物等;②排除异常血浆成分,如细胞因子、炎症递质等,补充血浆因子,如清蛋白、免疫球蛋白、凝血因子及其他重要的生物活性因子;③免疫调节作用,去除细胞及体液免疫的抑制因子,暂时恢复免疫平衡。表3-4列举了常见的血浆分离器。

表3-4 常见的血浆分离器

型号	膜面积(m^2)	最大孔径尺寸(μm)
旭化成 OP-05W	0.5	0.3
旭化成 OP-08W	0.8	0.3
贝朗 Haemoselect M 0.3	0.3	0.5
贝朗 Haemoselect L 0.5	0.5	0.5

（续　表）

型号	膜面积（m²）	最大孔径尺寸（μm）
百特 PF 1000N	0.15	0.5
百特 PF 2000N	0.35	0.5

与其他的血液净化治疗技术一样，血浆置换也多次被尝试性地应用于脓毒血症的治疗。早期的动物实验对血浆置换的疗效评价是不确切的。而临床研究对于血浆置换的疗效也存在争议，一项持续 10 年的单中心研究结果认为，血浆置换对于改善 ICU 中的脓毒血症患者预后可能具有积极意义，可降低 28d 病死率。但亦有部分研究表明，虽然血浆置换能够降低多种脓毒血症炎症递质的浓度，改善血流动力学，然而观察结果也显示，此种血流动力学改善作用多是暂时性的，并不能显著改善患者心脏前后负荷，亦没有明显减少患者的病死率。目前研究并不能证实血流动力学改善是因清除患者自身机体物质所引起，还是血浆提供者的血浆本身存在对血流动力学改善的物质。亦有学者认为，采用血浆置换治疗脓毒血症的作用，不在于清除脓毒血症患者体内早期产生的炎性递质，而在于改善脓毒血症后期的血栓性微血管病变，因此血浆置换更适合在脓毒血症后期应用。而目前观点较为认同血浆置换应与其他多种血液净化方式一起应用，结合患者具体情况，选择合适时机，组合不同方案，从而取得更好的治疗效果。

（2）连续血浆滤过吸附

连续血浆滤过吸附是一种连续性的联合应用血浆吸附与血液滤过的新技术，行连续血浆滤过吸附时血细胞不直接接触吸附剂，能有效避免细胞成分损伤和微栓塞，对吸附剂生物相容性的要求大大减低，避免了生物不相容反应导致的中性粒细胞和补体活化，因此有更多的材料可被选择作为吸附剂使用，所能吸附的分子谱较血液灌流明显扩大。而且不需要额外输入外源性血浆或清蛋白，避免了输入血液制品后可能出现的各种不良反应，连续血浆滤过吸附具有血液滤过的诸多优点，并能通过吸附技术有效清除大中分子量炎性递质，尤其对炎症反应的始动因子TNFα 和内毒素具有很高的清除率。

TNFα 是参与全身炎症反应综合征和多脏器功能障碍综合征的重要炎症递质，可启动瀑布式炎症级联放大反应，参与组织细胞损伤并激活凝血系统和补体系统，在重症胰腺炎的病情发展中起了重要作用。连续静脉-静脉血液滤过在清除炎症递质的过程中由于滤过膜的吸附作用快速饱和从而限制了该模式的清除能力。相关研究认为，连续静脉-静脉血液滤过并不能高效地清除 TNFα，因 TNFα 的清除方式主要以吸附为主。因此，为了增加清除率，只能通过增加更换血滤器的频率、增加置换液的用量或者引入吸附装置来实现。故血液滤过与血浆吸附联合应用的连续血浆滤过吸附模式，对炎症递质的清除取得更大的疗效。

连续血浆滤过吸附使用的树脂必须对重要炎症递质具有良好的吸附能力,而且有良好的压力流动性能。树脂的吸附能力是指树脂能吸附目标分子的数量。树脂类型、大小、内孔是决定树脂吸附能力的重要因素。连续血浆滤过吸附方法中吸附柱内的树脂多为人工合成的交联结合的苯乙烯-二乙烯基苯聚合物树脂,其用途广泛,具有高同质性、良好的压力流动性和极好的机械、化学稳定性,不仅能够良好地适合于体外应用,还能轻微地折曲而不会被破坏。树脂对细胞因子的吸附能力取决于树脂类型和血浆流量,在相同线性流速下,amberchrome CG 300 md 对 TNFα、IL-8 和 C3a 的吸附能力最强,amberliter XAD 1600 树脂对 IL-6 吸附能力最强。对于血浆吸附、血浆的容积及血浆与树脂接触的时间需要平衡,若线性速度过高,吸附能力会被减弱。随着血浆线性流速的加快,树脂的清除能力将会快速降低。在高线性流速下(200cm/h),amberchrome CG 300 md 树脂对 TNFα 的吸附力仍可达 80.3%,而 amberliter XAD 1600 树脂则只有 22.2%。

连续血浆滤过吸附的装置图参考图 3-10,其原理是将全血以 $100\sim200ml/min$ 的速度进入一个血浆分离器分离出血浆,分离的速度约为 $50ml/min$,分离后的血浆通过合成树脂柱吸附后再与血细胞混合,继而流入第二个滤器行血液滤过后输回体内。连续血浆滤过吸附的装置作用分为两部分:一部分作用是血浆分离和血浆吸附,用于吸附炎症递质和内毒素等中大分子毒素;另一部分作用是血液滤过,用于清除过多的液体和中小分子毒素。据此原理,连续血浆滤过吸附可用于治疗伴有全身炎症反应综合征及水、电解质、酸碱失衡的危重疾病,包括严重脓毒血症、挤压综合征、重症急性胰腺炎和肝功能衰竭等。

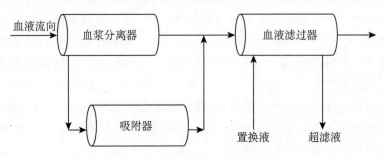

图 3-10 连续血浆滤过吸附装置图

体外循环试验及动物实验表明,连续血浆滤过吸附能有效地清除细胞因子,其效果优于连续静脉-静脉血液滤过。临床试验也证实了连续血浆滤过吸附的安全性和有效性,能良好地稳定血流动力学和内环境,并能显著改善免疫功能和提高患者的生存率。连续血浆滤过吸附对于改善血流动力学的作用优于连续静脉-静脉血液透析滤过,而且能更好地恢复免疫细胞的动态平衡。其原因除了该模式能稳定维持水、电解质、酸碱平衡及所用材料的生物相容性较好有关外,还可能因为是分离的血浆与吸附剂接触,避免了粒细胞与补体的活化有关。此外,连续血浆滤过吸附有良好的改善肺功能作用,较连续静脉-静脉血液滤过更有助于改善多脏器功能障碍综合征患者的预后。连续血浆滤过吸附治疗脓毒血症的机制不仅限于增加了炎症递质的清除率,更有利于恢复炎症因子与抗炎因子之间的平衡,调控机体炎症反应,改善免疫功能紊乱,再建免疫平衡。

目前,临床对于选择何种血液净化技术治疗脓毒血症尚无统一标准,在治疗时机以及治疗剂量上也存在一定争议。因此,应根据个体患者的病情差异制订针对性治疗方案,组合多种血液净化方式,于不同时机应用不同治疗方案,方能取得理想的疗效,从而改善患者的预后。相信随着科技的进步和研究的深入,脓毒血症的血浆分离治疗也将获得更多的进展。

(王 佳 余 毅)

参 考 文 献

[1] Ronco C. Evolution of Technology for Continuous Renal Replacement Therapy：Forty Years of Improvements[J]. Contrib Nephrol,2017,189：114-123.

[2] Ronco C,Bellomo R. Continuous renal replacement therapies：the need for a standard nomenclature[J]. Contrib Nephrol,1995,116:28-33.

[3] Connor MJ Jr,Karakala N. Continuous Renal Replacement Therapy：Reviewing Current Best Practice to Provide High-Quality Extracorporeal Therapy to Critically Ill Patients[J]. Adv Chronic Kidney Dis,2017,24(4)：213-218.

[4] Cruz D,Bobek I,Lentini P,et al. Machines for continuous renal replacement therapy[J]. Semin Dial,2009,22(2)：123-32.

[5] Murugan R,Hoste E,Mehta RL,et al. Acute Disease Quality Initiative(ADQI)Consensus Group. Precision Fluid Management in Continuous Renal Replacement Therapy[J]. Blood Purif. 2016,42(3)：266-78.

[6] Asserraji M,Maoujoud A,Belarbi M,et al. Monitoring the microbiological quality of dialysate and treated water[J]. Saudi J Kidney Dis Transpl,2014,25(1)：91-5.

[7] Bourbonnais FF,Slivar S,Tucker SM. Continuous Renal Replacement Therapy(CRRT) practices in Canadian hospitals：Where are we now[J]? Can J Crit Care Nurs,2016,27(1)：17-22

[8] Clark WR,Ding X,Qiu H,et al. Renal replacement therapy practices for patients with acute kidney injury in China[J]. PLoS One,2017,12(7)：e0178509.

[9] Tian JH,Ma B,Yang K,et al. Bicarbonate-versus lactate-buffered solutions for acute continuous haemodiafiltration or haemofiltration[J]. Cochrane Database Syst Rev,2015,(3)：CD006819.

[10] Dichtwald S,Weinbroum AA,Sorkine P,et al. Metformin-associated lactic acidosis following acute kidney injury. Efficacious treatment with continuous renal replacement therapy

[J]. Diabet Med,2012,29(2): 245-50.

[11] Tan HK,Uchino S,Bellomo R. Electrolyte mass balance during CVVH: lactate vs bicarbonate-buffered replacement fluids[J]. Ren Fail,2004,26(2):149-153.

[12] Gunnerson KJ,Saul M,He S,et al. Lactate versus non-lactate metabolic acidosis: a retrospective outcome evaluation of critically ill patients[J]. Crit Care,2006,10(1): R22.

[13] Phypers B,Pierce JT. Lactate physiology in health and disease[J]. Contin Educ Anaesth Crit Care Pain,2006,6(3): 128-132.

[14] Lameire N,Kellum JA. KDIGO AKI Guideline Work Group. Contrast induced acute kidney injury and renal support for acute kidney injury: a KDIGO summary(Part 2)[J]. Crit Care,2013,17(1): 205.

[15] Aman J,Nurmohamed SA,Vervloet MG,et al. Metabolic effects of citrate vs bicarbonate-based substitution fluid in continuous venovenous hemofiltration: a prospective sequential cohort study[J]. J Crit Care,2010,25(1):120-127.

[16] Lanckohr C,Hahnenkamp K,Boschin M. Continuous renal replacement therapy with regional citrate anticoagulation: do we really know the details[J]? Curr Opin Anaesthesiol, 2013,26(4): 428-437.

[17] Girndt M,Fiedler R,Martus P,et al. High cut-off dialysis in chronic haemodialysis patients [J]. Eur J Clin Invest,2015,45(12): 1333-40.

[18] Tiranathanagul K,Eiam-Ong S,Humes HD. The future of renal support: high-flux dialysis to bioartificial kidneys[J]. Crit Care Clin,2005,21(2):379-394.

[19] Prichard S. ADEMEX and HEMO trials: where are we going[J]? Blood Purif,2003,21 (1): 42-45.

[20] Ficheux A,Kerr PG,Brunet P,et al. The ultrafiltration coefficient of a dialyser(KUF)is not a fixed value,and it follows a parabolic function: the new concept of KUF max[J]. Nephrol dial transpl,2011,26(2):636-640.

[21] Okuno S,lshiMra E,Kohno K,et al. Serum beta2-microglobulin level is a significant predictor of mortality in maintenance haemodialysis patients[J]. Nephrol Dial Transplant,2009, 24(2):571-577.

[22] Cheung AK,Rocco Mv,Yan G,et al. Serum beta-2 microglobulin levels predict mortality in dialysis patients: results of the HEMO study[J]. J Am Soc Nephrol,2006,17(2): 546-555.

[23] Locatelli F, Martin-Malo A, Hannedouche T, et al. Membrane Permeability Outcome (MPO)Study Group. Effect of membrane permeability on survival of hemodialysis patients [J]. J Am SocNephrol,2009,20(3): 645-654.

[24] Tattersall J,Canaud B,Heimburger O,et al. European Renal Best Practice advisory Board. High-flux or low-flux dialysis: a position statement following publication of the Membrane Permeability Outcome study[J]. Nephrol Dial Transplant,2010,25(4):1230-1232.

[25] Maduell F,Varas J,Ramos R,et al. Hemodiafiltration Reduces All-Cause and Cardiovascular Mortality in Incident Hemodialysis Patients: A Propensity-Matched Cohort Study[J].

Am J Nephrol,2017,46(4)：288-297.

[26] Slinin Y,Greer N,Ishani A,et al. Timing of dialysis initiation,duration and frequency of he-modialysis sessions,and membrane flux：a systematic review for a KDOQI clinical practice guideline[J]. Am J Kidney Dis,2015,66(5)：823-36.

[27] National Kidney Foundation. KDOQI Clinical Practice Guideline for Hemodialysis Adequa-cy：2015 update[J]. Am J Kidney Dis,2015,66(5)：884-930.

[28] Gondouin B,Hutchison CA. High cut-off dialysis membranes：current uses and future po-tential[J]. Adv Chronic Kidney Dis,2011,18(3)：180-7

[29] Kneis C,Beck W,Boenisch O,et al. Elimination of middle-sized uremic solutes with high-flux and high-cut-off membranes：a randomized in vivo study[J]. Blood Purif,2013,36(3-4):287-94

[30] 邹步云,季大玺.高截留量血液透析临床应用进展[J].肾脏病与透析肾移植杂志,2012,4：379-383

[31] Pellicano R,Polkinghorne KR,Kerr PG. Reduction in beta2-microglobulin with super-flux versus high-flux dialysis membranes：results of a 6-week,randomized,double-blind,cross-over trial[J]. Am J Kidney Dis,2008,52(1):93-101

[32] Lee D,Haase M,Haase-Fielitz A,et al. A pilot,randomized,double-blind,cross-over study of high cut-off versus high-flux dialysis membranes[J]. Blood Purif,2009,28(4):365-72

[33] Yadav P,Cook M,CockwellP. Current Trends of Renal Impairment in Multiple Myeloma [J]. Kidney Dis(Basel),2016,1(4):241-57

[34] Finkel KW,Cohen EP,Shirali A,et al. Paraprotein-Related Kidney Disease：Evaluation and Treatment of Myeloma Cast Nephropathy[J]. Clin J Am Soc Nephrol,2016,11(12)：2273-2279.

[35] Hutchison CA,Xiong F,Mollee P. The treatment of paraprotein-related kidney disease[J]. Curr Opin Nephrol Hypertens,2017,26(6)：477-483

[36] Grima DT,Airia P,Attard C,et al. Modeled cost-effectiveness of high cut-off haemodialysis compared to standard haemodialysis in the management of myeloma kidney[J]. Curr Med Res Opin,2011,27(2)：383-91

[37] Hutchison CA,Cook M,Heyne N,et al. European trial of free light chain removal by ex-tended haemodialysis in cast nephropathy(EuLITE)：a randomised control trial[J]. Trials,2008,9：55.

[38] Bridoux F,Fermand JP. Optimizing treatment strategies in myeloma cast nephropathy：ra-tionale for a randomized prospective trial[J]. Adv Chronic Kidney Dis,2012,19(5):333-41

[39] Kevin Finkel,Paolo Fabbrini. High cut-off hemodialysis for myeloma cast nephropathy - Do we finally have an answer[J]? J onco-nephrol,2017,1(2)：67-70

[40] Villa G,Zaragoza JJ,Sharma A,et al. High cutoff membrane to reduce systemic inflamma-tion due to differentiation syndrome：a case report[J]. Blood Purif,2014,38(3-4)：234-8

[41] Uchino S,Bellomo R,Goldsmith D,et al. Cytokine removal with a large pore cellulose triac-etate filter：an ex vivo study[J]. Int J Artif Organs,2002,25(1)：27-32

［42］ Haase M，Bellomo R，Morgera S，et al. High cut-off point membranes in septic acute renal failure：a systematic review［J］. Int J Artif Organs，2007，30（12）：1031-41.

［43］ Kade G，Lubas A，Rzeszotarska A，et al. Effectiveness of High Cut-Off Hemofilters in the Removal of Selected Cytokines in Patients During Septic Shock Accompanied by Acute Kidney Injury-Preliminary Study［J］. Med Sci Monit，2016，22：4338-4344

［44］ Albert C，Haase M，Bellomo R，et al. High cut-off and high-flux membrane haemodialysis in a patient with rhabdomyolysis-associated acute kidney injury［J］. Crit Care Resusc，2012，14（2）：159-62

［45］ Beilstein CM，Prowle JR，Kirwan CJ. Automated Fluid Management for Treatment of Rhabdomyolysis［J］. Int J Nephrol，2016，2016：2932593

［46］ Wu B，Gong D，Ji D，et al. Clearance of myoglobin by high cutoff continuous veno-venous hemodialysis in a patient with rhabdomyolysis：a case report［J］. Hemodial Int，2015，19（1）：135-40

［47］ Fiedler R，Neugebauer F，Ulrich C，et al. Randomized controlled pilot study of 2 weeks' treatment with high cutoff membrane for hemodialysis patients with elevated C-reactive protein［J］. Artif Organs，2012，36（10）：886-93

［48］ Trojanowicz B，Ulrich C，Fiedler R，et al. Modulation of leucocytic angiotensin-converting enzymes expression in patients maintained on high-permeable haemodialysis［J］. Nephrol Dial Transplant，2017 Jul 19. doi：10.1093/ndt/gfx206.［Epub ahead of print］

［49］ Zickler D，Willy K，Girndt M，et al. High cut-off dialysis in chronic haemodialysis patients reduces serum procalcific activity［J］. Nephrol Dial Transplant，2016，31（10）：1706-12

［50］ 余毅，郭贤权，王铁丹，等. 血液灌流吸附清除中分子物质的实验研究［J］. 离子交换与吸附，1991，7（2）：94-99.

［51］ Gejyo F，Kawaguchi Y，Hara S，et al. Arresting dialysis-related amyloidosis：a prospective multicenter controlled trial of direct hemoperfusion with a beta2-microglobulin adsorption column［J］. Artif Organs，2004，28（4）：371-380.

［52］ Sartori M，Sharma A，Neri M，et al. New option for the treatment of hyperbilirubinemia：in vitro direct hemoperfusion with the Lixelle S-35［J］. Int J Artif Organs，2014，37（11）：816-823.

［53］ Cruz D，Perazella MA，Bellomo R，et al. Effectiveness of polymyxin B-immobilized fiber column in sepsis：a systematic review［J］. Critical Care，2007，11（2）：R47.

［54］ Miwa K，Fukuyama M，Matsuno N，et al. Physiological response to superantigen-adsorbing hemoperfusion in toxin-concentration-controlled septic swine［J］. Blood Purif，2006，24（3）：319-326.

［55］ Weber V，Linsberger I，Ettenauer M，et al. Development of specific adsorbents for human tumor necrosis factor-alpha：influence of antibody immobilization on performance and biocompatibility［J］. Biomacromolecules，2005，6（4）：1864-1870.

［56］ Kobe Y，Oda S，Matsuda K，et al. Direct hemoperfusion with a cytokine-adsorbing device for the treatment of persistent or severe hypercytokinemia：a pilot study［J］. Blood Purif，

2007,25(5-6)：446-453.

[57] 余毅,杨彦,王铁丹,等.系统性红斑狼疮血液灌流的实验研究[J].生物医学工程学杂志，1991,8(1)：39-43.

[58] Tsushima K,Kubo K,Koizumi T,et al. Direct hemoperfusion using a polymyxin B immobilized column improves acute respiratory distress syndrome[J]. J Clin Apher. 2002,17(2)：97-102.

[59] Bohmig GA,Regele H,Exner M,et al. C4d-positive acute humoral renal allograft rejection：effective treatment by immunoadsorption[J]. J Am Soc Nephrol,2001,12(11)：2482-2489

[60] Hass M,Bohmig GA,Leko Mohr I,et al. Peri-operative immunoadsorption in sensitized renal transplant recipients[J]. Nephrol Dial Transplant,2002,17(8)：1503-1508

[61] Kaukonen KM,Bailey M,Suzuki S,et al. Mortality related to severe sepsis and septic shock among critically ill patients in Australia and New Zealand, 2000-2012[J]. JAMA,2014,311：1308-1316.

[62] Kumagai T,Takeyama N,Yabuki T,et al. Apheresis of activated leukocytes with an immobilized polymyxin B filter in patients with septic shock[J]. Shock,2010,34：461-466.

[63] Tsujimoto H,Ono S,Hiraki S,et al. Hemoperfusion with polymyxin B-immobilized fibers reduced the number of CD16$^+$ CD14$^+$ monocytes in patients with septic shock[J]. J Endotoxin Res,2004,10：229-237.

[64] Shoji H,Tani T,Hanasawa K,et al. Extracorporeal endotoxin removal by polymyxin B immobilized fiber cartridge：designing and antiendotoxin efficacy in the clinical application [J].TherApher,1998,2：3-12.

[65] Yamashita C,Hara Y,Kuriyama N,et al. Clinical Effects of a Longer Duration of Polymyxin B-Immobilized Fiber Column Direct Hemoperfusion Therapy for Severe Sepsis and Septic Shock[J]. Ther Apher Dial,2015,19(4)：316-23.

[66] Cruz DN,Antonelli M,Fumagalli R,et al. Early use of polymyxin B hemoperfusion in abdominal septic shock：the EUPHAS randomized controlled trial[J]. JAMA, 2009, 301 (23)：2445-2452.

[67] Suzuki H,Shoji H. Application of polymyxin B convalently immobilized fiber in patients with septic shock[J]. Contrib Nephrol,2010,166：150-157.

[68] Fujii T,Ganeko R,Kataoka Y,et al. Polymyxin B-immobilized hemoperfusion and mortality in critically ill adult patients with sepsis/septic shock：a systematic review with meta-analysis and trial sequential analysis[J]. Intensive Care Med,2017,Dec4. doi：10.1007/s00134-017-5004-9.[Epub ahead of print]

[69] 中华医学会重症医学分会.中国严重脓毒症/脓毒性休克治疗指南(2014)[J]. 中华危重病急救医学,2015,27(6)：401-426.

[70] Yilmaz AA,Can OS,Oral M,et al. Therapeutic plasma exchange in an intensive care unit (ICU)：a 10-year,single-center experience[J]. Transfus Apher Sci,2011,45(2)：161-166.

[71] Berlot G, Gullo A, Fasiolo S,et al. Hemodynamic effects of plasma exchange in septic patients：preliminary report[J]. Blood Purif,1997,15(1)：45-53.

[72] Carcillo JA, Kellum JA. Is there a role for plasmapheresis/plasma exchange therapy in septic shock, MODS, and thrombocytopenia-associated multiple organ failure? We still do not know-but perhaps we are closer[J]. Intensive Care Med, 2002, 28(10):1373-1375.

[73] Abdul R, Abdul H, Mohd R, et al. Coupled Plasma Filtration and Adsorption(CPFA): A Single Center Experience[J]. Nephrourol Mon, 2013, 5(4):891-896.

[74] Hu D, Sun S, Zhu B, et al. Effects of coupled plasma filtration adsorption on septic patients with multiple organ dysfunction syndrome[J]. Ren Fail, 2012, 34(7):834-839.

[75] Mao H, Yu S, Yu X, et al. Effect of coupled plasma filtration adsorption on endothelial cell function in patients with multiple organ dysfunction syndromes[J]. Int J Artif Organs, 2011, 34(3):288-294.

第 4 章

连续性血液净化的血管通路

　　建立和维持有效的血管通路,是保证血液净化顺利进行的前提,血管通路包括临时性血管通路与永久性血管通路。临时血管通路可以使用数天至数周不等,主要用于短期血液净化治疗或永久性血管通路成熟期间的过渡使用。临时血管通路目前国内外使用最普遍的是深静脉留置单针双腔导管,也有一些单位使用动静脉直接穿刺及双静脉穿刺等方法。连续性血液净化治疗(CBP)是近年来血液净化治疗技术的一项重要发展,是一组体外连续、缓慢清除水分和溶质治疗方式的总称,治疗时间为每天 24h 或接近 24h。临床多用于危重症患者的急救,目前其应用范围已远远超过了肾病的领域。由于 CBP 主要作为一种紧急的救治措施,多采用临时性血管通路。K/DOQI 指南及中国血管通路专家共识均推荐临时双腔导管作为CBP 的血管通路(证据等级,2D),并不常规推荐新置隧道式透析导管。但对已有隧道式导管的患者,应继续采用原隧道式留置透析导管;原有慢性肾或心血管基础疾病等,或 AKI 预计需要较长时间肾脏替代治疗的患者,也可考虑隧道式留置透析导管;对于需要 1 周以上时间肾脏替代治疗的患者,推荐临时导管替换为隧道式导管。也有作者建议 AKI 初始替代治疗时即置入隧道式留置透析导管,认为可以改善替代治疗的参数(如血流量、动脉压、静脉压等),减少导管功能不良干预的次数,从而潜在地改善 CBP 的临床治疗结局。对已有成熟动静脉内瘘的患者,CBP是否可用动静脉内瘘作为血管通路,目前没有指南推荐,多数人不建议使用。但笔者单位出于对患者血管保护的理念,尽量减少置管次数,对已有成熟动静脉内瘘的患者 CBP 治疗时,采用血液透析用套管留置针穿刺内瘘,未发生内瘘出血、血肿等并发症,但应避免使用普通动静脉内瘘钢针穿刺进行 CBP 治疗,以免由于治疗时间长,患者活动引起内瘘血管损伤、出血等。

(一)置管位置的选择

　　2012 年 KDIGO 指南认为,右侧颈内静脉是 CBP 置管的最佳位置,其次是股静脉,再次是左颈内静脉,最后选择优势侧的锁骨下静脉。也有部分医师建议首选股静脉置管,因为股静脉置管相对风险小、更容易操作且没有上腔静脉、无名静脉、锁骨下静脉狭窄等风险。而且,目前也有较多证据提示股静脉置管与颈内静脉置管在功能、感染等方面均没有明显差异。同时,出于对上腔静脉血管的保护,近年来越来越多的专家和透析中心建议首选使用股静脉置管作为 CBP 治疗的血管通路。刘大为教授主编的《实用重症医学(第 2 版)》认为,考虑到 ICU 重症患者常需呼吸支持,开放气道及颈内静脉穿刺置管感染风险增加,且颈内静脉及锁骨下静脉常需进行血流动力学监测,故股静脉置管进行 CBP 对 ICU 患者更加适用,且 ICU 患者大多卧床,导管局部护理方便,并不增加感染风险。笔者单位近年来把股静脉置管作为 CBP 治疗的首选,除非有局部感染、局部皮肤缺损、会阴部手术等股静脉置管禁忌证。而锁骨下静脉置管引起锁骨下静脉狭窄率可高达 50%,锁骨下静脉狭窄可限制甚至直接导致同侧自体动静脉内瘘或人工血管内瘘无法应用,因此对于有基础肾病的患者,应避免使用锁骨下静脉置管。但对于没有基础肾病的患者,也可以选择锁骨下静脉置管,因为锁骨下静脉置管的感染率仅为颈内静脉置管的 1/3。因此,感染科将输液用的锁骨下静脉置管作为标准的选择,对于没有明显肾病的患者,减少导管相关性感染可能比保护血管更重要。

(二)中心静脉导管材料

常用材料有聚四氟乙烯(PTFE)、聚氨基甲酸酯(polyurethane)、聚乙烯(polyethylene)和硅胶(silica-gel)等。PTFE 和聚乙烯导管质地较硬,容易操作,但易引起血管机械损伤,继而血栓形成。聚氨基甲酸酯导管硬度适中且易操作,导管进入血管腔后,在体温的作用下可以变柔软。硅胶导管比较柔软,可以插入右心房,而无损伤心脏的风险,并能获得足够的血流量,目前公认聚氨基甲酸酯和硅胶导管血栓形成率低,是最理想的导管材料。

(三)置管深度

正确放置的导管要求血流量充分,并能避免导管尖端对血管的机械损伤。不同部位的置管深度不尽相同,颈内静脉和锁骨下静脉置临时导管时,导管尖端应位于上腔静脉与右心房连接处上方 1~2cm 处,隧道式导管可以置入右心房。通常右锁骨下和右颈内静脉的临时导管长度不超过 15cm,隧道式导管 CUFF 到导管尖端为 19cm,左侧临时导管长度不超过 19~20cm,左侧隧道式导管 CUFF 到导管尖端一般为 23cm。股静脉插管应插入下腔静脉,在成人需插入 19~30cm,才可能保证充分的血流量并减少渗血的概率。颈内静脉、锁骨下静脉置管部位示意图,见图 4-1。

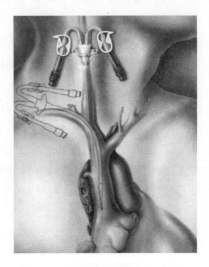

图 4-1 颈内静脉、锁骨下静脉置管部位

（四）置管方法

置管方法通常有静脉切开置管法和经皮穿刺静脉置管法两种方法。由于静脉切开置管法创伤较大，容易出血，而且需要结扎静脉血管，对血管造成不可逆损伤，目前已较少使用。经皮穿刺静脉置管方法（Seldinger 技术）是目前普遍采用的置管方法。Seldinger 技术基本步骤为：①穿刺针刺入所需置管的静脉；②沿穿刺针放置导丝进入血管；③退出穿刺针；④沿导丝用扩张器扩张皮肤、皮下及血管；⑤沿导丝将留置导管插入血管内；⑥退出导丝，固定导管。

1. 股静脉置管

股静脉置管是最简单、最安全的静脉置管途径。股静脉位于股动脉的内侧。手术基本步骤为：患者取平卧或半卧位，下肢轻度外展、外旋，膝关节稍屈，穿刺部位消毒铺巾，以肝素盐水或盐水冲洗穿刺针、扩张器及导管。在腹股沟韧带下方2～3cm、股动脉搏动的内侧 0.5～1cm 处进针，一手用示指和中指或用拇指沿动脉纵轴方向放置于股动脉搏动点上，另一只手持注射器，用 1％利多卡因局部浸润麻醉，然后将针头与皮肤呈 45°刺入，方向与下肢长轴平行进针。边进针边回抽，直至见静脉回血，拔出试穿针。根据试穿方向用 16G 穿刺针进行穿刺，见回血后，即固定针头，插入引导钢丝，扩张局部皮肤，置入导管。置管过程中要注意导丝尾部要穿出留置导管尾部，以免把导丝带入导管内无法取出。试抽吸导管，如血流不畅，调整导管深度或旋转导管直至血流通畅，固定导管，导管内注入肝素盐水。股静脉解剖见图 4-2。

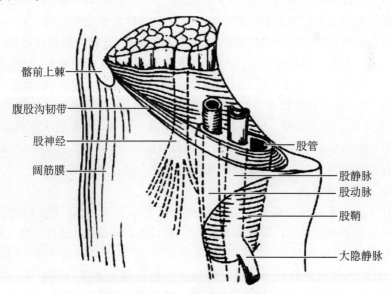

图 4-2 股静脉解剖图

2. 颈内静脉穿刺

首选右侧颈内静脉,颈内静脉穿刺有多条路径,理论上颈内静脉各段均可以进行穿刺,但颈内静脉上段与颈总动脉、颈内动脉较近,周围的脑神经(舌咽神经、迷走神经、舌下神经、交感神经)较多,颈动脉窦也位于此段,因此在高位穿刺危险较大。颈内静脉下段位置较深,亦不宜作为穿刺位置。但颈内静脉中段的位置表浅,重要的相邻器官可在穿刺时规避,是颈内静脉穿刺的最佳部位。颈内静脉中段穿刺常见的入路有前路、中路和后路三种穿刺法。前路穿刺点在喉结水平,胸锁乳突肌的内缘,紧靠颈动脉的外缘;中路为胸锁乳突肌的锁骨头和胸骨头与锁骨形成的三角区的顶点进针;后路为在胸锁乳头肌的后缘中下 1/3 的交点处进针,向同侧胸锁关节方向的下后方穿刺。以上三种进针点,最常使用中路进针法,因为此点可以直接触及颈总动脉,可以避开颈总动脉,误伤动脉的机会少,而且此处的颈内静脉位置较浅,穿中率高。如这个三角区不明显,可嘱患者保持平卧并将头抬起,以显露胸锁乳突肌的轮廓。

穿刺方法:患者取头低脚高体位,颈内静脉更充盈,更易穿刺成功并可以避免空气栓塞,头部向对侧偏转 45°,但应避免过度旋转而引起静脉塌陷,穿刺前应严格消毒防止感染。消毒范围为穿刺点周围 10～15cm,铺无菌洞巾。没有去发者最好戴消毒帽后再消毒。为减少损伤可以用麻醉针头(细针)做试探性穿刺,穿刺针与皮肤呈 30°～45°,并指向同侧乳头进针,边进针边抽吸,见有明显回血,即表示已进入颈静脉。针尖切勿超过锁骨,一般深度为 2.0～3.0cm,麻醉用针头回血后,保持试穿针的指引方向,再使用标准穿刺针沿其方向和深度进针。前进时标准穿刺针尾端接 5ml 注射器,针头斜面朝上,按试穿方向穿刺,并轻力回抽注射器,见暗红色血后表示针尖在颈内静脉内。穿刺针进入静脉后,放入引导钢丝,退出穿刺针,以扩张器轻扩至血管内,退出扩张器,沿导丝放入导管,拔出导丝,试抽吸导管,若血流好,导管内注入肝素盐水,固定导管。整个穿刺过程中,左手指应置于颈动脉上,以避免不慎刺伤此动脉。由于静脉壁薄、穿刺针较粗,特别是在穿刺角度较大的情况下易把静脉前壁推向后壁,从而穿刺时穿透前后壁,当针进到一定深度时就需要边退针边回抽注射器往往能回吸到颈内静脉内的血液。见图 4-3。

3. 锁骨下静脉穿刺

锁骨下静脉穿刺分为锁骨上穿刺法和锁骨下穿刺法,锁骨下穿刺法更常用。锁骨上穿刺法是把穿刺点选择在胸锁乳头肌锁骨头的外侧缘、锁骨上缘 1.0cm 处为进针点,针杆与锁骨呈 45°,与冠状面保持水平,针尖指向胸锁关节,一般进针深度 1.5～2.0cm 即可到静脉。锁骨下穿刺法是把穿刺点选择在锁骨中、外 1/3 交界、锁骨下方 1～1.5cm 处为进针点,针杆与皮肤呈 10°,穿刺针指向胸锁关节,紧贴锁骨内下缘进针,进入锁骨与第 1 肋骨间隙,进针深度一般为 3～5cm,一边进针一边回抽注射器,如有暗红的通畅回血说明已进入锁骨下静脉。穿刺针的斜面应

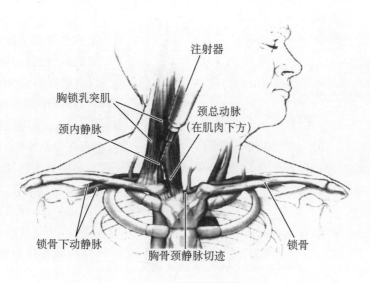

注射器

胸锁乳突肌

颈内静脉

颈总动脉
（在肌肉下方）

锁骨下动静脉

胸骨颈静脉切迹

锁骨

图 4-3　颈内静脉中段中路穿刺法

该朝下，便于导丝顺利进入上腔静脉，如斜面方向不对，导丝容易进入颈内静脉或对侧锁骨下静脉。如进针 4～5cm 仍无回血时不可再继续进针，以免误伤锁骨下动脉。此时可以慢慢退针，边退边回抽，往往可在退针的过程中抽到回血，说明已穿透锁骨下静脉。如在退针的过程中仍无回血，可将针退至皮下，改变方向，使针尖指向甲状软骨方向进针，往往可获得成功。见图 4-4。

4. 隧道式导管置管方法

（1）传统置管法：传统的经皮插管法利用 Seldinger 基本技术，穿刺部位消毒铺巾，以肝素盐水冲洗穿刺针、扩张器及导管。在穿刺点局麻，持穿刺针穿入静脉，放入引导钢丝，退出穿刺针，建立皮下隧道，然后以扩张器轻扩至血管内，将带有撕脱壳的扩张器沿导丝送入血管，抽出导丝和撕脱壳内芯，然后将导管插入撕脱壳内，在送入导管的同时，撕开撕脱壳并拉出。涤纶套埋在距离皮肤切开处 2cm 左右，确保导管在隧道内保持良好的弧度，以免导管打折、扭曲。插管后即可使用。

（2）逆行插管法：目前临床上有一种新型的带涤纶套导管，其涤纶套导管和外接头部分是分开的，置管程序与传统的置管方法不同。先穿刺静脉放入导丝，沿导丝置入可撕脱鞘，放置导管于合适位置，试回抽血，判断血流充足，然后再建立皮下隧道，将导管远端埋入隧道内，在皮肤外接上外接头。这种导管置管方法与传统置管方法比较，具有更方便建立合适的隧道以及确定涤纶套的位置，并且可以防止导管在隧道内扭曲、打折，其外接部分可以更换等优点。

5. 超声引导穿刺的方法

2012 KDIGO 指南推荐，原则上建议采用超声定位或超声引导穿刺插管。特

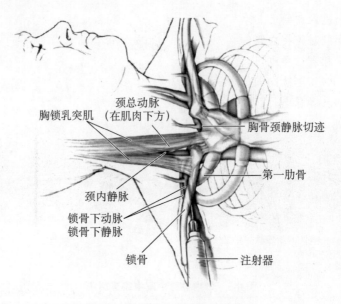

胸锁乳突肌

颈总动脉
（在肌肉下方）

胸骨颈静脉切迹

第一肋骨

颈内静脉

锁骨下动脉
锁骨下静脉

锁骨

注射器

图 4-4 锁骨下静脉锁骨下穿刺法

别是颈部有大肿物，或者颈部肿瘤大手术后，因局部解剖关系发生变化，静脉定位不准确，容易误伤血管、神经和胸膜顶，不宜盲目行颈内静脉穿刺置管。而 2014 版中国专家共识对超声引导穿刺未做硬性规定，但也建议有条件的单位采用超声引导穿刺插管，或者超声定位穿刺插管；也可以在介入室 DSA 指导下进行插管。特殊患者如特别肥胖、儿童、颈部强直或以往有颈部手术史，应当超声引导或定位穿刺。超声引导穿刺能明显提高穿刺成功率，减少并发症。多项研究证明，即使对于完全没有经验的术者超声实时引导技术也能提高成功率和安全性。在超声下66％的颈内静脉位于颈总动脉的外侧方，剩下的 33％颈内静脉可以位于颈动脉的任何位置，因此，穿刺前评估颈内静脉位置确保正确的穿刺方向是十分重要的。穿刺前使用高频超声探头仔细观察拟穿刺的静脉位置、走行、宽度、与相邻动脉的关系及有无变异。然后常规消毒，铺设无菌巾，将超声探头涂耦合剂后，套上无菌袖状透明塑料套或无菌手套，用无菌皮筋捆扎，穿刺部位皮肤涂乙醇或碘伏，操作者左手持超声探头，右手持穿刺针，将探头轻放置于欲穿刺部位皮肤上，在二维超声图像中动静脉呈两个黑色的环状结构，轻压探头静脉可以被压瘪，而动脉不容易压瘪，由此可以判断动静脉，见图 4-5、图 4-6。超声引导穿刺时，可以在横切面（短轴），也可以在纵切面（长轴）下进行穿刺。纵切面引导就是超声探头平面和血管走行一致，穿刺时应在图像中清晰显示血管纵切面的最大径，在超声探头中点位置进针，保持进针平面和超声探查平面一致，观察针体回声，穿刺针对着静脉推进，到达血管壁时，稍加压力，可以看到血管壁受压下陷，继续推进穿刺针，可以看到穿刺针穿透血管壁,进入血管腔。横切面引导,是将超声探头和血管走行垂直,显示血管的横断面,穿刺时先将血管的断面显示于视野的中部,在探头横断面的中点部位进针,调整探头和进针角度,以显示针尖位置,当针尖接近血管时,轻轻加压,血管壁会出现受压下陷,继续向前推进,可以看到针尖刺破血管壁,进入管腔,此时抽吸注射器,可以抽出静脉血,然后按前述方法步骤完成插管过程。

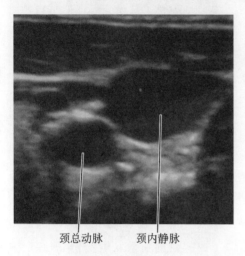
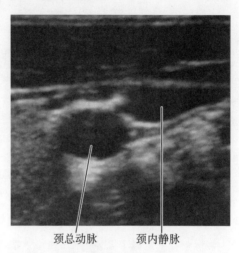

颈总动脉　颈内静脉　　　　　　　颈总动脉　　颈内静脉

图 4-5　超声图像上的颈内静脉和颈总动脉　　图 4-6　超声探头轻压皮肤后,颈总动脉管
径不变,颈内静脉明显受压变扁

　　总的说来,横切面更容易识别,可以同时显示动脉和静脉,而纵切面则可以全程显示穿刺针的位置,从而减少穿透静脉后壁的机会。两种操作方式的示意图及其相应超声图像如图 4-7 所示。与超声诊断技术一样,超声引导建立血管通路技术也依赖于操作者本身,强化培训和增加实践可改善熟练程度并提高成功率。有专家建议,要想熟练掌握超声引导建立中心静脉通路,除对操作者本身进行培训外,还应在监管下至少完成 10 次现场操作。

　　置管后或者第一次透析前,建议胸部 X 线片检查确认导管位置,排除并发症。无隧道颈内静脉和锁骨下静脉透析导管尖端位置应在上腔静脉,无隧道股静脉透析导管尖端应在下腔静脉。隧道式颈部留置导管的尖端应该在右心房中上部,胸部 X 线片位于第 3 前肋骨或第 3、第 4 前肋间隙水平。

(五)置管时注意事项

1. 颈内静脉置管困难时,可以让患者做 Valsalva 动作(将口鼻闭住,关闭声门,强行做呼气动作)以增加胸膜腔内压,从而减少静脉回流,增大静脉内径。

2. 置隧道式导管时静脉穿刺处皮肤切口要足够大,约 2cm,足够深,包括皮肤全层、皮下组织,否则导管弧度不够容易打折和扩张困难,以及容易撕裂撕脱鞘等。

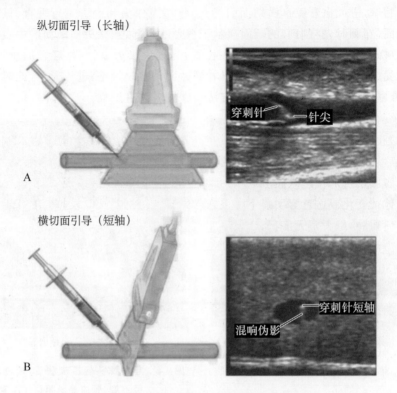

纵切面引导（长轴）

穿刺针 —— 针尖

横切面引导（短轴）

穿刺针短轴

混响伪影

图4-7 纵切面和横切面两种穿刺针显示方式

A. 纵切面方式：穿刺针显示在血管长轴切面声像图内，其优势可观察到整个穿刺针尖部，但若确保穿刺针持续位于平面内难度较大，需实时调整超声平面

B. 横切面方式：声像图显示血管短轴，穿刺针垂直于超声平面；此方式可显示穿刺针位于血管中心，但不易准确显示出针尖位置

3. 置隧道式导管时动作要快，迅速将导管插入撕脱鞘内。由于隧道式深静脉置管要在导管插入前拔出撕脱鞘芯，因此对容量负荷相对比较多的患者出血较多，而容量相对不足的患者容易空气进入体内，引起空气栓塞。

4. 左侧颈内静脉置管由于左颈内静脉与头臂静脉角度较大，因此扩张器不要插入过深，以免损伤静脉。

5. 插管成功后常规拍胸部正侧位X线片，以确定导管尖端位置、导管弧度是否良好，以及有无气胸等并发症。

（六）置管并发症

中心静脉置管的并发症可分为术中并发症和术后并发症。术中并发症包括误穿动脉引起出血、局部血肿、气胸、血胸、纵隔出血、空气栓塞、心律失常及动静脉瘘和腹膜后血肿等。

1. 中心静脉置管术中并发症

(1)误穿动脉:穿刺到动脉是中心静脉置管最常见的并发症,穿刺过程中一旦发现穿破动脉,应立即拔出穿刺针,局部压迫止血,持续压迫 5～10min,确保止血,否则容易发生血肿。如果发生扩张器扩入或导管置入动脉时,非手术的处理方法是:立即拔出导管或扩张器,局部压迫穿刺部位 30～45min,并监测患者呼吸及生命体征变化。如仍不能止血,则需手术修补。

(2)腹膜后血肿:腹膜后血肿是股静脉置管特有的并发症,动静脉出血均会导致腹膜后血肿(腹股沟韧带是最常选择的置管部位),腹膜在腹股沟韧带处反折,血液可沿腹膜反折部位进入腹膜后,腹膜后血肿早期不容易被发现,往往是在患者出现生命体征变化或血色素明显下降后才被发现。可通过 CT 或超声明确诊断。少量腹膜后血肿,患者常无症状,大量血肿时就需要手术修补。预防腹膜后血肿发生的最好方法是尽可能在超声引导下穿刺,穿刺点位置尽可能靠下。置管完成后,局部压迫 30min。

(3)空气栓塞:空气栓塞是胸部中心静脉置管最危险的并发症,比较少见,血容量不足的患者容易发生,多数原因是置管接头脱开。如果空气进入量足够多,就会出现急性肺栓塞症状,表现为突发气急、呼吸困难、咳嗽、血压下降等。应立即左侧卧位、头低脚高、通过置管抽吸空气、吸氧等治疗。

(4)血气胸:锁骨下静脉穿刺时如针杆与皮肤角度过大使针尖离开锁骨下缘时就容易刺穿胸膜和肺,其发生率在 1% 左右。而颈内静脉穿刺过程中,因肺尖在第 1 肋缘上 1cm 左右,因此如针尖过深或过于偏外(担心穿刺颈总动脉),往往会穿破胸膜顶和肺尖,引起血气胸。少量血气胸,患者可以无任何症状,可以吸氧、定期检查胸片,不需特殊处理,可自行吸收;如患者出现胸闷、胸痛、呼吸困难、咳嗽、穿刺侧呼吸音减弱等,应行胸腔闭式引流。

(5)心律失常:导丝或导管置入过程中刺激右心房或右心室可诱发心律失常,置管过程中应常规监测心电图,尽量避免导管插入过深,一旦出现心律失常应立即将导丝或导管退出 1～2cm。

(6)神经及淋巴管损伤:颈内静脉穿刺时,如进针太偏外,可能损伤臂丛神经导致上臂触电样麻木、酸胀或上臂抽动。左颈内静脉与左锁骨下静脉汇合处有胸导管汇入,左颈内静脉和左锁骨下静脉置管时可能损伤胸导管导致乳糜胸。治疗上,应拔出导管,胸腔引流直至破口愈合,一般需要 6 周左右。

(7)心脏穿孔及心脏压塞:主要是由于导丝或导管太硬,送管太深至心脏内,心脏收缩时,心脏壁与导管摩擦或患者原有心脏病变、心室壁薄弱等引起。一旦发生心脏穿孔,血液或液体将流入心包腔引起心包积液,当积液量达到 300～500ml 时,就会引起致命性的心包填塞,必须及时处理。表现为突然发绀、颈静脉淤血、恶心、胸骨后疼痛、呼吸困难、低血压、脉压变小、奇脉、心音低远。应立即经置管抽吸心包内积液,如病情未得到改善,应考虑心包穿刺减压,请心胸外科会诊。预防方法是选用质地柔软、硬度及长度适当的导管,临时导管插入不宜过深。

术中并发症一旦发生应及时处理,否则容易危及生命。术中并发症往往与操作技术有关,努力提高操作技术水平,借助影像学技术,可使术中并发症减少到最低。

2. 中心静脉置管术后并发症

术后并发症主要是导管腔内血栓形成、导管周围纤维蛋白鞘形成、中心静脉狭窄,以及导管相关性感染等。临时性导管发生静脉狭窄、栓塞、导管出口严重感染等术后并发症时多数给予拔除导管、更换置管部位重新置管,临时性导管发生导管腔内感染引起菌血症或败血症时建议拔管或原位换管,不建议更换置管部位重新置管。隧道式中心静脉导管发生术后并发症时应积极处理,尽可能保留导管。

(1)导管血栓及纤维蛋白鞘的处理:导管内血栓形成是导管功能不良的最主要原因,尿激酶溶栓是治疗导管内血栓形成的首选方法,可以使90%~95%的血栓得以溶解。具体方法为,首先尽量抽出导管内的封管溶液,用5万~25万U的尿激酶加生理盐水5ml,按管容积分别注入导管的动、静脉腔内,如有阻力,可以利用回吸后导管内负压分次注入导管内,保留20~30min,抽出溶栓用的尿激酶溶液。若一次无效,可以重复进行,直至血流通畅。如上述治疗效果不佳,也可以采用尿激酶滴注法溶栓。将25万U尿激酶加入250ml生理盐水中导管内缓慢滴注,持续6h以上,多数导管可以恢复血流通畅。若重复2~3次仍无效,则应该对导管进行造影检查,根据检查所见选择进一步治疗措施。如导管被纤维蛋白鞘套包裹,主要见于较长时间留置导管的患者,其主要表现是透析时引血困难,但回血通畅,尿激酶溶栓效果差。可以采用纤维蛋白鞘剥离器清除,但这项技术要求比较高,需要专科医师在介入下完成,不具备上述条件的单位可以重新置管或通过导丝原位更换导管。也有报道使用顶端对称螺旋Z型开口的导管,动静脉端交替使用,可减少导管功能不良的发生。

(2)中心静脉狭窄:反复中心静脉置管或长时间留置中心静脉导管均可引起中心静脉狭窄,其原因可能与导管反复刺激中心静脉内膜,导致内膜损伤及感染等引起血管内膜增生。中心静脉狭窄主要表现为导管血流量不足、尿激酶溶栓无效、插管侧肢体进行性水肿、表浅静脉扩张,以及再插管困难等。如果是上腔静脉狭窄或闭塞,则出现双上肢、颈部、头颅水肿及胸壁出现曲张静脉。中心静脉狭窄的诊断主要依靠影像学检查,如数字减影血管造影(DSA)、螺旋CT血管造影(CTA)及磁共振血管成像(MRA)等,可明确狭窄的部位和狭窄的程度。中心静脉狭窄的治疗指征是深静脉狭窄程度≥50%。治疗方法主要有经皮血管成形术(PTA)或PTA联合支架治疗及开放手术。

(3)导管相关性感染:导管相关性感染包括导管细菌定植、导管出口感染、导管

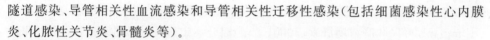

隧道感染、导管相关性血流感染和导管相关性迁移性感染（包括细菌感染性心内膜炎、化脓性关节炎、骨髓炎等）。

①导管出口感染：导管距离出口 2cm 以内的感染。局部发红，有渗出分泌物，轻微疼痛，一般无发热等全身症状，多数情况下不需要拔管，可以通过出口局部消毒，使用抗生素软膏，或口服抗生素治疗后得到控制。

②隧道感染：导管皮下隧道内距离出口 2cm 以上的感染。表现为导管隧道表面皮肤红、肿、热、痛，导管皮肤下可出现积脓，导管出口同时出现感染症状，有脓性分泌物，患者有发热等全身症状，透析时出现寒战、发热等菌血症症状。导管隧道感染是导管严重的并发症，临床上一旦怀疑感染，应在积极采集标本后，立即开始全身静脉使用抗生素，在没有细菌培养结果之前，经验治疗应选择针对常见的可能致病菌，葡萄球菌是隧道感染最常见的致病菌，可选用第一、二代头孢菌素，对危重患者或免疫力低下的患者，革兰阴性杆菌或铜绿假单胞菌感染的机会较大，可选用三代或四代头孢菌素。涤纶套以上近心端感染的导管，积极抗感染后 72h 仍不能控制者，必须拔管。隧道感染一般不在原位更换导管，除非排除静脉入口部位感染，此时可以使用相同的静脉入口点，但需要创建一个新的隧道，可以更换新的隧道式导管。同时，使用有效抗生素治疗 1～2 周。加强导管出口部位的日常维护是有效防治感染的有效措施。

③导管相关性血流感染：临床上多表现为患者上机后数分钟至数十分钟，多数在透析开始后 1h 左右，患者出现严重畏寒、寒战、发热等全身症状，发热可高达 40℃以上，这是血流感染的典型表现。少数患者可以出现延迟发热，即透析结束后低热，这与感染的细菌数量和毒力有关。导管感染的原因是病原微生物侵入了血液。体表的细菌寄生于导管皮肤外口周围，黏附于导管外壁，定植后沿导管周围蔓延入血，导致感染以及长期血液透析时反复断开、连接、操作人员无菌操作不严使致病菌直接进入导管腔，种植在导管内层并形成生物膜，引起感染。生物膜的形成是导管相关感染治疗困难的主要原因。生物膜形成后，生物膜内部的细菌生长和繁殖速度将显著减慢，影响抗生素的作用效果。绝大多数抗生素无法彻底根除生物膜，使得导管相关性感染难以治愈。

当发生导管相关性血流感染或高度怀疑导管相关性血流感染时，应采用以下治疗：a. 立即采血培养，通常导管动、静脉腔内和外周血各采血标本进行培养；b. 血常规、C-反应蛋白等炎症指标检查，但有些细菌感染并不一定导致白细胞升高；c. 立即静脉使用抗生素治疗，初始经验性使用抗生素，后根据培养结果调整抗生素。从导管使用抗生素同时采用抗生素封管，抗生素封管时，必须抗生素加用抗凝药封管，血液透析患者可以每次透析后使用抗生素封管液，为了保持有效抗生素浓度，建议不超过 48h。选择抗生素和肝素需要注意配伍禁忌，头孢类抗生素最适合与肝素混合封管，一般头孢类封管液浓度为 10～20 mg/ml。高浓度的氨基苷类与肝素溶液混合会出现浑浊,但低浓度的庆大霉素(4mg/ml)以及万古霉素(10mg/ml)可以和高浓度肝素(5000U/ml)混合不出现浑浊沉淀,用于封管效果较好。万古霉素(10～20mg/ml)和庆大霉素最好选用枸橼酸混合封管。如临床症状消失,可以继续保留导管,继续使用抗生素7～14d。如超过72h感染仍未得到有效控制,或停用抗生素2周内菌血症复发者,应该拔除导管。

④导管相关性迁移性感染:当发生导管相关性迁移性感染时,包括细菌感染性心内膜炎、化脓性关节炎、骨髓炎等,应拔除导管,并行抗生素治疗4～6周,如是成人骨髓炎则抗生素治疗疗程为6～8周。

⑤导管相关性感染预防:导管相关性感染是导致拔除导管的主要原因,预防导管相关性感染的发生十分重要。预防措施包括:a. 应严格遵守无菌技术,连接患者前、封管前后及扣肝素帽前均应严格消毒导管接口;b. 清除鼻腔葡萄球菌等的携带状态;c. 避免导管用于非血液净化用途,如取血/输液等;d. 当没有使用导管适应证时,应尽快拔管;e. 抗生素溶液封管可以减少导管相关感染的发生率,有效预防导管相关血流感染,但有造成耐药菌产生的危险,故多数人不主张常规使用抗生素溶液预防封管。

(七)封管方法

为防止留置导管血栓形成,需要定期用抗凝药封管,最常用的抗凝药为肝素,对于有活动性出血、严重出血倾向、肝素过敏或有肝素诱导的血栓性血小板减少症等患者,可以采用枸橼酸钠及10%氯化钠盐水封管。

通常采用10mg/ml的普通肝素溶液封管,过高浓度的肝素容易导致出血、血小板减少和生物膜形成可能。但少数高凝患者可以采用更高浓度的肝素溶液,甚至肝素原溶液,严格按照导管标记的导管腔容量推注封管溶液。但由于管腔内的肝素会通过管口自由弥散缓慢渗出进入血液,导致患者出血风险的进一步增加。因此,笔者单位肝素封管剂量为比导管标记的导管容量少0.1ml,以减少肝素的溢出,使用2年来未发现增加导管血栓形成的风险。对于存在严重凝血功能障碍的患者,采用4%的枸橼酸钠或10%生理盐水封管,既没有增加出血的风险,同时具有抗凝和抑菌作用,但需缩短封管的间隔时间,每天1或2次。

(孙淑清 余 毅)

参 考 文 献

[1] 孙淑清,陈今,王琰,等. 双静脉穿刺作为临时性血管通路在血透中的应用[J]. 中国医师进修杂志,2014,37(3):57-59.

[2] 王佳,余毅,孙淑清,等. 双静脉穿刺:一种血液透析血管通路替代选择的新方法[J]. 第二军医大学学报,2016,37(7):884-889.

［3］ National Kidney Foundation. K/DOQI Clinical Practice Guidelines for Vascular Access［J］. Am J Dis,2006,48(suppl 1)：S176-S247.

［4］ 中国医院协会血液净化中心分会血管通路工作组.中国血液透析用血管通路专家共识(第 2 版)［J］.中国血液净化,2019,18(6)：365-378.

［5］ Mendu ML,May MF,Kaze AD,et al. Non-tunneled versus tunneled dialysis catheters for a-cute kidney injury requiring renal replacement therapy：a prospective cohort study［J］. BMC Nephrol,2017,18(1)：351.

［6］ KDIGO Acute Kidney Injury Work Group. KDIGO Clinical Practical Guideline for Acute Kidney Injury［J］. Kidney int,2012,2(Suppl)：1-138.

［7］ Parienti JJ,Mongardon N,Mégarbane B,et al. Intravascular Complications of Central Ve-nous Catheterization by Insertion Site［J］. N Engl J Med,2015,373(13)：1220-9.

［8］ 刘大为.实用重症医学.2 版.动脉、静脉导管置入术［M］.北京：人民卫生出版社,2017：58-63.

［9］ Young EM,Commiskey ML,Wison SJ. Translating evidence into practice to prevent central venous catheter-associated blood stream infections：a systems-based intervention［J］. Am J Infect Control,2006,34(8)：503-506.

［10］ Moran JE,Ash SR,Beathard GA,et al. Locking solutions for hemodialysis catheters：hepa-rin and citrate-a position paper by ASDIN［J］. Semin Dial,2008,21(5)：490-492.

［11］ Yevzlin AS,Sanchez RJ,Hiatt JG,et al. Concentrated heparin lock is associated with major bleeding complications after tunneled dialysis catheter placement［J］. Semin Dial,2007,20 (4)：351-354.

第 5 章

连续性血液净化的抗凝

有效抗凝是连续肾脏替代治疗（continuous renal replacement therapy, CRRT）的前提条件。但是 CRRT 治疗的时间较长，需要长时间使用抗凝药确保体外循环的通畅。抗凝药治疗时间的延长以及药物的蓄积有可能引起相关的并发症。CRRT 抗凝的原则是使用最小剂量的抗凝药，保证 CRRT 正常实施的同时避免出血等并发症的发生。

一、与 CRRT 体外循环凝血相关的因素

凝血瀑布反应是一系列复杂的生物化学反应。组织损伤或血管损伤释放组织因子引起凝血级联反应。组织因子、凝血因子Ⅶa 和钙形成复杂的复合物激活凝血因子 X 和Ⅸ的活性。凝血酶原酶（FⅩA-ⅤA-PF3-Ca 复合物）进一步激活凝血因子Ⅱ形成凝血酶（凝血因子Ⅱa）。最终凝血酶作用于纤维蛋白原使之形成纤维蛋白，纤维蛋白结合成纤维蛋白多聚体，形成不溶于水的纤维。CRRT 治疗中，血液和体外循环管路和滤器（透析器）接触、相互作用，可以引起凝血反应。在 CRRT 治疗时，多种因素与凝血相关，见表 5-1。

表 5-1　CRRT 体外循环凝血相关的因素

患者因素	血管通路	体外循环	治疗
组织因子途径激活凝血	体外循环的错位和扭曲	滤器的特性（材料、	血流量
天然抗凝血药浓度降低	血管充盈	几何形状、表面、	CRRT 治疗的模式
抗凝血酶	患者体位的改变	中空纤维长度、	滤过分数
肝素辅因子Ⅱ	胸腔压差	孔径、肝素涂层）	前置换或后置换
活化蛋白 C	导管的几何形状、长度	管道（材料、涂层）	护理因素
组织因子途径抑制物	和直径	动/静脉壶中血液	报警是否及时处理
抑制纤维蛋白溶解	导管的侧孔和端孔设计	空气接触	
输注血制品	置管的部位	间歇性血流量减少	
脓毒血症	封管的方法		

二、CRRT 中各种抗凝技术的应用

(一)系统性抗凝

1. 肝素抗凝

肝素是 CRRT 中最常用的抗凝药。天然肝素是一种分子量 3～30 kDa 的黏多糖硫酸脂组成的化合物,但是大多数商业肝素制剂的平均分子量范围在 12～15 kDa。肝素在循环中与抗凝血酶Ⅲ结合形成复合物,导致其构象发生改变。肝素-抗凝血酶Ⅲ复合物再与凝血因子的丝氨酸蛋白酶结合,导致凝血因子Ⅻa、Ⅸa、Ⅺa、Ⅹa 和凝血酶的迅速失活。与肝素结合后,抗凝血酶Ⅲ的作用可增强 1000 倍。抗凝血酶水平低可导致肝素抵抗。此外,肝素能刺激内皮细胞释放组织因子凝血途径抑制物。肝素与抗凝血酶Ⅲ结合的这个过程中凝血酶必须与肝素的戊糖位点结合。肝素带负电荷使其与凝血酶之间有很强的静电相互作用。抗凝血酶、凝血酶和肝素之间形成复合物导致凝血酶失活。肝素对凝血酶的抑制作用与其分子大小相关。肝素-抗凝血酶Ⅲ-凝血酶复合物形成需要至少 18 糖单位。与此相反,抗Ⅹa 活性,只需要戊糖结合位。分子量越大的肝素片段抗Ⅱa 活性越强,分子量小的肝素优先抗Ⅹa 的活性。肝素在体内的代谢,先迅速与内皮细胞、巨噬细胞和蛋白结合后被解聚。解聚后的肝素代谢产物在肾脏被清除。在治疗剂量下,肝素主要是通过解聚清除,分子量大的肝素片段代谢速度较快。肝素的半衰期为 30min～3h。

CRRT 抗凝中肝素的使用并无"标准"的方案,通常的用法如下:①通常是先用肝素加入生理盐水中作为预冲溶液充盈体外循环通路,开始治疗时排出预冲溶液。预冲溶液的肝素剂量为 2500U 加入生理盐水 1～2L。②开始治疗前通过血管通路在滤器前应用负荷剂量肝素后再持续注入(具体剂量见表 5-4)。

最常用的肝素抗凝的监测指标是活化凝血时间(activated coagulation time,ACT)和活化部分凝血活酶时间(activated partial thromboplastin time,APTT)。但是 APTT 的监测尤其是在危重患者的监测中较为复杂。普通肝素(unfractionated heparin,UFH)可非特异性结合的药物、细胞和蛋白质,包括一些急性相反应物。此外,较大的肝素片段清除比较小片段的肝素更快,小分子的肝素抗Ⅹa 的活性更强,由此在体内产生抗Ⅹa 作用。而 APTT 反映抗Ⅱa 活性比抗Ⅹa 因子更敏感。在相当多的患者中,APTT 与抗Ⅹa 活性的相关性不显著。因此有可能出现 APTT 正常,但是肝素的抗凝作用仍存在。此时,进一步增加 UFH 剂量可能增加出血风险。在 Baker 等的研究中,APTT 在 60s 时,UFH 的浓度 0.05～1.0 U/ml。临床上,有多达 300 多种的试剂用于检测 APTT,每个实验室的检测还受到不同试剂和方法的影响。另一种方法是应用 ACT 监测 UFH 抗凝。在 ICU 患者中,活化凝血时间(ACT)与 APTT 虽然显著相关,但是在不同的抗凝水平,这种相关性不

同。应用 ACT 在肝素剂量较低的范围内不够精确,ACT 可能不能鉴别是低剂量或是治疗剂量的肝素。肝素抗凝中,尚可应用直接监测肝素浓度或肝素的抗 Xa 活性的方法,但是上述两种方法应用较少,价格也相对昂贵。目前临床上常用的 APTT 监测 UFH 抗凝,为了降低抗凝引起的出血,推荐低目标值的 APTT,即 APTT 为正常值的 $1 \sim 1.4$ 倍。

2. 低分子肝素抗凝

低分子肝素(low molecular heparin,LWMH)系由 UFH 解聚后制备而成的分子量较低的肝素,其抗 Xa 因子/抗 IIa 活性比 UFH 高,鱼精蛋白仅能中和部分。与 UFH 相比,LWMH 与血浆蛋白结合少,因此它们的药代动力学更可预测。此外,LWMH 抗 Xa 活性与剂量的关系呈线性。正常半衰期为 $2 \sim 4h$,尿液排泄量在 $5\% \sim 10\%$。CRRT 清除 LWMH 的剂量是微不足道的。目前 LWMH 在慢性肾病患者中使用,已经有发生过严重的出血事件。因此,出于安全考虑,建议监测抗 Xa(目标 $0.25 \sim 0.35U/ml$)。

通过不同的方法制备的 LWMH 在分子结构、理化特征和生物特性上存在着差异。LWMH 必须依靠严格的生产程序、严格的质量保证措施,确保生产出高质量的 LWMH。对于每一种 LWMH,应该视为单独的产品,不能将所有的 LWMH 视为临床等效。LWMH 的选择应基于其良好的临床安全性和有效性。不同 LWMH 在肾衰患者的应用,也必须区分对待。荟萃分析的结果提示,亭扎肝素在预防剂量时可以安全地用于肾功能衰竭的患者,不需要根据病情减少剂量。但是纳入的研究中亭扎肝素仅用于肌酐清除率 $20 \sim 50 ml/min$ 非透析患者。依诺肝素、舍托肝素和贝米肝素在肌酐清除率低于 $30ml/min$ 可发生药物蓄积,必须根据肾功能调整剂量。

表 5-2 常用 LWMH 和类肝素

LWMH	平均分子质量	抗 Xa/抗 IIa 因子活性比值
贝米肝素	3600	8.0
那屈肝素	4300	3.3
依诺肝素	4500	3.9
瑞维肝素	4400	4.2
舍托肝素	5400	2.4
达肝素	5000	2.5
亭扎肝素	6500	1.6
帕肝素	5000	2.3

3. 类肝素

达那肝素来源于猪小肠黏膜,含 84% 的硫酸乙酰肝素、12% 的硫酸皮肤素和

4%的硫酸软骨素,具有高抗Ⅹa和低抗Ⅱa的特征。达那肝素是一种类肝素,在有些文献中也将它归为LWMH。但是它的蛋白结合特征与肝素不同,因此在HIT患者中应用很少发生交叉反应。达那肝素已被用于肝素诱导血小板减少症(heparin-induced thrombocytopenia,HIT)。但是它有以下缺点。第一,仍有5%~10% HIT患者中会出现达那肝素与HIT抗体的交叉反应;第二,肾衰竭患者使用时,达那肝素的半衰期延长,通常半衰期为25h,肾衰患者的半衰期为36~48h。长期使用达那肝素必须监测Ⅹa活性。它对血小板的作用是有限的。达那肝素没有拮抗药,相关临床研究极少。在一项临床研究中,在CVVH治疗中应用达那肝素抗凝(负荷剂量3500U,维持剂量为100U/h),体外循环维持使用时间达20~89h,并无出血并发症发生。但是该研究仅仅纳入5例患者。

4. 磺达肝癸钠

磺达肝癸钠是一种人工合成的糖基衍生物,含有与肝素类似的戊糖结构,分子量为1.728 kDa。通过抗凝血酶依赖Ⅹa抑制凝血酶生成。磺达肝癸钠不与其他血浆蛋白相互作用,不延长凝血酶原时间、活化部分凝血活酶时间。虽然接受磺达肝癸钠治疗患者中也产生"HIT抗体",但是否发生交叉反应尚无定论。磺达肝癸钠似乎可以作为肝素相关血小板减少症患者的潜在替代品。在CRRT中,使用磺达肝癸钠经验有限。在健康人中,它的半衰期大约是17h,其清除主要是以原型从肾排泄。肾衰患者使用时,必须调整剂量。使用过程中必须监测抗Ⅹa。

普通肝素与LWMH比较,肝素抗凝最主要缺点是可能引起全身出血,或抗凝不充分引起的体外循环凝血。危重患者由于手术、创伤、黏膜损伤和凝血功能障碍,使用肝素抗凝后更容易出现出血并发症。一项荟萃分析的研究结果提示,在维持性透析患者中,LWMH和UFH一样安全并有效,但是纳入的研究的样本量均较小(8~70例)。UFH和LWMH孰优孰劣,目前尚无充分证据回答。肝素和LWMH的利弊详见表5-3。

UFH、LWMH和达那肝素均有可能诱导血小板减少症。肝素诱导的血小板减少症被定义为使用肝素中或暴露于肝素后短期内出现的血小板计数下降。肝素带负电荷使其与PF4具有高亲和力,PF4带正电荷在血小板和一些内皮细胞表面表达。肝素与PF4的结合与其分子的长短和硫酸化程度有关。肝素进入体内与PF4形成复合物后构象发生改变,暴露抗原位点,被机体免疫系统识别产生抗体。肝素-PF4-抗体复合物与血小板表面的Fcγ受体结合,进一步激活血小板表面的PF4形成正反馈。血小板激活后引起血栓,血小板计数减少。肝素诱导的血小板减少症分为HIT-Ⅰ和HIT-Ⅱ。HIT-Ⅰ是由于肝素激活血小板引起的,是非免疫原性,与早期、自限性的血小板下降有关。HIT-Ⅱ是由肝素-PF4-抗体复合物介导的免疫反应,是一种与血小板显著下降、出血风险和高凝状态同时存在的临床病理综合征。达那肝素很少发生HIT。荟萃分析结果显示,使用UFH发生HIT的总发病率为 2.6%,但是 LWMH 应用中发生 HIT 的风险为 0.2%。然而 LWMH 的代谢更多地依赖于肾脏,在肾衰患者的长期应用中是否降低 HIT 的发病率尚存争议。

表 5-3 肝素和 LWMH 的利弊

肝素	LWMH
UFH 的优点	LWMH 的优点
有效抗凝	有效抗凝
半衰期短	稳定的药代动力学和抗凝疗效
可以应用 APTT 监测	对血小板影响较肝素小
鱼精蛋白中和有效	对脂代谢影响较肝素小
大量临床经验	
成本低	LWMH 的缺点
	可能引起出血
UFH 的缺点	鱼精蛋白仅能中和部分 LWMH
可能引起出血	同样可以引起血小板减少,但比 UFH
在危重病中,半衰期可能延长	免疫原性低
不可预测的药代动力学	更依赖于肾脏的清除,在肾衰患者的半
必须监测 APTT,但是 APTT 并不完全可靠	衰期延长
HIT	
抗凝疗效依赖于抗凝血酶	

5. 直接凝血酶抑制药

(1)第一代:水蛭素是有效的凝血酶天然抑制药。水蛭素结合并抑制活化的凝血酶,并且有溶解纤维蛋白的作用。因此,水蛭素具有抗凝和溶栓的作用。水蛭素的正常半衰期是 60~100min。水蛭素可以应用于 HIT 患者。天然水蛭素因其可引起严重的过敏反应,在临床上使用受限。目前利用重组生物技术开发和纯化水蛭素的方法生产出重组水蛭素(6.980 kDa)。有关水蛭素在 CRRT 应用的研究很少,一项小样本的研究结果提示,与肝素相比较,水蛭素更能有效预防滤器的凝血。但是该研究仅仅纳入 16 例患者,水蛭素组 8 例患者。目前在 CRRT 中使用水蛭素抗凝存在争议。首先,来匹卢定(Lepirudin)和地西卢定(Desirudin)均为重组水蛭素,两者均经过肾脏排泄,在肾衰的患者需要调整剂量。使用水蛭素后,机体会产生水蛭素抗体。使用来匹卢定治疗 196 例 HIT 患者后,44.4% 的患者产生水蛭素抗体。另一项研究中,静脉使用水蛭素后高达 84% 的患者产生抗体。水蛭素抗体的产生与治疗时间有关,应用水蛭素 18.6d 的患者水蛭素抗体阳性的比例高于治疗 11.8d 的患者。水蛭素与抗体结合后改变其药代动力学。半衰期延长,增加出血的风险。剂量相关的 APTT 延长仅发生在低剂量使用的时候。在高剂量水蛭素使用时，APTT 的上升较慢。有学者推荐应用蝰蛇毒凝血时间监测其抗凝疗效更确切。蝰蛇毒凝血时间监测在临床上未广泛使用，并且在小样本研究结果也提示蝰蛇毒凝血时间监测并不能完全反映水蛭素的浓度。水蛭素无特效拮抗药。水蛭素应用最大的不良反应是出血，出血并发症的发生率为 4%～19%。应用水蛭素尚有可能发生过敏反应，首次应用来匹卢定后过敏反应的发生率为 0.015%，再次应用后过敏率为 0.16%。比伐卢定是一种水蛭素类似物，与水蛭素相比免疫原性低。肾功能正常时，比伐卢定的半衰期为 25min，但是透析患者的半衰期达到 3.5h。

(2)第二代：阿加曲班直接抑制游离及与血栓结合凝血酶。阿加曲班为小分子物质(527 Da)，2000 年被美国 FDA 批准用于 HIT 患者的血栓性疾病的治疗。在体内被肝清除，慢性透析患者体内半衰期为 35min。监测 APTT 指导用量。阿加曲班无特殊的拮抗药。目前在 CRRT 的临床应用中经验仍然有限。

(3)第三代：硫酸皮肤素是一种天然氨基多糖，大多数分布在皮肤中，也分布在肺、心脏瓣膜和肌腱。通过增强内源性肝素辅因子Ⅱ作用选择性凝血酶抑制，并不影响血小板。治疗中应用 APTT 监测。目前硫酸皮肤素的相关临床经验很少。

6. 轻微的全身抗凝技术

包括前列环素和前列腺素 E_1。前列腺素(PG)E_1 或 I_2(前列环素)抑制血小板同时具有扩血管的作用。由于血小板参与滤器凝血，并且 UFH 治疗可能增加血小板活化，血小板抑制药和 UFH 联合应用可有其他协同作用。临床研究中，联合应用 UFH 和 PGI_2 或 E_2 在 CRRT 中抗凝治疗，联合治疗可以延长滤器的使用寿命并降低出血的发生。也有单用前列腺环抗凝的，但是用前列腺素抗凝，滤器使用寿命较短。前列腺素的不良反应包括颜面潮红、头痛、低血压。前列腺素的舒张血管的作用可以引起低血压，但是其舒血管作用的时间仅仅持续 2min。

7. 蛋白酶抑制素

(1)甲磺酸萘莫司他：甲磺酸萘莫司他是一种合成的丝氨酸蛋白酶抑制药。它作用于丝氨酸蛋白酶(FⅡA，FⅩa，FⅫa)和抑制 TF-Ⅶa 复合物。其分子量为 540 kDa，生物半衰期约为 8min。甲磺酸萘莫司他可以导致凝血酶时间、PT 和 APTT 延长。甲磺酸萘莫司他作为 CRRT 的抗凝药在日本使用较多。已有两项前瞻性的随机研究在 CRRT 中应用萘莫司他抗凝。Choi 等的研究中，入选患者 31 例，应用萘莫司他抗凝，滤器平均使用寿命为 31h。甲磺酸萘莫司他无特效的拮抗药，严重的不良反应包括粒细胞缺乏症、高钾血症、过敏反应。

(2)活化蛋白 C：重组人活化蛋白 C(rhAPC)用于严重脓毒症，通过作用于Ⅴa 和Ⅷa 抑制凝血酶的形成。此外尚有降低 TF 的合成与表达，增强纤溶功能的作用。既往研究中报道了活化蛋白 C 在 CRRT 中抗凝。

CRRT 抗凝中肝素治疗剂量并无统一的标准,常推荐的剂量见表 5-4。临床研究中首剂的用量 500～5000 U,根据患者的病情和 APTT 监测水平调整治疗用药。低分子肝素应用中,必须监测抗 Xa 因子。Oudemans-van Straaten 等对于无出血并无高危出血患者的抗凝药应用有一个推荐用法,但临床应用尚需结合患者的实际情况以及监测水平及时调整药物。不同的临床研究也采用不同的治疗剂量。例如 Hein 等的研究中,水蛭素的首剂用量是 $10\mu g$,较 Oudemans-van Straaten 等推荐的剂量高。治疗之前 $100\mu g$ 水蛭素加入 3L 生理盐水中,预冲管路和滤器。在韩国的研究中,萘莫司他维持剂量为 20mg/h,经治医师根据病情调整范围为 10～30mg/h。治疗前,萘莫司他 20mg 加入 500ml 的生理盐水预冲体外循环管路。

表 5-4 抗凝药在 CRRT 治疗中的推荐剂量

(用于无出血并无高危出血患者的剂量)

	负荷剂量	维持剂量	监测方法	目标值
UFH	2000～5000 U	5～10 U/(kg·h)	APTT	正常值的 1～1.4
那屈肝素	15～25 U/kg	5 U/(kg·h)	抗 Xa 因子	0.25～0.35 U/ml
依诺肝素	0.15mg/kg	0.05 mg/(kg·h)	抗 Xa 因子	0.25～0.35 U/ml
达那肝素	750 U	1～2 U/(kg·h)	抗 Xa 因子	0.25～0.35 U/ml
磺达肝癸钠	已使用 UFH 或 LWMH 的患者无须负荷剂量	1.25 mg/h 使用 1～2d 后改为 2.5mg/d	抗 Xa 因子	0.25～0.35 U/ml
重组-水蛭素	无须负荷剂量	0.005 mg/(kg·h)使用 1～2d 后改为 0.005～0.01 mg/(kg·h)或间歇给药 0.002 g/kg	ECT	80～100s 正常值的 1～1.4
阿加曲班	250 μg/kg	0.5～2μg/(kg·min)	APTT	正常值的 1～1.4
硫酸皮肤素	150 mg	15 mg/h	APTT	滤器前 APTT
萘莫司他	无须负荷剂量	0.1～0.5mg/(kg·h)	APTT	＞正常值的 2～2.5

(二)局部抗凝

1. 局部枸橼酸抗凝

血清钙离子参与凝血过程,是机体凝血过程中必不可少的。枸橼酸能够螯合血中的钙离子,降低血清钙离子的浓度,阻断血液凝固过程。在体外循环中输入枸橼酸降低钙离子浓度以达到抗凝的效果。枸橼酸为小分子物质,枸橼酸与钙螯合形成的复合物在 CRRT 治疗中通过对流或弥散的方式被清除一部分。故必须补充被清除的这部分钙离子。未被清除的枸橼酸-钙的复合物进入体内后,枸橼酸主要在肝、肌肉组织、肾皮质参加三羧酸循环。在血液回到体内以前,必须补充足量的钙离子,并且进入体内后钙离子从复合物中解离出来。这样体内的钙离子浓度恢复正常,凝血功能可恢复正常,故枸橼酸在体内无抗凝作用。正常情况下,枸橼酸在体内的半衰期仅 5min。

枸橼酸抗凝最大的优势是可以充分抗凝的同时不影响体内的凝血,减少出血并发症,并且可以避免 HIT。荟萃分析的结果提示,与肝素抗凝比较,枸橼酸抗凝滤器使用寿命更长。但是枸橼酸抗凝较为复杂,体现在以下几个方面:①枸橼酸根同时作为碱基,在体内 1mmol 的枸橼酸根代谢为 3mmol 的碳酸氢根。用枸橼酸抗凝时,需要调整置换液的碳酸氢根浓度,以避免过多的碱基输入。②1mmol 的枸橼酸钠含 3mmol 的钠,因此也需要调整置换液的钠离子浓度避免高钠血症。③在体外循环中枸橼酸与钙螯合的复合物可以被 CRRT 清除。④枸橼酸可以被CRRT 清除,枸橼酸的筛选系数达到 0.87～1.0,清除的量受到超滤量、置换液量、CRRT 治疗模式等因素的影响。⑤枸橼酸进入体内后在肝和肌肉的代谢受到疾病的影响。⑥血气分析钙离子浓度检测可能存在较大的误差范围。⑦枸橼酸同样可以螯合镁离子,有可能影响镁离子功能。

(1)枸橼酸抗凝的基本方法:①枸橼酸从动脉端输入,可以单独输入或加入置换液中前稀释输入。②同时钙离子从后稀释输入或另外建立血管通路输入。③前置换液中不含钙离子。④调整置换液中钠离子和碳酸氢根的浓度避免高钠血症和碱中毒。

目前已经有市售的枸橼酸置换液,Prismocitrate 10/2(枸橼酸浓度为 2mmol/L,枸橼酸根浓度为 10mmol/L)和 Prismocitrate 18/0(枸橼酸浓度为 0mmol/L,枸橼酸根浓度为 18mmol/L)。

输入枸橼酸后导致的钙离子浓度下降与剂量相关,钙离子浓度＞0.50 mmol/L 时几乎无抗凝效应,当钙离子浓度低于 0.25mmol/L 几乎完全抑制凝血。因此,可以通过监测滤器后的钙离子浓度监测其抗凝效果(靶目标值为滤器后钙离子浓度 0.25～0.30mmol/L)。但是 Schwarzer 等的研究提示,在低水平的钙离子浓度范围内,血气分析监测钙离子浓度可以出现较大的误差,误差范围可高达0.33 mmol/L(0.21～0.50 mmol/L)。有学者推荐的另外一种方法是,密切监测有无枸橼酸蓄积引起并发症的同时,直接调整体外循环的枸橼酸浓度至 4 mmol/L。

(2)枸橼酸抗凝的新方法:Broman 等介绍一种枸橼酸抗凝的新方法。传统的认识中,枸橼酸螯合钙离子降低钙离子的浓度以达到抗凝的效果,为使体外循环中钙离子浓度足够低,使用无钙置换液,在血液回到体内之前再次补充钙离子。Broman 等提出的新的观点,血浆中的总钙包括与清蛋白结合的钙、游离的钙离子和结合钙。使用含钙的置换液,枸橼酸与钙离子结合后,总钙含量不变。因此,不需另外再补充钙,血液回到体内后钙离子重新释放入血,保持钙离子浓度的正常。在该研究中滤器后的钙离子浓度＜0.5mmol/L 以达到抗凝效果。研究中未发现严重的并发症,但是该研究仅仅纳入 5 例患者。该方法尚需进一步的研究证实。

　　枸橼酸抗凝的并发症包括酸碱失衡、高钠血症、高钙或低钙血症等。枸橼酸钠在体内代谢的公式：$Na_3\ citrate + 3H_2CO_3 \rightarrow citric\ acid(C_6H_8O_7) + 3NaHCO_3$。但是在有些枸橼酸抗凝方案中,枸橼酸根结合的阳离子是氢离子而非钠离子,例如抗凝枸橼酸葡萄糖溶液-A 液中,30％的枸橼酸根结合的阳离子是氢离子。血液 pH 值主要是由 $PaCO_2$、强离子差(SID)和弱酸浓度三个变量决定的。枸橼酸属于弱酸范畴,其作用应为弱酸性,很明显的酸化液。但是如果输入枸橼酸钠,SID 增加引起碱性。枸橼酸钠输入体内可能引起酸碱失衡,如果输入过多的枸橼酸钠,并且枸橼酸钠在体内代谢产生碳酸氢根后可引起代谢性碱中毒。如果 CRRT 输入大量枸橼酸,体内枸橼酸代谢途径受损(例如肝功能衰竭),此时可引起代谢性酸中毒。枸橼酸抗凝过程中,至少每 6 小时监测一次动脉血气分析、酸碱平衡、电解质以及钙离子。每 24 小时监测一次离子钙/总钙的比值。枸橼酸抗凝 48～72h 后如患者保持稳定状态,电解质的监测可以改为每 12 小时一次。如果出现代谢性酸中毒以及总钙/钙离子比值上升提示枸橼酸蓄积,应该及时停用或减量枸橼酸应用。临床上由于枸橼酸浓度监测受到试剂不稳定的影响,一般用总钙/钙离子预测枸橼酸的蓄积。取总钙/钙离子比值 2.1mmol/L 作为切点,提示枸橼酸浓度大于 1 mmol/L(89％ 的敏感度和 100％的特异性)。另一种方法是总钙/钙离子比值 2.5mmol/L 提示枸橼酸蓄积。在临床实践中,应鉴别枸橼酸蓄积、枸橼酸过载、枸橼酸输入不足(表 5-5)。

表 5-5　枸橼酸蓄积、枸橼酸过载、枸橼酸输入不足的鉴别诊断

	枸橼酸蓄积	枸橼酸过载	枸橼酸输入不足
发病机制	不完全枸橼酸代谢：循环中持久性枸橼酸-钙螯合	输入过多的枸橼酸	AKI 代谢性酸中毒患者输入枸橼酸钠不足
诊断	代谢性酸中毒 总钙/离子钙比值＞2.5 需要增加钙离子的补充	代谢性碱中毒 总钙/离子钙比值＜2.5 不需要增加钙离子的补充	代谢性酸中毒 总钙/离子钙比值＜2.5 不需要增加钙离子的补充
评估	严重的低钙可能致命	相对良性容易处理	相对良性容易处理
发病率	少见	常见	少见
处理	降低血流或提高透析液流量,重者应改用其他抗凝方法	降低血流或提高透析液流量	提高血流或降低透析液流量

枸橼酸抗凝中,钙剂补充不足可引起低钙血症。在这种情况下,总钙离子和游离钙减少。钙的补充剂量一般根据实际系统的 Ca^{2+} 浓度调整,维持体内钙离子浓度 $0.9\sim1.2$ mmol/L。但是危重症患者的最佳钙离子浓度尚不明确,危重病患者往往有较低的钙离子浓度,补钙可能有害。枸橼酸还结合镁,可能导致低镁血症。此外,输入枸橼酸钠后有可能引起高钠血症,通过调整置换液的钠离子浓度可以避免高钠血症。在肝素和枸橼酸抗凝的临床研究,总体而言枸橼酸抗凝滤器使用寿命更长,并降低出血并发症。大多数对枸橼酸抗凝评估患者预后的研究为小样本的研究。然而在一项大型研究中纳入 200 名危重患者,枸橼酸抗凝组患者 3 个月存活率增加 15%。并且枸橼酸对生存的效益不能充分用减少出血解释。尚有研究提示,枸橼酸抗凝中总钙/离子钙比值与患者 28d 死亡率相关。除了其抗凝血作用,肝素与多种细胞和蛋白结合有可能引起炎症和抗炎反应,肝素对机体炎症和抗炎的影响,与肝素结合的位点、肝素的剂量以及炎症的严重程度均相关。肝素对机体炎症的影响有可能是有益的、中性的,但是也有可能是不可预知的、有害的。此外,肝素尚可调动炎症递质、肝素增强内毒素诱导的单核细胞活化。使用枸橼酸抗凝有可能避免肝素毒炎症的有害影响。但是并非所有研究中均显示枸橼酸抗凝可以提高患者的生存率。

肝功能衰竭影响枸橼酸在肝的代谢,但是目前尚无可靠的方法预测枸橼酸在肝功能衰竭时的代谢。肝功能衰竭患者采用枸橼酸抗凝仍有争议,有学者认为不宜使用。但是也有临床研究支持在肝衰竭患者中应用枸橼酸抗凝,通过剂量调整和强化监测离子钙水平似乎允许枸橼酸盐在肝硬化失代偿患者中的安全应用。枸橼酸代谢主要发生在肝和肌肉。休克患者可能存在线粒体功能障碍,乳酸浓度增高。因此,休克患者中应用枸橼酸抗凝相对风险增高。然而,临床实践中枸橼酸抗凝患者中,休克患者占相当大比例。在一项随机对照试验中,只有一例患者出现了枸橼酸蓄积。但是在持续性严重心力衰竭、缺血性肝炎和肌肉灌注不良的患者中,由于三羧酸循环障碍,很可能出现枸橼酸蓄积。在这些患者中,必须强化监测总钙/离子钙比值以及酸碱平衡(2h 1 次)。当总钙/离子钙比值在 $2.25\sim2.5$ 时,应该减少甚至停止枸橼酸输入。

枸橼酸抗凝能有效抗凝并不影响全身凝血功能,又可避免肝素对炎症的负面影响,但是枸橼酸抗凝应用的前提是临床医师能正确理解并掌握枸橼酸抗凝的方法。保证枸橼酸抗凝的安全进行的措施包括:良好的抗凝方案设计、根据透析模式和剂量及时调整抗凝方案、密切的监测和评估。

2. 肝素-鱼精蛋白

在滤器前输入肝素,滤器后输入鱼精蛋白中和。根据 APTT 调整肝素和鱼精蛋白的比例,APTT 的目标值:滤器中 APTT 为正常值的 2 倍,体内 APTT 在正常范围。输注鱼精蛋白可引起血小板功能障碍、活化炎性递质、低血压和肺动脉高压。缓慢输注时这些不良反应较少。然而,鱼精蛋白肝素复合物可沉积在肾血管,可能引起其他不良反应。尽管有的研究认为普通肝素/鱼精蛋白是可行的、安全的,但是这些仅仅是一些小样本。并且临床研究的结果也提示,肝素-鱼精蛋白局部抗凝滤器使用寿命较短。鉴于上述原因,如果有其他抗凝方法可以选择不推荐这种方法。

3.减少滤器凝血的其他方法

(1)补充抗凝血酶Ⅲ:肝素与抗凝血酶Ⅲ结合后,其作用可增强 1000 倍,因此抗凝血酶水平低可导致肝素抵抗。既往的两项研究中,在 CRRT 治疗前测定抗凝血酶Ⅲ活性,并获得性的抗凝血酶Ⅲ缺乏的患者接受抗凝血酶Ⅲ输注治疗可以延长滤器的使用寿命。但这两项研究均为小样本研究,其中 du Cheyron D 等的研究为病例对照研究。

(2)CRRT 的模式(CVVH、CHHHD、CVVHDF):CVVH 的滤器使用寿命似乎比 CVVH/CVVHDF 滤器使用寿命短。前稀释输入置换液,从而稀释滤器中的血液,降低血液浓缩、延长滤器使用的寿命、减少抗凝药的使用。在后稀释治疗中,降低滤过分数可以延长体外循环通路使用的时间。

(3)滤器膜材料:一些小样本的研究中比较不同滤器膜材料与体外循环使用寿命的关系,聚砜膜滤器的使用寿命可能比醋酸纤维膜更长,但是与 AN69 膜材料的滤器相比,聚砜膜材料无优势。使用肝素涂层膜的滤器可能减少肝素的用量,并延长滤器的使用时间。但是在临床研究中,并未发现使用肝素涂层 AN69 膜的滤器可以提高滤器的使用寿命。

(4)血流量:提高循环的血流量可以减少血液在滤器中停滞时间,可能延长滤器的使用寿命。但是并无相关研究支持何种血流对于延长体外循环时间有利。

(5)其他:增加预冲滤器的肝素用量并不能进一步减少血栓形成的概率。间歇性的生理盐水冲洗管路和滤器似乎并不能延长体外循环管路和滤器的使用时间。

治疗中,护士应密切观察,及时发现早期凝血、导管扭曲、血流的停滞,有助于延长滤器的使用寿命。

三、小结

1. 对于无活动性出血倾向,并无凝血功能障碍患者,可以使用肝素或 LWMH 抗凝。使用 UFH(APTT 正常值的 1～1.4 倍)或 LWMH(靶目标值抗Ⅹa 0.25～0.35U/ml)。

2. 对于出血高危患者或肝素诱导的血小板减少症患者,如果未使用抗凝治疗,建议 CRRT 期间采取局部枸橼酸抗凝。

3. KDIGO 指南中对于危重的 AKI 患者行 CRRT 治疗时,如果患者没有枸橼酸抗凝禁忌证,建议使用局部枸橼酸抗凝而非肝素。但局部枸橼酸抗凝的使用前

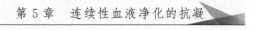

提是临床医师能正确理解并掌握枸橼酸抗凝的方法。

4. 对于肝素诱导的血小板减少症，停止普通肝素和 LWMH，应用局部枸橼酸抗凝。如果无交叉反应，可以使用达那肝素抗凝。其他可能的抗凝方式包括磺达肝素、比伐卢定、阿加曲班、硫酸皮肤素以及萘莫司他。但是上述抗凝药的应用需要进一步临床研究的证据支持。

5. 体外循环有凝血倾向时，可以联合前列腺素和 UFH/LWMH 抗凝。

（吴彼得　陈珊莹）

参 考 文 献

[1] Adams CD，Anger KA，Greenwood BC，et al. Antithrombotic pharmacotherapy. Chapter 110. In：Irwin and Rippe's intensive care medicine[M]. 7th ed. Philadelphia，PA：Lippincott，Williams，and Wilkins，2012：1224-42.

[2] Zhang Z，Ni H. Efficacy and safety of regional citrate anticoagulation in critically ill patients undergoing continuous renal replacement therapy[J]. Intensive Care Med，2012，38：20-28.

[3] Schneider AG，Journois Didier，Rimmelé T. Complications of regional citrate anticoagulation：accumulation or overload[J]. Critical Care，2017，21：281.

[4] Brain M，Winson E，Roodenburg O. Non anti-coagulant factors associated with filter life in continuous renal replacement therapy(CRRT)：a systematic review and meta-analysis[J]. BMC Nephrology，2017，18：69.

[5] Francis CW，Kaplan KL. Chapter 21. "Principles of Antithrombotic Therapy". In Lichtman MA，Beutler E，Kipps TJ，et al. Williams Hematology [M](7th ed.).

[6] Mottes T，Owens T，Niedner M，et al. Improving delivery of continuous renal replacement therapy：impact of a simulationbased educational intervention[J]. Pediatr Crit Care Med J Soc Crit Care Med World Fed Pediatr Intensive Crit Care Soc，2013，14：747-54.

[7] Schetz M，Van Cromphaut S，Dubois J，et al. Does the surface-treated AN69 membrane prolong filter survival in CRRT without anticoagulation[J]. Intensive Care Med，2012，38：1818-25.

[8] Jacobs R，Honore PM，Spapen HD. Continuous venovenous hemodialysis with regional citrate anticoagulation in patients with liver failure：a prospective observational study[J]. Critical Care，2015，19：50.

[9] Alquwaizani M，Buckley L，Adams C，et al. Anticoagulants：A Review of the Pharmacology，Dosing，and Complications[J]. Curr Emerg Hosp Med Rep，2013，1：83-97.

[10] Meijers B，Laleman W，Vermeersch P，et al. A prospective randomized open-label crossover trial of regional citrate anticoagulation vs. anticoagulation free liver dialysis by the Molecular Adsorbents Recirculating System[J]. Crit Care，2012，16：R20.

[11] Faybik P，Hetz H，Mitterer G，et al. Regional citrate anticoagulation in patients with liver

failure supported by a molecular adsorbent recirculating system[J]. Crit Care Med, 2011, 39:273-279.

[12] Link Andreas, Klingele M, Speer T, et al. Total-to-ionized calcium ratio predicts mortality in continuous renal replacement therapy with citrate anticoagulation in critically ill patients [J]. Critical Care, 2012, 16:R97.

[13] Oudemans-van Straaten, Ostermann. Bench-to-bedside review: Citrate for continuous renal replacement therapy, from science to Practice[J]. Critical Care, 2012, 16:249.

[14] Smythe MA, Priziola J, Paul P, et al. Guidance for the practical management of the heparin anticoagulants in the treatment of venous thromboembolism[J]. J Thromb Thrombolysis, 2016, 41: 165-186.

[15] De Waele JJ, Van Cauwenberghe S, Hoste E, et al. The use of the activated clotting time for monitoring heparin therapy in critically ill patients [J]. Intensive Care Med, 2003, 9: 325-328.

[16] Hetzel GR, Schmitz M, Wissing H, et al. Regional citrate versus systemic heparin for anti-coagulation in critically ill patients on continuous venovenous haemofiltration: a prospective randomized multicentre trial[J]. Nephrol Dial Transplant, 2011, 26: 232-239.

[17] Atiq F, Bemt P, Leebeek FWG, et al. A systematic review on the accumulation of prophylactic dosages of low-molecular-weight heparins(LMWHs)in patients with renal insufficiency [J]. Eur J Clin Pharmacol, 2015, 71(8): 921-929.

[18] Dutt Tina, Schulz M. Heparin-induced thrombocytopaenia(HIT)—an overview: what does the nephrologist need to know and do[J]. Clin Kidney J, 2013, 6: 563-567.

[19] Nagge J, Crowther M, Hirsh J. Is impaired renal function a contraindication to the use of lowmolecular-weight heparin[J]. Arch Intern Med, 2002, 162:2605-2609.

[20] Lee CJ, Ansell JE. Direct thrombin inhibitors [J]. Br J Clin Pharmacol. 2011, 72 (4): 581-592.

[21] Maruyama Y, Yoshida H, Uchino S, et al. Nafamostat mesilate as an anticoagulant during continuous veno-venous hemodialysis: a three-year retrospective cohort study[J]. Int Artif Organs, 2011, 34(7): 571-6.

[22] Lee YK, Lee HW, Choi KH, et al. Ability of nafamostat mesilate to prolong filter patency during continuous renal replacement therapy in patients at high risk of bleeding: a randomized controlled study[J]. PLoS One, 2014, 9: e108737.

[23] Choi YJ, Kang YJ, Jang HM, et al. Nafamostat Mesilate as an Anticoagulant During Continuous Renal Replacement Therapy in Patients With High Bleeding Risk[J]. Medicine (Baltimore), 2015, 94(52): e2392.

[24] Schilder L, Nurmohamed SA, Bosch FH, et al. Citrate anticoagulation versus systemic heparinisation in continuous venovenous hemofiltration in critically ill patients with acute kidney injury: a multi-center randomized clinical trial[J]. Crit Care, 2014, 18(4): 472.

[25] Stucker F, Ponte B, Tataw J, et al. Efficacy and safety of citrate-based anticoagulation compared to heparin in patients with acute kidney injury requiring continuous renal replacement

therapy: a randomized controlled trial[J]. Crit Care,2015,19(1): 91.

[26] Liu C,Mao Z,Kang H,et al. Regional citrate versus heparin anticoagulation for continuous renal replacement therapy in critically ill patients: a meta-analysis with trial sequential a-nalysis of randomized controlled trials[J]. Critical Care,2016,20:144.

[27] Schwarzer P,Kuhn S-O,Stracke S,et al. Discrepant post filter ionized calcium concentra-tions by common blood gas analyzers in CRRT using citrate anticoagulation[J]. Crit Care,2015,19: 321.

[28] Broman M,Klarin B,Sandin K,et al. Simplified Citrate Anticoagulation for CRRT Without Calcium Replacement[J]. ASAIO J,2015,61(4): 437-442.

第6章

连续性血液净化的不良反应

连续性血液净化治疗（CBP）是重症患者危险期内重要的治疗方法。但是，CBP 是一种侵入性治疗，如果不能提前做好预防，常常会发生诸多不良反应，严重者甚至危及患者的生命。

一、连续性血液净化的不良反应

1. 体外循环凝血及血栓形成

血流速度、CBP 模式、抗凝方式，滤器膜的类型及预冲液等，都是体外循环凝血形成的影响因素。血流量不足，抗凝药物的选择不当及预冲液中抗凝药的加入不足，都会导致凝血的发生。另外，有学者认为，对流模式相对弥散模式的选择更容易发生凝血；CBP 过程中由于凝血的发生，血栓形成较为常见，如果动脉局部血栓影响到血液灌注需立即手术；如果导管内形成血栓，则须终止 CBP 治疗，导管溶栓。

2. 出血

深静脉置管由于操作不熟练，反复穿刺或扩张导管动作过猛，易引起置管处渗血。另外，CBP 过程中理想的抗凝剂量，要求应达到最大的体外抗凝效果，而对循环系统无作用或者作用较小。临床上对有出血倾向的重症患者，可采用低分子肝素、局部枸橼酸、前稀释法等抗凝，以维持体外循环的抗凝作用，并减少出血的风险。

3. 过敏反应

血液净化过程中，血液与膜接触之后，血中白细胞和补体下降，患者出现皮肤瘙痒、胸痛、背痛、出汗、呼吸困难和血压下降等一系列症状和体征，这些反应与膜的生物相容性、管道残存的消毒剂及置换液本身可能污染内毒素等因素有关。一旦发生过敏反应，需脱离过敏源并尽快抗过敏治疗；同时选用生物相容性较好的生物膜；预冲时充分冲洗管路，预防滤器和管路中残余消毒剂导致的过敏反应；定期消毒水处理系统、更换水处理滤芯，定期监测水质中内毒素的含量，以达到最大限度避免不良反应的目的。

4. 寒战、体温不升

CBP 治疗中，大量置换液的输入以及体外循环丢失热量往往会造成低温，尤其

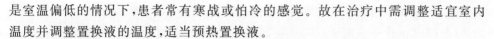

是室温偏低的情况下,患者常有寒战或怕冷的感觉。故在治疗中需调整适宜室内温度并调整置换液的温度,适当预热置换液。

5. 空气栓塞

管道漏气,机械故障(空气报警系统或除气装置失灵),护理人员操作不当等因素,均可能导致空气进入血液循环,故应加强管道通路的管理,加强 CBP 设备维护以及护理人员操作监督,避免空气栓塞的发生。

6. 感染

接受 CBP 治疗的病患因为原发病的因素绝大多数存在免疫力差,处于炎症状态,另外,血液体外循环本身可成为细菌的感染源,管路、滤器的连接、测压管与压力传感器的连接,以及取样口等均是细菌的入侵部位;置换液的不断配制、更换也是引起感染的重要途径。故需积极控制原发病,严格消毒,遵守无菌操作,以起到最大预防作用。

7. 营养丢失

由于 CBP 在治疗过程中清除溶质存在无差别性,不能辨别有益或有害物质,在清除有害成分的同时也会造成有益成分的丢失,如电解质、蛋白质、氨基酸、体内使用的药物等。而长期接受血液净化的患者,发生动脉硬化等心血管疾病可能与长期微量元素和维生素丢失有关,所以对血液净化患者丢失维生素,予以补充是必要的。

8. 液体管理中的不良反应

CBP 中最常见和严重的不良反应:①液体平衡问题导致低容量或容量负荷过多;②液体配制过程错误导致电解质、酸碱失衡;③液体配制或使用过程中污染,导致细菌感染。

二、连续性血液净化不良反应的防治

1. CBP 准备的预防

(1)在 CBP 治疗前,认真与患者和家属进行沟通,把 CBP 治疗的机制、过程、可能发生的意外情况、费用等向家属介绍清楚。治疗时,应亲切、熟练操作,以增强患者的安全感,使 CBP 治疗顺利进行。

(2)CBP 治疗前要认真评估患者的病情,评价患者血管通路的条件是否通畅,是否符合治疗的要求。

(3)CBP 治疗前机器的准备也很重要,一定要校正好所有液体秤的准确和平衡性,预冲时要确保预充的质量,抗凝排气充分。

2. CBP 进行中的防治

(1)在工作中应定时观察记录 CBP 机器的参数,如动脉压、静脉压、滤器前压力、跨膜压和血流量等,发现异常,立即查找原因,寻找对策。专科医护人员必须熟悉机器英文界面的含义,对机器报警要做出迅速而正确的判断和处理。

(2)CBP治疗中采用适当的抗凝方案十分重要,若血液颜色变暗,滤器出现黑色条纹,管路内血液出现分层或滤器压、跨膜压出现阶梯式升高,均提示有体外循环凝血的可能。应随时监测CBP设备的各种压力变化,及时发现体外循环血液凝固的危险信号。

(3)保持充足血流量,保证血液净化顺利进行。若患者使用内瘘,一定要保持穿刺部位的良好体位,防止针头滑脱或深入导致出血或血肿。在发生躁动、肢体活动过多时,需立即处理,必要时可使用地西泮或丙泊酚等镇静药物持续泵入以防止躁动。

(4)严防空气进入循环管路。预冲管路及滤器时要排净所有空气,管道连接处接合牢固,检查空气报警器、空气捕捉器液面,建议静脉壶血液平面保持2/3水平。治疗开始时待静脉管端排尽所有空气,才与患者连接。治疗中及时更换置换液袋,避免空气进入体外循环而增加滤器凝血的机会。

(5)严密监测患者血压、心率、呼吸、血氧饱和度等生命体征,以及神志、意识的变化和各项化验结果,及时处理异常。例如,出现寒战的患者在使用加热装置调高置换液温度及调高室温、加盖被或热水袋保暖后,上述症状消失,体温维持在36.5℃以上。如血压下降的患者在补充液体、减慢超滤速度或使用升压药、胶体物质后均能继续CBP治疗。

3. CBP的液体管理

治疗前要认真评估患者的24h出入量,做好正确的液体管理评估;治疗中要保证连续性,实时监测液体出入是否平衡,认真记录,详细交班;护士在配液和换液过程中应严格执行无菌操作,液体现配现用,注意配伍禁忌,避免输液反应,这是有效防止CBP治疗中医源性内环境紊乱及预防感染发生的关键。

4. CBP结束时的预防

(1)加强导管护理,在封闭导管时要注意根据患者的具体情况选择适宜的封管液药物和剂量,导管处换药要严格执行无菌操作。

(2)使用内瘘的患者,要注意妥善固定止血纱布、按压到位、松紧合适,固定后应观察20min,以防纱布渗血或皮下出血。

三、小结

CBP为急危重患者安全度过危险期开辟了一条新途径,CBP操作简单可床边进行,不受年龄的限制,患者耐受性较好。作为CBP医护人员应增强责任心,在治疗前积极准备,治疗中密切观察管理,治疗后妥善处理安全隐患。加强预防,尤其是对液体管理、滤器凝血、机器报警等的判断处理,及时发现和解决问题;多学科协调合作,保障CBP治疗的顺利进行。

(霍苗苗 余 毅)

参 考 文 献

[1]　Davies H,Morgan D,Leslie G. A regional citrate anticoagulation protocol for pre-dilutional CVVHDF：the 'Modified Alabama Protocol[J]. Aust Crit Care,2008,21(3)：154-165.

[2]　Zhang Z,Hongying N. Efficacy and safety of regional citrate anticoagulation in critically ill patients undergoing continuous renal replacement therapy[J]. Intensive Care Medicine,2012,38(1)：20-28.

[3]　王质刚.血液净化学[M].3 版.北京：科学技术出版社,2010:452-453.

[4]　沈清瑞,叶任高,余学清.血液净化与肾移植[M].北京:人民卫生出版社,1999:80-87.

[5]　Kalantarzadeh K,Kopple JD. Trace elements and vitamins in maintenance dialysis patients [J]. Advances in Renal Replacement Therapy,2003,10(3)：170-182.

第7章

连续性血液净化蛋白丢失与营养不良

近年来,随着危重症诊疗技术的发展,CBP 的应用在危重症的救治中越来越普遍。重症疾病的代谢反应可分为基础代谢率升高(高代谢)和骨骼肌降解代谢升高(高分解)两个部分,手术、创伤、烧伤、胰腺炎、感染等多种疾病都可出现。重症并发急性肾损伤(acute kidney injury,AKI)患者多存在高分解状态,导致大量炎性细胞因子及尿毒症毒素释放、代谢性酸中毒,以及胰岛素抵抗等。事实上,需要 CBP治疗的重症患者普遍存在不同程度的营养不良,尤其是蛋白丢失最为明显,这将导致患者免疫抑制、伤口愈合延迟、骨骼肌萎缩等,增加病死率及住院时间。

一、CBP 患者营养不良的发病率及影响

AKI 通常作为多器官功能障碍综合征的表现之一存在于危重症患者。据报道,危重症患者 AKI 的发病率高达 60%,病死率高达 50%。由于其特有的尿毒症代谢状态,以及 CBP 各种模式对于不同分子的清除,CBP 患者营养物质的丢失在临床上得到重视。去脂体重消耗及脂肪消耗在 AKI 患者中定义为蛋白能量消耗(protein-energy wasting,PEW)。然而,由于目前营养评估参数的低敏感度及低特异性,对 AKI 患者发生 PEW 风险评估仍然存在一定的困难。约 40%的 AKI 患者存在 PEW,这将导致住院费用增加、住院天数延长、并发症发生率和病死率增高等一系列负面影响。另一方面,营养支持疗法在 CBP 患者营养状态、发病率及病死率的积极作用,尚未得到大量循证医学证据证实,仅有少数研究提示正氮平衡与危重症 CBP 患者的预后存在正相关。

二、CBP 患者发生营养不良的原因

1. 热量的丢失

CBP 会增加患者体温过低的风险。尽管 CBP 机有加热及温度监测装置,但是血液经过长时间的体外循环后温度会衰减,同时与大量置换液或透析液进行液体交换,从而导致机体的体温下降。Yagi 等早期对 27 例 CVVH 患者进行了不同血流量(Qb)和透析液流量(Qd)对患者动静脉端温差的研究,发现当 Qb=100ml/min 和 Qd= 500ml/h 时,患者动静脉端的温差为(3.3±0.1)℃,Qb 保持不变,Qd

增加到 1500ml/h 时,温差增加至(5.5±0.2)℃(P<0.001),将 Qb 增加到 200ml/min,Qd 保持在 1500ml/h,动静脉端的温差为(3.2±0.2)℃(P<0.001)。因此认为,降低 Qb、提高 Qd 可能造成 CBP 患者体温下降或热能损耗。长时间低体温可能引起一系列不良反应,譬如热量丢失,持续寒战增加机体需氧量、血管收缩、淋巴细胞功能受损,以及凝血功能障碍等。

2. 糖平衡的紊乱

重症患者存在一个特征叫作"应激性糖尿病",表现为高血糖以及胰岛素抵抗。肝糖原生成(主要来源于氨基酸和乳酸)的增加主要是由于代谢激素的作用,如胰高血糖素、肾上腺素和皮质醇。此外,外源性葡萄糖和胰岛素的正常抑制作用减弱。同时,肌肉和脂肪这类胰岛素依赖组织周围的葡萄糖利用也会减少。正常生理机制下,肾脏对于葡萄糖的稳态起着重要作用,大部分葡萄糖在肾脏近曲小管的起始部位重吸收。给小鼠注射内毒素,可以引发近曲小管表达 GLUT-2 和 SGLT-2 转运体下调,而 GLUT-2 和 SGLT-2 转运体正是肾小管进行葡萄糖重吸收的载体蛋白,提示 AKI 患者肾功能的受损,可能导致糖代谢紊乱。

葡萄糖分子量约为 180Da,无论是弥散还是对流模式的 CBP 都能轻易清除,每日丢失量为 40~80g。使用无糖的置换液或透析液行 CBP 治疗,以置换液或透析液流量 2.5L/h 为标准,当患者血糖水平在 100mg/dl,每日丢失葡萄糖可达 60g;若血糖水平在 150mg/dl,葡萄糖丢失可达 90g/d。然而,将葡萄糖添加到置换液或透析液中可能存在一定的弊端,因为这可能造成机体高达 300g/d 的净葡萄糖摄取,这个数值是肝糖原分解的最大负荷量,很可能导致肝代谢紊乱。

3. 氨基酸与蛋白质代谢失衡

CBP 患者多为危重症患者,机体所表现的蛋白质营养不良,是由多种因素导致。包括蛋白质摄入减少,各种原因引起的蛋白质丢失增加,代谢性酸中毒引起的必需氨基酸和蛋白质分解增加。

AKI 患者肾脏排泄非必需氨基酸能力下降,致使非必需氨基酸含量升高;多种毒性物质可以抑制或增强体内代谢中的酶活性,如患者体内酪氨酸氨基转移酶活性增强,使酪氨酸转化为谷氨酸过程加速,同时尿毒症毒素可抑制苯丙氨酸羟化酶的活性,使苯丙氨酸转化为酪氨酸发生障碍,造成苯丙氨酸升高,酪氨酸减少;肾功能衰竭时丝氨酸羟甲基转化酶受到抑制,致使血浆甘氨酸浓度增加,丝氨酸浓度降低,两者比值下降。

炎症状态可抑制肝清蛋白 mRNA 的表达,减少清蛋白合成,同时增加蛋白分解。CBP 患者多因危重疾病的病理状态下激活全身炎症反应,另外在体外循环状态下,血液长时间与人工合成膜及塑料管路接触,由于透析膜的生物不相容性,可能产生一系列不良反应,进一步激活多种细胞因子和补体系统。CBP 过程中,可能通过以下途径激活外周血单个核细胞(PBMC):①血-膜直接接触;②血透过程中激活补体而产生 C3a,C5a,C5b-9 作用于 PBMC 表面受体;③透析液中的内毒素、致热原通过透析膜进入血液循环。

氨基酸的平均分子量约为130Da,因此所有的透析模式均可导致氨基酸的丢失,同时释放细胞因子使机体处于慢性炎症状态,对于重症患者来说,除了疾病本身导致高分解状态,使用对流模式的CBP,其清蛋白丢失量明显高于弥散模式。有学者认为,氨基酸在不同的CBP模式中清除率达3%~16%,在基础生理需要量以外,至少需要多补充0.2g(kg·d)来维持氮平衡;Scheinkestel等认为,在重症患者的高分解状态下,氨基酸的补充量需达到2.5g/(kg·d),才能维持正氮平衡。Takeaki等的最新研究中,通过测定28例成人CBP患者尿液及透析液中尿素氮(BUN)的含量,评估患者的氮平衡。结果发现,BUN的排泄(中位数值分别为尿液中0.58g/d以及透析液中9.1g/d,$P<0.0001$)与氮平衡有着极强的正相关性。同时发现,蛋白质的摄入与正氮平衡虽存在一定的相关性,但其敏感度并不如BUN($P=0.002$)。此项研究提示CBP治疗中,机体对氮平衡的调节很可能主要依赖于透析膜对BUN的清除率,由于BUN是小分子物质,因此无论是弥散还是对流模式,经CBP丢失的氮质是很显著的。

代谢性酸中毒引起的必需氨基酸和蛋白质代谢失调,也是引起营养不良的重要原因。体内和体外试验中,代谢性酸中毒可以增加肌肉内支链酮酸脱氢酶(branched-chain keto acid dehydrogease,BCKAD)的活性,后者可以不可逆地降解必需的支链氨基酸,BCKAD mRNA水平也升高,同样酶的活性增加了,肌肉内更多的BCKAD以活性的脱磷酸形式存在。Bergstorm证实,透析患者肌活检中缬氨酸的水平与透析前碳酸氢盐直接相关。轻度酸中毒的血液透析患者肌活检中低水平的异亮氨酸、亮氨酸、缬氨酸,经充分的碳酸氢盐纠正代谢性酸中毒后可以显著升高。代谢性酸中毒同样可以促进蛋白质的降解,无论在体内还是体外试验,给大鼠喂养氯化铵诱导代谢性酸中毒,能刺激蛋白质降解,尿毒症代谢性酸中毒大鼠模型,蛋白质降解升高,而给予碳酸氢钠后可恢复正常。

4. 脂代谢紊乱

AKI患者三酰甘油升高,肝分解脂肪能力降低,脂类尤其是三酰甘油清除较正常人下降50%,这还增加了高血糖的风险。由于分解减少,三酰甘油聚集在体内,三酰甘油的分子量较大,较少能通过CBP过滤清除。因此,建议严密监测CBP患者,尤其是肠外营养患者的三酰甘油水平。

5. 电解质、水溶性维生素以及微量元素

由于分子量较小,电解质(钾、钠、钙、镁、磷)、水溶性维生素,以及微量元素(锌、铜、硒)均可被各种模式的CBP清除。CBP患者低钾血症的发生率为5%~25%,低磷血症的发生率为10.9%~65%。Ratanarat等观察24h CBP的患者磷转运是IHD患者的4倍,磷在人体内的生理功能,除一方面构成骨及牙的重要成分外,另一方面也参与大分子如核酸和蛋白质的组成,参与体内重要的代谢过程。

成人CBP每日丢失约68 mg维生素C以及290 μg叶酸,进行长时间的CBP时,硫胺素丢失约4mg/d,不论是成人还是儿童重症患者,都建议额外补充硫胺素。微量元素是维持机体正常生理功能的重要成分,但CBP是否引起微量元素缺乏,目前相关研究较少,现有的数据也仅仅基于小样本的观察,对于是否常规对CBP患者补充微量元素,学者们暂未达成一致意见。Pasko观察了5例行短时CBP治疗的儿童患者,发现即使在高通量透析中[置换液流量60 ml/(min·1.73 m²)],微量元素(铬、铜、锰、锌)通过透析膜仅有轻微丢失,正常肠内营养患儿体内的这几种微量元素并没有明显缺乏。然而,硒的消耗较其他几种微量元素更为明显,因此通过肠外营养适当补充可能是有必要的。也有部分研究提示微量元素在CBP治疗前后没有明显变化,与患者病死率无明显统计学意义。

相较于不需要行CBP的重症患者以及尿毒症患者,CBP患者除了疾病本身引起的代谢紊乱导致营养不良,由于CBP模式的不同以及透析膜的特性,会造成额外的营养物质丢失。表7-1列出了对流模式下可清除的常见物质及分子量大小。

表7-1 对流模式可清除的分子

小分子(0～500Da) 容易清除	中分子(500～5000Da) 适当清除	大分子(5000～50 000Da) 较难清除
尿素	维生素 B₁₂	清蛋白
钠	肌红蛋白	前清蛋白
钙	α微球蛋白	白介素 2、6、10
钾	β微球蛋白	肿瘤坏死因子
碳酸氢盐	哌拉西林	
镁	头孢吡肟	
锌	头孢曲松	
葡萄糖	万古霉素	
氨基酸	妥布霉素	
亚胺培南	庆大霉素	
左氧氟沙星		

值得注意的是,弥散模式几乎很难有效清除体内的大分子物质,对流模式下有可能清除大分子物质,血液灌流、高通量滤器或者高截留量滤器可清除大分子物质,随着大分子毒素的清除,清蛋白、前清蛋白等营养物质也将随之丢失。

三、CBP患者的营养支持

1. 热量

肾损伤本身不会引起明显的热量消耗,但危重症患者的热量需求较正常人增加,虽然理想状态下可将间接热量测定法(indirect calorimetry,IC)作为重症患者评估热量需求的金标准,但 CBP 治疗状态中的患者并不完全适合使用该法测定热量消耗,因为一方面 CBP 治疗尚可造成至少 4200kJ/d(1000kcal/d)的热量丢失,另一方面,使用碳酸氢盐置换液或透析液可明显升高血清 pCO$_2$ 水平,这将影响耗氧率的测定,在计算患者热量平衡的时候需将这部分因素考虑其中。基于测量方法的局限性,目前推荐 CBP 患者热量供给为(105~126)kJ/(kg · d)(25~35)kcal/(kg · d),其中 60%~70%来源于糖类,30%~40%来源于脂类。美国肠外肠内营养协会(ASPEN)2016 年指南推荐重症患者的热量摄入为(105~126)kJ/(kg · d)(25~30)kcal/(kg · d)。假如 CBP 机的加热系统不能维持机体的体温,有学者建议可增加外部加热装置,使体外管路系统的温度维持在 37℃(有时甚至可接近 42℃)。值得注意的是,因低温可以降低机体耗氧、减少蛋白分解和代谢,在某些临床状态下,低温对于部分 ICU 患者的血流动力学以及预后是有益的,比如休克、心肺复苏后和 MODS 伴高热等患者。

2. 氨基酸及蛋白质

重症患者特别是合并 AKI 的患者,体内 RAS 系统激活,自由基以及细胞因子的活化,前列腺素系统的作用等,都将导致蛋白代谢增加,此外,CBP 患者由于置换液/透析液丢失的氮多于非 CBP 患者,通过 CBP 丢失的氨基酸(10~15)g/d,因此需要补充更多的蛋白质以维持氮平衡。美国肠外肠内营养协会(ASPEN)推荐 AKI 患者蛋白质的摄入量为(1.2~2.0)g/(kg · d)。而需要 CBP 的患者可增加至 2.5g/(kg · d),但目前并没有证据提示超过 2.5g/(kg · d)的蛋白质补充对患者有更大的益处。谷氨酰胺虽属于非必需氨基酸,但其有助于维持肠道黏膜屏障的稳定性,同时,谷氨酰胺合成谷胱甘肽参与机体氧化应激反应,在高代谢状态下,为了维持其正常生理作用,欧洲肠外肠内营养协会(ESPEN)强调 CBP 的肠外营养中丙氨酰谷氨酰胺补充量为(0.3~0.6)g/(kg · d)。Takeaki 等在研究中提出了根据 BUN 的清除量来计算蛋白摄入的方法,他们认为,CBP 患者如需达到理想的氮平衡,蛋白质摄入量需达到 94.5g/d。

3. 电解质、水溶性维生素及微量元素

CBP 患者低钾血症的发生率为 5%~25%,临床上不建议额外补钾,需密切监测血清电解质的变化,维持正常生理范围,如患者出现明显的低钾血症,可在透析液或置换液中加入钾。值得注意的是,当血清钾低于 3mmol/L 时,应避免过快纠正,否则可能增加患者病死率。鉴于钠-钾-ATP 酶是心肌细胞能量代谢的重要转运体,当 CBP 患者出现循环血量不足的时候,建议可维持血钾偏高或在正常范围,以维持正常生理功能。虽然研究证实 CBP 可导致水溶性维生素的丢失,但是并没有证据支持这种丢失会导致患者机体功能明显受损,也没有数据证实,水溶性维生素和微量元素可改变 CBP 患者的生存率,因此指南没有明确推荐 CBP 患者需要额外补充水溶性维生素。有学者认为,全胃肠外营养的患者可适当补充额外的水溶性维生素,而肠内营养患者完全可以从日常饮食或者肠内营养液中获取生理所需的水溶性维生素。CBP 治疗中通常存在微量元素的丢失,最理想的微量元素摄入量尚不明确,有文献指出,微量元素在 CBP 中的丢失量可高达目前市场上常规静脉注射液的 3 倍,其中硒的丢失较其他微量元素更为明显,因此 CBP 患者建议额外补充 $100\mu g/d$(至少 $20\sim60\mu g/d$)硒。

表 7-2 列出了 CBP 中各类营养素的推荐补充量,供临床参考。

表 7-2　CBP 中各类营养素的推荐补充量

热量	$(105\sim147)kJ/(kg \cdot d)$ $(105\sim126)kJ/(kg \cdot d)$ (ASEPN 推荐)	60%～70%糖类 30%～40%脂类
蛋白质	$(1.5\sim1.8)g/(kg \cdot d)$ $(1.2\sim2.5)g/(kg \cdot d)$ (ASEPN 推荐)	
电解质		口服或静脉注射
钾	维持正常水平	含钾置换液/透析液
磷		静脉注射 置换液/透析液 肠外营养
镁		静脉补充 $2\sim4g/d$
葡萄糖	维持正常血糖水平	严格控制高血糖
氨基酸	$(1.5\sim2.5)g/(kg \cdot d)$ $(0.3\sim0.6)g/(kg \cdot d)$ (ESEPN 推荐谷氨酰胺补充量)	
脂类		密切监测三酰甘油
维生素		
水溶性维生素	维生素 B_1:100mg/d 维生素 B_2:2mg/d 维生素 B_3:20mg/d 维生素 B_5:10mg/d 维生素 B_6:100mg/d	维生素 B_7(生物素):200mg/d 维生素 B_9(叶酸):1mg/d 维生素 B_{12}:4μg/d 维生素 C:250mg/d
脂溶性维生素	维生素 E:10U/d 维生素 K:4mg/d	维生素 A:减少补充
微量元素	硒:$+100\mu g/d$ 锌:50mg/d 铜:5mg/d	

(黄　恬　余　毅)

参 考 文 献

［1］ Case J,Khan S,Khalid R,et al. Epidemiology of acute kidney injury in the intensive care u-
nit［J］. Crit Care Res Pract,2013,2013:479730.

［2］ Fiaccadori E,Maggiore U,Cabassi A,et al. Nutritional evaluation and management of AKI
patients［J］. Journal of renal nutrition,2013,23(3)：255-258.

［3］ Fiaccadori E,Cremaschi E,Regolisti G. Nutritional assessment and delivery in RRT patients
［J］. Semin Dial,2011,24(2):169-175.

［4］ Yagi N,Leblanc M,Sakai K,et al. Cooling effect of continuous renal replacement therapy in
critically ill patients［J］. Am J Kidney Dis,1998,32(6)：1023-1030.

［5］ Schmidt C,Hocherl K,Bucher M. Regulation of renal glucose transporters during severe in-
flammation［J］. Am J Physiol Renal Physiol,2007,292(2)：804-811.

［6］ Casaer MP,Mesotten D,Schetz MR. Bench-to-bedside review：metabolism and nutrition
［J］. Crit Care,2008,12(4):222-231.

［7］ 王质刚. 血液净化学［M］. 3 版. 北京:科学技术出版社,2010:1409-1410.

［8］ Scheinketel CD,Adams F,Mahony L,et al. Impact of increasing parenteral protein loads on
amino acid levels and balance in critically ill anuric patients on continuous renal replacement
therapy［J］. Nutrition,2003,19(9)：733-740.

［9］ Scheinkestel CD,Kar L,Marshall K,et al. Prospective randomized trial to assess caloric and
protein needs of critically Ill,anuric,ventilated patients requiring continuous renal replace-
ment therapy［J］. Nutrition,2003,19(11)：909-916.

［10］ Takeaki S,Shigeki K. Relationship between nitrogen loss and blood urea nitrogen concentra-
tions in patients requiring continuous renal replacement therapy［J］. Acute Med Surg,2017,
4(1)：75-78.

［11］ 叶任高,李幼姬,刘冠贤. 临床肾脏病学［M］. 2 版. 北京:人民卫生出版社,2008:570.

［12］ Honoré PM,De Waele E,Jacobs R,et al. Nutritional and Metabolic Alterationsduring Con-
tinuous Renal ReplacementTherapy［J］. Blood purification,2013,35(4)：279-284.

［13］ Story DA,Ronco C,Bellomo R. Trace element and vitamin concentrations and losses in crit-
ically ill patients treated with continuous venovenous hemofiltration［J］. Crit Care Med,
1999,27(1):220-223.

［14］ Pasko DA,Churchwell MD,Btaiche IF,et al. Continuous venovenous hemodiafiltration trace
element clearance in pediatric patients：a case series ［J］. Pediatr Nephrol,2009,24(4):807-
813.

［15］ Martinez JL,Riera JASI,Jimenez FJJ. Guidelines for specialized nutritional and metabolic
support in the critically-ill patient. Update. Consensus SEMICYUC-SENPE：acute renal
failure［J］. Nutr Hosp,26(2):21-26.

［16］ Maursetter L,Kight CE,Mennig J,et al. Review of the mechanism and nutrition recommen-
dations for patients undergoing continuous renal replacement therapy［J］. Nutr Clin Pract,

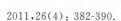

2011,26(4): 382-390.

[17] Robert R,Mehaud JE,Timricht N,et al. Benefits of an early cooling phase in continuous renal replacementtherapy for ICU patients[J]. Ann Intensive Care,2012,2(1):40-46.

[18] McClave SA,Taylor BE,Martindale RG,et al. Guidelines for the Provision and Assessment of Nutrition Support Therapy in the Adult Critically Ill Patient: Society of Critical Care Medicine(SCCM)and American Society for Parenteral and Enteral Nutrition(A. S. P. E. N.)[J]. JPEN,2016,40(2): 159-211.

[19] Santoro A,Mancini E,London G,et al. Patients with complex arrhythmias during and after haemodialysis suffer from different regimens of potassium removal[J]. Nephrol Dial Transplant,2008,23(4): 1415-1421.

[20] Prowle JR,Bellomo R. Continuous renal replacement therapy: recent advances and future research[J]. Nat Rev Nephrol,2010,6(9): 521-529.

[21] Wooley JA,Btaiche IF,Good KL. Metabolic and nutritional aspectsof acute renal failure in critically ill patients requiring continuous renal replacement therapy[J]. Nutr Clin Pract,2005,20(2):176-191.

[22] López Martínez J,Sánchez-Izquierdo Riera JA,Jiménez Jiménez FJ. Guidelines for specialized nutritional and metabolic support in the critically-ill patient. Update. Consensus of the Spanish Society of Intensive Care Medicine and Coronary Units-Spanish Society of Parenteral and Enteral Nutrition(SEMICYUC-SENPE): acute renal failure[J]. Med Intensiva,2011,35(1): 22-27.

第8章

连续性血液净化常见并发症及处理

1995 年在美国加利福尼亚州圣地亚哥举行了第一届国际连续性肾脏替代治疗(continuous renal replacement therapy,CRRT)会议,会议中对相关 CRRT 技术进行了统一命名,会议将 CRRT 定义为每天连续 24h 或接近 24h 的一种连续性血液净化技术,以替代肾功能。随后,延续每年一次的国际性 CRRT 学术会议。CRRT 具有稳定血流动力学、持续稳定的控制氮质血症及电解质和水盐代谢,能够不断清除循环中存在的毒素和中分子物质,按需要提供营养补充等优点。1998 年,CRRT 不再局限于替代肾功能,已广泛应用于临床的各个领域,如脓毒血症伴急性肾损伤、重症急性胰腺炎、严重电解质紊乱等,其治疗范围已远远超过了肾脏疾病领域。因此,CRRT 这一名词已不能完全概括该项技术的实际内涵。2000 年,南京总医院黎磊石院士等在国际上首次提出连续性血液净化(continuous blood purification,CBP)新概念,这一变化不仅是简单更名,而是认识到这一疗法对全身及肾脏以外脏器的影响,CBP 是指所有连续、缓慢清除机体过多水分和溶质,对脏器功能起支持作用的各种血液净化技术的总称。

一、连续性血液净化的方式

1997 年,Kramer 等首次将连续性动静脉血液滤过(CAVH)应用于临床,CAVH 是利用人体动静脉之间压力差作为体外循环的驱动压力,通过超滤清除水分,以对流原理清除大、中、小分子溶质。CAVH 具有自限性、持续性、稳定性和简便性的特点,但这项技术的不足之处是对溶质的清除能力有限,最大超滤量仅在 12~18L/d;另一方面,CAVH 在低血压、血流动力学不稳定的患者应用受到严格限制;此外,CAVH 必须进行股动脉及股静脉置管,股动脉置管不良反应发生率高。因此,在 1982 年,Bischoff 等提出连续性静脉-静脉血液滤过(CVVH),CVVH 与 CAVH 清除溶质的原理相同,不同之处在于采用中心静脉留置单针双腔导管建立血管通路,应用血泵驱动血液循环和容量平衡控制系统。CVVH 标志着 CBP 系列更加多元化,实现了方便、安全、有效的治疗,效率进一步提高。1984 年,Geronemus 等首先应用纤维素膜透析器进行连续性动脉-静脉血液透析(CAVHD),CAVHD 仍然是利用人体动脉-静脉之间压力差驱动血液循环,溶质转运主要依赖于弥散,也有少量对流。这一技术的出现标志着 CAVH 进展到 CAVHD,提高了对小分子物质的清除率,尿素清除率可以达到 24～26L/24h。1986 年,Ronco 等提出连续性动脉-静脉血液透析滤过(CAVHDF),通过弥散和对流相结合方式,不仅小分子物质的清除率增加,也使大分子物质的清除率明显提高。随后相继衍生出连续性静脉-静脉血液透析(CVVHD)及连续性静脉-静脉血液透析滤过(CVVHDF)。1992 年,Ronco 等提出连续性高通量透析(CHFD),是对流及弥散最优化的组合,弥补对中分子物质清除不足,尿素清除率可达 60L/d,菊酚清除率可达到 36L/d。20 世纪 90 年代,南京军区总医院提出日间 CRRT,实际上是延长时间的肾脏替代治疗(日间进行)。1998 年,Tetta 等提出连续性血浆滤过吸附(CPFA),应用血浆滤过器连续分离血浆,滤过的血浆进入活性炭或树脂吸附装置,净化治疗后的血液再经静脉管路返回体内,从而清除炎性递质、细胞因子、活化的补体成分和内毒素。

二、连续性血液净化的优点及临床应用

CBP 技术由于其固有的优点如血流动力学稳定、溶质清除率高及利于营养支持等,使其在肾衰竭患者的治疗中具有良好的安全性、稳定性及耐受性。新近研究发现,CBP 技术尚可参与清除炎症递质,减轻机体组织或器官(如肺)水肿症状,从而有助于肺通气功能、微循环和细胞摄氧能力的改善及肺部炎症的及时控制。这一发现也逐渐引导我们考虑 CBP 技术可否应用于其他危重症患者的治疗。有文献报道,通过 CBP 清除巨噬细胞迁移抑制因子可减少感染性休克的死亡率。因此,近年来,连续性血液净化作为一项新技术,其具有间歇性血液透析所没有的一系列优势,应用范围已经远远超出肾脏病领域,越来越广泛地应用于临床危重症的救治。有学者认为,脓毒症患者越早开始行连续性高容量血液滤过治疗,生存率越高。重症胰腺炎是外科常见的急腹症之一,病情险恶,病死率高。近年来应用连续性血液净化治疗在重症胰腺炎救治上取得了较好的疗效。急性呼吸窘迫综合征是临床常见的急性呼吸系统并发症,其病理生理特征为肺泡广泛损伤和血气改变,表现为渗透性肺水肿及低氧血症。急性呼吸窘迫综合征除了尽早应用机械通气外,连续性血液净化在减轻肺水肿、清除炎症递质、调节水电解质及酸碱平衡均起到重要作用。此外,连续性血液净化亦可应用于心脏手术、顽固性心力衰竭、急性中毒、多脏器功能衰竭、挤压综合征、肾移植围术期、肝功能不全等非肾脏病领域。

三、连续性血液净化的并发症及处理

随着连续性血液净化技术的推广,其并发症发生率的报道亦相应增多。连续性血液净化的并发症包括技术性并发症、临床并发症两个方面。这些并发症的发

生与应用的治疗方法、设备、技术水平等有关。

(一)技术性并发症

1. 中心静脉穿刺置管早期并发症

KDIGO 指南推荐,采用非 Cuff 临时导管作为急性肾损伤(AKI)患者行连续性肾脏替代治疗的血管通路。中心静脉置管并发症可分为早期并发症和迟发并发症。置管 24h 内发生的为早期并发症,置管 24h 后发生的为迟发并发症。

(1)出血或血肿:中心静脉穿刺损伤血管,若不及时准确按压可导致局部出血或血肿,置管相关局部出血发生率为 4%～6%。患者凝血功能延长、局部血管变异、盲穿经验不足等均为出血的危险因素。因此,术前应严格评估患者的凝血情况、穿刺部位,充分告知风险。有条件的话,应在超声引导下进行血管定位有助于降低出血风险。一旦出现出血或血肿,应及时按压止血,透析时避免使用抗凝药,可采用无肝素透析等,透析过程中密切观察局部出血及血肿情况。

(2)动脉损伤:中心静脉留置导管动脉损伤发生率 0～4.4%,由于颈内静脉位于颈总动脉外侧,穿刺过深或向内容易误入动脉。若穿刺针误入动脉,应立即拔出穿刺针,沿动脉方向指压穿刺点近心端 20min,避免血肿发生。按压过程中应注意有无出现迷走反射,需注意观察患者心率、血压、意识等情况,必要时予补液、多巴胺、阿托品等处理。若颈部血肿进行性增大,应注意有无窒息倾向,必要时行气管插管或气管切开。损伤动脉者当日避免透析,或行无肝素透析和枸橼酸封管。

(3)假性动脉瘤:假性动脉瘤是动脉穿刺后常见的并发症之一。医源性股动脉假性动脉瘤发生率为 0.05%～2%;颈内静脉穿刺后假性动脉瘤仅见个案报道。肥胖、动脉硬化、糖尿病、凝血功能异常等均是假性动脉瘤的危险因素。并发假性动脉瘤的患者,透析时应避免全身肝素化,采用 4%枸橼酸封管。股动脉假性动脉瘤直径<2cm 者可通过徒手压迫或超声引导下压迫消失;直径 2～8cm 者采用经皮超声引导下凝血酶注射堵塞缺损;大于 8cm 者或发生在颈部动脉瘤直径较宽者需要手术治疗。

(4)血气胸:若穿刺后出现胸闷、胸痛、呼吸困难、同侧呼吸音减弱等,应行 X 线片排除是否存在血胸或气胸,气胸肺压缩面积<20%者通常无临床表现,可吸氧下密切观察,若 X 线片提示气胸肺组织受压面积较多,应立即行胸腔穿刺闭式引流。对于血胸的处理首选安置胸腔闭式引流,同时纠正凝血功能障碍,输注新鲜冰冻血浆或凝血因子。若非手术治疗仍持续出血,可行外科手术止血。

(5)心律失常:颈内静脉或锁骨下静脉置管时若导丝插入过深或导管过长,进入右心房或右心室,容易导致心律失常,多为一过性窦性心动过速或心房颤动,严重者可出现恶性心律失常,导致患者死亡。因此,术前应充分评估患者心脏功能情况、身高,选择适当长度的导管,操作时应在心电监护下进行,颈内静脉导丝送入深度不宜过深。对于严重心脏疾病的患者,应避免颈内或锁骨下静脉置管。

(6)腹膜后血肿:腹膜后血肿是股静脉置管较严重的并发症,发生率约 0.6%。大量腹水、腹腔肿瘤、穿刺点过高等容易导致穿刺针穿破血管进入腹膜后间隙。一般选择腹股沟韧带下方 2～3cm 及远处进针,避免穿刺过深。若股静脉穿刺过程中或穿刺后出现不明原因的心动过缓或低血压,应警惕腹膜后血肿,及时行超声检查明确。一旦发生腹膜后血肿,应密切观察患者的生命征,监测其血常规、凝血功能等,积极纠正患者凝血功能障碍,补液、输血等支持治疗,必要时行外科手术治疗。

2. 中心静脉穿刺置管迟发并发症

(1)导管功能障碍:导管功能障碍是指 CBP 过程中体外循环血流量不足,或动脉端压力过低或静脉端压力过高。导管功能障碍常与患者的体位、导管位置、导管裂缝、导管血栓及纤维鞘形成等有关,其处理的措施为改变患者体位或冲洗导管、调整导管位置、溶栓、换管等。

(2)中心静脉导管相关血栓:中心静脉导管相关血栓包括导管血栓形成、导管相关的深静脉血栓、右心血栓及肺栓塞。美国一项多中心回顾研究发现,血液透析患者导管血栓并发症发生率为 0.8/1000 导管日,仅次于导管相关感染,为导管相关的第二大并发症。Rana 等对卡布斯苏丹大学医院 2012 年 1 月－2013 年 10 月接受中心静脉置管的 161 例血液透析患者进行回顾性研究发现,中心静脉导管相关血栓发生率为 16.7%(22 例)。一旦中心静脉导管相关血栓诊断明确,需根据导管种类、血栓部位、特点,导管血栓形成处理首先考虑纤溶酶原激活药,如尿激酶等溶栓。纤维蛋白鞘的处理措施除了使用纤溶酶原激活药外,还可以剥离纤维鞘、导丝引导下原位换管联合球囊扩张血管成形术。若导管血栓合并深静脉血栓狭窄,应在造影介入下行血管成形术。

(3)导管相关性感染:Rathi M 等对 223 例成功置入中心静脉导管的血透患者进行调查研究,发现导管相关性感染发生率为 8.7/1000 导管日。导管感染包括导管相关菌血症、出口和隧道感染。导管感染易引起导管失去功能、脓毒血症、心包炎、硬膜外脓肿等。临床上如果怀疑导管相关性感染时应尽早完善病原学检查,行导管血、外周血及渗出物培养,根据可疑的病原学尽早经验性静脉使用抗生素及抗生素封管。抗生素使用疗程与导管类型、病原菌,以及是否有并发症有关。若抗感染治疗无效,应及时拔管。

3. 管路凝血

管路凝血会导致透析时间缩短、透析不充分等,因此应积极预防及尽早识别管路凝血。为了防止管路凝血,应及时调整抗凝药用量、避免血流量过缓、采用前稀释方式、及时生理盐水冲管。

4. 滤器寿命缩短

与间歇性血液透析(IHD)比较,CBP 最重要的优势是其连续性,但由于重症患者病情复杂,变化快,所以在临床实际治疗过程中经常会因为多种因素导致滤器过早凝血,从而使治疗暂时中断。透析器凝血分为 4 级,0 级:抗凝好,没有或少有几条纤维凝血;1 级:少有部分凝血或少有几条纤维凝血;2 级:透析器明显凝血或半数以上纤维凝血;3 级:严重凝血,必须及时更换透析器及管路。当滤器出现 1 级凝血时,须加强管道滤器冲洗;出现 2 级时,减慢置换液流速、超滤量,提高血流量,建议加强抗凝;出现 3 级时,建议立即更换全套装置。

5. 空气栓塞

在透析过程中由于血泵的使用将会造成瘘管针头与泵之间存在负压,在其间的血路管道部分出现连接不紧密或出现破损时极易使空气混入血液而发生空气栓塞现象。空气栓塞的临床表现与进入人体内空气的量、速度及栓塞的部位有关。如果少量气体缓慢进入人体,不至于引起临床症状;反之,如果大量气体快速进入体内,或阻塞心、脑等重要脏器的主要血管,影响心脏的排血功能和脑细胞的血供时,患者会突然出现呼吸困难、咳嗽、胸闷、胸痛、气喘、面色苍白、发绀等症状,重者可出现抽搐、昏迷甚至死亡。患者一旦出现上述临床表现并拟诊为空气栓塞并发症时,应立即将透析血路部分的静脉回路夹紧,同时停止血泵的运转,患者采取头高脚低、左侧卧位,持续轻拍患者背部,大流量吸入 100% 氧气,静脉注射地塞米松、肝素或低分子右旋糖酐等处理。待患者情况允许后可转入高压氧治疗,特别是早期进行高压氧治疗可以明显改善患者脑缺血和脑代谢,改善临床预后。

6. 水、电解质及酸碱平衡紊乱

当使用泵驱动系统或负压抽吸超滤时,大量的超滤未及时补充置换液时,容易出现低血压。同样,如果置换液量大于超滤量,可出现容量负荷过多及肺水肿。目前的仪器有液体平衡系统,但如果监控不精确,也会出现这种液体失衡。此外,CBP 还可引起低磷血症。这是因为与普通血液透析患者不同,CBP 中清除比较多的磷,而商品化的置换液中通常不含磷或镁,因此行 CBP 的患者容易出现低磷血症和低镁血症,应予以额外补充。其次是低钙血症、低钾血症。有学者认为 CBP 出现电解质紊乱,可能与 CBP 大量清除电解质但未能及时得到补充或使用枸橼酸钠作为抗凝药有关。有报道,枸橼酸与阳离子的螯合作用可以导致低钙血症及低磷血症。此外,透析液的碳酸氢根浓度如果高于置换液时可能出现碱中毒,应用乳酸盐透析液或醋酸盐透析液时,若患者不能及时代谢,则会出现高乳酸血症或代谢性酸中毒。因此 CBP 过程中,每隔 6~8h 应监测血气及电解质,及时发现问题及时处理。

(二)临床并发症及处理

1. 出血

CBP 全身抗凝增加重症 AKI 患者的出血风险,可出现腹膜后出血、颅内出血或心包填塞等。另一方面在无抗凝下滤器凝血可丢失血液、消耗凝血物质或血小板,增加继发出血。因此在 CBP 过程中,抗凝药的种类、剂量如果应用不当会造成出血。对于有出血倾向的患者,可根据具体情况选择合适的抗凝方式。

对于出血倾向的患者,应选择合理的抗凝方式。常用的抗凝方式有以下几种:

(1)体外肝素抗凝:治疗肝素过量或有出血倾向,可利用鱼精蛋白在体内与酸性肝素结合,可降低抗 AT Ⅲ 活性使肝素失活的原理。通常用每毫克鱼精蛋白可中和 $100\sim130U$ 普通肝素。在血管通路注入肝素,静脉回输端推注鱼精蛋白。注射后 $0.5\sim1min$ 即能发挥效能,持续作用 2 h。鱼精蛋白可完全中和低分子肝素制剂引起的凝血时间延长作用,却只能中和 $25\%\sim50\%$ 的抗凝血因子Ⅹa 作用,因此应用鱼精蛋白拮抗低分子肝素引起的出血时,低分子肝素与鱼精蛋白的剂量比值为 $(2\sim4):1$。应用鱼精蛋白中和时,需注意鱼精蛋白可能出现的不良反应,如血压下降,皮肤、黏膜及内脏水肿,支气管痉挛及血压下降、心动过缓,严重甚至死亡。

(2)枸橼酸钠抗凝:钙离子是凝血反应过程中不可缺少的关键性凝血因子。枸橼酸能与血液中的钙离子螯合成难解离的可溶性复合物枸橼酸钙,使血中钙离子减少,从而阻断凝血反应,达到抗凝作用。但在整个抗凝过程中,需通过体外循环补充钙制剂。枸橼酸在肝和骨骼肌代谢产生碳酸氢盐,停止输入 30min 后,机体可将枸橼酸完全代谢。一般给予 4% 枸橼酸钠 180ml/h,从滤器前持续注入,定期监测滤器后的游离钙离子浓度,控制在 $0.25\sim0.35mmol/L$。在静脉端给予 0.056mmol/L 氯化钙生理盐水液(10% 氯化钙 80ml 加入到 1000ml 生理盐水中),以 40ml/h 泵入,控制患者体内游离钙浓度在 $1.0\sim1.35mmol/L$,直至血液净化治疗结束。枸橼酸钠和氯化钙生理盐水的输入速度不是一成不变的,临床上应根据游离钙离子的检测随时调整输液速度。需要注意的是,枸橼酸钠输入的剂量受血流量和前稀释置换液流量的影响,大剂量应用时需要监测游离钙离子。局部枸橼酸盐抗凝的主要不良反应为高钠血症、代谢性碱中毒、低钙血症和高钙血症。

(3)阿加曲班抗凝:阿加曲班是合成的精氨酸衍生物,可直接与凝血酶催化活性位点可逆性结合、灭活凝血酶活性,其作用不依赖于抗凝血酶Ⅲ,对凝血酶的产生没有直接作用。阿加曲班由于半衰期短,不影响凝血酶生成,不影响血小板功能,且阿加曲班回输体内后,经稀释和快速代谢,不影响体内的凝血过程,可以起到单纯体外抗凝的作用。CBP 患者给予 $(1\sim2)\mu g/(kg\cdot min)$,持续滤器前给药。血液净化治疗结束前 $20\sim30min$ 停止追加,定期监测患者血浆部分活化凝血酶原时间,根据 APTT 调整用量。阿加曲班主要应用于先天性或后天性抗凝血酶Ⅲ缺乏的患者、肝素诱发血小板减少症的患者、具有出血倾向的患者。阿加曲班的不良反应有出血、药物过敏。单位时间内如果使用剂量过大的阿加曲班也可引起出血,但由于目前无拮抗阿加曲班抗凝作用的制剂,因此出现出血风险时可通过减少阿加曲班的用量或停止来避免出血性疾病的发生。若出现明显出血性疾病可给予凝血酶原制剂或新鲜血浆,促进体内凝血酶的生成,减少阿加曲班的抗凝作用。

（4）无肝素透析：无肝素透析主要适用于临床上具有明显出血倾向的患者、外科手术后伤口渗血、凝血因子缺乏、血小板减少或缺乏等。血液净化实施前可给予 40mg/L 的肝素生理盐水预冲，保留灌注 20min 后再给予生理盐水 500ml 冲洗。血液净化治疗过程中每 30~60min，给予 100~200ml 生理盐水冲洗管路和滤器。无肝素透析容易引起透析器和管路堵塞，因此应定期冲管，注意查看管路及透析器情况，必要时更换管路及滤器。

2. 生物相容性和过敏反应

血液长时间接触滤器或循环管路可以激活多种细胞因子、补体系统、蛋白酶、缓激肽等免疫炎症递质，导致过敏反应、蛋白降解、能量消耗增加，甚至引发全身性炎症反应综合征，造成机体严重损伤。过敏反应，也叫首次使用综合征，多在透析开始后 5~30 min 内发生，轻者有胸痛和背痛、血管性水肿、荨麻疹、瘙痒、打喷嚏、流涕；重者出现哮喘、呼吸困难、全身烧灼感、胸腹剧痛、血压下降、死亡。铜仿膜和纤维素膜透析器较聚丙烯腈膜、聚甲基丙烯酸甲酯膜、聚碳酸膜透析器多见。应用 ACEI 的患者在用聚丙烯腈（AN69）透析器做血液透析时，常常发生过敏性反应。Tielemans 等认为，ACEI 可增强由血液和 AN69 相互作用所引起的炎症反应。有学者认为 AN69 膜本身就与这些过敏性反应的发病机制有关。ACEI 可能通过回渗提高了 AN69 膜做血透的过敏性。

3. 低体温

血液体外循环治疗时可导致机体大量热量丢失，尽管目前血液净化设备都配有液体加温装置，但在大剂量治疗下仍可丢失 6280kJ（1500 kcal）/d 的热量，引起患者体温的下降。临床上一般将低体温症定义为体核体温低于 35 ℃。但目前关于 CBP 相关低体温的概念并不明确，在 CBP 治疗开始后体温下降多少或低于多少摄氏度定义为低体温、是否合并寒战等并发症才能诊断低体温等问题均无统一答案，各研究所用标准各不相同，部分 CBP 相关研究定义低体温为体温低于 36℃。Kaur 等报道了 1 例 64 岁基础病较多且并发急性呼吸衰竭和急性肾衰竭患者在行 CBP 治疗第 3 天出现体温降至 27.5℃。Jones 等的前瞻性研究发现，在开始 CBP 后 12h 内 91% 的患者发生低体温，平均体温下降 1.9 ℃，特别是在治疗开始后的前 4 h 内体温下降明显，约有 64% 患者发生寒战。而即使对治疗液体进行加热，其对预防患者体温下降的作用尚存争议。对于年老体弱、女性患者或外科危重症患者等高危人群行 CBP 治疗时需早期干预，在患者未发生高热的情况下，可采取综合性连续性的保温护理措施来预防 CBP 相关低体温的发生，如提高室温、使用加温毯、对回输段血液加温等，若仅仅依赖血液净化机器自带液体加热器，可能不足以预防体外循环热量的丢失。

4. 营养丢失

危重症患者通常处于高代谢状态，营养素需求增加。CBP 过程中，机体需求的一些重要营养物质,如葡萄糖、氨基酸、蛋白质、维生素及微量元素,会以弥散、对流或吸附的方式被清除或消耗。例如,CBP 滤过时存在蛋白质每天丢失 10～20g。除了蛋白质缺乏外,危重症患者由于胰岛素抵抗、肝生糖增加、透析液含有葡萄糖、临床用糖不当等原因,还存在糖代谢紊乱。CBP 能大量清除血流中水溶性维生素、微量元素如锌、硒、铜、镁、铬等和活性维生素 D、维生素 E 也经 CBP 清除。脂溶性维生素 A、维生素 D 在 CBP 中丢失很少,不需额外补充。因此对于 CBP 治疗的患者,应在营养支持的基础上,应个体化适当补充以上营养物质。鉴于维生素 A 蓄积容易引起中毒,不推荐对 CBP 患者进行常规补充。

5.心血管并发症

(1)心律失常:心律失常是 CBP 过程中常见的并发症之一。电解质紊乱、严重贫血、低氧血症,以及急性心肌梗死、心力衰竭、心包炎等均可诱发心律失常。因此,对于 CBP 过程中出现的心房颤动、频发性室性期前收缩、室性心动过速等心律失常应积极去除病因,采用药物干预,调整透析处方,必要时停止 CBP。

(2)低血压:超滤速度过快、液体不平衡、目标干体重设置太低、透析液或置换液的钠水平太低、心脏本身因素等均可导致低血压发生。治疗期间应密切监测患者血压、心率、血流动力学等指标,加强容量管理,调整超滤速度,改善心脏功能等,减少低血压的发生。

(周丽娜　余　毅)

参 考 文 献

［1］ Behomo R,Ronco C,Mehta RL. Nomenclature for continuous renal replacement therapies [J]. Am J Kidney Dis,1996,28(Suppl 3)：S2-S7.

［2］ Ronco C,Behomo R. Basic mechanisms and definitions for continuous renal replacement therapies[J]. In J Artif Organ,1996,19：95-99.

［3］ Prowle JR,Bellomo R. Continuous renal replacement therapy：recent advances and future research [J]. Nat Rev Nephrol,2010,6：521-59.

［4］ Julia P,Maria P,Martin H. Renal replacement therapy neutralizes elevated MIF levels in septic shock[J]. J Intensive Care,2016,4：39-45.

［5］ Cole L,Bellonmo R,Joumois D,et al. High-volume hemofiltration in human septic shock [J]. Intensive Care Med,2001,27：978-986.

［6］ Xie HL,Ji DX,Gong DH,et al. Continuous veno venous haemofiltration in treatment of a-cute necrotizing pancreatitis[J]. Chin Med J,2003,116：549-553.

［7］ Bream PR Jr. Update on Insertion and Complications of Central Venous Catheters for He-modialysis[J]. Semin Intervent Radiol,2016,33(1)：31-8.

［8］ Hamid RS,Kakaria AK,Khan SA,et al. Safety and Complications of Double-Lumen Tun-nelled Cuffed Central Venous Dialysis Catheters：Clinical and radiological perspective from a tertiary centre in Oman[J]. Sultan Qaboos Univ Med J,2015,15(4):e501-6.

[9] Rathi M,Pinnamaneni VST,Sakhuja V. Non-imaging assisted insertion of un-cuffed,non-tunneled internal jugular venous catheters for hemodialysis: Safety and utility in modern day world[J]. Biomed J,2016,39(4):283-288.

[10] 尹彦玲,赵聪聪,胡振杰.高危出血风险患者无抗凝连续性肾脏替代治疗中 AN69 ST 膜对滤器寿命影响的研究[J].中华危重病急救医学,2015,27(5):343-348.

[11] Van Hulst RA,Drenthen J,Haitsma JJ,et al. Effects of hyperbaric treatment in cerebral air embolism on intracranial pressure,brain oxygenation,and brain glucose metabolism in the pig[J]. Crit Care Med,2005,33(4):841-846.

[12] 张莉,申昆玲.中心静脉导管相关性空气栓塞[J].小儿急救医学,2003,10(6):388-390.

[13] Shilpa S,Carlo B,Rebecca A,et al. Reductions in Red Blood Cell 2,3-Diphosphoglycerate Concentration during Continuous Renal Replacment Therapy[J]. Clin J Am Soc Nephrol,2015,10: 74-79.

[14] Fall P,Szerlip HM. Continuous Renal Replacement Therapy: Cause and Treatment of Electrolyte Complications[J]. Semin Dial,2010,23(6): 581-585.

[15] Sigwalt F,Bouteleux A,Dambricourt F,et al. Clinical Complications of Continuous Renal Replacement Therapy[J]. Contrib Nephrol,2018,194:109-117.

[16] Ridel C,Mercadal L,Bene B,et al. Regional citrate anticoagulation during hemodialysis: a simplified procedure using Duocart biofiltration[J]. Blood Purif,2005,23(6): 473-480.

[17] 武超,王新颖.连续性血液净化治疗对外科危重病人营养代谢的影响[J].外科理论与实践,2012,17(2): 177-179.

[18] Nunnally ME,Jaeschke R,Bellingan GJ,et al. Targeted temperature management in critical care: A report and recommendations from five professional societies[J]. Crit Care Med,2011,39(5): 1113-1125.

[19] Rickard CM,Couchman BA,Hughes M,et al. Preventing hypothermia during continuous veno-venous haemodiafiltration: a randomized controlled trial[J]. J Adv Nurs,2004,47(4): 393-400.

[20] Kaur G,Banoth P,Yerram P,et al. A case of hypothermia on CRRT[J]. Hemodial Int,2017,Suppl 2:S57-S61.

[21] Jones S. Heat loss and continuous renal replacement therapy[J]. AACN Clin Issues,2004,15(2): 223-230.

高效率及个体化血液净化的成本-效益分析

近年来血液净化发展迅速,出现了不同模式的血液净化方法。连续性血液净化(continuous blood purification,CBP)又名连续性肾脏替代治疗(CRRT),是所有连续、缓慢清除水分和溶质的治疗方式的总称。CBP具有清除血液中代谢废物的功能,并且可以连续、缓慢地清除体内过多的水分,对血流动力学影响甚微,可维护心血管功能的稳定。CRRT最早出现于20世纪70年代末期,早期的CRRT在临床上主要用于肾衰竭患者的治疗,1993年Bellomo等报道了CRRT清除各种炎症细胞因子后,CRRT开始用于非肾脏疾病,包括多器官功能障碍综合征(MODS)、脓毒血症或败血症性休克、急性呼吸窘迫综合征(ARDS)、挤压综合征、乳酸酸中毒、急性重症胰腺炎、心肺体外循环手术、慢性心力衰竭、肝性脑病、药物或毒物中毒、严重液体潴留、需要大量补液、电解质和酸碱代谢紊乱、肿瘤溶解综合征、过高热等。因此,命名连续性血液净化(CBP)更为确切。本章结合国内外研究进展,分析不同血液净化模式对疾病生存、预后和成本-效益的影响,为合理选择血液净化治疗模式,合理分配医疗资源,为公共健康计划提供参考。

一、血液净化模式的选择和临床结局的关系

近年来,血液净化治疗技术得到迅速的发展,从传统的肾脏替代治疗拓展到多器官功能的支持,在挽救危重症患者方面发挥着越来越重要的作用。血液净化治疗包括多种模式,临床常用治疗方式包括间歇性肾脏替代治疗(IRRT),如间歇性血液透析(IHD)、连续性血液净化(CBP)、血浆置换(PE)和血液灌流免疫吸附(HP)等。而CBP又包括连续静脉-静脉血液滤过(CVVHF)、连续静脉-静脉血液透析(CVVHD)、连续静脉-静脉血液透析滤过(CVVHDF)和缓慢持续超滤(SCUF)。IRRT具有迅速纠正酸碱电解质紊乱、治疗时间短、价格低廉等优势;CBP模式更符合人体的病理生理状态,具有溶质、水清除缓慢和血流动力学稳定等优点,使CBP成为ICU中重症急性肾衰竭的首选治疗模式,在非肾脏疾病方面,同样发挥着越来越重要的作用。但CBP治疗中连续性抗凝增加全身出血风险,持续的透析膜反应,频繁配制并更换大量置换液、费用昂贵,许多透析中心缺乏CBP机器等原因均限制了其临床使用。1988年Kudoh等首次在常规血液透析机基础上

加以修饰,将持续缓慢低效血液透析(SLED)引入临床。SLED 是一种介于连续性血液净化(CBP)与间歇性血液透析(IHD)之间的新型杂合式肾脏替代治疗模式,其特点是以延长、缓慢、低效、低流量为主,血流动力学较传统的 IHD 稳定,杂合CBP 及 IHD 的优势,用价格低廉的普通血液透析机达到平稳高效的血液净化效果。虽然 SLED 联合了 CBP 和 IHD 的优势,但 SLED 的结局如何,并没有足够的临床证据。

CBP 可以提供最佳的代谢控制,更好地控制液体平衡,血流动力学更稳定,这些优势对临床预后是有帮助的。早期的一项荟萃分析提示,CBP 较 IHD 可明显降低 AKI 患者死亡风险。但最近随机对照试验(RCT)的结果,并未表明哪种替代治疗模式对患者存活和肾脏恢复是最佳的模式。Pannu 等认为,大多数多脏器功能衰竭的 AKI 患者使用任何一种替代方法都是安全的,对比 CBP 与 IHD 在全因死亡率方面,并没有区别。同样,Liang 等研究发现,首次血流净化采用 CBP 或 IHD对 AKI 患者 90d 和 365d 存活的影响亦无统计学差异。Nash 等通过最新的数据荟萃分析认为,不同血液净化模式(IHD、SLED、CBP)在患者死亡率、透析依赖和住院时间方面,并没有明显的差异,与 Zhang 的结论一致。关于长期死亡率和透析依赖结果,文献可得到的数据相对有限,不同作者研究的结果也不尽一致。Van Berendoncks 等发现,在患者出院后随访 2 年,CBP 与 IHD 的死亡率分别为31.4%、30.2%,2 年的存活率也没有差别。而 Ethgen 等的研究表明,与 IRRT 相比,CBP 可以减少长期透析依赖的比率。回顾性研究数据评估表明,CBP 具有能减少 AKI 患者长期透析依赖风险的优势,但长期随访的临床数据有限,仍然需要足够的证据选择最佳的 RRT 模式,这是未来研究的方向。

关于不同的血液净化模式,选择 CBP、IHD 还是 SLED,不同的模式各有其优缺点,在病情不同时期可以选择适合的净化模式。KDIGO 指南则建议"对于血流动力学不稳定的 AKI 患者,建议使用 CBP 而不是标准的 IHD;对于伴有急性脑损伤或其他原因导致的颅内压增高、并发脑水肿的 AKI 患者,建议使用 CBP,而不是标准的 IHD"。此外,SLED 是近 20 年发展的新模式,需要更多的临床试验去验证其在危重 AKI 患者中的作用。

前文提到,血液净化治疗模式选择及疗效,存在许多争议。关于增加血液净化治疗强度,在伴有急性肾衰竭的危重症疾病中,普遍认为,增加肾脏替代治疗的强度,并没有降低死亡率和提高肾脏恢复。而 Ronco 等认为,增加肾脏替代治疗的强度,对脓毒血症并发急性肾损伤的患者的存活率是有益的。在非肾脏疾病方面,血液净化清除危重症疾病体液递质被广泛讨论,自从 Lowry 的研究以后,才普遍接受高容量血液滤过可以清除细胞因子这一观点。应用聚甲基丙烯酸甲酯膜透析器(polymethylmethacrylatemembrane,PMMA)行持续血液透析滤过(continuous hemodiafiltration,CHDF)治疗,可持续有效地清除炎症因子,降低这些因子的血液浓度,在治疗重症脓毒血症、感染性休克非常有效,即使在非肾功能不全的患者同样有效。PMMA 的 CHDF 治疗,更有效而且更广泛地应用于严重的脓毒血症和感染性休克;而使用聚丙烯基膜的 CHDF 并没有如此疗效,是因为 PMMA 是具有细胞吸附作用的特殊膜,能有效地清除细胞因子。在日本,脓毒血症患者也常常早期使用多黏菌素 B 纤维(polymyxin B-immobilized fiber,PMX)的灌流器来清除内毒素。

二、血液净化模式选择的经济学问题

肾脏替代治疗时,需要花费大量的医疗卫生资源。考虑到医疗卫生资源有限的事实,医疗卫生资源提供者和医疗决策者应在经费和血液净化模式的选择上做出相应治疗成本的考虑。一项多中心研究表明,CBP 比 IHD 花费更多,也比加强间断透析花费高。另一方面,虽然 CBP 增加的费用巨大,但相比肾功能恢复差,转化为慢性透析患者,其总体费用可能又相对较少。因此,发展为慢性透析的风险(透析依赖风险)尽管差别细微,但却可能决定不同替代治疗模式的经济效益选择,因为慢性透析需要持续花费大量的资源。同时,经济评价血液净化模式应该包括短期和长期的直接医疗卫生费用,而间接的或者社会费用也应考虑,但是,这些费用在目前的文献并未能都提及。

1. 成本分析

成本分析是比较不同模式的血液净化治疗的花费,而不考虑医疗结果。早期的研究数据表明,CBP 较 IHD 花费更多,Mehta 等在随机对照试验中,前瞻性地测量实际费用,发现 CBP 费用较传统 IHD 高,主要为材料费用的增加。Vitale 等在意大利一项单中心研究发现,CBP 每日费用与 4h IHD 对比,CBP 每日费用 276.6 欧元(79% 为设备花费,21% 为人力资源)高于 IHD 费用(247.8 欧元,44% 为设备花费,56% 为人力资源)。Rauf 等估算,美国 2000—2001 年,患者从开始使用 RRT 治疗到出院校正后的平均费用,发现 IHD 治疗费用大概 60 000 美金,低于 CBP 的费用。大部分的研究均表明,CBP 比 IHD 花费更多。但是这些数据有许多局限性,费用的估算并非全部费用,而且费用估算仅仅是发生在医院或者 ICU 的费用。因此,IHD 比 CBP 费用更低的结论受到了挑战,这些研究结果并没有考虑 AKI 不同透析模式的长期费用。如果肾功能恢复失败,进展为终末期肾病,导致透析依赖,会遗留重大的经济问题。如果不同透析模式发展为慢性透析依赖风险不同,将改变不同肾脏替代治疗模式总的费用。关于不同透析模式透析依赖的差异,目前有不同观点,Nash 等认为不同 RRT 模式透析依赖没有统计学差异;而 Schneider 等的荟萃分析,纳入 1476 例 IRRT 患者和 2023 例 CBP 患者,表明在所有 AKI 存活患者中,首次选择 IRRT 的患者,比首次选择 CBP 更高概率发展为透析依赖。同样一项回顾性队列研究也表明,最初选择 CBP 的患者,发展为慢性透析风险明显更低。Ethgen 等以 5 年为研究终点,发现尽管 CBP 前期有较高的花费(CBP 4046 美元:IRRT 1423 美元),但是 5 年总费用(包括透析依赖的费用)低于 IRRT (CBP 37 780 美元:IRRT 39 448 美元)。因此,考虑到透析依赖患者进展为长期透析的费用,尽管 CBP 初期的费用更高,但与 IRRT 相比,仍有潜在的经济优势。

2. 成本效益分析

卫生经济学技术分析方法主要有成本效益分析(cost-benefit analysis)、成本效果分析(cost-effectiveness analysis)和成本效用分析(cost-utility analysis)3 种。成本效益分析是评价规划的公共项目和比较不同选择方案的合理方法,它采用货币值计算效益和成本,在实际应用中存在一定的局限性,因为卫生干预项目难以用货币单位估计挽救的生命价值或者健康改善的价值。成本效果分析和成本效用分析是成本效益分析的主要可供选择形式。成本效果分析,是指用非货币价值评价各种健康干预的结果与成本,即以一个指标来比较干预措施之间的花费,每增加一个生命年所需的花费。成本效用分析,是成本效果分析的一种特殊形式,它反映了个体对干预项目所带来健康结果的偏好,它阐述的是诸如延长的生命年和延长的生命年中的良好健康等多种结果的干预项目。不同 RRT 模式的卫生经济学评价,是考虑不同 RRT 模式支出的成本产生的益处,我们用成本效果分析(CEA)和成本效用(CUA)指标来评估。质量调整生命年(QALY,Quality-adjusted life years)已经成为成本效用分析中主要结果的测量工具,它是一个权重系统,用 1(完全健康)~ 0(死亡)刻度范围表达个体每年的生命质量,以每增加一个质量调整生命年所需的花费来评价。增量成本效果比(incremental cost-effectiveness ration,ICER),是指增量成本除以增量健康产出,表示增加 1 单位的健康产出所消耗的增量成本,通常采用健康调整生命年(QALY)为指标,得到 ICER 后,通过与界值比较来评判卫生技术的经济性。界值,在欧美发达国家通常采用 5 万美元,在发展中国家通常采用 3 倍(或者更低)人均 GDP,这体现了社会为多获得一个健康生命年而愿意支付的成本。

De Smedt 等的研究认为,CBP 并没有成本效益优势,CBP 所谓的增加整个生命质量年,作用并不是非常明显。而且每增加 1 个 QALY 的费用,远远超过愿意支付 30 000 欧元/QALY 的临界值。该研究认为,与 IRRT 对比,CBP 模式增加 7920 欧元费用产生仅仅 0.07 的 QALY,也就是其 ICER 值 114 012 欧元/QALY, 远远超过社会愿意支付的临界值 30 000 欧元/QALY。其研究还表明,CBP 和 IR-RT 两种替代治疗增加的费用在 9643~17 563 欧元之间,与非手术治疗对比,并没有明显增加患者生活质量,因此认为,从卫生经济角度出发,非 RRT 的非手术治疗似乎是优选的治疗策略。

Ethgen 的荟萃分析与上述研究结论不同,认为对于 ICU 的 AKI 患者,通过减少长期透析依赖率,初始选择 CBP 治疗成本效益比 IRRT 更好。使用 1 年作为研究终点，ICER 超过了 50 000 美元/QALY 临界值，但是如果以 5 年或者整个生命为研究终点的话，CBP 较 IRRT 就有绝对的优势。1 年的 ICER 为 400 701 美元/QALY；2 年时达到了社会愿意支付临界值 50 000 美元/QALY，而在 2.7 年时变成了负值（CBP 成本－IRRT 成本为负值），意味着 CBP 的成本较 IRRT 少，说明 CBP 较 IRRT 有绝对的成本效益优势。CBP 拥有少量增加的 QALY（CBP 与 IRRT 之比为 1.093∶1.078），是因为 CBP 的患者有相对较低的透析依赖。最近大型的观察性队列研究也证实了此前荟萃分析的结果，即尽管在 ICU 初期 CBP 的费用更高，但是累计的全部费用包括透析依赖等，CBP 实际费用则更低，CBP 较 IRRT 有潜在的经济学优势。因此认为，最初透析模式选择 CBP 有更好的经济效益，为公共健康计划，医疗资源分配和医师的选择提供了参考依据。

三、个体化的 CBP 成本效益分析

CBP 的疗效和效益增加是一项挑战，个体化的透析处方对 CBP 成本效益至关重要。透析液和置换液费用是 CBP 治疗的主要限制。因此，即使 Ronco 表明高置换量所具有的优越性，日本仅仅 11.7％ 的患者使用置换液＞35 ml/(kg·h) 剂量的治疗。与日本一样，在世界的许多透析中心，置换液的费用是高效率 CBP 治疗的主要限制因素。1996 年来，透析机建立在线提供无内毒素置换液后，临床开始使用在线(Online)CHDF。在线 HDF 是指置换液直接从透析机的透析液传递系统产生并分离出来，输入患者体内，与传统血液透析滤过相比，极大提高了效率。Sublood BS 是日本常见的置换液，当置换液量为 2000ml/h 时，每日费用 28 680 日元；置换液为 6000ml/h 时，每日费用 86 040 日元。另外，当在线 CHDF 使用非醋酸透析液 Carbostar-L 时，不管透析液和置换液量多少，费用仅仅 5186 日元，加上的水处理维护成本估计 1 次治疗约 2000 日元。因此，高效率个体化的 CBP 治疗时，在线 CHDF 是最好的成本效益模式选择。

综上所述，血液净化治疗究竟是选择 CBP，还是 IRRT，通过上述不同血液净化模式对疾病生存、预后和成本-效益的分析，笔者认为，应根据患者的具体病情做综合分析判断，结合 KDIGO 指南的建议，对于血流动力学不稳定的 AKI 患者，建议使用 CBP 而不是标准的 IHD，对于病情相对稳定的单纯 AKI 患者，可以考虑 IRRT 治疗甚至是内科治疗，以最大限度地合理使用和节约医疗资源。同时，对于 CBP 治疗时，个体化的透析处方对成本效益至关重要，在线 CHDF 最大优势是大剂量透析液和置换液并没有相应比例增加费用，因此。在线 CHDF 是目前可行性的方案之一。

（刘书凤　余　毅）

参 考 文 献

［1］ Bellomo R，Tipping P，Boyce N. Continuous veno-venous hemofiltration with dialysis removes cytokines from the circulation of septic shock ［J］. Crit Care Med，1993，21：522-526.

［2］ Kudoh Y，Shiiki M，Sasa Y，et al. Slow continuous hemodialysis-new therapy for acute renal failure in critically ill patients-Part 2. Animal experiments and clinical implication ［J］. Jpn-Circ J，1988，52(10)：1183-90.

［3］ Kellum JA，Angus DC，Johnson JP，et al. Continuous versus intermittent renal replacement therapy：a meta-analysis ［J］. Intensive Care Med，2002，28(1)：29-37.

［4］ Pannu N，Klarenbach S，Wiebe N，et al. Renal replacement therapy in patients with acute renal failure：a systematic review［J］. JAMA，2008，299(7)：793-805.

［5］ Liang KV，Sileanu FE，Clermont G，et al. Modality of RRT and recovery of kidney function after AKI in patients surviving to hospital discharge ［J］. Clin J Am Soc Nephrol，2016，11 (1)：30-38.

［6］ Nash DM，Przech S，Wald R，et al. Systematic review and meta-analysis of renal replacement therapy modalities for acute kidney injury in the intensive care unit. ［J］ Crit Care，2017，41：138-144.

［7］ Zhang L，Yang J，Eastwood GM，et al. Extended daily dialysis versus continuous renal replacement therapy for acute kidney injury：a meta-analysis［J］. Am J Kidney Dis，2015，66 (2)：322-30.

［8］ Wald R，Shariff SZ，Adhikari NK，et al. The association between renal replacement therapy modality and long-term outcomes among critically ill adults with acute kidney injury：a retrospective cohort study［J］. Crit Care Med，2014，42(4)：868-7742.

［9］ Van Berendoncks AM，Elseviers MM，Lins RL，SHARF Study Group. Outcome of acute kidney injury with different treatment options：long-term follow-up［J］. Clin J Am Soc Nephrol，2010，5(10)：1755-62.

［10］ Ethgen O，Schneider AG，Bagshaw SM，et al. Economics of dialysis dependence following renal replacement therapy for critically ill acute kidney injury patients［J］. Nephrol Dial Transplant，2015，30(1)：54-61.

［11］ Ronco C，Bellomo R，Homel P，et al. Effects of different doses in continuous veno-venous haemofiltration on outcomes of acute renal failure：a prospective randomized trial［J］. Lancet，2000，355：26-30.

［12］ Lowry SF. The evolution of an inflammatory response［J］. Surg Infect，2009，10：419-425.

［13］ Nakada T，Oda S，Matsuda K，et al. Continuous hemodiafiltration with PMMA hemofilter in the treatment of patients with septic shock［J］. Mol Med，2008，14：257-263.

［14］ Matsuda K，Moriguchi T，Harii N，et al. Comparison of efficacy between continuous hemodiafiltration with a PMMA membrane hemofilter and a PAN membrane hemofilter in the treatment of a patient with septic acute renal failure ［J］. Transfus Apher Sci，2009，40：

49-53.

[15] Hirasawa H,Oda S,Shiga H,et al. Endotoxin adsorption or hemodiafiltration in the treatment of multiple organ failure [J]. Curr Opin Crit Care,2000,6:421-425.

[16] Mehta RL,McDonald B,Gabbai FB,et al. A randomized clinical trial of continuous versus intermittent dialysis for acute renal failure[J]. Kidney Int,2001,60(3): 1154-1163.

[17] Vitale C,Bagnis C,Marangella M,et al. Cost analysis of blood purification in intensive care units: continuous versus intermittent hemodialysis[J]. J Nephrol,2003,16(4): 572-579.

[18] Rauf AA,Long KH,Gajic O,et al. Intermittent hemodialysis versus continuous renal replacement therapy for acute renal failure in the intensive care unit: an observational outcome analysis[J]. J Intensive Care Med,2008,23(3):195-203.

[19] Ronco C,Bagshaw SM,Gibney RT,et al. Outcome comparisons of intermittent and continuous therapies in acute kidney injury: what do they mean[J]. Int J Artif Organs,2008,31: 213-220.

[20] Schneider AG,Bellomo R,Bagshaw SM,et al. Choice of renal replacement therapy modality and dialysis dependence after acute kidney injury: a systematic review and meta-analysis [J]. Intensive Care Med,2013,39(6): 987-997.

[21] De Smedt DM,Elseviers MM,Lins RL,et al. Economic evaluation of different treatment modalities in acute kidney injury[J]. Nephrol Dial Transplant,2012,27(11): 4095-4101.

第二篇

血液净化在非肾脏疾病的临床实践

第 10 章

顽固性心力衰竭

顽固性心力衰竭又称难治性心力衰竭（refractory heart failure，RHF），是指心功能Ⅲ-Ⅳ级的充血性心力衰竭患者经常规治疗 2 周以上，包括去除诱因、休息、氧疗、限盐、强心、利尿、扩张血管等措施而效果较差、症状持续存在的情况。典型的患者表现为休息或极轻微活动（大多数日常生活行为）时，即出现心力衰竭（心衰）症状，往往需要反复或长时间住院接受治疗。顽固性心衰以顽固性水钠潴留为特征，常规利尿效果不明显，是心血管医师常面对的临床难题。利尿是心衰治疗基础，但顽固性心衰时肾脏血流量减少继而激活 RAAS 系统，肾脏血流分布异常，肾间质水肿，肾小球滤过率下降，甚至出现急性肾衰竭，另外，交感缩血管系统兴奋等变化使肾脏对利尿药失去敏感度。即使持续静脉滴注利尿药也不能有效清除体内液体，且大剂量襻利尿药可能会损害肾小球滤过功能。

临床上，这类心衰大多存在特异的病因或诱因。导致顽固性心衰的可能病因，包括风湿活动、感染性心内膜炎、贫血、甲状腺功能亢进、电解质紊乱、洋地黄过量、反复肺栓塞、合并感染、大量饮酒、同时接受了有水钠潴留作用（如皮质激素等）和（或）负性肌力作用（如钙离子拮抗药、某些抗心律失常药）的药物。根据静息下有无肺水肿和低灌注的临床表现分为 A 型心衰（warm and dry）无低灌注和肺充血、B 型心衰（warm and wet）灌注正常且存在肺充血、C 型心衰（cold and wet）低灌注且存在肺充血和 L 型心衰（cold and dry）低灌注而没有肺充血。

一、病理变化

难治性心衰多系慢性心衰进一步发展所致，一般均存在难以根治的基础病因，同时还往往有导致心衰恶化的诱发因素，致使心脏泵功能长期失代偿。因此，难治性心衰的形成有着复杂而特殊的病理生理学机制。

1. 严重的基础疾患

各类心血管病发展至晚期均可能成为难治性心衰的基础疾患，常可导致：①弥散性心肌病变，使心肌收缩单位大量破坏，机械收缩无力；②压力负荷过度，使单位心肌在等张状态下缩短所承受的总射血时心室壁的张力增加；③容量负荷过度，使心室舒张末期心肌纤维周边长度（初长度）增加；④左心室舒张期顺应性减低。上述疾患造成的不可逆性心肌损害(心肌衰竭)和严重血流动力学障碍(充血性衰竭),是难治性心衰的病理解剖及病理生理学基础。

2. 内分泌功能失调

难治性心衰的内分泌紊乱比较复杂,其中一个重要环节是肾素-血管紧张素-醛固酮系统(RAAS)的激活。心衰时由于心输出量减少,交感神经系统和 RAAS系统活性随之增强,同时精氨酸加压素和血中抗利尿激素亦增加,结果外周血管阻力增加和水钠潴留,心脏前后负荷增加,使本已衰竭的心功能进一步恶化;继而激发更多的神经、体液性血管收缩,造成恶性循环。另外,病程较长的难治性心衰由于器官组织的长期灌注不足而致功能低下,血浆中甲状腺素(T_3、T_4)及肾上腺皮质激素(皮质醇)水平及尿 17-羟、17-酮皮质类固醇排泄量均显著低于正常,致使能量代谢严重障碍,机体应激能力及对药物治疗的反应明显减弱。新近研究还发现,严重心衰时血浆心钠素(ANP)水平相对或绝对不足。ANP 是由心房肌细胞分泌的一种内源性拮抗肾素-血管紧张素,并调节水盐代谢的活性多肽类循环激素,具有利钠、利尿、舒张血管等生理效应。一般心衰时 ANP 水平会代偿性升高,有助于促进水钠排泄,降低心脏负荷,改善心功能。但病程较长、严重而顽固的心衰患者的 ANP 水平却显著下降,此为难治性心衰的内分泌学特征。

3. 心脏受体异常变化

心衰时由于心脏扩大或心肌肥厚,心肌细胞膜表面积增大,浦氏纤维覆盖心肌细胞膜的面积与心肌细胞膜表面积之比减少,使洋地黄受体数目增多而内源性洋地黄因子分泌量相对或绝对不足,不能产生足量的 Ca^{2+} 内流以发挥其正性变力性作用,故需补充外源性洋地黄。导致心衰恶化的另一重要受体因素是心肌 β-受体的向下调节。心衰时的长期交感兴奋以及心脏扩大和心肌肥厚,可使心肌(主要是心室肌)细胞膜上受体数量减少、密度降低,同时心肌细胞内 cAMP 含量亦减少,对 β-肾上腺素能刺激的收缩反应减弱,因而心肌收缩功能难以恢复。

4. 电解质紊乱

目前认为,难治性心衰中最常见亦最需重视的电解质紊乱是低血镁和低血钠。Mg^{2+} 能激发心肌线粒体内氧化磷酸化过程,心肌机械性收缩需要线粒体的氧化作用来供给能量,Mg^{2+} 缺乏则氧化磷酸化解偶联,使心肌能量供应缺乏,容易发生心肌纤维坏死,影响收缩功能,加剧心衰程度。Mg^{2+} 对维持线粒体系统的完整性以及心肌蛋白质合成中氨基酸的活化亦有重要作用,缺 Mg^{2+} 时心肌正常结构难以维持。此外,缺 Mg^{2+} 还会增加洋地黄中毒的心律失常。难治性心衰患者应用洋地黄、利尿药,继发性醛固酮增多,均可增加 Mg^{2+} 的丢失,而心衰时胃肠道瘀血又使 Mg^{2+} 的摄入和吸收减少,故 Mg^{2+} 缺乏是其电解质紊乱的特征之一。低钠血症亦是难治性心衰难以控制的重要原因之一,其产生主要是由于肾脏血流量减少使肾脏排泄稀释尿的功能受损,而利尿药的长期大量使用引起 Na^+、K^+ 排泄,限制了自由水的清除。再者,使血管收缩的激素如血管紧张素和血管加压素等的激活,刺激口渴并增加肾脏对水的重吸收(低钠血症是心衰患者肾素-血管紧张素活性增强的标志)。

5. 氧自由基增加

研究发现,心衰时压力及容量负荷过重可产生心肌缺血,并由此通过体内黄嘌呤氧化酶系统等多途径产生大量高细胞毒性的氧自由基。在氧自由基产生增多的同时,衰竭心肌细胞内清除氧自由基的物质如超氧化物歧化酶等活性下降,从而使氧自由基进一步增多。氧自由基主要作用于心肌细胞膜不饱和脂肪酸,发生脂质过氧化损伤,使心肌细胞膜的完整性遭到破坏,最终导致心肌细胞死亡。此外,氧自由基还损害心肌超微结构,使线粒体严重肿胀甚至崩解,破坏肌质网和溶酶体,造成 ATP 合成障碍、摄 Ca^{2+} 及贮 Ca^{2+} 能力下降和收缩蛋白自溶等后果。总之,氧自由基破坏了心脏机械做功的结构基础及心肌兴奋-收缩偶联,使心肌收缩能力下降。同时,因膜损伤及肌质网 Ca^{2+}-ATP 酶活性下降,胞质 Ca^{2+} 浓度不断升高,导致肌原纤维挛缩、细胞肿胀,使心肌顺应性下降,心脏舒张功能亦遭损害。因此,可以肯定,氧自由基是造成心衰顽固难治的重要因素之一。

6. 微循环障碍

难治性心衰患者往往血浆游离肝素减少,血液黏度增高及微小血栓形成,严重影响重要器官组织的有效灌注和局部微循环。由于微循环障碍和组织灌注不足而产生的大量代谢产物及血管活性物质,会进一步损害心肌细胞及增加心脏负荷,形成恶性循环,最终还有可能导致多脏器功能衰竭。因此,及时改善难治性心衰患者的血液流变学状况十分重要。

二、临床表现

1. 呼吸困难、发绀。
2. 咳嗽、咯白色泡沫痰。
3. 右上腹胀痛、食欲缺乏、尿少、水肿。
4. 颈静脉怒张,双肺有湿啰音,肝大,肝颈静脉回流征阳性,腹水、下肢水肿。
5. 慢性心脏病体征。

三、相关检查及诊断

1. 检查

出现原发心脏病的特有表现及并发症的特征性改变,并进行下列检查。

(1)X 线检查:心脏扩大明显,心胸比值(CTR)常＞0.55～0.60。

(2)超声心动图:测定心室收缩末内径判断心脏大小,在一定范围内,心脏大小对病情和预后评估的意义。

(3)心脏指数:心脏指数持续＜2.0L/(min·m^2);IVEF 持续＜0.10～0.20;最大氧耗量持续＜14ml/(kg·min)。血清钠持续＜130mmol/L,去甲肾上腺素含量持续增高。

2. 临床诊断

(1)症状:患者休息或轻微活动即感气急、端坐呼吸、极度疲乏、发绀、倦怠、四肢发冷,运动耐量降低伴呼吸困难,骨骼肌萎缩,心源性恶病质,顽固性水肿,肝进行性增大伴右上腹疼痛。

(2)体征:心尖搏动向左下扩大,可闻及第三心音奔马律,肺动脉瓣第二音亢进,继发于二尖瓣关闭不全的收缩早期或全收缩期杂音;右心室第三心音奔马律;三尖瓣反流时,沿着胸骨左下缘可闻及收缩早期及全收缩期杂音,用力吸气时增强;外周水肿、腹水;体重迅速增加;终末期难治性心衰患者可扪及肝搏动。部分患者持续存在心动过速和(或)舒张期奔马律。血压偏低,在此基础上脉压常持续≤25mmHg(3.32kPa)。还可存在胸腔积液、腹水或心包积液及持续存在双侧肺部湿啰音等。

四、治疗

1. 内科治疗

顽固性心衰治疗的目的是迅速改善临床症状,延缓病程进展和降低病死率。

(1)改善临床症状:纠正血流动力学异常。心衰患者症状主要是由充盈压的升高和组织灌注不足所致,降低充盈压、改善组织灌注,就可以明显缓解症状。根据充盈压和灌注水平分为四种类型的心衰患者,治疗原则不同。A 型心衰:往往这些患者临床体征比较稳定,长期治疗目的是维持稳定的容量状态,预防疾病的进展。B 型心衰:组织灌注正常,但充盈压高,临床表现为肺和(或)体循环瘀血,治疗原则是减轻淤血的程度。在接受 ACEI 的前提下,增加利尿药用量。往往需要静脉推注或静脉滴注襻利尿药,剂量调整主要依据患者 24h 尿量,一般第 1～2 天尿量在2000～3000ml,但要注意监测电解质水平。同时,静脉用血管扩张药可以加快缓解症状,常用的为硝酸甘油。奈西立肽(Nitroglycerin)是人重组利钠肽,既有扩张血管也有利尿作用,可迅速减轻症状,静脉应用时注意血压。C 型心衰需先改善组织灌注才能减轻肺和体循环瘀血。大多数患者低心排伴有高的体循环阻力,单用扩血管药物可以纠正这些病生理异常。重度心衰中最常用的扩血管药物是硝普钠,通过扩张动脉和静脉,迅速降低充盈压,心排出血量增加,又提高对静脉利尿药的效果。当临床稳定后可以改用口服扩血管药如 ACEI、硝酸酯类或肼苯达嗪。静脉使用正性肌力药物的不良反应主要是增加心肌耗氧量和心动过速。虽然正性肌力药不改善预后,但患者出现严重而快速的血流动力学变化时,短期应用还是可以挽救一些患者的生命。目前,把正性肌力药作为心衰患者的最终治疗或等待心脏移植的过渡治疗。L 型患者临床稳定且例数较少,治疗上可以逐渐递增 β 受体阻滞药剂量。

(2)顽固性水肿的治疗:顽固性水肿是治疗顽固性心衰中遇到最难的临床问题之一。水肿是有效循环动脉血量(ECAV)与细胞外液关系失调所致。ECAV 依赖于全身钠储备。难治性心衰患者常伴有顽固性全身水肿,其原因与多种因素有关。首先人体感受 ECAV 的变化有两组传入感受器,即高压环路感受器及低压环路感受器,高压环路压力受体,可被低心排量激活导致抗利尿因子如肾素-血管紧张素系统、交感神经系统、抗利尿药激素、内皮素及血栓素 A_2 激活。此外,肾脏血流量减少、肾小球滤过率降低,通过肾脏血流再分配反射性抑制利钠激素对近曲小管的作用,使钠的重吸收增高,继发性醛固酮亢进致远曲小管和集合管对钠和水的重吸收增加,均为导致水钠潴留为主要因素。也有些患者因长期严格限盐,却未限水引起稀释性低钠血症,右心衰竭严重状态下,存在体循环瘀血,静脉压明显增高,胃肠道瘀血水肿,出现恶心呕吐,引起电解质紊乱,低钾、低钠、低氯性碱中毒、心源性肝硬化、门脉压增高,进一步加重全身水肿,造成利尿药应用的失效使顽固性水肿进一步加重。

限制水、钠摄入是治疗的关键性一环。只有限制水、钠摄入,才可能缓解水肿和心衰的症状。水潴留继发于钠潴留,每克钠可潴留水 200ml,左心室收缩和舒张末容积也随着钠盐摄入量增加而升高,而射血分数、每搏输出量和血清心钠肽并不随着盐负荷增加而增加。如果钠盐摄入过多同时使用利尿药,那么肾素-血管紧张素系统会强烈激活,刺激口渴中枢,继发醛固酮亢进,进一步加重水钠潴留并促进钾和镁的排出。此外,如不严格限盐,利尿药的效果也会逐渐下降。严格限制盐和水的摄入量对于改善患者的症状、减轻水肿是十分重要的。对于 RHF 症状严重者临床应当严格限制钠盐并将钠盐限制在 2g/d 以内,如果血清钠正常,水肿仍难以消退者可以短期进一步限制钠 1g/d,水的摄入量应控制在 1200ml/d,包括每天静脉输入的液体量及喝的水和食物中包含的水分。

治疗顽固性水肿的关键就是识别和控制液体潴留。①稀释性低钠血症性水肿:大剂量利尿药应用,患者只限盐的摄入,没有限制饮水量,造成水潴留明显,血液稀释使血钠水平相对降低,也称为假性低钠血症。患者高度水肿,血钠低导致血浆渗透压下降,对一般利尿药效果差,使得临床心衰症状急剧加重。甘露醇作为渗透性利尿药明显优于其他利尿药。一般用甘露醇 100～200ml,缓慢 2～3h 静脉滴注,同时先后滴注正性肌力药和大剂量呋塞米,治疗 2～3d。②真性低钠血症性水肿:顽固性心衰尤其是顽固性右心衰为主的患者,长期体循环瘀血,静脉压高造成胃肠道和肝瘀血,消化道功能降低,食欲缺乏,钠的摄入量减少,加之长期限制钠盐的摄入和长期大剂量利尿药使用,造成患者血钠水平真正减低。患者不仅高度水肿,常伴有恶心和嗜睡。治疗的关键在准确诊断后立即给予静脉补充高渗盐水,一般浓度在 1.4%～4.6%，根据血清钠水平决定补钠浓度和量。当血钠水平＜125mEq/L，盐水浓度为 4.6%，血钠水平＜126～135mEq/L，盐水浓度为 3.5%。补盐量(g)＝(142mmol/L－实测血清钠)×0.55×体重(kg)/17。因患者心衰，第一天补钠量为计算总补钠量的 1/3～1/4。以后根据血钠水平及心功能状态决定第二天补钠量。具体方案 1.4%～3.0% 的高渗盐水 150ml，30min 内快速输入。如果尿量增多，应注意静脉给予 10%氯化钾 20～40ml/d，以预防低钾血症。入液量为 1000ml，每天测定患者的体重、24h 尿量、血电解质和尿的实验室指标，直到利尿药改为口服呋塞米 250～500mg/d。

(3)心肾综合征：在重度心衰的晚期，积极治疗后，患者临床症状不能缓解的另一个常见的原因就是心肾综合征。严重肾功能不全发生率占心衰住院患者的25%，治疗应放在缓解症状和改善肾功能。具体治疗参见Ⅱ型心肾综合征治疗。

(4)正性肌力药应用：顽固性心衰患者尽管充分合理的药物治疗，心功能 NYHA Ⅳ，临床症状不能改善，如没有接受心脏移植或左心室辅助泵治疗，年病死率超过 40%。正性肌力药物包括洋地黄和非洋地黄类，临床试验证实这些药物虽不能改善预后，但能减轻患者临床症状，和其他治疗心衰药物联合应用，可以延缓病程进展。

①洋地黄类药物：洋地黄类药物治疗心衰尤其是顽固性心衰可以明显改善临床症状、减少住院率、增加心排出量、提高运动耐量，对生存率无影响已被临床试验证实，尤其是在心衰加重期间，ACEI 和 β 受体阻滞药无法应用或剂量递增受限，缓解症状可选择的除利尿药外就是洋地黄。对于肾功能正常、临床无心肌缺血及恶性心律失常、平时未口服地高辛者，可用毛花苷 C 0.4～0.8mg/d。而平时已口服地高辛、高龄、心肌缺血或肾功能不全者酌情减量。待病情稳定后改用口服地高辛。值得注意的是，以右心衰为主的顽固性心衰患者，调整洋地黄剂量和剂型对改善临床帮助不大。左心衰为主的顽固性心衰患者中，也要分清左心衰是收缩性、舒张性还是两者兼有，收缩性对洋地黄反应较好，舒张性效果差。

②非洋地黄类正性肌力药：包括肾上腺受体激动药(多巴胺、多巴酚丁胺)、磷酸二酯酶抑制药(米力农)、脑钠肽素(新活素)和钙增敏药(左西孟旦)。

尽管米力农可以改善患者心功能，但长期应用有争议。目前，对非洋地黄类正性肌力药一般建议短期应用，当顽固性心衰标准治疗仍有严重症状，作为明确治疗(心脏移植或血供重建)或恢复期(心肌炎或心肌梗死后心肌顿抑)的过渡，尤其在长期容量负荷过重导致低血压或肾灌注不良患者，短期静脉应用效果较好。有心动过速及其他明显快速心律失常时此类药物不宜使用。

左西孟旦是治疗难治性心衰的一种新型正性肌力药物，能在不增加心律失常发生率的情况下获得更高的治疗有效率，对改善预后有很大的意义。左西孟旦是一种Ⅲ型钙增敏药，属于新型的正性肌力药物，可以直接作用于横桥，使钙结合信号传导被改变,具有磷酸二酯酶抑制药的作用,增加了细胞内环磷腺苷酸浓度,具有正性肌力的作用,发挥治疗难治性心衰的效果。然而,左西孟旦对心肌纤维的作用依赖于心肌细胞内的钙离子,在增加心肌收缩能力的同时不会影响收缩时间,是一种心脏保护药物,在不影响心率和心肌耗氧量情况下增加血流和脉搏量,从而实现改善心功能不全的目的。

(5)心脏再同步化治疗:心脏再同步化治疗(CRT)是在传统右心房、右心室双腔起搏基础上增加左心室起搏,以恢复房室、室间和室内运动的同步性。CRT 可以改善和维持正常的心电激动,维持正常传导顺序,保证心脏协同做功,有利于改善患者心脏的重构及临床症状。设定适当的房室间期、实现房室同步运动、减少二尖瓣反流、延长左心室充盈时间、选择最佳的房室延迟时间,能有效降低心血管危险事件发生。设定适当的室间间期、避免室间隔矛盾运动,增加心排量;通过刺激左心室较晚激动部位的心肌,使左室心肌同步收缩,同时改善左室舒张。

研究证实,早期的 CRT 可以使左心室收缩不同步引起的中重度心衰患者的症状改善,减少再住院率与病死率。CRT 可导致室性期前收缩、室性心动过速、心室颤动,临床实验总结,术前应用利多卡因和胺碘酮可减少心律失常发生;术前选择带有自动除颤功能的 CRTD,可显著降低 CRT 患者因室性心律失常导致的住院或病死率升高。

(6)体外循环支持:体外循环支持可用于严重心脏事件后患(例如心脏部分切除术后休克、心肌缺血)或准备进行心脏移植患者。左心室辅助装置诞生于 20 世纪 60 年代,随着技术的发展,该装置变得更小、更安全、更持久。左心室辅助设备提供了血流动力学支持,可以植入体内,使患者可以走动并出院。国内使用最多的非搏动型心室辅助装置是体外膜肺氧和(ECMO),需要严格抗凝和持续监测操作,需要专业训练人员。左心室辅助装置的应用指征:①康复的过渡治疗;②终末心衰患者的决策过渡治疗;③移植过渡治疗;④永久治疗。

(7)心脏移植:心脏移植是目前治疗顽固性心衰唯一成熟的外科方法,也是目前唯一根治心衰的方法。心脏移植适应证主要是心脏功能严重受损的患者,最大运动氧耗量小于 15ml/min(或小于预计正常值的 50%),或长期依赖于静脉使用正性肌力药的患者。目前,存在的主要问题是心脏移植心脏的来源和排异反应,患者需长期服用免疫抑制药,承受巨大的经济负担。

2. 血液净化治疗

1977 年,Kramer 等首次将连续性静脉-静脉血液滤过应用于临床,随着临床实践发展,连续性肾脏替代治疗(continuous renal replacement therapy,CRRT)已经成为临床治疗顽固性心衰重要措施之一。随后,CRRT 作为一种体外循环血液净化方法(extracorporeal blood purification treatment,EBT)用于脓毒症患者,除了清除过多的水分和代谢废物外,还可以清除炎症递质,调节免疫内稳态,从而将

CRRT 的概念扩展到了 ICU 中危重病患者血液净化治疗。2000 年,南京军区总医院首先提出将 CRRT 命名为连续性血液净化(continuous blood purification, CBP)。与传统的间歇性血液净化相比,CBP 缓慢、连续、等渗地清除水和溶质,更接近人体生理,且可在床边方便地进行治疗,而间歇性血液透析,需在短时间内快速地清除水和溶质,会影响血流动力学稳定而受到限制。CBP 不仅能减轻心脏负荷,而且可恢复肾小管对利尿药的敏感度,下调神经激素水平,阻断液体超负荷所致恶性循环,同时可滤过小、中、大分子毒物及炎症因子,维持水电解质和酸碱平衡,最终改善组织器官氧供,改善难治性心衰状态,并逐渐过渡到常规抗心衰治疗。

2014 年,中国心力衰竭诊断及治疗指南指出,控制液体潴留是难治性心衰治疗成功的关键(Ⅰ类,B 级)。对存在高容量负荷,且对利尿药抵抗,低钠血症(血钠<110mmol/L)且有相应临床症状及肺水肿等或肾功能进行性减退、血肌酐>500μmoL/L 者,可考虑采用超滤治疗(Ⅱa 类,B 级)。指南肯定了超滤对难治性心衰的益处,但同时也指出并非常规手段。在临床应用中要同时关注与体外循环相关的不良反应如生物不相容、出血、凝血、感染,以及血管通路和机器的相关并发症等。应避免出现新的内环境紊乱,注意热量及蛋白丢失的补充。低血压是 CBP 时需关注的问题,血压偏低可能影响 CBP 治疗,但并非禁忌,一些血压偏低的顽固性心衰患者在多巴胺维持下经 CBP 治疗后,对利尿药反应恢复尿量明显增加,心功能得到改善,血压得以恢复正常。

体外膜式氧合疗法(extracorporeal membrane oxygenation,ECMO)作为一种重要的体外生命支持形式,对于心脏移植围术期心肺功能衰竭具有确切的疗效。ECMO 可作为终末期心衰患者向心脏移植过渡的纽带,有效扩大边缘供心的使用比例,避免重要生命器官功能衰竭,有效降低危重症心脏移植患者围术期病死率。心脏手术后常伴有心、肺、肾衰竭,表明病情严重。心肺衰竭可以用 ECMO 支持,取得不错的效果,而在合并肾衰竭的患者,单用 ECMO 治疗心、肺衰竭较为困难,且可能增加病死率,如将 ECMO 与 CBP 联合应用,则是一种卓有创意的选择。该组合中,ECMO 支持心肺功能,而 CBP 清除毒素和超滤出水分,既可以减轻心脏负担,缓解肺水肿,又可替代肾功能,等待其功能的恢复,是一种行之有效的综合治疗组合。

顽固性心衰时血液净化适应证:①出现下列情况之一时,可采用超滤治疗。高容量负荷如肺水肿或严重的外周组织水肿且对利尿药抵抗;低钠血症(血钠<110mmol/L)且有相应的临床症状如神志障碍、肌张力减退、腱反射减弱或消失、呕吐,以及肺水肿等。②肾功能进行性减退,血肌酐>500μmol/L 或符合急性血液透析指征的其他情况,可行血液透析治疗,容量超负荷是顽固性心衰患者反复住院的重要原因。超滤对心衰有益,但并非常规手段。

超滤法治疗顽固性心源性水肿,是存在利尿药抵抗的充血性心衰患者的一项有效的辅助治疗措施,被认为是机械性利尿/利钠工具。血液滤过依赖对流和溶剂拖拽作用去除多余体液和溶质,阻断神经激素调节和血流动力学间的恶性循环,使患者恢复对利尿药的敏感度,从而显著改善患者的临床状况。即使单次超滤治疗都可以打断恶性循环,使患者在超滤后的数天甚至数月内症状改善。

2012 年,Hanna 等对顽固性心衰患者进行了一项单中心、前瞻性、随机对照试验。心衰患者接受 ICU 的血流动力学指导治疗。研究比较超滤治疗(17 例)和常规治疗(19 例),主要终点是肺毛细血管楔压保持在 18mmHg 以下连续至少 4h 所需的时间值。次要终点包括细胞因子和神经激素的水平,以及一些临床指标。达到主要终点的时间是超滤治疗组降低,但没有达到统计学意义。超滤治疗组体重减轻更多,住院时间更短。但是两组在肾功能、生物标志物或不良事件发生率方面,没有统计学差异。对顽固性心衰患者,可采用血流动力学检测,使得超滤治疗更加安全,实现更多的平均容量清除,避免不良后果的发生。

连续性血液净化(CBP)因其治疗时间相对较长,对血流动力学影响较小,在心功能严重受损的患者中具有较好的应用基础。连续静脉-静脉血液滤过(CVVH)是 CBP 最为常见的一种治疗模式。它通过置换液以对流的形式清除血液中的废物及超负荷的容量,一方面置换液作为清除物质的载体,将体内代谢产物、毒素加以清除,另一方面通过置换液可以补充体内缺乏的物质,如碳酸氢盐、钙、镁等,以维持内环境稳定。较血液透析,缓慢、持续清除心衰患者身体中多余的液体,纠正水潴留,降低后负荷,改善循环。清除大量水分后,血浆清蛋白浓度相对升高,有利于周围组织水分进入血管内,减轻周围组织水肿。缓慢连续性超滤(SCUF)是心功能受损严重、不能耐受快速清除容量负荷且无肾功能受损的患者首选的治疗模式,主要是以对流方式等渗地清除溶质,并清除体内过多的液体。操作过程中不补充置换液,也不使用透析液。但其对溶质的清除不理想,不能有效清除肌酐及尿素氮等小分子毒素,对于肾衰竭患者,需辅以其他治疗方式。

顽固性心衰患者,由于心输出量下降及静脉瘀血,直接、间接导致的肾脏灌注不足,往往导致心肾综合征的发生。肾功能受损的情况下,采用单纯超滤以及 SCUF 均无法顾及肾脏废物的清除,达不到临床治疗的目的。此时,CVVH 在解除容量负荷的同时清除肾脏废物,兼顾解决了这个问题。

2015 年,希腊学者进行了一项前瞻性非随机对照临床研究,选取了 42 例顽固性心衰患者,分为常规治疗组(使用多巴酚丁胺、左西孟旦等正性肌力药物组)以及肾脏替代治疗组(RRT 组)。RRT 组患者为对利尿药抵抗(口服 500mg/d 呋塞米,连续 3d)每日进行连续静脉-静脉血液滤过(CVVH)治疗,治疗时间 8~12 h/d,连续 6d。之后若病情需要,每周治疗 1~3 次,超滤的液体量根据干体重进行调节。之后进行了 6 个月的随访。结果发现,与常规治疗组相比,22 例 RRT 患者,其中 5 例在 8 周时间内脱离 CVVH 治疗后,肾功能恢复且尿量增多;11 例患者因肾功能受损需要长期间断血液透析治疗;6例患者因液体负荷定期进行血液滤过治疗。在随访的6个月内,尽管RRT组患者治疗基线风险更大,但其平均住院次数显著低于常规治疗组。无死亡及左心室辅助装置的平均生存期,RRT组高于常规治疗组,结果有统计学意义。此外,CVVH还可以降低心衰患者的炎症细胞因子水平,可能在一定程度上干预慢性重度心衰的发展,改善患者心功能及其预后。

使用超滤治疗的临床研究,包括一些大规模的随机对照试验,均证明了超滤治疗的安全性,并且与常规治疗方法相比,增加了液体的清除,降低了住院率。但是超滤治疗仍存在其无法避免的"缺陷",比如增加了导管感染、出血的风险,侵入性的治疗且治疗技术成本的增加等。目前,超滤治疗被认为是心衰住院患者利尿药抵抗情况下的二线治疗方案。在将来,该治疗方法是否可以作为严重心衰患者的一线治疗方法,则需要进行进一步的评估。

五、预后

多数难治性心衰属于慢性心衰不良发展的晚期表现,一般预后较差。部分难治性心衰常存在使心衰恶化但可以被纠正的心内和(或)心外因素,去除或改变这些因素,心衰治疗尚能收到良好效果。存在下列情况者提示预后不良:①休息时有症状的心衰,纽约心脏病协会(NYHA)心功能分级Ⅳ级和明显低血压者。②血流动力学监测时,肺毛细血管楔压持续＞25mmHg,左心室每搏做功＜196mJ(20gf.m),右房压显著增高。中至重度肺动脉高压,肺血管阻力增高。③心肌代谢功能异常,如冠状静脉窦氧含量显著降低,常伴有病死率增加。④血钠低于130mmol/L,伴肾功能损害。

容量负荷增加、体循环瘀血是顽固性心衰患者反复入院的主要原因。顽固性心衰及心肾综合征患者均存在不同程度的利尿药抵抗,血液净化干预可打破这种恶性循环。超滤作为血液净化的主要手段在顽固性心衰中的应用虽有20余年的历史,但其在患者疾病转归中的作用仍需高质量、大规模临床试验进一步证明。

(王 琰 余 毅)

参 考 文 献

[1] Brake R,Jones ID. Chronic heart failure part 1: pathophysiology,signs and symptoms[J]. Nurs Stand,2017,31(19): 54-63.

[2] Wang F,Jia J,Rodrigues B. Autophagy,Metabolic Disease,and Pathogenesis of Heart Dysfunction[J]. Can J Cardiol,2017,33(7): 850-859.

[3] Brake R,Jones ID. Chronic heart failure part 2: treatment and management[J]. Nurs Stand,2017,31(20): 53-63.

[4] Andrea R，Alessandro L，Maurizio L，et al. Levosimendan：From basic science to clinical practice[J]. Recent Pat Cardiovasc Drug Discov，2011，6(1)：9-15.

[5] Rutger J，Jeroen B，William T. Characteristics of heart failure patients associated with good and poor response to cardiac resynchronization therapy a PROSPECT，Predictors of Response to CRT，sub-analysis[J]. Eur Heart J，2010，30(20)：2470-2477.

[6] Chen Z，Niederer S，Shanmugam N，et al. Cardiac computational modeling of ventricular tachycardia and cardiac resynchronization therapy：a clinical perspective[J]. Minerva Cardioangiol，2017，65(4)：380-397.

[7] 中华医学会心血管病学分会，中华心血管病杂志编辑委员会. 中国心力衰竭诊断和治疗指南 2014[J]. 中华心血管病杂志，2014，42(2)：98-122.

[8] Canaud B，Bowry SK，Tetta C，et al. The case fortreating refractory congestive heart failure with ultrafiltration [J]. Blood Purif，2014，37 Suppl 2：51-60.

[9] Costanzo MR，Chawla LS，Tumlin JA，et al. The role of early and sufficient isolated venovenous ultrafiltration in heart failure patients with pulmonary and systemic congestion[J]. Rev Cardiovasc Med，2013，14(2-4)：e123-33.

[10] Hanna MA，Tang WH，Teo BW，et al. Extracorporeal ultrafiltration vs. conventional diuretic therapy in advanced decompensated heart failure [J]. Congest Heart Fail，2012，18：54-63.

[11] Repasos E，Kaldara E，Ntalianis A，et al. Intermittent renal replacement therapy for end stage drug refractory heart failure[J]. Int J Cardio，2015，183：24-26.

[12] Hun F，Sun R，Ni Y，et al. Early Initiation of Continuous Renal Replacement Therapy Improves Clinical Outcomes in Patients With Acute Respiratory Distress Syndrome[J]. Am J Med Sci，2015，349(3)：199-205.

第 11 章

不明原因肺水肿

　　Pickering 综合征是指双侧肾动脉狭窄（或孤立肾的单侧肾动脉狭窄）合并一过性肺水肿（flash pulmonary edema，FPE）的一类临床综合征，因 Pickering 在 1988 年首先报道了该类病例，Messerli 将此类综合征命名为 Pickering 综合征。临床上，FPE 通常用来描述急性失代偿性心衰变化比较剧烈的一种特殊的类型，但肾动脉狭窄所致的 FPE 与急性失代偿性心衰在病理生理机制和治疗方式等方面，存在很大的差异性。

一、病理变化

　　根据目前研究情况，Pickering 综合征发病机制主要有神经内分泌环境失衡、心脏舒张功能不全和血气屏障功能障碍等。

　　1. 神经内分泌环境失衡

　　（1）肾素-血管紧张素-醛固酮系统（renin angiotensin aldosterone system，RAAS）的过度激活：RAAS 在维持人体水、电解质平衡及血压方面起重要作用。当肾动脉严重狭窄时，肾脏血流量的自身调节不能使肾脏血流量保持相对恒定，通过肾内交感神经的兴奋、血循环中儿茶酚胺的增加，以及对入球小动脉的牵张感受器和致密斑的刺激，引起肾素释放增多，导致 RAAS 的过度激活，从而引发水钠潴留、血管收缩等一系列效应，而这些正是 Pickering 综合征的病理生理机制之一。Hall 等进行一项经典的实验，在狗双侧肾动脉狭窄的情况下给予 Ang Ⅱ 后，可迅速出现液体潴留和 FPE，而在肾动脉没有狭窄的情况下却不能引起 FPE。

　　（2）交感神经兴奋的增强：肾动脉的狭窄会激活 RAAS，导致交感神经兴奋性增强，可引起心率增快，使心室舒张期缩短，进一步使左心室的充盈受损，导致左心房和肺静脉压力的升高。此外，交感神经系统的过度激活，促进儿茶酚胺从周围交感神经末梢大量释放，引起周围血管收缩，当左心室舒张功能障碍，会致肺毛细血管静水压升高，损伤肺泡间隔，液体渗漏进肺间质和肺泡腔，儿茶酚胺也可引起短暂性神经诱导的血管内压力的升高，损伤内皮细胞，导致含丰富蛋白质的血浆进入间质和肺泡腔内。

　　2. 心室舒张功能不全

　　心脏舒张功能障碍是 FPE 发生的先决条件。高血压和主动脉瓣狭窄等是引起左心室舒张功能不全的常见因素,而激活的 RAAS 促进心肌纤维化,也是影响心室舒张功能的原因之一。高血压和主动脉瓣狭窄可使心室因后负荷的增加而代偿性增大舒张末期容积,当左心室僵硬,这种调节机制的效果被大大减弱,舒张末期容积增加,就容易导致左心室舒张末期压力升高。然而,肺静脉毛细血管缺少毛细血管前括约肌,升高的左心室舒张末压,可直接传递到未受保护的肺血管,使毛细血管静水压大大升高,继而引起肺水肿。反复肺水肿是肾血管性高血压的一种临床表现,出现急性肺充血的患者中,超过 85％有明显高血压(动脉收缩压＞160 mmHg),有学者认为 FPE 的频繁复发,与收缩期血压显著升高有关系。因此,为阻止 FPE 的复发,控制血压比冠状动脉血管重建术更重要。

3. 血气屏障功能障碍

心衰、舒张功能不全和激烈运动等因素可使肺毛细血管压力大大升高,甚至破坏血气屏障正常的生理结构以致屏障功能崩溃。这种因压力升高所致的损伤称为毛细血管应力衰竭。已有研究证明,在高原性肺水肿和过度运动导致的肺水肿,因肺泡毛细血管应力衰竭所致的血气屏障功能障碍,在其发病过程中起重要作用。此外,血浆中多种因子(AngⅡ、儿茶酚胺和内皮素)也可改变通透性而导致血气屏障功能失常。

此外,Pickering 综合征还与血压水平、血压变异性和冠状动脉狭窄相关。

二、临床表现

Pickering 综合征在发作时因急性肺水肿而主要表现为突然发生的严重咳嗽、气促和呼吸困难(以夜间阵发性呼吸困难为主,可能与夜间血压呈反构型升高相关),具有易反复发作的特点。几乎所有的患者伴有高血压,尤其是顽固性高血压,高血压既是肾动脉狭窄的危险因素,也是肾动脉狭窄的后果,肾动脉的狭窄又可导致缺血性肾脏疾病,肾功能不全,引起血肌酐升高,肌酐清除率下降。肾动脉狭窄以动脉粥样硬化性狭窄为主,因此患者可有动脉粥样硬化的危险因素,如糖尿病、冠心病、高脂血症和高血压等。部分患者可因解除肾动脉狭窄后血管内再狭窄而引起 FPE 的复发,因此,如何减少甚至防止 FPE 不再复发,是 Pickering 综合征的研究热点之一。

三、实验室检查及诊断

FPE 的诊断主要依靠详细的询问病史和体格检查。剧烈咳嗽、呼吸困难及急促通常是 FPE 的首发症状,可伴或不伴有胸痛。在这种紧急的情况下,初始的检查及相应的治疗包括血压、心率和心脏听诊(S_3,二尖瓣反流的收缩期杂音)、呼吸方式、颈静脉压、严重的器官充血(肺部啰音和肝大)、外周水肿的程度等检查。

除了临床评估外,尚需心电图、X 线胸片、实验室检查(包括肌钙蛋白、脑利钠肽、D-二聚体)、超声心动图等检查。是否行冠状动脉和肾动脉造影及左右心导管术,应根据相应的临床评估而定。患者病情稳定后,应进行更全面的检查以发现致病原因及诱发因素。

四、治疗

Pickering 综合征的治疗,采用急性期行对症支持治疗和稳定期行病因治疗的原则。

1. 非手术治疗

(1)急性期出现急性肺水肿时要及时纠正低氧血症,消除肺水肿,稳定血流动力学。通过降压能缓解 FPE,该类高血压产生的重要机制是 RAAS 系统的激活导致水钠潴留和血管收缩,因此 ACEI 和 ARB 类降压药是最受推崇的。然而 ACEI 和 ARB 可能会引起肾功能衰竭,禁用于双侧肾动脉显著狭窄或孤立肾肾动脉狭窄者,对血肌酐过高者也不应使用。因此,在危急情况下常用襻利尿药(如呋塞米)减轻水钠潴留,降血压,进而缓解 FPE,呋塞米可作用于 $Na^+-K^+-2Cl^-$ 转运蛋白而发挥强大的利尿效应。呋塞米能抑制血管紧张素 II、血栓素 A_2 所诱导的血管收缩,使已被血栓素 A_2 诱导收缩的血管舒张,从而具有扩张血管作用。这可能为呋塞米在严重心衰和 FPE 中的作用机制。此外,其他血管舒张药,如硝酸甘油和硝普钠等,也常用于减轻肺充血和减轻心脏负荷,从而缓解 FPE,保持生命体征的稳定。遗憾的是,目前对 FPE 的治疗仍缺乏共识。当 FPE 得到控制后,必须进行病因治疗才能减少 FPE 的复发。

(2)稳定期要解除肾动脉狭窄,其以治疗动脉粥样硬化性肾动脉狭窄(ARAS)为主。《动脉粥样硬化性肾动脉狭窄诊治中国专家建议(2010)》(以下简称《专家建议》)指出,ARAS 治疗的主要目标是保护肾功能,其次是控制血压,最终是降低心血管事件的病死率。药物治疗、介入治疗和外科治疗是主要方式。

①药物治疗:《专家建议》指出,药物治疗主要目的是控制血压,稳定斑块,防止肾功能恶化,降低心、脑血管终点事件的发生。常用的有降压药(如 ACEI 类)、他汀类和阿司匹林,这 3 种药已经证明能显著提高 ARAS 疗效。而他汀类药物也可以减轻肾动脉狭窄的严重程度,改善肾动脉狭窄患者的长期生存率。然而,现尚无大规模随机临床试验比较各类药物对肾动脉狭窄预后的影响。

②介入治疗:美国 ACC/AHA 关于外周血管疾病诊疗指南建议以下 ARAS 患者可考虑介入治疗。有血流动力学意义的 RAS、进展性高血压、顽固性高血压、恶性高血压、高血压伴有不易解释的单侧肾脏缩小、不能耐受降压治疗的高血压患者。介入治疗的效果受到术者经验资质、血管条件、入选标准和病变情况等多方面的影响,且并发症多,因此其有效性和安全性备受质疑。Box 等比较 ARAS 患者支架置入药物治疗和单纯药物治疗的安全性和有效性及肾功能损害,随访两年发现

支架置入并不能对肾损害产生明显的影响,反而出现一些手术并发症。有研究显示,对 ARAS 患者的高血压和肾功能的治疗上,血管成形术相对于药物治疗并没有良好的效果,但对于伴 FPE 或充血性心衰和肾功能不全的患者,66% 的患者进行血管成形术后不再复发 FPE,有充血性心衰和肾功能不全的患者经血管成形术后,心衰症状也得到改善。大规模的临床观察研究支持了血运重建术既能降低血压,也可保存肾功能,可惜在这些临床观察研究中,血运重建术没有单独与药物治疗进行随机控制测试比较,到现在为止,血运重建术并未经临床随机试验可以证明改善控制充血性心衰或阻止严重心血管重点事件(心肌梗死或休克)的能力,因此,介入治疗的有效性存在争议,特别是许多有顽固性收缩期高血压的高龄患者。

③外科治疗:外科手术治疗 ARAS 和肌纤维发育不良的 RAS 也非常有效,但其并发症和死亡率很高,《专家建议》用于不能应用介入治疗的患者。外科治疗对改善 ARAS 患者高血压和肾功能有明确的意义。而且外科手术进行血管重建与介入治疗相比,前者死亡率较高,但其临床效果更显著和持久。

2. 血液净化治疗

Pickering 综合征的血液净化治疗,国内外均缺少临床对照研究,只是在个案报道中提及超滤治疗可作为利尿药抵抗患者的可选治疗方法。

2009 年 Dziemianko 等报道,53 岁男性因肾功能受损、高血压危象入院,血压高达 260/150mmHg,患者静息时呼吸困难、严重的外周水肿,检查发现肾功能受损,静息状态下血浆肾素活性、血浆醛固酮水平显著升高,大量胸水、腹水,肾脏缩小。治疗方面,给予 CCB 及 β 受体阻滞药降压,螺内酯利尿,因肾功能恶化行 2 次血液透析治疗后,每日行单纯超滤,病情稳定后择期行肾动脉造影,发现左肾动脉95% 狭窄,右肾动脉 76% 狭窄,后于左肾动脉置入支架,6 个月后患者复诊,体格、物理检查未见明显异常,血压维持在 144/91mmHg,肾功能轻度异常,血浆肾素活性正常,醛固酮水平正常,于是行右肾动脉支架置入术。6 个月后,患者肾功能、血压正常。Pickering 综合征急性期有效的降压治疗往往能迅速缓解 FPE,但降压可加重肾灌注的不足和肾功能不全(尤其在不恰当使用 ACEI 或 ARB 类药物时)。此时血液净化治疗可减少血容量和恢复尿钠的排泄,其充血性心衰和肾功能情况可得到改善,为下一步稳定期的治疗争取更多的时间。

2016 年海军总医院徐如意等报道,患者因"反复胸闷、下肢水肿"入院,在常规利尿、降压、调脂等治疗期间,患者先后两次发生夜间突发呼吸困难,伴咳嗽、咳痰,双肺满布哮鸣音,双下肢水肿加重,经加强利尿、降压、扩张血管等治疗后,患者呼吸困难有所减轻,但双下肢水肿无法消退,体重、血肌酐、BNP 持续上升,遂决定在原有药物治疗方案中,行规律血液透析治疗。治疗一段时间后,患者体重逐渐下降了 11kg,血压维持在 130/80mmHg,双下肢水肿彻底消退,复查胸部 CT 胸腔积液完全消退;经 2 年随访患者未再出现呼吸困难及下肢水肿。该患者既往行肾血管

MRI 检查，发现双侧肾动脉均有不同程度狭窄。因此作者认为，血液透析治疗可快速地清除潴留的钠水、减轻容量负荷、改善急性心衰症状，可作为经选择的利尿药抵抗的 Pickering 综合征患者的一种有效方法。

　　Pickering 综合征是心肾综合征中的独特类型，心肾综合征是一个相对模糊的概念，但 Pickering 综合征存在明确的界定和病理生理机制。因此，从某种意义上讲，Pickering 综合征可成为理解心肾相互作用的重要模型。其血液净化部分具体治疗参考心肾综合征章节。

五、预后

　　Pickering 综合征主要涉及肾脏、心脏和肺三个主要脏器，随着研究的不断深入，对其病理生理机制已经有一定的认识，治疗也取得一定的进展，然而仍有许多问题有待进一步探索。目前对动脉粥样硬化性肾动脉狭窄的治疗，缺少大规模随机临床试验比较各类药物的作用效果，也没有介入治疗单独与药物治疗进行随机试验，而且介入治疗仍存在诸多争议。术者经验和资质不足，指征控制不严等可影响介入治疗效果。

　　Pickering 综合征急性期，通过减轻血流动力学负荷及利尿，病情能得到迅速控制，但其长期预后需要监测。Conlon 等报道的 32 例患者，4 年的生存率＜50％。Pickering 综合征一过性肺水肿的复发率在 6％～23％。如果复发，多反映肾动脉狭窄的再次出现，可能是肾动脉的痉挛、血栓形成或再狭窄等，也可能是其他因素诱发的一过性肺水肿。

（王　琰　余　毅）

参 考 文 献

[1] Messerli FH，Bangalore S，Makani H，et al. Flash pulmonary oedema and bilateral renal artery stenosis：the Pickering Syndrome[J]. Eur Heart J，2011，32(18)：2231-2235.

[2] Hall JE，Granger JP，Hester RL，et al. Mechanisms of escape from sodium retention during angiotensin II hypertension[J]. Am J Physiol，1984，246：627-634.

[3] SedyJ，Zicha J，Kunes J，et al. Mechanisms of neurogenic pulmonary edema development [J]. Physiol Res，2008，57(4)：499-506.

[4] Rosin NL，Sopel M，Falkenham A，et al. Myocardial migration by fibroblast progenitor cells is blood pressure dependent in a model of ang II myocardial fibrosis[J]. Hypertens Res，2012，35(4)：449-456.

[5] Bai C，She J，Goolaerts A，et al. Stress failure plays a major role in the development of high-altitude pulmonary oedema in rats[J]. Eur Respir J，2010，35(3)：584-591.

[6] Peacher DF，Pecorella SR，Freiberger JJ，et al. Effects of hyperoxia on ventilation and pul-

monary hemodynamics during immersed proneexercise at 4. 7 ATA：possible implications for immersion pulmonary edema[J]. J Appl Physiol,2010,109(1)：68-78.

[7] Bax L,Woittiez AJ,Kouwenberg HJ,et al. Stent placement in patients with atherosclerotic renal artery stenosis and impaired renal function：a randomized trial[J]. Ann Intern Med,2009,150(12)：840-848.

[8] van den Berg DT,Deinum J,Postma CT,et al. The efficacy of renal angioplasty in patients with renal artery stenosis and flash oedema or congestive heart failure：a systematic review [J]. Eur J Heart Fail,2012,14(7)：773-781.

[9] Dziemianko I,Kuzniar J,Dorobisz A,et al. Critical bilateral renal arterial stenosis presenting as cardio-renal syndrome：isolated ultrafiltration preceding percutaneous transluminal re-vascularization[J]. Congest Heart Fail,2009,15(2)：96-98.

[10] 许如意,田海涛,杨晔. Pickering 综合征一例[J]. 中华心血管病杂志,2016,44(6)：555-556.

第 12 章

心肾综合征

2010 年,改善全球肾脏疾病预后(Kidney Disease:Improving Global Out-comes,KDIGO)和急性透析质量指导组(Acute Dialysis Quality Initiative Group, ADQI)发表专家共识,明确将心肾综合征(cardio-renal syndrome,CRS)定义为心脏和肾脏其中一个器官的急性或慢性功能障碍可能导致另一器官的急性或慢性功能损害的临床综合征。根据此概念,将 CRS 分为 5 个亚型:

Ⅰ型,指急性心功能不全,如急性失代偿性心力衰竭(acute decompensated heart failure,ADHF)导致的急性肾损伤(acute kidney injury,AKI);

Ⅱ型:指慢性心功能不全导致的慢性肾功能不全;

Ⅲ型:指急性肾功能恶化导致的急性心功能不全;

Ⅳ型:指慢性肾脏病导致的心功能不全;

Ⅴ型:指全身系统性疾病(如败血症、糖尿病、系统性红斑狼疮、淀粉样变、血管炎等)导致心肾功能同时异常。本文重点介绍前两型。

一、病理变化

CRS 肾功能损害的病理生理机制包括血流动力学与非血流动力学机制。

1. Ⅰ型 CRS 病理机制

多种急性心脏疾病和非缺血性心脏疾病均可导致 Ⅰ型 CRS,其发生机制包括多个方面。目前血流动力学机制在 ADHF 所致的 Ⅰ型 CRS 中的作用已被广泛接受,心输出量减少可致肾脏灌注减少,静脉充血使中心静脉压升高,最终都将导致 GFR 降低。上述血流动力学改变能够激活神经体液生物反馈系统,肾素-血管紧张素-醛固酮系统(RAAS)的活化、血管加压素的非渗透性分泌和交感神经系统(SNS)的兴奋共同致血管收缩,加之活性氧的生成增加和一氧化氮(NO)生成减少,使肾脏 NO 损伤进一步加重。近年来,关于免疫介导的损伤在 Ⅰ型 CRS 中的作用越来越受到重视。与健康人相比,ADHF 患者常表现为单核细胞凋亡和炎症通路活化的调节缺陷,而单核细胞的过度活化和促炎因子的直接作用可致肾组织凋亡和损伤。心衰患者小肠绒毛的缺血、局部脂多糖的产生和继发的全身内毒素血症也是心衰和 CRS 进展的机制之一。此外,医源性原因如外源性肾毒性药物的应用亦可导致或加重Ⅰ型 CRS,常见于糖尿病、肿瘤及心衰等疾病的药物治疗(图 12-1)。

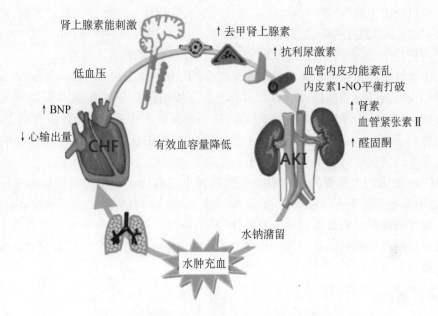

图 12-1　心肾综合征神经体液调节恶性循环的模式图

2.Ⅱ型 CRS 的病理机制

主要有神经体液系统活化、肾脏低灌注、静脉充血、慢性炎症、动脉粥样硬化和氧化应激等。慢性心衰时,肾上腺素、血管紧张素和内皮素等缩血管物质生成的增加,尿钠肽、NO 等内源性扩血管物质敏感度降低或释放减少,使得肾脏长期处于低灌注状态,对各种损伤高度易感。实验性研究发现,心衰模型中若肾小球血流量减少和 GFR 升高(出球小动脉收缩)持续存在(≥6 个月),将导致足突细胞损伤和局灶性节段性肾小球硬化。上述组织学变化的发生主要由肾脏局部交感神经系统和 RAAS 的过度激活所致,在Ⅱ型 CRS 中发挥重要作用。心衰患者由于肾素的大量释放入血继而生成过量的血管紧张素Ⅱ,引起出球小动脉的收缩和小管周围毛细血管的胶体渗透压升高,进而致 GFR 恶化。血管紧张素Ⅱ和醛固酮的释放可促进远端肾小管和集合管对 Na^+ 和水的重吸收,加重容量负荷;另一方面,醛固酮水平的增加可上调转化生长因子 β,增加纤连蛋白分泌,促进肾小球纤维化。急慢性炎症反应也参与心力衰竭患者 CKD 的进展,心脏缺血时,可释放炎症因子;静脉充血增加肠道内毒素的吸收,促进肿瘤坏死因子 α、IL-1β、IL-18 和 IL-6 等炎性递质的合成和释放。

二、实验室检查及诊断

肾损伤的生物学标记物：反映肾损伤传统的生物学标记物包括血清肌酐、肌酐清除率、肾小球滤过率等；胱抑素C(cystatin C)在体内以恒定速率产生，不受年龄、性别、肌肉容积等影响，较血清肌酐能更好更快地对肾损伤做出诊断。

中性粒细胞明胶酶相关脂质运载蛋白(neutrophil gelatinase-associated lipocalin，NGAL)是存在于中性粒细胞及多种组织上皮细胞中的蛋白，发生缺血或毒物导致的AKI时，能很快在血及尿中出现，是一种灵敏度较高的早期肾损伤标志物。肾损伤分子-1(kidney injury molecule-1，KIM-1)，在正常的肾脏组织几乎不表达，当发生急性肾损伤时肾小管上皮细胞则呈高表达反应。

CRS患者两个重要的心脏病理生理过程为心肌缺血及左心室结构和功能异常，心肌缺血可伴有cTnI或cTnT升高，而左心室结构和功能异常则导致BNP升高。在肾功能正常的慢性心衰患者中，KIM-1和N-乙酰-β-D-葡萄糖苷酶升高可预测肾小管损伤。而ADHF患者入院时NGAL升高则与院内AKI的发生和院内死亡密切相关。

三、治疗

1. 非药物治疗

目前指导CRS治疗的有效循证医学证据甚少，仍以经验性用药为主。治疗原则为：①同时关注心脏和肾脏；②避免过度利尿，使血容量正常化；③发现CRS的易患因素；④阻断心脏和肾脏之间不良的相互作用；⑤个体化治疗。

(1)ACEI和ARB：诸多的大型临床研究已证实，ACEI和ARB可逆转左心室肥厚、改善心脏功能，改善心力衰竭患者的预后；对于慢性肾脏病患者应用ACEI和ARB可减少尿蛋白，从而在一定程度上阻断或延缓心力衰竭和肾功能不全的进展。但在血容量不足和同时使用非甾体类抗炎药时，有可能会加重肾功能的损害。有研究提示，由于肾功能恶化而终止ACEI治疗的慢性心衰患者病死率增加。因此应用ACEI或ARB时，出现一过性肾小球滤过率下降可能是治疗有效的一个标志，不应终止ACEI或ARB的治疗，除非应用ACEI或ARB最初2个月血清肌酐浓度升高超过基础值的30%和出现高钾血症(血清钾≥5.6 mmol/L)。因此，对于CRS患者只要没有出现持续的肾功能恶化和高钾血症，都应继续使用ACEI或ARB类药物并尽可能长期应用，但应严密观察肾功能变化。为减少肾损害的发生，CRS患者应从小剂量起始应用，并避免血容量不足及同时应用非甾体类抗炎药。

(2)利尿药：尽管利尿药在CRS治疗中备受争议，且没有足够的数据表明利尿药的使用可以减少病死率，但在治疗中一直不可缺少，源于它是缓解心衰症状的主要手段。襻利尿药能减少细胞外的容量超负荷,降低心室充盈压,减少肺充血,改善患者症状,并通过降低肾静脉压改善肾功能。但过度应用该药会致血容量不足、电解质紊乱、低血压,左心功能更加恶化,反而增加系统血管阻力,致使血浆神经激素如去甲肾上腺素和血管加压素的活性升高,从而导致心脏及肾脏的损害加重,增加病死率。

(3)正性肌力药物:正性肌力药物可短期改善血流动力学和肾功能,且对缓解症状有益。CRS 患者老年者居多,由于疾病本身病理变化,加之年龄因素引起肾功能减退对正性肌力药物特别是强心苷的代谢产生不利影响,故临床大多采取个体化的疗法。

(4)重组人促红细胞生成素(recombinant human erythropoietin,rh-EPO):当 CRS 患者同时合并贫血,则称心肾-贫血综合征(cardiorenal-anemia syndrome),慢性心衰、慢性肾功能不全和贫血三者互为因果,一旦不能有效控制将导致恶性循环。EPO 是一种主要由肾脏分泌的糖蛋白,以往认为其主要是刺激红系祖细胞的增殖与分化,而新近研究认为它是细胞生长因子超家族成员之一,具有抗氧化、抗炎、抗细胞凋亡、促进血管生成及促进细胞增殖和潜在的细胞保护作用。EPO 一方面增加红细胞生成来提高组织氧灌注,因此影响慢性心衰和肾功能不全的组织重塑和纤维化进程;另一方面,EPO 还表现出抗氧化、抗细胞凋亡、调节炎症反应、减轻心肾组织损伤和促血管新生等多方面的骨髓造血以外的功能。一些小型研究表明,对于心衰伴贫血的患者,使用 EPO 治疗贫血可能改善心功能,减低住院率。但一项随机对照研究表明,EPO 治疗并不能改善 I 型 CRS 患者的临床预后,其中风和栓塞的发生率更高。

(5)奈西立肽及依普利酮:奈西立肽(Nesiritide)是一种具有血管扩张作用的重组 B 型利钠肽,Chow 等的研究表明,奈西立肽和硝酸甘油具有相似的血流动力学影响,二者均对肾功能无影响,可用于 ADHF 患者的扩血管治疗。但一项奈西立肽对失代偿心衰临床效果急性研究(ASCEND-HF)显示,奈西立肽对 ADHF 患者 30d 死亡率或再住院率均无改善。依普利酮是新型选择性醛固酮受体拮抗药,依普利酮对轻度心衰患者住院和生存期作用的研究(EMPHASIS-HF),结果显示与安慰剂组比较,依普利酮可降低收缩期心衰伴轻度症状的患者死亡风险与住院风险,但要注意高钾血症的风险。螺内酯与依普利酮阻断醛固酮在 3～4 级心衰及心梗后心衰患者的治疗中已显示出其优越性。

2. 血液净化治疗

目前,临床上适合心肾综合征采用的技术包括间断或连续性血液净化(CBP)治疗。其中间断血液净化技术(IHD)主要包括单纯性超滤、血液透析、血液透析滤过等;连续性血液净化技术主要包括缓慢连续超滤(SCUF)、连续性静脉-静脉血液滤过(CVVH)、连续性静脉-静脉血液透析滤过(CVVHDF)等。其他的血液净化方式例如腹膜透析等一般不作首选,在特殊情况下也可以考虑。

　　超滤主要是针对水分的清除,主要借助半透膜两侧的渗透压差或静水压差驱动液体的移动,一般通过机械作用,在膜的一侧给予正压一侧给予负压,使液体由静水压力高的一侧向低的一侧移动,伴随着水分移动的同时,对于分子量小于20kD 的溶质可以被同时清除,但对小分子溶质清除效率较低。与此对应,透析(Dialysis)主要借助半透膜两侧溶质的化学浓度差,利用弥散原理清除分子量小于500D 的小分子溶质分子。因此对于以液体超载为主的患者可选用单纯超滤或缓慢连续超滤,而对于存在显著血肌酐、尿素水平升高及酸碱平衡和水、电解质紊乱的患者推荐选用血液透析、血液透析滤过及 CVVH 和 CVVHDF(图 12-2)。

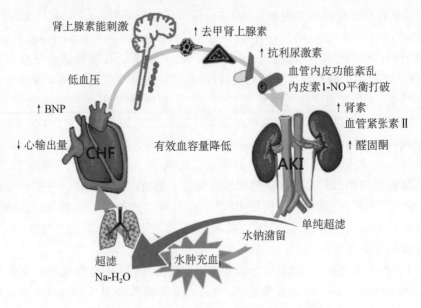

图 12-2　心肾综合征单纯超滤作用点模式图

　　在 RAPID-CHF 研究中,40 例患者随机分为传统治疗组和超滤治疗组,结果发现,在传统治疗基础上接受 8h 的超滤治疗,能更加有效地清除过多的液体,尽管患者 24h 后体重减轻无统计学差异,但超滤组患者呼吸困难和心衰情况得到更显著的改善。

　　UNLOAD 研究为多中心的随机对照研究,其目的在于比较超滤方法和静脉应用利尿药治疗慢性心衰急性加重患者的疗效。共纳入了 28 个医疗中心的 200 例因慢性心衰急性发作而住院治疗的患者,观察患者在住院治疗期间以及出院后的第 10、30、90 天时的临床情况。结果显示,超滤组在 48h 内体重下降更为显著,但呼吸困难评分两组没有显著差异。超滤组 90d 内,因心衰再住院率、再住院天数和不定期的诊所或急诊室复诊率都明显下降,同时低血钾的发生率也更低,提示超滤治疗可能较静脉使用利尿药更有优势。

尽管绝大多数研究均证实超滤治疗较药物治疗存在优势,然而发表在新英格兰杂志上的 CARRESS-HF 研究,却得出了相反的结论。在这项急性失代偿性心衰心肾抢救研究中,共纳入了 188 例 ADHF 伴肾功能恶化的患者,患者随机分为阶梯药物治疗组和超滤治疗组,在治疗 96h 后评价主要观察终点,比较两组患者相对于基线的血肌酐和体重变化。患者持续随访 60d 以观察次要终点。结果发现,两组患者因清除液体导致体重下降程度相当,药物治疗组血肌酐较基线无变化,而超滤组出现血肌酐的显著升高。两组病死或心衰住院率无显著差异,但超滤组严重不良事件发生率更高,主要是肾功能衰竭、出血和静脉导管相关的并发症。超滤方法与阶梯式药物治疗相比没有优势,反而使患者肾功能恶化并出现持续性充血。CARRESS-HF 研究与既往 UNLOAD 等研究结论矛盾,有学者提出可能是 UNLOAD 等研究中药物治疗方案尚有不足,不是最佳药物治疗方案,因此导致药物组疗效较超滤治疗差;也有人提出在 CARRESS-HF 研究中超滤率速度过快,血管内血容量的移除率超过毛细血管再充盈率,如能进一步降低超滤速率,超滤组或许能得到更好的结果。

一般而言,超滤治疗和利尿药相比最大的区别是超滤治疗中超滤率可以人为设定和控制,并且超滤是等渗地排出过多的水分,这是超滤治疗的固有优势。至于间断单纯超滤和 SCUF 的比较,由于连续性治疗对患者血流动力学影响小,对于心血管不稳定的 I 型心肾综合征患者,SCUF 更值得推荐。此外,从理论上分析,CVVH 较 SCUF 对溶质清除性更强,可能清除一些抑制心肌功能的细胞因子,因此可能具有更好的疗效。由于透析的弥散作用,能更加有效地清除小分子溶质,如果患者需要清除过多的小分子毒素如肌酐、尿素等,可选用血液透析、血液透析滤过和 CVVHDF 模式,在超滤的同时兼顾小分子溶质的清除。然而,实际临床疗效尚有待更多的随机对照研究加以验证。

不是所有的心肾综合征患者都需要血液净化治疗,慢性心肾综合征一般无须血液净化治疗,在患者出现药物不能控制的水肿和容量负荷过度是可以采用血液净化治疗,原则同急性心肾综合征。急性肾心综合征和慢性肾心综合征的血液净化治疗原则同急性肾损伤和慢性肾脏病的治疗。

在心肾综合征血液净化治疗中,特别是急性心肾综合征,应注意因血液净化治疗不当带来的再次肾损伤。在 RAPID-CHF 研究和 UNLOAD 研究中超滤率均控制在 500ml/h 以内,而在 CARRESS-HF 研究中超滤率控制在 200ml/h 以内,通过控制超滤速度和超滤总量可以既有效降低液体负荷,又尽量避免了低血压致脏器灌注不足的发生。Ronco 等提出在超滤过程中应遵循"5B"方法,即综合评价患者的液体平衡状态(以体重反映)、血压、生物标记物、生物电阻抗及血容量,以避免不当超滤带来的不良反应。此外,对于接受血液净化治疗患者,尚应注意血液净化技术自身的常见并发症,如导管相关并发症、出血、凝血感染等。

四、预后

心脏和肾脏之间相互作用、相互影响,决定了 CRS 是复杂的临床综合征。CRS 的新定义和分型方法的出现,使临床医师对于其病理生理机制的理解和治疗策略的选择更加清晰。但各型 CRS 具体发病机制、转归、预后各不相同,且一定条件下可相互转变,目前诊断和治疗尚无统一的临床指南,未来还需要更多的研究进一步深入探讨其病理生理机制,寻找高敏感度和特异性的生物学标志物,改善治疗措施,延缓进展甚至逆转 CRS,提高生活质量,降低病死率。血液净化是治疗心肾综合征的有力手段,特别是对于利尿药抵抗的急性心肾综合征患者,推荐采用 SCUF、CVVH 或 CVVHDF 等治疗模式。关于血液净化治疗是否改善心脏和肾的预后,以及在高危人群中如何安全有效地进行血液净化治疗,尚有待进一步临床研究。

(王　琰　余　毅)

参 考 文 献

[1] House AA,Anand I,Bellomo R,et al. Definition and classification of Cardio-Renal Syndromes: workgroup statements from the 7th ADQI consensus conference[J]. Nephrol Dial Transplant,2010,25(5): 1416-1420.

[2] Hanada S,Takewa Y,Mizuno T,et al. Effect of the technique for assisting renal blood circulation on ischemic kidney in acute cardiorenal syndrome[J]. J Artif Organs,2012,15(2): 140-145.

[3] Virzì GM,Torregrossa R,Cruz DN,et al. Cardiorenal syndrome type 1 may be immunologically mediated: a pilot evaluation of monocyte apoptosis[J]. Cardiorenal Med,2012,2(1): 33-42.

[4] Kraut EJ,Chen S,Hubbard NE,et al. Tumor necrosis factor depresses myocardial contractility in endotoxemic swine[J]. J Trauma,1999,46(5): 900-906.

[5] Ronco C,Di Lullo L. Cardiorenal syndrome[J]. Heart Fail Clin,2014,10(2): 251-280.

[6] Singh P,Okusa MD. The role of tubuloglomerular feedback in the pathogenesis of acute kidney injury[J]. Contrib Nephrol,2011,174: 12-21.

[7] Molnar MZ,Kalantar-Zadeh K,Lott EH,et al. ACE inhibitor and angiotensin receptor blocker use and mortality in patients with chronic kidney disease[J]. J Am Coll Cardiol,2014, 63(7): 650-658.

[8] Kim CS. Pharmacologic management of the cardio-renal syndrome[J]. Electrolyte Blood Press,2013,11(1): 17-23.

[9] Jie KE,Verhaar MC,Cramer MJ,et al. Erythropoietin and the cardiorenal syndrome: cellu-

lar mechanisms on the cardiorenal connectors[J]. Am J Physiol Renal Physiol,2006,291 (5):F932-F944.

[10] Ngo K,Kotecha D,Walters JA,et al. Erythropoiesis-stimulating agents for anaemia in chronic heart failure patients[J]. Cochrane Database Syst Rev,2010,1: CD007613.

[11] Swedberg K,Young JB,Anand IS,et al. Treatment of anemia with darbepoetin alfa in systolic heart failure[J]. N Eng J Med,2013,368(13):1210-1219.

[12] Chow SL,O' Barr SA,Peng J,et al. Renal function and neurohormonal changes following intravenous infusions of nitroglycerin versus nesiritide in patients with acute decompensated heart failure[J]. J Card Fail,2011,17(3): 181-187.

[13] O'Connor CM,Starling RC,Hemandez AF,et al. Effect of nesiritide in patients with acute decompensated heart failure[J]. N Engl J Med,2011,365(1): 32-43.

[14] Bart BA,Boyle A,Bank AJ,et al. Ultrafiltration versus usual care for hospitalized patients with heart failure: the relief for acutely fluid-over-loaded patients with decompensated congestive heart failure(RAPID-CHF)trial [J]. J Am Coll Cardiol,2005,46(11): 2043-2046.

[15] Costanzo MR,Saltsberg MT,Jessup M,et al. Ultrafiltration is associated with fewer rehospitalizations than continuous diuretic infusion in patients with decompensated heart failure: results from UNLOAD [J]. J Card Fail,2010,16(4): 277-284.

[16] Bart BA,Goldsmith SR,Lee KL,et al. Ultrafiltration in decompensated heart failure with cardiorenal syndrome [J]. N Engl J Med,2012,367(24): 2296-2304.

[17] Ronco C,Kaushik M,Valle R,et al. Diagnosis and management of fluid overload in heart failure and cardio-renal syndrome: the "5B"approach[J]. Semin Nephrol,2012,32(1): 129-141.

第13章

体外膜式氧合疗法在心脏移植前的辅助治疗

心脏移植目前已成为终末期心脏疾病的有效治疗手段,但由于供体短缺严重,约1/3的患者在等待供体期间因心衰死亡。近年来研究发现,机械辅助可以帮助受体度过移植围术期的"心衰危险期"而备受关注。体外膜式氧合疗法(extracorporeal membrane oxygenation,ECMO)作为一种心肺辅助措施,能提供较长时间持续有效的呼吸循环支持,且能同时进行心肺支持,目前已成为心脏移植术围术期心肺衰竭最常用的机械辅助手段之一,为肺功能或心功能的恢复赢得时间。

一、ECMO 的基本结构与原理

体外循环技术应包括传统的心肺分流术(cardiopulmonary bypass,CPB)及其衍生的 ECMO 和连续性血液净化(continuous blood purification,CBP)。1953 年,John Gibbon 在世界上第一次成功使用人工心肺机为一例女孩进行了房间隔缺损修补术,至今已有 60 多年的历史。体外循环技术为心血管外科的进步奠定了基础。随着基础理论、临床实践及仪器设备等方面的不断发展和完善,体外循环技术也有了显著提高,ECMO 就是体外循环技术范畴的扩大和延伸,在重症心功能衰竭和呼吸衰竭的救治中发挥了关键作用(图 13-1,图 13-2)。

1. ECMO 进行循环功能支持的原理

心脏射血被体外循环机器所代替,通过机器调节静脉回流,降低心脏前负荷;在机器支持下适当使用血管扩张药可改善微循环灌注,降低心脏后负荷。前后负荷改善后心肌获得充分休息,结果使能量储备增加。ECMO 常采用的循环途径是中心静脉-动脉转流,将体内的静脉血引流至氧合器,经过特殊材质人工心肺旁路氧合后注入患者动脉或静脉系统,起到部分心肺替代作用,维持人体脏器组织氧合血供。

2. ECMO 的基本结构

ECMO 的基本结构包括血管内插管、连接管、动力泵(人工心脏)、氧合器(人工肺)、供氧管、监测系统。临床上常将可抛弃部分组成套包,不可抛弃部分绑定存放,并设计为可移动,提高应急能力。

(1)动力泵(人工心脏):动力泵的作用是形成动力驱使血液向管道的一方流动,类似心脏的功能。临床上主要有滚轴泵、离心泵两种类型的动力泵。由于滚轴

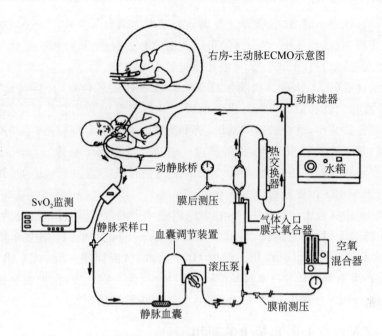

图 13-1　动脉-静脉 ECMO

（引自 Bartlett RH，et al. Extracorporeal membrane oxygenation technical specialist manual. 7th ed 1984：27）

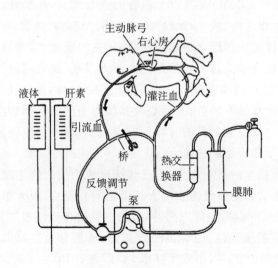

图 13-2　静脉-静脉 ECMO

（引自 Bartlett RH，et al. Extracorporeal membrane oxygenation technical specialist manual. 7th ed 1984：27）

泵不易移动,管理困难,在急救专业首选离心泵作为动力泵。其优势是安装移动方便,便于管理,血液破坏小;在合理的负压范围内有抽吸作用,可解决某些原因造成的低流量问题;新一代的离心泵对小儿低流量也易操控。

(2)氧合器(人工肺):其功能是将非氧合血氧合成氧合血,又叫人工肺。ECMO氧合器有硅胶膜型与中空纤维型两种。硅胶膜型膜肺相容性好,少有血浆渗漏,血液成分破坏小,适合长时间辅助,例如支持心肺功能等待移植、感染所致呼吸功能衰竭;其缺点是排气困难,价格昂贵。中空纤维型膜肺易排气,2～3d可见血浆渗漏,血液成分破坏相对大,但由于安装简便仍首选为急救套包。如需要,稳定病情后可于1～2d内更换合适的氧合器。

(3)肝素涂抹表面(HCS)技术:在管路内壁结合肝素,肝素保留抗凝活性,这就是肝素涂抹表面(HCS)技术。目前常用的有 Carmeda 涂抹。HCS 技术的成功对ECMO技术有强大的促进作用。使用 HCS 技术,血液即使在低 ACT 水平,也不会在管路产生血栓;HCS 技术可减少肝素用量,减少炎症反应,保护血小板及凝血因子。因此 HCS 可减少 ECMO 并发症,延长支持治疗的时间。

二、ECMO 在心脏移植中的应用

1965 年,Spencer FC 首次提出,ECMO 是能够提供循环和呼吸支持的机械辅助系统。ECMO 能提供数天至数周的心肺辅助,因此早期被用于术后等待心肺功能恢复的患者。由于 ECMO 具有以下独特的优点:①多功能性,可提供全心辅助及呼吸支持。②操作简便、快捷,无须开胸,仅需外周血管插管,可在床旁操作。以上优点使得 ECMO 运用广泛,特别在心源性休克的抢救中,可以快速辅助急性心衰患者,使患者有机会接受进一步治疗。由于 ECMO 能更有效、更长期辅助心脏的心室功能,ECMO 的用途也有所改变,可用于各种原因如急性心肌梗死、暴发性心肌炎、心脏介入治疗突发事件、等待心脏移植等引起的心搏骤停或心源性休克。应用 ECMO 治疗急性心衰的目的有以下三点:①等待心功能恢复;②需要较长期辅助装置的支持;③等待心脏移植。

随着移植相关技术的不断进步,心脏移植已成为治疗终末期心脏病的最有效方法。心脏移植术后早期移植物衰竭为其常见的并发症,极大影响患者术后存活率。ECMO 由于操作简单,快捷方便,同时能提供循环和呼吸支持,成为急性移植物衰竭辅助治疗的理想选择。Marasco 等报道,心脏移植后早期移植物衰竭应用ECMO 支持,脱机率为 85%,出院生存率 74%,表明 ECMO 可以作为心脏移植术后有效的循环支持手段。

ECMO 治疗指征:①心脏指数$<2L/(min \cdot m^2)$持续 3h;②代谢性酸中毒,碱缺乏(base deficit,BD)$>5mmol/L$,持续 3h;③低血压,新生儿平均动脉压$<40mmHg$,婴幼儿$<50mmHg$,儿童$<60mmHg$,持续 3h;④少尿,尿量$<0.5ml/$

（kg·h），持续 3h；⑤心脏手术后不能脱机。

　　ECMO 治疗禁忌证：①慢性器官功能不全；②肺血管阻力＞4 Wood 单位〔（1Wood 单位＝8kPa/（s·L）〕；③肝衰竭、门脉高压、肝硬化为绝对禁忌证；④介入时机，决定时机（第一次试图脱机至循环辅助）＞6h；⑤辅助前心搏骤停时间过长。

　　据国内外报道，心功能衰竭患者在等待供心期间发生急性心源性休克，在常规药物治疗无效时，及时进行有效的 ECMO 支持治疗，成功等到供心，行心脏移植术，效果良好。另有报道，脑死亡供体在 ECMO 支持下成功实现器官捐献，供心几乎无热缺血时间，移植受体后心脏功能良好并痊愈出院。提示 ECMO 还可以在供心摘取前辅助供体，从源头上加强供体器官保护，值得推广应用。

　　近年来随着"边缘供心"使用比例逐年增多，心肌缺血再灌注损伤也日益加重，移植术中低心排及体外循环无法脱机现象也明显增加，在常规药物治疗无效时，术中可以由体外循环直接中转 ECMO，经过内环境调整和心肌训练后，心肺功能逐渐康复好转。有报道边缘供心因移植术中低心排不能脱机而中转 ECMO 辅助后顺利康复，提示对于边缘供心，特别是缺血时间长者，及时直接从体外循环中转过渡到 ECMO，这样才能增加围术期救治成功率。

　　此外，早期移植物衰竭常由多种因素所致，主要的原因包括术前肺动脉高压、供体-受体匹配程度、供体心脏的手术处理及缺血时间等。国际心肺移植学会的最新资料表明，高达 19％的术后早期死亡由急性右心衰竭所致。由于受体长期左心衰竭、肺动脉高压、肺小动脉阻力增加，加上"边缘供心"质量欠佳、缺血时间长等不利因素，常导致右心室收缩舒张障碍，因此，心脏移植术后右心衰比左心衰更常见。ECMO 通过肺血管解痉挛，降低肺动脉高压训练右心室心肌，改善右心和肺功能，降低心脏前后负荷，在减少正性肌力药物使用的同时，使心肺得以充分休息，为心肺可逆性病变的恢复赢得时间。ECMO 具有能在床旁插管、迅速建立、心功能恢复后可在床旁拔管、改善全身氧合，相比于心室辅助装置费用较低、使用方便等优点。对于心脏移植术后左心衰和（或）右心衰并存者，可以及时联合应用主动脉球囊反搏（intra aortic balloon pump，IABP）和 ECMO，以及左心引流，成功辅助左、右心室，增强心肺功能和提高抢救成功率。另外，血浆乳酸浓度的高低是反映糖代谢、末梢循环及组织供血、供氧情况的重要指标。大量的研究显示，血乳酸水平与危重病的严重程度和预后密切相关，血乳酸越高，病情越严重，疾病的预后就越差。研究显示，ECMO 治疗 24 h 后血乳酸浓度较使用 ECMO 前明显下降，并一直持续至 ECMO 撤除，说明 ECMO 能有效增加组织氧供，纠正机体高乳酸状态，从而维持内环境稳定。

　　Taghavi 等报道认为，ECMO 能同时对心肺进行支持，使用 ECMO 治疗这类患者的效果优于右心机械辅助装置。Marasco 等通过对心脏移植病例回顾分析，认为与心室机械辅助装置比较，ECMO 具有价格低廉、操作简单、建立迅速的优势，且临床疗效也令人满意。

正确掌握适应证,找准介入时机,避免并发症,是提高 ECMO 抢救成功率的关键。心脏移植围术期 ECMO 支持策略主要有以下几点:①因心脏移植特殊性,首选 VA 或 VVA 模式。②启动 ECMO 支持时机至关重要,对冷缺血时间超长(>8h)的边缘供心,停机时考虑直接 ECMO 辅助,安全度过心肌水肿期。③对于移植术后左心衰竭,可联合 IABP 来改善重要脏器尤其脑及冠状动脉的灌注效果。两者撤离时要先撤 ECMO。④移植术后因肺高压出现右心衰竭时,ECMO 辅助时间延长,在肺血管解痉同时训练右心室。⑤围术期合并多器官功能衰竭的病例,要及时介入肾透析、人工肝支持等,以提高 ECMO 成功率。

总之,ECMO 作为一种重要的体外生命支持形式,对于心脏移植围术期心肺功能衰竭具有确切的疗效。ECMO 作为终末期心衰患者向心脏移植过渡的纽带,有效扩大边缘供心的使用比例,避免重要的生命器官功能衰竭,有效降低危重症心脏移植患者围术期死亡率。心脏手术后常伴有心、肺、肾衰竭,表明病情严重。心肺衰竭可以用 ECMO 支持,取得不错的效果,而在合并肾衰竭的患者,单用 ECMO 治疗心、肺衰竭较为困难,且可能增加病死率,如将 ECMO 与 CBP 联合应用,则是一种卓有创意的选择。该组合中,ECMO 支持心肺功能,而 CBP 清除毒素和超滤出水分,可以减轻心脏负担,缓解肺水肿,又可替代肾功能,等待其功能的恢复。

三、ECMO 治疗的并发症

ECMO 作为一种对心肺功能衰竭有效的支持治疗手段,越来越得到危重症医学的重视。但 ECMO 技术复杂,支持时间长,因此常会发生各种并发症。这些并发症严重影响 ECMO 支持治疗患者的预后,因此,必须引起高度重视,应积极预防,一旦发生,则应及时积极有效地处理。据 ELSO 建议,将 ECMO 并发症分为机体并发症和机械并发症两大类。

1. 机体并发症

(1)出血:在机体并发症中,出血是 ECMO 最常见的并发症。出血的部位主要是手术切口和插管部位,主要原因有插管或手术部位止血不彻底,肝素抗凝,长时间心肺转流等导致凝血因子缺乏,血小板减少等。处理好出血是 ECMO 成功的最基本条件。术后早期胸腔引流液较多,应及时补充新鲜全血和血小板及凝血因子,同时也可积极应用止血药物。但这些都必须以精细的外科止血为基础。

(2)血栓:与出血相对应,血栓也是 ECMO 支持患者不可忽视的并发症。目前对于出凝血并发症仍缺乏确切有效的预防措施,在临床应用时注意以下原则可减少此类并发症的发生:①ECMO 期间抗凝不足,有血栓形成的风险;②而抗凝过度又常引起出血,维持合适的抗凝状态非常重要。治疗期间适当使用前列环素类或抑肽酶等药物,以减少术后出血,防止血栓形成。ECMO 期间血小板消耗较为严重,一般血小板应维持在 $\geq 50 \times 10^9/L$,低于该水平应及时补充。如怀疑活动性出血,应积极外科手术止血。出血严重时,如果能在呼吸支持下维持生命体征,可考虑终止 ECMO。

(3)溶血:溶血也是 ECMO 期间常见的并发症,严重的溶血会引起肾功能不全和 DIC,甚至导致患者死亡。血浆游离血红蛋白能够较准确地反映溶血趋势,对于监测患者的溶血状态具有重要作用。在一组病例报道中,溶血的发病率是14.0%,略高于 ELSO 统计数字。在 ECMO 中,溶血的主要原因有泵头内血栓形成、管路扭折、血栓形成、静脉引流负压过大、长时间流量过大等。主要表现为血浆游离血红蛋白升高($>50mg/dl$);镜检及肉眼可见血红蛋白尿等。一旦出现溶血,应积极处理,减少对肾等的损害。处理的主要措施针对原因,如更换管路和离心泵头、减小负压等,此外,同时也要碱化尿液、利尿,必要时可行血浆置换。

(4)肾功能不全:肾功能不全也是 ECMO 最常见的并发症之一,在机体并发症中处于第二位。有研究发现,肾衰竭患者死亡率较肾功能正常组明显升高。因此,在 ECMO 支持治疗过程中应高度注意肾脏的保护,降低死亡率,提高 ECMO 救治的成功率。ECMO 期间,肾功能不全的发生原因尚不明了,可能与 ECMO 期间溶血、非搏动灌注、低血压、低容量、儿茶酚胺分泌增加、栓子形成栓塞和全身炎性反应等因素有关。

(5)感染:感染也是 ECMO 支持患者较常见的并发症,预防感染始终是 ECMO期间的重要问题。ECMO 期间感染发生率较高主要与手术创伤过大及插管时间过长有关,这些因素是血液感染发生率高的主要原因,ECMO 过程增加了感染的机会。在进行 ECMO 支持时,注意环境的清洁,保证各个操作环节严格无菌,合理使用有效的抗生素,缩短 ECMO 的时间可减少感染并发症的发生。应早期进行血液培养和药敏试验,一旦发现感染迹象,应积极和有针对性地加强抗感染治疗,以拯救患者生命。营养不良在临床上经常被忽视,但实际上这也是影响人工心脏手术成功的关键之一。营养不良可使 T 细胞功能受损,从而易引起感染,致使人工心脏的使用寿命缩短甚至危及患者生命。如果患者身体质量指数$<22 kg/m^2$,因感染导致手术失败的风险明显增高。

(6)神经系统:患者如有脑出血倾向或已经出现脑出血,应立即停止 ECMO 辅助,否则会加重脑出血,导致脑疝等严重并发症。相反,如果发现患者有脑梗死表现,应该适当提高 ECMO 辅助流量,进而提高患者的收缩压,增强脑部灌注,防止出现缺血、缺氧性脑病,这对患者的整体预后非常关键。

(7)其他:多器官功能衰竭、DIC 等是 ECMO 中严重的并发症,一旦发生这些并发症,则提示预后不良。ECMO 期间及术后多脏器功能损害、DIC 等严重并发症的发生直接威胁着患者的生命。如何进一步提高 ECMO 辅助效果从而减少甚至避免上述并发症的发生,需要 ECMO 团队更加深入的研究,同时对严重并发症的治疗措施也是提高 ECMO 临床治疗效果的有力保障。此外,有研究发现,肢体远端缺血对 ECMO 预后也具有临床意义。插管部位远端肢体缺血较为常见,肢体缺血坏死与 ECMO 插管有较为明确的关系,一旦发生肢体缺血,则提示预后不良。

2. 机械并发症

在机械并发症中,氧合器血浆渗漏、氧合能力下降在 ECMO 管理中最为常见。血浆渗漏的发生与氧合器类型有关。ECMO 目前主要使用硅胶膜、微孔型中空纤维膜及聚甲基戊烯(polymethylpentene,PMP)膜式氧合器。硅胶膜生物相容性高,无微孔,长时间使用不会发生血浆渗漏,目前文献报道新型硅树脂膜式氧合器可以连续使用 34d 而无血浆渗漏发生。但为了保证足够的气体交换,硅胶膜氧合器的膜面积较大,预充量大,跨膜压差大。微孔型中空纤维膜式氧合器,膜气体交换面积较小,预充量小且跨膜压差小,但由于有微孔,渗漏发生的可能性较高,使氧合能力下降。PMP 膜肺是最新一代氧合器,结合了微孔型中空纤维膜和硅胶膜各自的优点。PMP 膜是致密中空纤维,具有疏水性,增加血液相和气相的分离度,从而防止血浆渗漏,延长氧合器使用时限。目前,有关 PMP 膜肺的临床报道还不多,且多数为小儿患者或呼吸衰竭患者的使用。Toomasian 等利用动物实验比较了硅胶膜及 PMP 膜肺的性能,发现 PMP 膜肺气体交换能力、血小板消耗及跨膜压差等指标皆优于硅胶膜肺,两种膜肺均未出血浆渗漏,他们认为 PMP 膜肺适用于长时间 ECMO 支持治疗。

血浆渗漏的发生,还与跨膜压差、辅助流量及血液破坏程度等因素有关。跨膜压差决定于流量和动脉端阻力,若动脉插管过细、流量过高容易发生漏出。血液破坏产生的游离血红蛋白及其代谢产物对氧合器也有潜在威胁。氧合器血浆渗漏和氧合能力下降虽然发生率较高,但对 ECMO 治疗的预后尚无显著性意义。

ECMO 系统血栓,也是 ECMO 支持不可忽视的并发症。ECMO 中虽然使用了组织相容性较好的材料,但是长时间 ECMO 支持导致大量血液成分破坏仍难以避免,再加上抗凝不充分的因素等均可导致血栓形成,造成 ECMO 系统栓塞。血栓脱落则会导致重要器官栓塞,与各种 ECMO 并发症的发生有密切关系,主要表现为脑血管栓塞、肢体血管栓塞和左心血栓等。

四、ECMO 技术的最新进展

1. 设备材料的更新换代

伴随生物医学科技的迅速发展,ECMO 相关设备耗材在过去的几年间发生了巨大变化。由 PMP 合成的无孔型中空纤维制造的膜式氧合器,可以耐受长达 30 d 的 ECMO 高流量辅助而不发生渗漏和气体交换障碍。而且此类适用于成人和儿童的氧合器(PLSi-Oxgenator,Maquet AG,Germany)均已通过美国 FDA 认证并用于临床。全磁悬浮、高动力、低能耗的离心泵(RotaFlow,CentriMag)已成为 EC-MO 辅助的常规人工泵。适用于成人的离心泵和氧合器整合在一起的 CardioHelp 辅助系统(Maquet AG,Germany)可以实现用最短的时间建立体外心肺辅助,为各类急危重症患者的抢救提供了有效的生命支持,从而为下一步原发病的诊断治疗创造条件。新型双腔插管（DLC）的正确使用可以使静脉-静脉（VV）ECMO 再循环量降至 3％～5％，极大提高了呼吸支持的有效性。

2. ECMO 适应证的扩展

由于 ECMO 的建立越来越迅速，ECMO 辅助支持的效果越来越确切，ECMO 适应证在不断扩展。例如，对各类病毒性肺炎导致的严重呼吸功能不全，感染性休克导致的心肺功能衰竭，甚至肿瘤患者的生命支持，脑死亡患者供体生命支持等正在全球范围内大量实施。目前，比较公认的 ECMO 适应证已经扩展为无论因何种原因导致发生威胁患者生命的呼吸和（或）心脏功能不全时，为紧急支持患者生命均可实施 ECMO 辅助，从而为进一步诊治赢得宝贵时间。

3. ECMO 辅助类型的整合

尽管 VV 和静脉-动脉（VA）ECMO 在呼吸和循环支持中取得了明显的辅助支持效果，但由于各自相对单一的辅助特点，在呼吸循环同时受损严重的患者辅助效果受到限制。近年来对"Blue Head Syndrome"的相关研究正在推动临床实施 VAV ECMO、VVA ECMO 或称之为"混合 ECMO"的支持治疗，即在 VA ECMO 中，将部分氧合血液通过另外一根静脉（V）插管使之回流到肺循环，达到心脏和呼吸同时支持的效果；在 VV ECMO 中，将部分氧合血液通过股动脉（A）插管泵入体循环，从而达到心肺共同辅助的效果。因此，VV ECMO 和 VA ECMO 在复杂危重患者中的联合应用，可达到全面的心肺支持。

4. 抗凝新理念及监测

除目前 ECMO 常规应用的 X-coating 和 Bio-Surface 技术外，有研究表明具有潜在抗血小板的一氧化氮（nitric oxide，NO）结合新型阿加曲班（Argatroban）在体外可以显著抑制管道附壁血栓的形成。因此，采用可以释放 NO 的表面涂层技术有望应用于 ECMO 临床，为 ECMO 期间避免全身抗凝和个体化抗凝管理奠定基础。

由于目前 ECMO 辅助期间需要少量肝素的抗凝，在有效避免血栓形成的同时又增加了出血并发症的风险。因此，准确合理的抗凝监测是 ECMO 支持的必备条件，要想获得准确的抗凝指标，需要合理的监测手段。随着近几年 ECMO 抗凝方面的相关研究，全球范围内普遍公认的常规抗凝监测应该包括激活的全血凝固时间（ACT）和活化部分凝血酶时间（APTT），而且 ACT 需要用专门针对低浓度肝素抗凝设计的 ACT 片（ACT-LR，HemochronJr，ITC，USA），需要将 ACT-LR 维持在 150～200s，APTT 维持 50～80s。有条件的单位可以每天监测血栓弹力图（TEG）和抗凝血酶Ⅲ（AT Ⅲ），以更好地管理患者的凝血功能状态。

5. CBP 与 ECMO 的整合

无论是 ECMO 辅助支持前还是 ECMO 期间发生的急性肾损伤（AKI）均需要积极治疗，因为体内代谢产物的堆积只会加重本已脆弱的心肺病变。CBP 已引入 ICU 多年，并取得了有目共睹的效果。ECMO 期间的容量超负荷和 AKI 显著影响患者的生存率,CBP 的早期使用对此类患者是有益的,但又要避免过于积极。ECMO 联合 CBP 对于伴有肾功能损害的患者是较好的治疗方法,在行 ECMO 治疗的患者中早期使用 CBP 有助于改善疾病的转归。在临床治疗过程中常见 CBP 的使用大部分是患者在发展为 AKI 时才考虑使用,CBP 的使用也往往是多器官衰竭患者行 ECMO 恶化后的一个标志。合理、快速地将 CBP 整合于 ECMO 系统不仅可以减少对患者的损伤,而且便于实施和管理。目前大多数专家比较认同即使没有并发 AKI 的情况下,也应当尽早联合使用,及时撤机,以降低并发症的发生。

另有研究指出,VV ECMO 期间的 CBP 不仅可以减轻容量负荷,而且可以减少 ECMO 期间炎性递质在心肌组织间的聚集,从而起到保护重要脏器功能的作用。尽管容量超负荷对 ECMO 患者是不利的,但是每天患者所必需的热量、蛋白质等营养的供应依然必不可少,这都是患者赖以恢复的基础,因此,可以通过 CBP 滤出多余水分同时补充能量营养物质维持液体平衡。

ECMO 与 CBP 联合治疗必然涉及二套环路之间的连接方式问题。ECMO 治疗期间有许多种方法来使用 CBP。问题是二套环路是分别置管还是利用现有管道加入 CBP 环路?分别置管时要加入一套独立的和 ECMO 环路相平行的传送泵系统,必然会增加出血、感染的机会和风险,且存在系统花费昂贵、操作复杂等问题(图 13-3)。目前,常规方法是将 CBP 机器加入到 ECMO 环路中,即加入一个血滤器到 ECMO 环路并使用静脉泵控制超滤量。利用现有的 ECMO 环路并不需要提

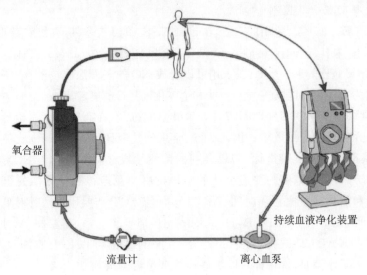

氧合器

持续血液净化装置

流量计   离心血泵

图 13-3 ECMO 与 CBP 各自并联管路系统

[引自 Ostermann M,Connor M,Kashani K, et al. Continuous renal replacement therapy during extracorporeal membrane oxygenation:why, when and how? Curr Opin Crit Care, 2018;24(6):493-503]

供额外的 CBP 环路,因而可避免多次置管所带来的风险。Santiago 等证实,加入 CBP 设施是安全有效的,可以促进液体平衡、延长过滤器的使用寿命且不会进一步 导致并发症的发生。相反在 ECMO 环路中加入一个滤过装置后有助于检测过滤器功能和精确调节液体平衡(图 13-4,图 13-5)。

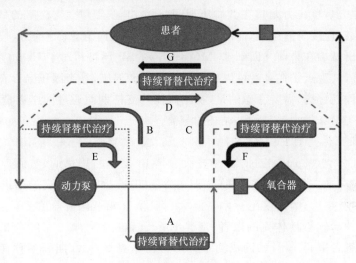

图 13-4　ECMO 与 CRRT 机器不同串联方式

[引自 Profeta E,Shank K,Wang S,et al. Evaluation of Hemodynamic Performance of a Combined ECLS and CRRT Circuit in Seven Positions With a Simulated Neonatal Patient. Artif Organs 2018;42(2):155-165]

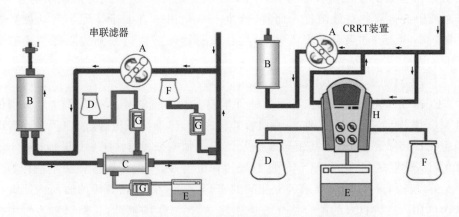

图 13-5　ECMO 与 CRRT 机器不同串联方式

A. ECMO 泵;B. 氧合器;C. 血液滤器;D. 透析液;E. 废液;F. 置换液;G. 静脉泵; H. CRRT 设备;I. 超声波流量探头

(引自 Chen H,Yu RG,Yin NN,et al. Combination of extracorporeal membrane oxygenation and continuous renal replacement therapy in critically ill patients:a systematic review. Critical Care 2014,18:675)

ECMO 与 CBP 连接的另一个问题是 CBP 具体的插入位置，是在 ECMO 的泵前还是泵后？在膜肺之前还是之后？Santiago 等认为，CBP 入口端（动脉）通过一个三通连接在离心泵的后端，而出口端（静脉）则连接于另一端在膜肺之前。Rubin 等分析了泵前后及膜肺的压力问题，发现在泵和膜肺之间通常压力是最高的，而在静脉端的压力是负压力尤其在低血压期间，通常担心会有空气栓塞的危险。其做法是血透入口连接于静脉端，而出口连接于动脉端。而 Ricci 等认为，CBP 入口端在泵后，而出口端在泵前并回到 ECMO 环路。CBP 环路相对于 ECMO 的环路产生的是反流，其观点是在泵后可以减少血流阻力和涡旋，且当滚压泵存在时可以有助于储血罐的引流。需要考虑的是，在滚筒体外支持期间通过同样数量的 CBP 血流来增加 ECMO 的血流来弥补循环的分流。

6. 感染性休克的 ECMO 支持

感染性休克（sepsis shock）曾经被认为是 ECMO 的禁忌证，然而近年来，ECMO 不仅成功地应用于该类患者，而且在采用中心插管的高流量辅助下可以获得高达 74%～81% 的出院生存率。澳大利亚皇家儿童医院早在 2007 年就已开展 ECMO 救治感染性休克的患者；瑞典 Karolinska 医学中心 2012 年的感染性休克 ECMO 患者取得了 81% 的成功率。感染性休克 ECMO 期间推荐使用中心插管（即右心房-升主动脉建立 ECMO）、高流量辅助、适当低温、避免静脉内血栓形成，同时补充大量的营养能量物质。此类患者恢复的根本，仍在于对感染的有效控制，因此，抗生素治疗依然是关键。值得注意的是，此类患者如果同时采用 CRRT，抗生素的使用需要增加 2～4 倍，以满足随 CRRT 丢失的抗生素药量，保证血液中抗生素的有效浓度。而且，抗生素的使用一直要持续到任何动静脉置管拔除 7d 以后；如果合并真菌感染，抗真菌药物则需要持续到拔除各类插管后至少 4 周。

7. ECMO 模拟培训（ECMO simulation）

ECMO 作为快速、及时、有效的体外生命支持系统需要一个合作非常紧密的 ECMO 团队，包括 ICU 医师、胸心血管外科医师、体外循环医师（灌注师）、麻醉医师及 ICU 专业护士，通常其领导核心是 ICU 医师或患者的临床主管医师。在 ECMO 团队建立之初，由于 ECMO 的系统协作的特点，不仅需要各种优质精良的生命支持设备和材料，而且要求各专业间的密切配合。如何在最短的时间内能够让 ECMO 团队达到良好的配合协作并快速建立 ECMO 的辅助，长期以来一直困扰着 ECMO 团队的建立与成长，而且因 ECMO 患者数量较少进一步限制了各专业人员临床管理经验的积累。ELSO 正是在这种情况下倡导建立 ECMO 模拟培训，最大限度和最短时间内帮助 ECMO 团队获得有效培训并处理各种临床常见意外情况。

APELSO 2013 邀请了以 Dr. Mark Ogino（美国）为首的 ECMO 模拟培训团

队,首次在亚太地区成功实施了现场 ECMO 模拟课程培训,参加人员第一次在现场通过计算机模拟体验到了 ECMO 从准备、安装、管理、意外处理到撤离的整个过程,同时小组培训让每位学员亲自操作 ECMO 设备、指导解决 ECMO 常见意外情况,受到参会代表的好评。相信我国在不远的将来也可以建立综合全面的 ECMO 模拟培训系统,使 ECMO 专业人员在学习期间更加直观、感性地认识和理解 EC-MO,并定期培训、提高相关临床人员识别和处理各种意外的能力,更好地为 EC-MO 患者服务。

8. ECMO 数据库(ELSO Registry)

因 ECMO 病例资料的稀缺,ELSO 早在成立之初就开始收集各医疗中心 EC-MO 病例的各种数据并建立了全球 ECMO 病例资料的数据库(ELSO Registry),所有 ELSO 成员均可共享数据库的所有信息。作为 ELSO 成员的中国体外生命支持(Chinese extracorporeal life support,ChECLS)组织会员单位在过去的 3 年时间里已经向 ELSO Registry 上报了近 600 份 ECMO 病例资料,并获得了我国 EC-MO 的总体报告,为国内、国际的合作交流建立了良好的平台。国际 ECMO 数据资料的共享,对寻找我国 ECMO 的差距和提高我国 ECMO 治疗效果方面是具有深远意义的。但由于我国 ECMO 相对分散,各中心病例数均较少,如何更全面地汇总上报我国 ECMO 病例资料依然受到诸多条件的限制。因此,ChECLS 倡导我国各 ECMO 中心(医院)能够通过 ChECLS 共享各自的 ECMO 病例资料,并上报 ELSO Registry,更好地与国际接轨,更快地提升我国 ECMO 水平。

五、ECMO 在我国的应用现状

由于技术普及程度和经济发展等原因,ECMO 在急诊、危重症中的应用目前还处于起步阶段。国内较早开展相关研究的大多是心血管专科医师;而急诊、危重症医师无论从理论知识,到经验技术都有相当大的差距,由他们为主体推广普及 ECMO 救治危重症患者有现实的困难。但在中国台湾大学医院组建了实施 ECMO 的应急小分队,随时准备为全院患者提供 ECMO 治疗,在 30min 内可对医院内任何科室的危急重症患者进行 ECMO 支持,值得借鉴。ECMO 持续时间长,对机体影响明显,易出现各种并发症。由于 ECMO 需要全身肝素化,可带来出血的并发症,以颅内出血与胃肠出血多见,严重的出血甚至威胁生命。ECMO 采用颈部血管插管,对颈动脉的损伤是引起颅脑损伤的主要原因。ECMO 对血液系统的影响还可导致血栓的并发症。鉴于 ECMO 并发症的严重性,应严格掌握其指征。

ECMO 最初在心血管外科围术期应用,并据此制订了一些适应证和禁忌证,但随着 ECMO 应用范围的扩大,这些适应证和禁忌证也应当随之相应的调整。过去不推荐将 ECMO 用于不可逆病变,但在急危重症患者的救治中,应秉持"救人治病"的原则,首先要稳定生命体征,而不是去纠结于患者的原发疾病是否是可逆性疾病。ECMO 作为机械性辅助循环的方法也有一定的局限性,如设备庞大、费用较高、使用时间短、需要专业人员管理等。ECMO 护理技术也尚未成熟,还需要在今后的实践中不断积累总结经验,制定出更加科学的护理流程。患者成功地实施ECMO 技术需要医师、护士、麻醉师及其他相关医务人员的密切配合,在救治过程中形成一个多专业多学科协作的工作模式。总之,ECMO 给了患者多一种选择,给了医师多一种方法。

跟随科技进步而兴起的第Ⅱ代 ECMO,在结合 30 多年来大量Ⅰ代 ECMO临床经验的基础上,已经可以实现患者在清醒和自主呼吸状态下的长期 ECMO辅助。Ⅱ代 ECMO 不仅加速了 ECMO 的建立,而且很大限度地减少了 ECMO相关并发症如出血、血栓、设备更换等的发生,使得 ECMO 管理从繁重复杂的临床干预步入到了轻松安全的临床监护和恢复等待当中。在 ECMO 快速建立成为可能的条件下,ECMO 的适应证在逐渐扩展,ECMO 的救治成功出院率在不断增加,在与国际紧密合作交流的基础上,相信我国 ECMO 的治疗水平必将迈上新的台阶。

(林曰勇　余　毅)

参 考 文 献

[1] Jacob S,MacHannaford JC,Chamogeorgakis T,et al. Ambulatory extracorporeal membrane oxygenation with subclavianvenoarterial cannulation to increase mobility and recovery in a patient awaiting cardiac transplantation[J]. Proc (BaylUniv Med Cent),2017,30(2): 224-225.

[2] 王质刚. 血液净化学[J]. 3 版. 北京:北京科学技术出版社,2010:390-402.

[3] Franco Cereceda A,Bredin F,Lvert T. ECMO treatment saved life of a young woman with acute pulmonary embolism[J]. Lakartidningen,2004,101(44):3420-3421.

[4] Marasco SF,Summerhayes R,Quayle M,et al. Cost comparison of heart transplant vs. left ventricular assist device therapy at one year[J]. Clin Transplant,2016,30(5):598-605.

[5] Joslin JM,Lantvit SM,Reynolds MM. Nitric oxide releasing Tygon materials: studies in donor leaching and localized nitric oxiderelease at a polymer-buffer interface[J]. ACS Appl Mater Interfaces,2013,5(19): 9285-9294.

[6] 赵举,龙村. 体外膜肺氧合支持治疗新进展[J]. 中国体外循环杂志,2014,12(1):62-64.

[7] Shen J,Yu W,Chen Q,et al. Continuous renal replacement therapy(CRRT)attenuates myocardial inflammation and mitochondrial injury induced by venovenous extracorporeal membrane oxygenation(VV ECMO)in a healthy piglet model[J]. Inflammation,2013,36(5): 1186-1193.

[8] Taghavi S,Jayarajan SN,Komaroff E,et al. Right ventricular assist device results in worse

post-transplant survival[J]. J Heart Lung Transplant,2016,35(2):236-241.

[9] Barrou B,Billault C,Nicolas-Robin A. The use of extracorporeal membranous oxygenation in donors after cardiac death[J]. Curr Opin Organ Transplant,2013,18(2):148-153.

[10] Li P,Dong N,Zhao Y,et al. Successful extracorporeal membrane oxygenation(ECMO)support in two pediatric heart transplant patients with extreme donor/recipient size mismatch. J Thorac Dis,2016,8(6): 1329-1332.

[11] Maslach-Hubbard A,Bratton SL. Extracorporeal membrane oxygenation for pediatric respiratory failure: History,development and current status[J]. World J Crit Care Med, 2013; 2(4): 29-39.

[12] Toomasian JM. ECMO: the new four letter word[J]. Perfusion,2015,30(1):4-5.

[13] Ellis WC,Butler K,Campbell D,et al. One-way valve malfunction in an extracorporeal membrane oxygenation priming circuit[J]. J Extra Corpor Technol,2014,46(1):98-100.

[14] Kuhl T,Michels G,Pfister R,et al. Comparison of the Avalon Dual-Lumen Cannula with Conventional Cannulation Technique for Venovenous Extracorporeal Membrane Oxygenation[J]. Thorac Cardiovasc Surg,2015,63(8):653-662.

[15] King CS,Roy A,Ryan L,et al. Cardiac Support: Emphasis on Venoarterial ECMO[J]. Crit Care Clin,2017,33(4):777-794.

[16] Geiger JD,Hirschl RB. Innovation in surgical technology and techniques: Challenges and ethical issues[J]. Semin Pediatr Surg,2015,24(3):115-121.

[17] Dobrovolskaia MA,McNeil SE. Safe anticoagulation when heart and lungs are "on vacation" [J]. Ann Transl Med,2015,3(Suppl 1):S11.

[18] Esper SA,Levy JH,Waters JH,et al. Extracorporeal membrane oxygenation in the adult: a review of anticoagulation monitoring and transfusion[J]. Anesth Analg, 2014, 118(4): 731-743.

[19] Santiago MJ,Sa'nchez A,Lo'pez-Herce J,et al. The use of continuous renal replacement therapy in series with extracorporeal membrane oxygenation[J]. Kidney Int,2009,76(12): 1289-1292.

[20] Ostermann M,Connor M,Kashani K,et al. Continuous renal replacement therapy during extracorporeal membrane oxygenation: why,when and how[J]. Curr Opin Crit Care,2018; 24(6):493-503.

[21] Profeta E,Shank K,Wang S,et al. Evaluation of Hemodynamic Performance of a Combined ECLS and CRRT Circuit in Seven Positions with a Simulated Neonatal Patient[J]. Artif Organs,2018,42(2): 155-165.

[22] Chen H,Yu RG,Yin NN,et al. Combination of extracorporeal membrane oxygenation and continuous renal replacement therapy in critically ill patients: a systematic review[J]. Critical Care,2014,18:675.

[23] Rubin S,Poncet A,Wynckel A,et al. How to perform ahaemodialysis using the arterial and venouslines of an extracorporeal lifesupport[J]. European J Cardio-thoracic Surgery,2010, 37(4):967-968.

［24］ Ricci Z，Ronco C，Picardo S，et al. CRRT in series with extracorporeal membrane oxygenation in pediatric patients［J］. Kidney Int，2010，77(5)：469-470.

［25］ MacLaren G，Butt W，Best D，et al. Central extracorporeal membrane oxygenation for refractory pediatric septic shock［J］. Pediatr Crit Care Med，2011，12(2)：133-136.

第14章

心脏手术后急性肾损伤

急性肾损伤(acute kidney injury,AKI)是心脏体外循环手术后最常见且较严重的并发症之一,每一年全世界有200万患者接受心脏手术,心脏手术是ICU患者排在脓毒血症之后发生AKI的第二位原因,相关的AKI发病率为5%~42%,其中1%~15%需要肾脏替代治疗。发生AKI患者常合并其他重要脏器的衰竭、并发症增多,不仅增加住院日期和住院费用,还明显增加术后患者的病死率。研究表明,一旦发生AKI,心脏术后患者的病死率高达50%~70%。正确认识、研究心脏术后AKI,对于早期诊断、早期治疗及降低病死率具有积极意义。

一、心脏术后急性肾损伤的定义

AKI是各种原因所致的肾小球滤过率突然和持续性下降、尿素和其他代谢产物在血液中蓄积而出现的临床综合征,其确切的统一的定义和诊断标准长期缺乏共识。在这种情况下,2005年9月由ISN、ASN、NKF及急诊医学专业来自全球多个国家和地区的专家组成了Acute Kidney Injury Network(AKIN)专家组,决定将急性肾功能衰竭(ARF)改称为急性肾损伤(AKI)。根据急性肾损伤专家共识小组的建议,将AKI的定义为:不超过3个月的肾功能或结构方面的异常,包括血、尿、组织检测或影像学方面的肾损伤标志物的异常。目前两种分级标准是:急性透析质量指导组(Acute Dialysis Quality Initiative Group,ADQI)制定的"RIFLE"分层诊断标准(表14-1),以及为了正确识别AKI并估计其预后,AKIN工作组提出对RIFLE分级标准进行改进,提出了RIFLE标准的修改方案,也就是AKIN分层标准(表14-2)。

根据心脏手术前与术后7d血肌酐(Scr)浓度、尿量及肾小球滤过率(eGFR),应用较高发的R、I、F期与急性肾损伤网络(acute kidney injury network,AKIN)的分级标准(表14-1),根据48h内Scr浓度的变化的三期进行对比(表14-2)。Englberger等将4836例心脏手术患者分别运用RIFLE和AKIN标准诊断进行对比,在心脏外科手术引起的AKI中,AKIN优于RIFLE。

表 14-1 RIFLE 分层诊断标准

项目	GFR 标准	尿量标准
风险期(R)	Scr>1.5 倍增长或 eGFR 下降>25%	<0.5ml/(kg·h)时间>6 h
损伤期(I)	Scr>2 倍增长或 eGFR 下降>50%	<0.5ml/(kg·h)时间>12 h
衰竭期(F)	Scr>3 倍增长或 eGFR 下降>75%或 Scr>350μmol/L(升高>44μmol/L)	少尿<0.3ml/(kg·h),时间>24 h,或无尿 12 h
失功能期(L)	肾功能完全丧失 4 周以上	
终末期肾脏病(E)	终末期肾脏病持续 3 个月以上	

表 14-2 AKIN 分层标准

项目	血肌酐标准	尿量标准
1 期	绝对升高>26.4μmol/L 或相对升高>50%	尿量<0.5ml/(kg·h),时间>6 h
2 期	相对升高>200%～300%	尿量<0.5ml/(kg·h),时间>12 h
3 期	相对升高>300%或>354μmol/L 的基础上再急性升高>44.2μmol/L	少尿<0.3ml/(kg·h),时间>24 h 或无尿 12 h

二、心脏术后急性肾损伤发生的病理生理机制

心脏术后急性肾损伤发生的病理生理机制比较复杂,其发生机制并未完全明确。一般认为由于血流动力学改变、炎症递质的激活、肾血管栓塞或药物的肾毒性引起肾小管水肿、变性、坏死,出现急性肾损伤。基本的病理改变为急性肾小管坏死,这是因为研究者在发生急性肾衰竭患者的尿液中会经常发现颗粒管型。

心脏术后急性肾损伤的主要发病机制:①血流动力学因素,心力衰竭时心输出量明显下降,肾动脉供血不足和中心静脉压的升高导致的肾血流瘀滞,易诱发 AKI 的发生。②医源性因素,主要与造影剂、利尿药的使用以及心肺旁路手术有关。心脏手术使肾脏长期暴露在体温过低、无脉性低灌注的环境中,从而诱发 AKI 的发生。③神经体液因素,急性心脏事件中 RAAS 系统、SNS 系统的过度激活可使肾内血管收缩,肾血流减少,肾小球滤过率下降,引起肾脏缺氧、炎症反应,造成肾脏结构及功能损害,最终导致不可逆性肾损害。除上述病理生理改变外,氧化应激过程导致的细胞功能障碍、细胞凋亡和死亡的加快是器官损伤的重要原因。

Mao 等对 10 例体外循环时间较长的心脏手术后发生 AKI 的患者研究发现,肾小球基膜消失,肾小管上皮脱落,肾小管腔内阻塞。推测其可能的原因是,AKI 的起始阶段,血管活性物质、血流动力学和肾脏灌注发生改变,继而出现肾前性氮质血症。细胞三磷腺苷缺乏、氧化损伤,导致内皮细胞、肾小管上

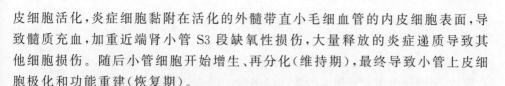

皮细胞活化,炎症细胞黏附在活化的外髓带直小毛细血管的内皮细胞表面,导致髓质充血,加重近端肾小管 S3 段缺氧性损伤,大量释放的炎症递质导致其他细胞损伤。随后小管细胞开始增生、再分化(维持期),最终导致小管上皮细胞极化和功能重建(恢复期)。

三、心脏术后急性肾损伤发生的危险因素

对需要行心脏手术的患者的心脏病严重程度和全身综合条件进行评价,对其术后急性肾损伤发生的危险性做出准确、客观的评价是非常重要的。已有研究总结了心脏手术后发生急性肾损伤的危险因素,建立了预测模型,这使得高危人群可以得到更多的肾脏关注及保护。这些研究中,公认的危险因素包括左心室功能下降或充血性心力衰竭、糖尿病、外周血管病变、术前主动脉内球囊反搏(intra-aortic balloon pump,IABP)的使用、慢性阻塞性肺病、急诊手术和术前肾功能异常。

术前肾功能异常是心脏术后 AKI 发生的最重要的危险因素。术前肾功能异常的患者心脏术后 AKI 的发生率明显增加。Lenihan 等对 43 个医疗中心的 42 773 例行冠脉搭桥或瓣膜置换术的患者进行统计分析,发现 AKI 的发生率与术前肾功能不全显著相关,随着肌酐清除率的下降,发生 AKI 的危险性直线上升。研究比较了两组患者的临床资料,发现术前 Scr<200μmol/L(19 172 例)和术前 Scr>200μmol/L 的患者,术后 AKI 的发病率分别为 0.7% 和 13.6%。而其他的危险因素如心脏射血分数下降、糖尿病、外周血管病变、术前 IABP 的使用、慢性阻塞性肺病等都可以引起容量血管收缩、肾脏灌注不足、缺血再灌注损伤等病理生理变化,使肾脏储备功能下降或肾脏处于不显性缺血状态,导致肾脏更容易受损,增加心脏术后 AKI 的发病率。

四、心脏术后急性肾损伤的生物学指标研究进展

急性肾损伤概念的提出目的是将急性肾衰竭这一临床综合征的临床诊断提前,在 GFR 开始下降、甚至肾脏有损伤(组织学、生物标志物改变)而 GFR 尚正常的阶段将之识别,以便尽早干预。Scr、尿量是目前临床诊断急性肾损伤最常用的指标。虽然有研究证实术前 Scr 水平的轻微升高与预后不良呈正相关,但是,人们认识到 Scr 变化没有特异性,既不能反映肾损伤的性质(如缺血或中毒)、损伤的部位(如肾小球或肾小管在肾功能损伤早期),也不能判断损伤的程度。Scr 对肾小球滤过功能的轻微改变不敏感。Scr 值在肾功能丧失 50% 以上才起变化,其变化落后于肾小球滤过率(glomerular filtration rate,GFR)。同时其还受到年龄、性别、进食、肌肉容量、药物、水化情况等因素的影响。因此,研究者开始寻找敏感度和特异性更好的 AKI 生物学指标。近年来,对心脏外科术后肾功能监测进行了大量的研究,发现了敏感度和特异性较高的生物学指标。

1. 中性粒细胞白明胶酶相关载脂蛋白（neutrophil elatinase-associated lipoca-lin，NGAL）

NGAL 是一种调控肾小管上皮细胞凋亡的蛋白分子，正常情况下肾脏组织很少表达，肾脏缺血引起肾损害时其在肾组织中的表达明显上调并在数小时内可以在尿液中检测到。美国 Cincinnati 儿童中心曾对 20 例接受心脏分流术并在术后发生 AKI 的儿童尿进行研究发现，尿液中 NGAL 能在术后 2h 内高水平地表达，而 Scr 的升高则发生在术后 1～3d 内。尿 NGAL 浓度在 $50\mu g/L$ 作为诊断的分界值时，其检出急性肾损伤的敏感度为 100%，特异性为 98%。除了尿 NGAL 外，血浆 NGAL 已能够早期检测心脏术后急性肾损伤的发生。证实术后出现急性肾损伤的患者血浆和尿液中的 NGAL 在术后 2h 明显升高，早于 Scr 的升高，并且对于预测心脏术后急性肾损伤的发生，有较高的灵敏度和特异性。因此 NGAL 可以作为 AKI 早期的一种敏感度和特异性较高的生物学标志物。

2. 半胱氨酸蛋白酶抑制蛋白 C（Cyatatin C）

Cyatatin C 是一种碱性小蛋白分子，是近年来发现的反映肾功能受损的良好标志物。由于其相对分子质量小，能自由通过肾小球滤过膜，不被肾小管重吸收和分泌，不再重新回到循环中，因此，是反映早期肾功能损伤较理想的标志物。在一项关于 132 例需行心肺旁路手术的患者前瞻性研究中发现，以 Cyatatin C 作为 AKI 的诊断时，ROC 曲线下面积为 0.882，当以 Cystatin C 升高≥50%基础值为界值作为诊断标准时，其敏感度为 92%，特异性 95%。并且 Cystatin C 较 Scr 提早出现，提示 Cystatin C 可以作为 AKI 的预测指标，其意义有利于早期对 AKI 进行预防和干预。Prowle 等对 100 例成人心脏术后血清 Cystatin C 和血浆 NGAL 进行检测，发现 NGAL 和 Cystatin C 是很好的预测 AKI 发生的生物学指标。以 Cystatin C 血清浓度>1.4mg/ml 时 ROC 曲线下面积为 0.99，灵敏度和特异性分别为 100%和 90%。

3. 肾损伤分子-1（kidney injury molecule-1，KM-1）

KM-1 是一种跨膜蛋白，在正常肾脏组织中几乎不表达，但在缺血及肾毒性损伤后的人近曲小管上皮细胞中却呈高表达状态。Han 等曾对 40 例临床病例进行前瞻性研究发现，人类 KM-1 蛋白可以在缺血性肾损伤后 12h 内在尿中测得，且因缺血导致 AKI 的患者其 KM-1 值的升高程度远远高于其他形式的急性或慢性肾损伤。相对于 Scr 及其他一些标志物，KM-1 无论从特异性还是敏感度都远远优于其他，且它对区分近端小管损伤有较高的特异性。而在最近的研究中，通过对心肺转流术后的患儿研究观察到，术后发生 AKI 的患者尿 KM-1 在术后 6～12h 就开始明显增高，Scr 的增高则在术后的 24～48h。上述研究表明 KM-1 可作为一种早期诊断 AKI 的敏感指标。

4. 白介素-18（interleukin-18，IL-18）

IL-18 是白介素-1 家族的成员之一，肾小管上皮细胞是 Caspase-1 和 IL-18 的重要来源,当受到缺血等刺激后,前体 IL-18 迅速表达并被 Caspase-1 激活,参与肾脏损伤和修复过程。已有实验证明,在缺血性肾损伤中,IL-18 能在近端小管被大量检测到,尿中 IL-18 在已经确诊 AKI 的患者中有 90% 的特异性和敏感度,且缺血性 ATN 患者在 Scr 值尚未明显增高前就能检测出高价的尿 IL-18 值。Parikh 等观察发现,行心肺旁路术(CPB)的先天性心脏病儿童术后发生 AKI 的患儿尿 IL-18 在术后 4～6h 即开始升高,12h 上升 25 倍达到峰值,48h 后开始下降。4、12、24h ROC 曲线下的面积分别为 61%、75%、73%。而若以传统的 Scr 增高至少 50% 为 AKI 诊断标准,则迟至术后 48～72h 方可明确。但是,Haase 等的研究则发现,并发 AKI 的患者术后即刻及术后 24h 的尿 IL-18 与无 AKI 的患者之间无明显差异,所以认为尿 IL-18 并不是预测 AKI 的可靠指标。故 IL-18 是否具有早期预测心脏手术后 AKI 发生的临床运用价值,值得进一步研究。

除了上述的介绍的生物学指标外,还有许多其他的指标尚在研究中,如肝脂肪酸结合蛋白(L-FABP)、角质化细胞衍生趋化因子、尿 N-乙酰-β-氨基葡萄糖苷酶(NAG)等。新的生物学指标与肌酐、尿量等传统指标相比,在心脏术后 AKI 早期诊断、严重程度及预后提供重要的信息。

五、心脏术后急性肾损伤的药物治疗

1. 呋塞米

呋塞米是临床最常用的利尿药,通常认为呋塞米可通过防止肾小管阻塞和降低氧耗而减少 AKI 的严重度。在动物实验中,呋塞米证实对于缺血再灌注引起的肾损伤有保护作用。但在临床研究中发现,呋塞米并没有肾脏保护作用,并且呋塞米的使用可能会增加 AKI 的发生率。在近年来国内外一系列研究发现,与持续的肾脏替代治疗组相比,呋塞米的使用仅仅可能促进液体排出,减轻容量负荷,不但不能预防 AKI 的发生和改善预后,而且导致肌酐清除率下降,心脏术后 AKI 的发生率升高,而 CBP 组则不仅能更好控制容量平衡,且促进 AKI 的恢复。而在另外一项随机双盲前瞻性的临床试验研究中,对于术前有肾功能不全、糖尿病、左心室功能不全的心脏外科高危患者,使用呋塞米组与安慰剂组相比,呋塞米的使用只能使患者的尿量和液体需要量增加,并没有减少 AKI 的发生,证实呋塞米对于心脏外科高危患者的术后肾功能没有保护作用。

2. 小剂量多巴胺

多巴胺是多巴胺受体激动药,其不同的静脉注射用量对血流动力学的产生的效果不同,小剂量的多巴胺[2～5μg/(kg·min)]可以使肾脏血管扩张,增加肾脏血流量,进而改善肾脏血流灌注,并且小剂量多巴胺尚有排钠利尿作用。所以小剂量的多巴胺作为肾脏保护药物被广泛使用。而在很多后续的临床研究发现,小剂量的多巴胺仅仅使尿量增加,在肾脏保护作用方面并无显著疗效。小剂量的多巴胺在 AKI 患者身上并不能发挥如常人那样的血管扩张作用,相反地引起肾脏血管抵抗,加重肾损伤,同时可能引起心律失常、心肌和胃肠缺血。因此,最新的 KDIGO 指南已经不推荐低剂量多巴胺用来预防和治疗肾损伤。

3. 非诺多泮

非诺多泮是多巴胺-1 受体激动药,是一种快速的血管扩张药。其诱导小动脉扩张,从而降低动脉压,扩张肾脏血管致肾脏血流增加,已被用来预防 AKI 的发生。在美国和许多其他国家,非诺多泮被广泛用于心脏手术等情况下 AKI 的预防和治疗,并取得了不错的疗效。对随机试验的 Meta 分析也发现,该药可以降低 AKI 的发生、延缓进展,并且可以减少 RRT 的使用和病死率。为评估非诺多泮是否可以减少心脏外科术后 AKI 患者的 RRT 和病死率,来自意大利米兰 IRCCS 圣拉斐尔科学研究所的 Bove 等进行了一项随机对照试验,在心脏外科术后出现急性肾损伤的患者中,与安慰剂相比,非诺多泮不仅不能降低肾脏替代治疗和 30d 的死亡风险,还增加了低血压的风险。

4. 利钠肽(Natriuretic peptide,NP)

利钠肽家族包括心房利钠肽(atrial natriuretic peptide,ANP,A 型,即心钠素)和脑利钠肽(brain natriuretic peptide,BNP,B 型,即脑钠素)。ANP、BNP 为心脏循环激素,主要来源于心房、心室,具有较强的利钠、利尿、舒张血管、抑制肾素-血管紧张素-醛固酮系统(RAAS)和抗血管平滑肌细胞及内皮细胞增殖的作用。利尿肽通过维持入球小动脉的张力,扩张出球小动脉来增加肾小球的滤过率,从而增加肾脏的滤过分数。研究表明,ANP 在心脏手术中有肾脏保护作用,且小剂量的重组 ANP 可以预防术后肾脏缺血再灌注损伤的发生,而这种作用正是通过抑制肾脏RAAS。

奈西立肽即重组人 B 型利钠肽(nesiritide),也证明在原有肾功能损害的心脏手术患者应用时,有肾脏保护作用。在对 40 例术前存在肾功能不全的并接受体外循环手术的患者研究中发现,接受小剂量奈西立肽治疗的患者与接受利尿治疗的对照组相比,术后短期肌酐水平明显减低,肌酐清除率明显升高,并且没有增加不良事件的发生。

5. 静脉用碳酸氢钠

碱化尿液可能有抗氧化作用及减少补体激活和减少血红蛋白管型的形成,进而保护肾脏免受损伤。是否使用碳酸氢钠碱化尿液以达到预防心脏手术相关的AKI,一个针对包含 877 例患者、3 个双盲随机对照试验的荟萃分析结果提示,碳酸氢钠的使用与低的 AKI 总发病率并不相关。尽管如此,在选择性冠状动脉搭桥术中,静脉用碳酸氢钠还是可能减少严重的 AKI 的发生和降低使用肾脏替代治疗的概率。具体碳酸氢钠在防止心脏手术相关 AKI 中的作用,需要更多的循证医学证据。

6. 甘露醇

甘露醇被普遍用于体外心肺循环的预冲液中以减少 AKI 的发生。尽管如此，在两项小型的随机对照研究中，对比甘露醇和同等剂量的 Hartmann 液放入预冲液中两组患者，不管术前肾功能正常的还是肌酐在 $130\sim250\mu mol/L$，术后两组患者在肾功能、尿量和微蛋白尿上都没有统计学意义的差别。另一项研究表明，甘露醇的使用可以增加尿量和肾血流量，以及减少心脏手术相关 AKI 中的肾脏血管阻力，但是并没有 GFR 发生改变的证据。因此，在现阶段心脏手术中并不推荐使用含甘露醇预冲液。

上述药物尽管都曾被认为可以预防心脏术后的肾损伤，但是对于其干预的效果临床意见并不一致。这可能是因为心脏术后 AKI 的发生机制比较复杂，单一的治疗方案可能难以奏效，药物干预的临床效果需要更多的试验证实。

六、心脏术后急性肾损伤的血液净化治疗

1. 血液净化模式的选择

心脏手术后 AKI 若内科治疗无效，应掌握指征，及时行肾脏替代治疗。肾脏替代治疗包括腹膜透析（PD）、间断性血液透析（IHD）和连续性血液净化（CBP）。腹膜透析的效果相对较差，故适合于血流动力学不稳定、对血流动力学变化耐受性差及有出血倾向或正出血的患者，特别是血管通道建立困难或婴幼儿首选腹膜透析。因此，针对心脏术后 AKI 的肾脏替代治疗，临床上最常用的还是 IHD 和 CBP。目前缺乏心脏手术后 AKI 行 IHD 或 CBP 的前瞻性对照研究。现有的针对重症 AKI 或合并脓毒血症的 AKI 患者的前瞻性随机对照研究结果提示，在患者病死率及肾功能恢复情况方面，IHD 和 CBP 并没有显著区别。Pannu 等从 173 个涉及 ARF 患者 RRT 的研究中选出质量较高的 30 个随机对照试验和 8 个前瞻性研究进行荟萃分析。其中涉及预后的 9 个随机对照试验和 4 个前瞻性队列研究分析显示，CBP 组的病死率和 IHD 组相比没有显著差异。同时，在存活患者长期透析依赖率及患者死亡和长期透析依赖的复合预后方面，CBP 组和 IHD 组也无明显差异。尽管 CBP 在患者总体病死率并没有明显优于 IRRT，但却有利于肾功能恢复。

持续低效每日透析（SLEDD）和延长的每日透析（EDD）可以视为介于 IHD 和 CBP 之间的一种折衷方案，既有与 CBP 类似的心血管稳定性，又不需要昂贵的 CBP 机器和无菌置换液。Albino 在 ICU 重症患者合并 AKI 的随机对照研究中发现，SLEDD（$6\sim11$ h/d，$6\sim7$ d/周）与 CBP 在血流动力学稳定性和尿素清除方面没有显著差异，但缺乏心脏手术后 AKI 患者上述治疗模式与 CBP 比较的前瞻性对照研究。

由于 CBP 血流动力学较稳定、可以清除炎症递质等的特点，适合于血流动力

学不稳定、容量负荷过多、合并多脏器功能不全，以及高分解代谢的重症 AKI 患者，故 CBP 目前在心脏术后 AKI 的救治中应用更为普遍。ADQI 建议对于重症 ARF 患者，尤其合并心衰、脑水肿、高分解代谢及血流动力学不稳定者首选 CBP。2012 年 KDIGO 建议，血流动力学不稳定的患者首选 CBP，而非常规间断肾脏替代治疗(Grade 2B)。

2. 血液净化治疗开始时机

目前 AKI 透析治疗的最佳时机尚未统一标准，而早期积极地采用连续性静脉-静脉血液透析滤过治疗(continuous veno-venous hemodiafiltration,CVVH-DF)，则可以明显改善心脏术后 AKI 患者的预后。Demirkilic 等对 61 例心脏手术患者进行分析，这些患者被随机分为两组：第 1 组 27 例，不考虑尿量，当血清肌酐>5mg/dl 或血钾>5.5mEq/L 时，接受 CVVHDF 治疗；第 2 组 34 例，当术后用利尿药，8h 尿量仍<100ml 且尿钠>40mEq/L 时行 CVVHDF 治疗。第 1 组开始治疗时为术后(2.6±1.7)d，第 2 组为(0.9±0.3)d。第一组结果显示机械通气时间、ICU 停留时间和病死率显著低于第二组。

2012 年，KDIGO 关于 AKI 指南建议，存在威胁生命的体液、电解质、酸碱平衡紊乱时需要紧急肾脏替代治疗。心脏术后 AKI 患者何时开始肾脏替代治疗尚未达成一致意见，近年的研究显示，早期开始 CBP，甚至对于心脏术后发生 AKI 的高危患者采取预防性肾脏替代治疗，不仅明显减少术后并发症的发生，也显著缩短 ICU 停留时间及住院时间，改善重危患者的肾功能和生存预后。

另外，一些研究者则认为对于心脏术后发生 AKI 的高危患者，可采取预防性的血液透析治疗。Durmaz 等进行的一项研究中，44 例术前 Scr 高于 2.5mg/dl 并接受冠脉搭桥手术的患者被分为两组，一组接受术前预防性血液透析治疗，一组术后发生 AKI 再行血液透析治疗。结果发现，预防性透析治疗组术后病死率与对照组相比明显降低(4.8%:30.4%)，并且术后并发症发生率、ICU 停留时间、住院时间也明显降低。

北京安贞医院回顾该院 2013 年 1 月—2013 年 12 月实施 CRRT 的 114 例 CSA-AKI 患者的临床资料。设定早期组为早期实施 CRRT 组(术后≤24h 或尿量≤30ml/h 超过 12h)；晚期组为晚期实施 CBP 组(尿量<30ml/h 超过 24h)。结果显示，114 例患者中早期实施 CRRT 的 54 例患者比晚期 CBP 的 60 例患者有显著的肾功能恢复率($P<0.05$)。同时，早期组尽管合并低心排血量综合征(low cardiac output syndrome,LCOS)且需要 ECMO 及 IABP 支持的患者明显多于晚期组，但未发现两组病死率的显著性差异。侧面说明在少尿早期尽早开始 CBP 治疗有利于患者生存。

但不同研究分别以术后时间、尿量、尿素氮或肌酐水平作为"早期"的标准，存在差异。Ronco 等提出心脏手术后，CBP 的目的以预防性的容量控制为主，当存在利尿药抵抗时建议尽早开始肾脏替代治疗。

3. CBP 治疗剂量

早在 2000 年,Ronco 等的随机对照研究应用 CVVH 治疗 425 例患者,将患者随机分为 3 组,超滤率分别为 20ml/(kg·h)、35ml/(kg·h)和 45ml/(kg·h),结果发现,3 组存活率分别为 41%、57%和 58%,显示 CBP 治疗中超滤率和对流清除率高的患者,其生存率明显提高。尤其是当患者存在系统性炎症反应综合征时,更应增加 CBP 的置换量,从而清除更多的炎症递质,改善患者预后。但近年一些大规模临床研究结果(如 ATN 研究、RENAL 研究、IVOIRE 研究等),未发现高剂量的强化肾脏替代治疗较低剂量肾脏替代治疗更具优势。故 2012 年 KDIGO 指南,推荐 AKI 患者接受间断或延长 RRT 时每周 Kt/V 应达到 3.9,接受 CBP 时透析液＋滤出液的总量应达到 20～25ml/(kg·h)。考虑到并不常规监测实际的透析剂量,且急诊 RRT 常被各种因素干扰,故 RRT 处方剂量可增加 25%,以 30～35ml/(kg·h)为妥。

但是以上多数研究在原发病、严重程度,以及肾脏替代模式方面存在异质性。心脏手术后 AKI 肾脏替代治疗的合适剂量如何呢? 针对以上问题有中国台湾学者回顾总结了 2003－2007 年 142 例心脏手术后心源性休克合并急性肾损伤的患者接受 CVVH 治疗的情况。2005 年 1 月前接受低置换量(18.1±3.6ml)/(kg·h)的 45 例患者与 2005 年 1 月后接受高置换量(45.2±7.9ml)/(kg·h)的 97 例患者相比,30d 全因病死率、院内病死率明显升高(分别为 73.3%∶45.4%,$P=0.002$;82.2%∶61.8%,$P=0.02$)。同时,作者对不同时间 CVVH 剂量对生存率影响做了分析,经多因素 Logistic 回归分析发现,高剂量 CVVH 的有利效应在围术期最强,并随着时间推移保护效应减弱。在 3d、1 周、2 周时高剂量对低剂量的优势比分别为 13.4、7.7 和 3.8。说明高剂量 CBP 对于改善围术期炎症状态发挥了较大作用,减轻了下游炎症风暴的发生率和严重程度;也提示在早期进行高剂量 CBP 的重要性。

因此,临床上应综合考虑患者的血流动力学状况、内环境紊乱严重程度、出血风险,制订个体化的肾脏替代治疗方案。对于心脏手术后 AKI 的患者主张在少尿早期尽早开始高置换量 CBP 治疗。同时,注意考虑维生素、营养底物的补充,置换液的离子浓度应根据患者自身状况进行调整。目的是改善围术期炎症状态,预防高容量负荷,多器官功能支持,减少并发症和病死率,促进肾功能恢复。

4. 终止肾脏替代治疗的指征

目前缺乏心脏术后 AKI 终止肾脏替代治疗的明确指南。2012 年 KDIGO 指南建议当患者肾功能恢复至能满足自身需求或肾脏替代治疗不再符合治疗目标时,应当终止。同时 KDIGO 建议不使用利尿药促进肾脏功能恢复,或缩短肾脏替代治疗疗程及治疗频率(Grade 2B)。

七、新的治疗理念:浅低温 CBP-治疗心脏外科术后严重低心排

浅低温(34℃)已在神经保护方面发挥了重要作用,其对心脏的保护研究目前也已广泛开展。多项研究通过对心肌梗死后心源性休克动物模型进行浅低温治疗,发现浅低温不仅可以降低死亡率,同时显著改善了心搏出量、血压等血流动力学指标。心脏外科术后并发严重低心排的患者,如果应用大剂量血管活性药物及增加容量负荷来处理急性心衰,只会增加已衰竭心脏的负荷从而进入不可逆的失代偿状态。目前,通过使衰竭心脏充分休息从而恢复其功能的理念已得到证实。根据"代偿到极限的心脏经过充分休息,部分仍可以康复"的理念,北京阜外心血管病医院心脏外科张海涛等,首次将 CBP 与浅低温(34℃)相结合(CBP/MHT),治疗"严重急性心力衰竭",减少心脏做功,使心脏得以休息,从而为患者康复提供可能。

浅低温 CBP 治疗使儿茶酚胺药物用量显著下降,这对患者病死率下降起到重要作用。尽管儿茶酚胺类药物对心脏的毒性作用尽人皆知,但为了维持循环,静脉应用缩血管药物和正性肌力药物在心脏术后严重急性心力衰竭患者中非常普遍。由于肾上腺素能受体激动药可引起心肌的损伤,且持续使用会发生受体"失敏现象",临床过程中应保持低剂量、短期或间断应用。这种"快马加鞭"的治疗实为"迫不得已"的方法,应该是"用得快,撤得快"。大剂量肾上腺素能药物,在"快马加鞭"导致心脏做功增加的同时,也相应地引起心肌损伤,如直接细胞毒作用,心肌细胞的肥大、坏死、纤维化重塑,心肌 Ca^{2+}-ATP 功能及收缩力下降,IL-6/IL-10 炎性反应、心肌顿抑,细胞外基质改变。随着心脏功能的恶化,心衰时肾上腺素能储备降低,心肌 β 肾上腺素能受体密度下调,肾上腺素能药物的作用将明显下降。在最新的研究中,儿茶酚胺药物用量的减少,可能与低温的正性肌力作用与外周阻力增加有关。

浅低温 CBP 治疗心脏术后严重低心排综合征有以下优势。

1. CBP 控制机体处于浅低温(中心血温 34℃),体温每降低 1℃,基础代谢率降低 8%~10%(中心血温 37.5℃→34℃,可减少机体代谢 30%~40%);加之同时的充分镇静、完全呼吸机控制呼吸、肠外营养,靠 CBP 维持内环境的稳定,把机体代谢需要降低到可以想象到的最低,也就意味着可能把心脏做功减少到最小,此时依然可以满足机体生存的需求,达到动态平衡,为心脏康复赢得时间。

2. 通过 CBP 迅速滤出水分,减轻心脏前负荷,同时减少血管活性药用量,使心脏做功和氧耗均下降,对心脏进行"卸载",达到让心脏充分休息的效果。

3. CBP 保证了心脏做功致肾脏尿量减少情况下的内环境稳定。

4. CBP 清除炎性递质和心肌抑制因子对心脏的影响;同时浅低温还通过抑制缺血-再灌注组织的炎症反应及前炎症因子的活性,减少对心脏的损害,促进心脏

的恢复。

5. 浅低温提高外周血管的张力,减少血管活性药物用量及其对心脏重构的不良影响。浅低温增加机体对低灌注状态下缺血缺氧的耐受。

6. CBP 迅速准确进行血液降温,有效避免了体表降温的寒战及皮肤压伤。为实施"浅低温、心脏减负荷治疗"提供了非常实用的"一举多得"的效果。

由此可见,浅低温 CBP 用于心血管外科术后严重低心排患者治疗,可减轻心脏前负荷,减少心脏做功,使心肌充分休息,同时降低机体代谢率,最终使心功能改善,为严重心衰治疗开辟了新方法。

综上所述,心脏术后 AKI 发生率高,一旦发生不但增加患者的医疗费用,还明显增加患者的病死率和致残率。心脏术后 AKI 的发生机制较复杂,现在其确切的机制并未明确。而一些最新的生物标志物的出现,可以帮助我们及早发现 AKI,并尽早采取治疗措施。尽管许多药物显示可以改善 AKI 患者的预后,但是临床意见并不统一。而一旦出现 AKI,尽早行肾脏替代治疗可能是比较好的选择。

(林曰勇　余　毅)

参 考 文 献

[1]　Wang Y,Bellomo R. Cardiac surgery-associated acute kidney injury:risk factors,pathophysiology and treatment[J]. Nat Rev Nephrol,2017,13(11):697-711.

[2]　Englberger L,Suri RM,Li Z,et al. Increased risk of acute kidney injury in patients undergoing tricuspid valve surgery[J]. Eur J CardiothoracSurg,2013,43(5):993-999.

[3]　Bagshaw SM. Acute kidney injury:diagnosis and classification of AKI:AKIN or RIFLE[J]. Nat Rev Nephrol,2010,6(2):71-73.

[4]　Englberger L,Suri RM,Li Z,et al. Clinical accuracy of RIFLE and Acute Kidney Injury Network(AKIN)criteria for acute kidney injury in patients undergoing cardiac surgery[J]. Crit Care,2011,15(1):R16.

[5]　O'Neal JB,Shaw AD,Billings FT 4th. Acute kidney injury following cardiac surgery:current understanding and future directions[J]. Crit Care,2016,20(1):187.

[6]　Mao H,Katz N,Ariyanon W,et al. Cardiac surgery-associated acute kidney injury. Blood Purif,2014,37:34-50.

[7]　Lenihan CR,Montez-Rath ME,et al. Trends in acute kidney injury,associated use of dialysis,and mortality after cardiac surgery,1999 to 2008[J]. Ann ThoracSurg,2013,95(1):20-28.

[8]　Liu KD,Siew ED,Reeves WB,et al. Storage Time and Urine Biomarker Levels in the ASSESS-AKI Study[J]. PLoS One,2016,11(10):e0164832.

[9]　Jefferies JL,Devarajan P. Early detection of acute kidney injury after pediatric cardiac sur-

gery[J]. Prog Pediatr Cardiol,2016,41:9-16.

[10] Prowle JR,Calzavacca P,Licari E,et al. Combination of biomarkers for diagnosis of acute kidney injury after cardiopulmonary bypass[J]. Ren Fail,2015,37(3): 408-416.

[11] Fontanilla J,Han WK. Kidney injury molecule-1 as an early detection tool for acute kidney injury and other kidney diseases[J]. Expert Opin Med Diagn,2011,5(2):161-173.

[12] Dong L,Ma Q,Bennett M,et al. Urinary biomarkers of cell cycle arrest are delayed predictors of acute kidney injury after pediatric cardiopulmonary bypass[J]. Pediatr Nephrol, 2017,32(12): 2351-2360.

[13] Parikh CR,Butrymowicz I,Yu A,et al. Urine stability studies for novel biomarkers of acute kidney injury[J]. Am J Kidney Dis,2014,63(4): 567-72.

[14] McCullough PA,Shaw AD,Haase M,et al. Diagnosis of acute kidney injury using functional and injury biomarkers: workgroup statements from the tenth Acute Dialysis Quality Initiative Consensus Conference[J]. Contrib Nephrol,2013,182:13-29.

[15] Mirhosseini SM,Fakhri M,Asadollahi S,et al. Continuous renal replacement therapy versus furosemide for management of kidney impairment in heart transplant recipients with volume overload[J]. Interact Cardiovasc Thorac Surg,2013,16(3): 314-320.

[16] Karajala V,Mansour W,Kellum JA. Diuretics in acute kidney injury. Minerva Anestesiol, 2009,75(5): 251-257.

[17] Hurtarte-Sandoval AR,Carlos-Zamora R. Acute Kidney Injury: The Modern Therapeutic Approach[J]. Surgery Curr Res,2014,4: 155.

[18] Bove T,Zangrillo A,Guarracino F,et al. Effect of fenoldopam on use of renal replacement therapy among patients with acute kidney injury after cardiac surgery: a randomized clinical trial[J]. JAMA,2014,312(21): 2244-2253.

[19] Moriyama T,Hagihara S,Shiramomo T,et al. The protective effect of human atrial natriuretic peptide on renal damage during cardiac surgery[J]. J Anesth,2017,31(2):163-169.

[20] Obi Y,Kim T,Kovesdy CP,et al. Current and Potential Therapeutic Strategies for Hemodynamic Cardiorenal Syndrome[J]. Cardiorenal Med,2016,6(2):83-98.

[21] Biernawska J,Bober J,Kotfis K,et al. Cardiac surgery related cardio-renal syndrome assessed by conventional and novel biomarkers-under or overestimated diagnosis[J]. Arch Med Sci,2017,13(5): 1111-1120.

[22] Bailey M,McGuinness S,Haase M,et al. Sodium bicarbonate and renal function after cardiac surgery: a prospectively planned individual patient meta-analysis[J]. Anesthesiology, 2015,122(2): 294-306.

[23] Smith MN,Best D,Sheppard SV,et al. The effect of mannitol on renal function after cardiopulmonary bypass in patients with established renal dysfunction[J]. Anaesthesia,2008, 63(7): 701-704.

[24] Yallop KG,Sheppard SV,Smith DC. The effect of mannitol on renal function following cardio-pulmonary bypass in patients with normal pre-operative creatinine[J]. Anaesthesia, 2008,63(6): 576-582.

[25] Bragadottir G,Redfors B,Ricksten SE. Mannitol increases renal blood flow and maintains filtration fraction and oxygenation in postoperative acute kidney injury:a prospective interventional study[J]. Crit Care,2012,16(4):R159.

[26] Christie E,Pannu N. Dialysis and acute kidney injury:current evidence[J]. Semin Dial,2014,27(2):154-159.

[27] Albino BB,Balbi AL,Ponce D. Dialysis complications in AKI patients treated with extended daily dialysis:is the duration of therapy important[J]. Biomed Res Int,2014:153626.

[28] Demirkiliç U,Kuralay E,Yenicesu M,et al. Timing of replacement therapy for acute renal failure after cardiac surgery[J]. J Card Surg,2004,19(1):17-20.

[29] Keleş T,Ayhan H,Durmaz T,et al. Improvement in renal functions with transcatheter aortic valve implantation[J]. J Geriatr Cardiol,2013,10(4):317-322.

[30] 王国勤,卞维静,李狄,等. 心外科术后急性肾损伤实施连续性肾脏替代治疗的预后分析[J]. 中国血液净化,2014,13(11):747-750.

[31] Ronco C,Bellomo R,Homel P,et al. Effects of different doses in continuous veno-venous haemofiltration on outcomes of acute renal failure:a prospective randomised trial[J]. Lancet,2000,356(9223):26-30.

[32] Li SY,Yang WC,Chuang CL,et al. Effect of early and intensive continuous venovenous hemofiltration on patients with cardiogenic shock and acute kidney injury after cardiac surgery[J]. J Thorac Cardiovasc Surg,2014,148(4):1628-33.

[33] Du Y,Zhang H,Feng X. Continuous renal replacement therapy and mild hypothermia for acute left heart failure after cardiovascular surgery[J]. J Thorac Cardiovasc Surg,2014,148(1):e137-9.

第15章

急性呼吸窘迫综合征

一、概述

急性呼吸窘迫综合征(acute respiratory distress syndrome,ARDS)是指严重感染、创伤、休克等肺内外袭击后出现的以肺泡毛细血管损伤为主要表现的临床综合征,属急性肺损伤(acute lung injury,ALI)严重阶段或类型。早在1967年,Aschbaugh就提出成人急性呼吸窘迫(acute respiratory distress in adult)一词,4年后Aschbaugh和Petty将成人急性呼吸窘迫改成了成人呼吸窘迫综合征(adult respiratory distress syndrome)。由于儿童也可以出现急性呼吸窘迫综合征,故1992年美国胸科医师协会和欧美危重病学会提出了ARDS的新概念,将"A"的含义由"Adult"改为"Acute"。ARDS其临床特征是呼吸频速和窘迫、进行性低氧血症、常规给氧而不能纠正其低氧血症、X线呈现弥散性肺泡浸润。ARDS晚期常常诱发或合并多脏器功能障碍综合征(MODS),病情险恶,预后差,病死率高达40%~60%。

二、ARDS病理生理与发病机制

ARDS的基本病理生理改变是肺泡上皮和肺毛细血管内皮通透性增加所致的非心源性肺水肿。由于肺泡水肿、肺泡塌陷导致严重通气、血流比例失调,特别是肺内分流明显增加,从而产生严重的低氧血症。肺血管痉挛和肺微小血栓形成引发肺动脉高压。ARDS早期的特征性表现为肺毛细血管内皮细胞与肺泡上皮细胞屏障的通透性增高,肺泡与肺间质内积聚大量的水肿液,其中富含蛋白及以中性粒细胞为主的多种炎症细胞。中性粒细胞黏附在受损的血管内皮细胞表面,进一步向间质和肺泡腔移行,释放大量促炎递质,如炎症性细胞因子、过氧化物、白三烯、蛋白酶、血小板活化因子等,参与中性粒细胞介导的肺损伤。除炎症细胞外,肺泡上皮细胞以及成纤维细胞也能产生多种细胞因子,从而加剧炎症反应过程。凝血和纤溶紊乱也参与ARDS的病程,ARDS早期促凝机制增强,而纤溶过程受到抑制,引起广泛血栓形成和纤维蛋白的大量沉积,导致血管堵塞以及微循环结构受损。ARDS早期在病理学上可见弥散性肺损伤,透明膜形成及Ⅰ型肺泡上皮或内皮细胞坏死、水肿，Ⅱ型肺泡上皮细胞增生和间质纤维化等表现。少数 ARDS 患者在发病第 1 周内可缓解，但多数患者在发病的 5～7d 后病情仍然进展，进入亚急性期。在 ARDS 的亚急性期，病理上可见肺间质和肺泡纤维化，Ⅱ型肺泡上皮细胞增生，部分微血管破坏并出现大量新生血管。部分患者呼吸衰竭持续超过 14d，病理上常表现为严重的肺纤维化，肺泡结构破坏和重建。

ARDS 的发病机制尚不清楚，已知的危险因素和可能的发病机制包括两个方面：①肺细胞的直接损伤作用，如肺挫伤、误吸、溺水、毒物吸入、弥散性肺部感染等；②急性全身炎症反应的间接结果，如脓毒血症、急性胰腺炎、肺以外的严重损伤、休克等。炎症反应包括体液和细胞两部分。前者涉及中性粒细胞、巨噬细胞、单核细胞和淋巴细胞；后者累及血浆的变化，如补体系统、凝血/纤溶系统、激肽和细胞产生的各种递质（细胞因子、脂介体、氧化剂、蛋白酶、氧化氮、生长因子和神经肽等）。

三、病因

引起 ARDS 的原发病和（或）基础疾病或始动因素有 100 种以上，涉及诸多学科的疾病，分为肺内因素及肺外因素。肺内因素包括肺部感染（包括重症细菌性肺炎、病毒性肺炎、真菌性肺炎、卡氏肺囊虫肺炎、急性血行播散性粟粒型肺结核等）、胃内容物误吸、肺挫伤、淹溺及有毒物质吸入等；肺外因素包括脓毒血症、各种原因引起的休克、创伤（胸部以外的创伤，包括颅脑损伤、骨折、广泛组织创伤等）、反复输血、胰腺炎和高危手术（如心脏手术等）、药物中毒等。

四、临床表现

急性呼吸窘迫综合征起病多急骤，临床主要表现为呼吸窘迫、顽固性低氧血症和非心源性肺水肿，临床过程可大致分为四期。

Ⅰ期 损伤期：在损伤后 4～6h 以原发病的临床表现和体征为主，出现自发性过度通气，呼吸可增快，$PaCO_2$ 偏低。可能与疼痛或应激有关，加上组织氧合不足和循环障碍，可刺激化学感觉器而引起轻度通气增加。此期的胸片无阳性发现，动脉血气分析除了 $PaCO_2$ 偏低外，其他基本正常。

Ⅱ期 相对稳定期：在损伤后 6～24h，逐渐出现呼吸急促、呼吸困难、低氧血症、过度通气及二氧化碳分压降低，肺部体征部明显，X 线片显示两肺纹理增多及轻度肺间质水肿等改变。动脉血气分析为轻度低氧血症和低碳酸血症。

Ⅲ期 呼吸衰竭期：在损伤后 24～48h，出现进行性呼吸困难、呼吸窘迫、发绀，常规氧疗无效，两肺有散在湿啰音及爆裂音。X 线片显示两肺有弥散性小斑点片状浸润，尤以周边为重。动脉血气分析为中度以上低氧血症，合并明显的呼吸性碱中毒，有的病例合并代谢性酸中毒（缺氧性），常呈代酸呼碱。

Ⅳ期 终末期:呼吸极度困难及严重发绀,因缺氧而引起神经精神症状,表现为神志障碍或昏迷。肺部啰音明显增多,并可出现管状呼吸音。X线片显示肺部阴影大片融合,乃至发展成"白肺"。呼吸肌疲劳导致通气不足,血气分析呈现重度低氧血症和高碳酸血症,呼吸性碱中毒和代谢性酸中毒同时存在。严重者可出现心跳停搏。

五、实验室检查

1. 肺功能测定

(1)肺量计测定:肺容量和肺活量、残气、功能残气均减少。呼吸无效腔进行性增加,若无效腔量/潮气量>0.6,则需要进行机械通气。

(2)肺顺应性测定:可按以下公式计算动态顺应性(Cdyn):

Cdyn=潮气量/(最大气道内压-呼气末正压)

(3)血气分析:呼吸指数参考范围为0.1~0.37,>1表示氧合功能明显减退,>2常需机械通气。氧合指数参照范围为53.2~66.5kPa(400~500mmHg),ARDS时将至26.7kPa(200mmHg)。

2. 肺血管通透性和血流动力学测定

(1)肺水肿液蛋白质测定:ARDS时肺泡毛细血管通透性增加,水分和大分子蛋白质进入间质或肺泡,使水肿液蛋白质含量/血浆蛋白质含量增加,若比值>0.7,考虑ARDS,<0.5为心源性肺水肿。

(2)肺泡-毛细血管膜通透性测定。

(3)血流动力学监测。

3. 胸部CT检查

胸部CT可显示毛细血管液体渗出至肺间质的情况,常作为ARDS的辅助检查之一。

4. 炎症递质测定

目前研究发现,LPS、TNF、C5b-9等的测定对ARDS的诊断、病情及预后有一定的参考价值。

六、诊断标准

关于ARDS的诊断标准,国内外曾多次修订,但未统一。2012年柏林定义产生以前全球广泛沿用1994年欧美联席会议(American-European Consensus Conference,AECC)提出的诊断标准:①急性起病;②氧合指数(PaO_2/FiO_2)≤200mmHg[不管呼气末正压(PEEP)水平];③正位X线胸片显示双肺均有斑片状阴影;④肺动脉嵌顿压≤18mmHg,或无左心房压力增高的临床证据。如PaO_2/FiO_2≤300 mmHg且满足上述其他标准,则诊断为ALI。2011年的柏林会议对

ALI/ARDS 诊断进行了修订。柏林定义有关 ARDS 的诊断标准仍然包括病程、胸部影像学、肺水肿来源及氧合等方面。首先,柏林定义规定,患者应在具有已知危险因素后 1 周,或在新出现或原有呼吸系统症状加重后 1 周内发病。既往的AECC 标准并未针对急性起病规定具体的时间界限,因而缺乏可操作性。新的柏林定义具体包括以下几个显著的变化:①不再诊断 ALI,而是根据氧合障碍的程度,确定 ARDS 的严重程度的等级(轻度、中度、重度);②PEEP 至少要达到5cmH$_2$O(1cmH$_2$O＝0.098 kPa);③心衰的判定变得更为主观,以利于减少肺动脉导管的应用。遗憾的是,2012 年柏林诊断标准虽然是在欧美联席会议(AECC)标注基础上的完善及拓展,将 ARDS 依据氧合进行严重程度分级有助于疾病分层治疗及管理,其判断预后的准确性优于 AECC 标准,但与 ARDS 病理诊断弥散性肺泡损伤(diffuse alveolar damage,DAD)的一致性仍不高,而且随着 ARDS 的严重程度降低一致性也逐步降低。

七、治疗

ARDS 的发病机制较为复杂,其病理特征主要是富含蛋白质的液体从肺泡渗出,形成透明膜,肺出现水肿,伴肺间质纤维化,肺容积缩减,通气/血流比例严重失调。ARDS 临床症状主要为呼吸窘迫、顽固性低氧血症和非心源性肺水肿,如果不能及时治疗,直接导致患者死亡。尽早地控制和纠正 ARDS 所致的低氧血症、通气和换气功能障碍,成为治疗 ARDS 的关键,也直接影响预后的恢复情况。

1. 非手术治疗

(1)原发病治疗:对 ARDS 的原发病应积极治疗,以预防 ALI/ARDS 的发生与发展。尤其是及时控制感染及迅速纠正休克,对于预防和治疗 ARDS 十分重要。全身性感染可引起全身性炎性反应综合征,是导致 ARDS 的主要原因之一。必须尽早找到感染灶,针对病原菌应用敏感抗生素、清除坏死病灶,制止炎症反应进一步对肺部造成损伤。组织灌注不足可引起全身性组织缺血缺氧,是引起肺泡-毛细血管膜通透性增加的原因。毛细血管渗漏的发生是在组织缺氧和氧债之后,是组织缺氧的结果而不是原因。在 ARDS 发生之前常常存在低血容量、组织灌注减少、氧供和氧耗不足。

(2)循环支持治疗:循环支持治疗的目的应为恢复和提高组织器官的氧供和氧耗,即血液氧合充分[动脉血氧饱和度(SaO$_2$)＞90％] 和增加心输出量(CO)。为达到此目的,首先应通过体液治疗以提高有效循环血容量;但 ARDS 患者在补液时,一方面需维持适当的有效循环血流量,以保证重要脏器如心、脑、肺等器官的血流灌注;另一方面又要避免过多过快补液而加重肺水肿。因此,在保证血容量、血压稳定的情况下,要求出入液轻度负平衡(－500～－1000ml)。早期宜补充高渗晶体液,严格控制补充胶体液,因为毛细血管内皮细胞通透性增加可促进胶体液渗漏至肺间质,从而加重肺水肿。为促进水肿液消退,可给予呋塞米静脉推注。

(3)呼吸支持治疗:ARDS 患者,纠正缺氧刻不容缓,氧疗是纠正 ARDS 患者低氧血症的基本手段。早期可给予面罩持续气道正压吸氧。但 ARDS 患者往往低氧血症严重,大多数患者一旦诊断明确,常规的氧疗常常难以奏效,机械通气仍然是最主要的呼吸支持手段。机械通气的目的是维持良好的气体交换和充分的组织氧合,并应避免或减轻因机械通气引起的心输出量降低、肺损伤和氧中毒等并发症。通过改善气体交换和纠正低氧血症,为原发病的治疗赢得时间。相反,不恰当的机械通气可进一步加重肺组织损伤。机械性通气分为无创机械通气和有创机械通气。无创机械通气(NIV)可以避免气管插管和气管切开引起的并发症,近年来得到了广泛的推广应用。无创机械通气方式主要有两种:持续无创正压通气(CPAP),在整个呼吸循环中以同一压力送气;双水平式气道正压通气(BPAP),在吸气相中予以一水平压力送气称最大吸气气道正压(IPAP),在呼气相予以另一水平压力送气称呼气气道正压(EPAP)。2012 年,我国 Zhan 等报道的研究中,经过严格筛查,对 40 例符合入组的轻度(200mmHg$<$PaO$_2$/FiO$_2$$\leqslant$300mmHg)ARDS患者行 NPPV 治疗,NPPV 组患者急性气管插管率显著低于对照组,NPPV 组患者总的住院病死率、ICU 住院日及总住院日均低于对照组,且 NPPV 治疗组患者的器官衰竭情况显著低于对照组。2013 年,Yu 等报道了对食道癌切除术后继发的 ARDS 患者行 NPPV 治疗的疗效进行研究,评价 28d 的病死率、性别、年龄、PaO$_2$/FiO$_2$、SOFA、APACHE-Ⅱ、急性呼吸衰竭等指标。在 NIPPV 治疗及需要气管插管两组患者的初始资料显示,性别、年龄、PaO$_2$/FiO$_2$、SOFA 评分、A-PACHE-Ⅱ评分无统计学差异,治疗 24h 后 PaO$_2$/FiO$_2$ 的比值以及食道癌术后相关的并发症均有统计学差异,NIV 组 PaO$_2$/FiO$_2$ 明显升高,术后并发症明显偏低。尽管随机对照试验(RCT)证实 NIV 治疗慢性阻塞性肺疾病和心源性肺水肿导致的急性呼吸衰竭的疗效肯定,但是 NIV 在急性低氧性呼吸衰竭中的应用却存在很多争议。迄今为止,尚无足够的资料显示 NIV 可以作为 AU/ARDS 导致的急性低氧性呼吸衰竭的常规治疗方法。因此,ARDS 患者经高浓度吸氧仍不能改善低氧血症时,应气管插管进行有创机械通气。ARDS 患者呼吸功明显增加,表现为严重的呼吸困难,早期气管插管机械通气可降低呼吸功,改善呼吸困难。虽然目前缺乏 RCT 研究评估早期气管插管对 ARDS 的治疗意义,但一般认为,气管插管和有创机械通气能更有效地改善低氧血症,降低呼吸功,缓解呼吸窘迫,并能够更有效地改善全身缺氧,防止肺外器官功能损害。

(4)肺血管舒张药的应用:严重的 ARDS 往往伴有肺动脉高压,低氧血症也主要因静脉掺杂和分流增加所致。如能应用血管舒张药降低肺动脉压则有利于改善低氧血症。经呼吸道途径给予一氧化氮(NO)或前列腺素 E$_1$(PGE$_1$),可选择性地舒张有通气功能肺泡的血管,并有明显的抗炎性作用,对降低肺动脉压、分流量和

无效腔通气有一定效果。NO 还可降低中性粒细胞、黏附分子以及肺泡灌洗液中 IL-6、IL-8 的浓度；PGE_1 可抑制血小板的聚集、巨噬细胞的活性及氧自由基的释放，对 ARDS 的治疗有一定作用。

(5)营养支持：ARDS 患者机体均处于高代谢状态，易出现营养不良，从而导致机体免疫力下降和影响组织修复。因此，应尽早给予营养支持，选用胃肠要素饮食、静脉高营养、脂肪乳等，建议每日总热量 84～167kJ（20～40kcal/kg），其中蛋白质应≥1～3g/kg，余者由葡萄糖和脂肪补充。脂肪在摄入的营养中应占 20%～30%。此外，维持较高水平的血浆蛋白有利于减轻肺间质水肿、阻止 ARDS 的发展及促进患者恢复。

(6)糖皮质激素应用：糖皮质激素具有广泛的抗炎作用，很早就用于 ARDS 的治疗，但目前仍有很大争论。糖皮质激素具有以下积极作用：①保护肺毛细血管内皮细胞，防止白细胞、血小板黏附管壁，形成微栓塞。②维护肺泡Ⅱ型细胞分泌表面物质功能，保持肺泡稳定性。③抗炎和促使肺水肿吸收。④缓解支气管痉挛，减轻呼吸劳累症状。⑤抑制病程后期肺纤维化，减少后遗症，维护肺功能。临床糖皮质激素的应用以尽早、大量、短程为原则。地塞米松 30～40 mg/d，或氢化可的松 300～400 mg/d，或甲基泼尼松龙 40～80mg/d，连用 3～4d。目前的争论多不主张常规应用，但对多发性长骨、骨盆骨折、脂肪栓塞等并发 ARDS 或晚期防治肺纤维化，可早期应用甲基泼尼松龙。

2. CRRT 治疗

CRRT 作为近年来危重病医学治疗中最重要的进展之一，其临床应用已经扩展到了临床各种非肾性危重疾病的救治，如脓毒血症、严重创伤、烧伤、药物中毒、重症急性胰腺炎等。CRRT 利用血泵驱动血液从静脉端引出，流经滤器后仍由静脉回流体内，其通过可控的方式连续、缓慢、等渗地平衡体内钠和水，将炎性递质从血液中清除。其主要作用包括：①通过对流、弥散、吸附作用，清除各种小分子毒素，清除各种水溶性炎性递质，下调炎症反应，降低器官损伤程度；②纠正水、电解质及酸碱平衡紊乱，降低血液温度，维持内环境稳定；③有效清除组织水肿，改善组织氧供和器官功能；④提供足够液体量，保证其他必要药物治疗和肠外营养支持。CRRT 治疗过程中容量及胶体渗透压变化程度小，可维持足够的组织灌注，操作得当不影响血流动力学。虽然肾脏替代治疗传统适应证为少尿、无尿、高血钾、严重代谢性酸中毒、氮质血症等，但是对于 ARDS，应尽早考虑使用，循环衰竭和休克不是此项治疗的禁忌证。相反其提示病情严重，更需要尽早使用。美国一项针对急性心力衰竭患者使用 CRRT 或利尿药治疗的对比研究显示，CRRT 能显著减轻体重、缩短心脏重症监护室治疗时间、增加心量及每搏量、降低肺毛细血管楔压，并有降低 30d 内病死率的趋势，同时对患者的心率、血压、体循环血管阻力、肺血管阻力等血流动力学参数无明显影响。

　　早期 ARDS 治疗通过积极有效的液体复苏、脏器功能支持等治疗而起到矫正低血容量休克,消除肺间质水肿,增加肺的顺应性,从而取得较好的治疗效果。而对于进行性的呼吸窘迫和严重的低氧血症,机械通气给氧疗法 PEEP 是治疗 ARDS 的重要措施。但临床上发现,即使给予大剂量肾上腺皮质激素、抗感染、营养支持、合理的液体输入、抗休克和气管插管或气管切开尽早进行机械通气,仍然有部分患者治疗效果不尽如人意,而近年来我们在以上传统治疗的同时采用对炎症递质的针对性治疗方法——连续性血液净化(CBP)取得了更好的疗效。

　　(1)减轻肺水肿:ARDS 时,肺水肿是由于肺毛细血管内皮细胞和肺泡上皮细胞损伤引起的通透性增加而导致的渗透性肺水肿。血液净化治疗可使肺间质水肿减轻,改善微循环和实质细胞的摄氧能力,可以有效改善组织的氧利用,降低 ARDS 的病死率。有学者报道,采用急性肺损伤的狗模型研究证实,血液滤过可以减少血浆促炎细胞因子浓度,减轻肺部局部炎症反应,降低肺毛细血管内皮细胞和肺泡上皮细胞的通透性,缓解肺水肿,改善心肺功能。白学春等应用动物实验也证实连续性血液净化能利用超滤作用除去过多的水分,从而减轻血管外肺水肿。周瑞祥等的研究表明,CRRT 治疗能够有效清除 ARDS 患者的血管外肺水,改善呼吸功能,从而缩短机械通气时间。

　　(2)清除炎症递质:ARDS 是指由各种肺内外因素导致以肺毛细血管弥散性损伤、通透性增强,出现肺水肿、透明膜和肺不张,最终引起进行性呼吸窘迫和难治性低氧血症的疾病。ARDS 时,机体在各种致病因素的作用下释放大量炎症递质入血,引起机体细胞和体液介导的急性炎性反应,这种炎性反应对肺泡毛细血管的内皮细胞造成损害,细胞内水肿和坏死,从而导致肺泡内水肿进而肺泡塌陷,造成无效通气或无效腔以及肺泡氧合功能下降,使得通气/血流比例失调,引起严重的低氧血症。目前的研究表明,大量的瀑布样的炎症递质的产生是 ARDS 发生和进展的关键因素。因此,对 ARDS 治疗的关键之一便是及时有效地清除循环中各种炎症递质,减轻机体的炎性反应对肺脏的损害。以往人们曾经尝试应用 TNF、IL-1、IL-8 的抗体对 ARDS 进行治疗研究,但结果并不理想,没能降低病死率,由此可见在 ARDS 发生和发展过程中存在一个炎症递质群,单独特异地阻断单一的炎症递质并不能改变疾病的进程。因此,选择一种可同时非选择性地清除多种促炎因子的治疗方法,才可能有效防治 ARDS 的进展及加重。CRRT 则具有非特异性地清除炎症递质,可以有效地清除多种炎症因子而不是单一的某种炎症因子,避免和减轻急性肺损伤。作为近年来危重病医学治疗中最重要的进展之一,CRRT 治疗的临床应用已经扩展到了临床各种非肾性危重疾病的救治,如脓毒血症、严重创伤、烧伤、药物中毒、重症急性胰腺炎等。

　　有研究发现 CRRT 治疗后急性胰腺炎(SAP)合并 ARDS 患者血清 CRP、IL-6、IL-8 及 TNF-α 水平较未使用 CRRT 的明显下降,而且 CBP 治疗后 APACHE

Ⅱ 改善更明显,表明 CRRT 不仅改善了患者的全身炎症反应,同时也改善了患者的全身状况,从而改善了患者的预后。作者认为,其机制可能与 CRRT 通过合成膜纤维的吸附、对流、渗透、或渗透递质低标准产生的调节来减少炎症递质浓度,从而达到清除主要的炎症因子(CRP、IL-6、IL-8 及 TNF-α 水平),减少炎性递质和细胞因子间互相激活导致的肺灌注失常,肺表面活性物质减少毛细血管通透性增加,从而改善 SAP 患者 SIRS 反应过程及预后的作用,从病因根本上减少了 SAP 并 ARDS 患者的危险因素。

Oda 等报道,非肾脏适应证的连续性血液净化(CRRT)治疗可以清除体内炎症递质,如白细胞介素 6(IL-6)等,减轻体内炎症反应,减轻血管内皮细胞的损伤。吴泰华等对 12 例 ARDS 患者行日间血液净化治疗,结果显示血液净化能有效降低血浆中的 TNF-α、IL-1β、IL-6、IL-8 水平。周瑞祥等研究也表明,危重疾病合并 ARDS 患者血浆炎性因子 TNF-α、IL-6 浓度均高于正常值,CRRT 治疗组患者 TNF-α、IL-6 浓度下降幅度较对照组显著,其超滤液中可检测到炎性因子(TNF-α、IL-6),与血浆水平下降趋势基本一致。陶静等选择肾移植术后并发 ARDS 的重度肺炎者行连续性高容量血液滤过治疗(6L/h),血清 IL-6 的浓度在治疗 12h 后明显降低,之后保持在相对稳定水平;CRP 浓度在 72h 后显著减少,然而在整个治疗过程中血清 IL-10 水平无明显变化,患者氧合指数好转,APACHE-Ⅱ 评分明显减低,临床症状改善,这提示血液净化治疗不但能阻断炎症反应,对继发的抗炎反应也同样有效。Cui 等发现,54 例急性重症胰腺炎导致的 ARDS 患者经过 CRRT 治疗后,血清 IL-4、IL-6、TNF-α 及血清 CRP 浓度显著下降。APACHE-Ⅱ 评分、动脉血氧分压、氧合指数和肺动态顺应性明显升高,吸氧分压(PIP)明显下降。该研究结果表明 CRRT 治疗能有效降低炎症因子水平、降低 APACHE-Ⅱ 评分,从而改善呼吸功能,促进患者呼吸及循环系统的修复。因此,防治全身炎症反应的进展加重是 ARDS 治疗的关键环节之一,即抑制促炎因子的释放和(或)降低促炎因子水平。

(3)调节水电解质酸碱平衡:急性呼吸窘迫综合征常常伴有水电解质酸碱失衡,非手术治疗对于严重的内环境紊乱效果不佳,存在纠正困难、效果不理想等。连续性血液净化治疗具有平稳、连续、有效调节电解质及酸碱平衡状态,通过调节置换液碳酸氢钠浓度和输入速度,可达到纠正酸碱平衡紊乱的效果。同时,由于碳酸氢盐的碱化作用,连续性血液净化治疗能减轻高碳酸血症,减少二氧化碳的产生。ARDS 存在严重低氧血症、酸中毒时,应避免使用枸橼酸抗凝。因为缺氧状态下,体内枸橼酸代谢障碍,从而导致枸橼酸蓄积,进一步加重酸碱平衡紊乱。

(4)降低耗氧量:由于原发病的影响,ARDS 往往有发热、高分解代谢等情况。连续性血液净化治疗输入大量低温置换液,并能清除炎症递质,故能在短时间内有效缓解患者高热状态、降低基础代谢率,减少耗氧量,使气体交换进一步减少,从而减少二氧化碳的产生,保护患者的肺功能,减低机械通气造成的肺损伤。

八、血液净化治疗在 ARDS 治疗中的评价

国内研究发现，肺外源性的 ARDS(ARDS exp)早期采用 CRRT 治疗，血液净化组患者病死率为 12.5％，对照组率为 33.3％，说明早期 CRRT 干预可降低肺外源性的 ARDS 患者病死率，这与国外研究的结果相似。其机制可能为：①肺外源性的 ARDS 主要由严重创伤、脓毒症休克等所致，而严重刺激炎症细胞导致 IL-6、IL-8 等炎症因子大量释放，并相互作用，引起全身炎症反应；②肺外源性的 ARDS 的本质可以理解为全身炎症反应在肺的表现，大量的炎性递质经过血循环通过肺时，可被吞噬细胞吞噬并滞留于肺，导致肺毛细血管通透性增加，导致 ARDS 的发生；③连续性血液净化可清除部分炎性递质，减轻全身炎症反应，对于治疗肺外源性的 ARDS 有着较好的理论基础。Di Carlo 等研究显示，早期 CVVH 可增加骨髓移植或化疗后伴发 ARDS 患者的存活率，可能的机制有严格的液体管理，滤去机体中炎症递质和细胞外多余的水分，从而进行免疫调节。然而部分研究显示，血液净化治疗并不能改善 ARDS 患者病死率。谢逢春等研究发现，血液净化可改善 ARDS 患者氧合指数、APACHE-Ⅱ 评分下降、血流动力学稳定等，但患者病死率无明显变化。研究显示，血液净化治疗较常规治疗，患者的病死率无明显差异。可能原因是，ARDS 患者本身肺功能已存在的严重的损害，尽快 CRRT 能够有效地缓解机体的严重反应，但也只能在短时期内有效果，一些已经发生的不可逆性的损害是 CRRT 无法治疗的。另外，可能本研究纳入的研究例数较少，统计效能较低。因此，CRRT 治疗效果仍需大量的临床资料来证实。

目前对于 ARDS 患者是否行血液净化治疗尚无统一的意见，应根据患者具体的情况进行综合判断。此外，还需注意血液净化治疗的相关风险。有关 ARDS 患者血液净化治疗的模式、剂量、开始时机等问题目前尚无共识，仍需大量临床研究进一步探讨。

（周丽娜 余 毅）

参 考 文 献

[1] Maeda SS,Lazaretti-Castro M. An overview on the treatment of postmenopausal osteoporosis [J]. Arq Bras Endocrinol Metabol,2014,58(2):162-171.

[2] Giger EV,Castagner B,Leroux JC. Biomedical applications of bishposphonates [J]. Journal of Controlled Release,2013,167(2):175-188.

[3] Ranieri VM,Rubenfeld GD,Thompson BT,et al. Acute respiratory distress syndrome:The Berlin definition[J]. JAMA,2012,307(23):2526-2533.

[4] Thille AW,Esteban A,Fernandez-Segoviano P,et al. Comparison of the Berlin definition for acute respiratory distress syndrome with autopsy[J]. Am J Respir Crit Care Med,2013,187

　　　(7):761-767.

[5]　Stelter L,Steffen I,Pinkernelle JG,et al. Computed tomography findings in septic patients with acute respiratory distress syndrome:correlation with survival and pulmonary versus extrapulmonary septic focus[J]. J Comput Assist Tomogr,2013,37(4):602-609.

[6]　Valente Barbas CS,Neto AS. Changing the Focus in Acute Respiratory Distress Syndrome: Treating is Mandatory,but Preventing is Imperative[J]. Crit Care Med,2013,41(8): 2058-2059.

[7]　Vrettou CS,Zakynthinos SG,Malachias S,et al. High frequency oscillation and tracheal gas insufflation in patients with severe acute respiratory distress syndrome and traumatic brain injury:an interventional physiological study[J]. Crit Care,2013,17(4):136.

[8]　於江泉,郑瑞强,林华,等.俯卧位通气联合一氧化氮吸入对急性呼吸窘迫综合征患者氧合的影响[J].中华急诊医学杂志,2012,21(12):1374-1377.

[9]　Zhan Q,Sun B,Liang L,et al. Early use of noninvasive positive pressure ventilation for acute lung injury:a multicenter randomized controlled trial[J]. Crit Care Med,2012,40(2): 455-60.

[10]　Yu KY,Zhao L,Chen Z,et al. Noninvasive positive pressure ventilation for the treatment of acute respiratory distress syndrome following esophagectomy for esophageal cancer:a clinical comparative study[J]. J Thorac Dis,2013,5(6):777-782.

[11]　Su X,Bai C,Hong Q,Zhu D,et al. Effect of continuous hemofiltration on hemodynamics, lung inflammation and pulmonary edema in a canine model of acute lung injury[J]. Intensive Care Med,2003,29(11):2034-2042.

[12]　白春学.应用连续性血液净化救治急性呼吸窘迫综合征[J].肾脏病与透析肾移植杂志, 2006,15(2):137-138.

[13]　周瑞祥,翁方中,戴伟.急性呼吸窘迫综合征患者血液净化治疗的临床观察[J].华中科技大学学报(医学版),2016,45(6):665-669.

[14]　Ratanarat R,Brendolan A,Piecinni P,et al. Pulse high-volume haemofiltration for treatment of severe sepsis:effects on hemodynamics and survival[J]. Critical Care,2005,9(4): 294-302.

[15]　洪勇,廖文胜,何阳阳,等.持续血液净化治疗急性重症胰腺炎并急性呼吸窘迫综合征的临床疗效及机制[J].中国现代医学杂志,2012,22(25):97-99.

[16]　Oda S,Hirasawa H,Shiga H,et al. Sequential measurement of IL-6 blood levels in patients with systemic inflammatory responsesyndrome(SIRS)/sepsis[J]. Cytokine,2005,29: 169-175.

[17]　Oda S,Sadahiro T,Hirayama Y,et al. Non-renal indications for continuous renal replacement therapy:current status in Japan[J]. Contrib Nephrol,2010,166:47-53.

[18]　王质刚.血液净化从肾脏替代向多器官功能支持的演变[J].中国血液净化,2005,4: 233-234.

[19]　吴泰华,林洪丽,李平,等.日间 CRRT 对急性呼吸窘迫综合征患者血浆炎症介质的影响 [J].中国血液净化,2003,2(8):430-432.

［20］周瑞祥,戴伟.连续性血液净化治疗危重疾病合并严重 ARDS 的临床研究［J］.中国血液净化,2016,15(8):396-400.

［21］陶静,季大玺,龚德华,等.连续性高容量血液滤过治疗合并急性呼吸窘迫综合征的严重肺部感染［J］.肾脏病与透析肾移植杂志,2003,12(3):240-245.

［22］Cui HX1,Xu JY,Li MQ. Efficacy of continuous renal replacement therapy in the treatment of severe acute pancreatitis associated acute respiratory distress syndrome［J］. Eur Rev Med Pharmacol Sci,2014,18(17):2523-6.

［23］李智博,温德良,刘卫江.连续性血液净化对肺外源 ARDS 患者肺血管外肺水及呼吸功能的影响［J］. J South Med Univ,2015,35(7):1047-1049.

［24］Bellomo R,Cass A. Intensity of continuous renal-replacement therapy in critically ill patients［J］. N Engl J Med,2009,361(17):1627-1638.

［25］Ferguson ND,Fan E,Camporota L,et al. The Berlin definition of ARDS:an expanded rationale,justification,and supplementary material［J］. Intensive Care Med,2012,38(10):1573-1582.

［26］Fujishima S. Pathophysiology and biomarkers of acute respiratory distress syndrome［J］. J Intensive Care,2014,2(1):32.

［27］Matuschak GM,Lechner AJ. Acute lung injury and the acute respiratory distress syndrome:pathophysiology and treatment［J］. Mo Med,2010,107(4):252-258.

［28］谢逢春,刘凤鸣,黄彬,等.连续性血液净化治疗急性呼吸窘迫综合征的临床研究［J］.临床肺科杂志,2013,3(18):535-536.

第16章

肝衰竭/肝移植前的血液净化

肝衰竭即重型肝炎或重症肝炎,由多种因素引起的严重肝损害、肝细胞坏死或严重变性,导致其合成、解毒、排泄和生物转化等功能发生严重障碍或失代偿的一类危重综合征,包括急性肝衰竭(acute liver failure,ALF)、亚急性肝衰竭(subacute liver failure,SALF)、慢肝病的基础上合并急性肝衰竭(acute-on-chronic liver failure,ACLF)和慢性肝衰竭(chronic liver failure,CLF)四种类型。临床上常表现为黄疸、肝性脑病、低蛋白血症、高氨血症、凝血功能障碍、腹水。患者不必具备全部6点,只有存在任4条即可诊断。由于肝细胞广泛坏死,解毒功能严重障碍,导致体内代谢产物大量积蓄。不仅抑制肝细胞再生,而且严重干扰其他脏器功能,其特点是进展迅速、病情凶险、并发症多、预后差,引起一系列并发症,常可导致多器官功能衰竭而死亡。

内科综合治疗效果欠满意,病死率高达80%左右。因此,国内外学者一直致力于非内科药物疗法的研究,即人工肝和肝移植。

一、人工肝支持系统分类

人工肝支持系统(artificial liver support system,ALSS),按组成结构可分为4种基本类型。

1. I 型,即物理型人工肝支持系统

此系统又称非生物型人工肝支持系统,包括血液透析和(或)滤过、血液灌流等,以解毒功能为主,主要以物理递质、手段去除患者血液中的毒性物质。

2. II 型,即中间型人工肝支持系统

此系统是介于物理型与生物型之间的一类装置,包括血浆置换法及与之相关的治疗方法如双重分离法、冷却分离法及血浆灌流、交换输血及整体洗涤法。既可去除大量的毒性物质,又可以同时补充大量的生物活性物质,但不具备肝的生物合成转化功能。

3. III 型,即生物人工肝支持系统

此系统具有解毒、分泌、生物合成及转化等多种类似自然肝细胞的功能,如以培养肝细胞为基础的体外生物人工肝支持系统。

4.Ⅳ型,即混合型人工肝支持系统

从原理上讲,这是最理想的人工肝支持系统,将Ⅰ、Ⅱ、Ⅲ型人工肝结合起来,清除了肝衰竭患者体内蓄积的大量毒性物质,解除其对肝细胞生物活性产生的抑制作用及不利影响,使人工肝支持系统的生物合成转化功能及解毒功能更为完善。

二、病因

我国肝衰竭的病因主要是肝炎病毒感染,乙型肝炎病毒(hepatitis B virus,HBV)最为多见,其次还有酒精性肝损伤、药物及毒物、妊娠、遗传代谢紊乱和自身免疫性肝病。隐源性肝衰竭约占总病例数的 $10\%\sim20\%$,这些不明原因的肝衰竭很可能存在有尚未被发现、潜在病原学因子,例如未被认识的药物、毒物、环境因素或致肝衰竭的病毒。在欧美国家,药物是引起急性、亚急性肝衰竭的主要原因。HBV 感染是我国最常见的肝病死亡原因。研究表明,免疫抑制药是 HBV 再激活的重要诱因之一,任何一种 HBV 血清学标志物阳性的感染者均可发生肝衰竭,为直接致病机制。HBV 相关肝衰竭病情严重、并发症多、治疗困难、病死率高。发病人群以男性居多,女性较少,年龄则以青壮年为主,且呈上升趋势。这可能与男性更容易发生重型肝炎有关,也可能与饮酒因素有关。职业以农民、工人所占比例为最多,除农民所占人口比例较大外,可能与该人群的生活工作环境、生活方式、医疗条件以及文化水平较低而不能正确认识疾病,无法及时就诊从而贻误最佳治疗时机有关。在多种民族中,以汉族最多,少数民族较少。随着 HBV 相关肝衰竭的分型发展及其演变,在我国,急性肝衰竭和亚急性肝衰竭呈减少趋势,而慢加急性肝衰竭和慢性肝衰竭呈增加趋势。

三、发病机制

(一)宿主因素

1. 遗传因素

有众多证据显示宿主遗传背景在乙型肝炎重症化过程中的重要性。主要针对涉及乙型肝炎免疫反应通路的几个基因,如肿瘤坏死因子(tumor necrosis factor,TNF)包括 TNF-α 及 TNF-β,白细胞介素-10(interleukin - 10,IL-10)、维生素 D 受体(Vitamin D receptor, VDR)、人类白细胞抗原(human leukocyte antigen,HLA)等。

2. 宿主免疫因素

在肝衰竭发病中的作用已被广泛认可。以细胞毒性 T 淋巴细胞(Cytotoxic T lymphocytes,CTL)为核心的细胞免疫在清除细胞内病毒方面起关键作用,同时也是造成细胞凋亡或坏死的主要因素。

(二)病毒因素

病毒对肝的直接作用。我国以乙型肝炎患者居多。研究表明,细胞内过度表达的 HBsAg 可导致肝细胞损伤及功能衰竭。HBV 的 X 蛋白也可引起肝损伤,在感染早期,X 蛋白使肝细胞对 TNF-α 等炎性递质更敏感而诱导细胞凋亡,这可能与重型乙型肝炎发病有关。

(三)毒素因素

严重肝病患者,由于库普弗(Kupffer)细胞功能严重受损,来自门静脉的大量内毒素未经解毒而溢入体循环。内毒素可直接或通过激活库普弗细胞释放的化学递质引起肝坏死,且是其他肝毒物质(如半乳糖胺、四氯化碳和乙醇等)致肝坏死的辅助因素,因而可导致肝衰竭的发生。

(四)代谢因素

各类慢性肝病患者皆存在不同程度的肝微循环障碍,血液难以进出肝,无法保证对肝细胞的营养供应。胃肠道吸收的营养成分难以进入肝,消化不良;吸收在血液中的药物难以进入肝与肝细胞接触,无法有效发挥药物疗效;代谢废物难以排出肝,成为毒素,滞留于肝内,导致肝细胞损伤,而加快肝病进展。

导致肝衰竭的肝损伤机制主要被归结为直接损伤和免疫介导的肝损伤两个方面。免疫介导的肝损伤包括各种分子和细胞机制,尤其是细胞因子和先天免疫系统。先天免疫与获得性免疫系统均参与免疫介导的肝损伤。二者在病程的不同阶段起主要和次要作用,急性肝衰竭时因为时间急促,主要是先天免疫发挥作用;慢性肝衰竭时获得性免疫将发挥重要作用。

四、肝衰竭的内科治疗

目前肝衰竭的内科治疗尚缺乏特效药物和手段。原则上强调早期诊断、早期治疗,针对不同病因采取相应的病因治疗措施和综合治疗措施,并积极防治各种并发症。肝衰竭患者诊断明确后,应进行病情评估和重症监护治疗。有条件者早期进行人工肝治疗,视病情进展情况进行肝移植前准备。

(一)支持治疗

1. 卧床休息

减少体力消耗,减轻肝脏负担。

2. 加强病情监护

建议完善 PTA/INR,血氨及血液生化的监测,动脉血乳酸、内毒素、嗜肝病毒标志物、铜蓝蛋白、自身免疫性肝病相关抗体检测,以及腹部超声(肝胆脾胰、腹水)、胸部 X 线检查,心电图等相关检查。进行血气监测,注意纠正水电解质及酸碱平衡紊乱,特别要注意纠正低钠、低氯、低镁、低钾血症。

3. 推荐肠道内营养

包括高糖类、低脂、适量蛋白饮食,提供 147～167kJ(35～40 kcal)/kg 总热量,肝性脑病患者需限制经肠道蛋白摄入,进食不足者,每日静脉补给足够的热量、液体和维生素。

4. 积极纠正低蛋白血症

补充清蛋白或新鲜血浆,并酌情补充凝血因子。

此外应注意消毒隔离,加强口腔护理及肠道管理,预防医院感染发生。

(二)病因治疗

1. 病毒性肝炎肝衰竭的病因学治疗

目前主要针对 HBV 感染所致的患者。对 HBV-DNA 阳性的肝衰竭患者,不论其检测出的 HBV-DNA 滴度高低,建议立即使用核苷(酸)类药物抗病毒治疗。在我国上市的核苷(酸)类药物中,拉米夫定、恩替卡韦、替比夫定、阿德福韦酯等均可有效降低 HBV-DNA 水平,降低肝衰竭患者的病死率。

2. 药物性肝损伤所致急性肝衰竭

应停用所有可疑的药物,追溯过去 6 个月服用的处方药、中草药、非处方药、膳食补充剂的详细信息(包括服用、数量和最后一次服用的时间)。尽可能确定非处方药的成分。已有研究证明,N-乙酰半胱氨酸对药物性肝损伤所致急性肝衰竭有益。

(三)其他治疗

1. 肾上腺皮质激素在肝衰竭中的使用

目前对于肾上腺皮质激素在肝衰竭治疗中的应用尚存在不同意见。非病毒感染性肝衰竭,如自身免疫性肝炎是其适应证,可考虑使用泼尼松,40~60 mg/d。其他原因所致肝衰竭前期或早期,若病情发展迅速且无严重感染、出血等并发症者,也可酌情使用。

2. 促肝细胞生长治疗

为减少肝细胞坏死,促进肝细胞再生,可酌情使用促肝细胞生长素和前列腺素 E_1 脂质体等药物,但疗效尚需进一步确定。

3. 微生态调节治疗

肝衰竭患者存在肠道微生态失衡,肠道益生菌减少,肠道有害菌增加,而应用肠道微生态制剂可改善肝衰竭患者预后。根据这一原理,可应用肠道微生态调节剂、乳果糖或拉克替醇,以减少肠道细菌易位或降低内毒素血症及肝性脑病的发生。

(四)并发症的治疗

主要包括脑水肿、肝性脑病、合并细菌或真菌感染、低钠血症及顽固性腹水、急性肾损伤及肝肾综合征、出血、肝肺综合征,分别予以对症支持治疗。

当肝衰竭进展到一定程度时,体内毒素大量聚集,除常见并发症外,还可导致酸碱平衡失调,水、电解质紊乱,肝细胞加速坏死等严重危及生命的问题。此时,内科综合治疗的局限性,使得临床医师寻求新的治疗方法,从 20 世纪 90 年代,肝病科医师或从事血液净化治疗的工作者试图从血液净化的方法来治疗肝衰竭,并取得一定疗效。

五、血液净化治疗

人工肝支持系统是治疗肝衰竭有效的方法之一,其治疗机制是基于肝细胞的强大再生能力,通过一个体外的机械、理化和生物装置,清除各种有害物质,补充必需物质,改善内环境,暂时替代衰竭肝的部分功能,为肝细胞再生及肝功能恢复创造条件或等待机会进行肝移植。日本已将肝衰竭的人工肝治疗归入内科综合治疗,我国也在人工肝的研究中取得了一定的成果并不断发展。

(一)血浆置换和(或)血浆吸附

血浆置换(plasma exchange,PE)是将患者致病的血浆分离并弃除,补充的新鲜血浆与患者血液中有形成分混合输入患者体内(图 16-1)。

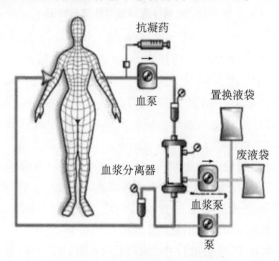

图 16-1 血浆置换连接示意图

在血浆置换的基础上,将部分血浆弃掉(弃除的量决定单次的置换量,笔者的经验单次置换量约 4L),将保留的血浆通过一吸附柱(吸附柱特异性较高,应根据病情选择)称血浆吸附(plasma absorption,PA),吸附后的血浆与补充的新鲜血浆与患者血液中有形成分混合输入患者体内(图 16-2)。即血浆置换和(或)血浆吸附。笔者多采用血浆置换和血浆吸附并用,对合并肝肾综合征(少尿、无尿者)另加用缓慢持续超滤治疗 2 h 以脱去治疗中补入过量的水分。对肝衰竭患者,最好给予新鲜血浆或新鲜冰冻血浆,因其含有各种凝血因子、补体和免疫球蛋白。大量输入时可引起枸橼酸中毒,为预防中毒发生,一般可在置换后给予适量 10% 葡萄糖酸钙溶液。

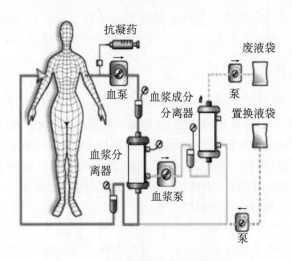

抗凝药

废液袋

血泵

血浆成分
分离器

泵

置换液袋

血浆分
离器

血浆泵

泵

图 16-2　血浆分离加吸附连接示意图

对于血浆交换量并没有统一的规定,有文献报道主张,一次血浆置换大多为 $2\sim4L$,每周换 $2\sim3$ 次,共 $3\sim5$ 次,也有达 10 余次者。不同个体、不同病情适宜的血浆置换量有较大差异,理想的交换量尚难以确定。肝衰竭患者的置换频度一般一次置换 $3\sim5L$,连日进行直至意识好转或有供肝出现完成肝移植,亦应根据具体基础疾病和临床反应来决定。

PE 通过分离肝衰竭患者的血浆,从而清除毒性物质(血液中胆红素、内源性毒素、可溶性免疫复合物、与血浆蛋白质结合的毒素,包括大分子、中分子及小分子的有害物质),理论上一个血浆容量的置换可去除 66% 的病理性成分。通过去除炎症递质,补充免疫球蛋白,改善和恢复患者的细胞及体液免疫功能,抑制疾病的发展,主要应用于急性肝衰竭的治疗中。有研究表明,PE 治疗肝衰竭的总有效率 75% 左右,早期有效率为 94.7%,中期有效率为 70.0%,晚期几乎全部无效。对于肝衰竭的患者,建议尽早采用 PE 技术进行治疗,早、中期及时应用 PE 治疗在较大程度上可延缓肝衰竭进程,而晚期肝衰竭患者应选择 PE 以外的其他方法进行治疗,或者接受血浆置换治疗同时以争取时机等待供体进行肝移植。井上日升对 10 例暴发性肝衰竭患者和 10 例慢性肝功能不全急性发作的昏迷患者进行 PE 治疗,其中,前者中有 5 例痊愈出院,后者中意识全部恢复。Larsen 等亦应用大量 PE 治疗 18 例暴发性肝衰竭患者,存活 11 例,其中 9 例接受肝移植,2 例肝再生而恢复。也有研究发现,对已达到肝移植标准的危重肝衰竭患者,单纯 PE 治疗并不能改善患者的清醒率和生存时间,而 PE 联合其他血液净化方式持续性血液透析滤过 (continuous hemodiafiltration,CHDF) 则可有效降低患者颅内压,改善清醒率,最终使存活率达 50% 以上。

在临床实践中,PE 常常与其他血液净化方式联合应用,以取得最佳疗效。目前普遍认为,将 PE 联合 CHDF 较适合于肝衰竭合并有肾衰竭、脑水肿明显患者的治疗;肝衰竭伴有肝性脑病时,可选用 PE 联合 PA;以高胆红素血症为主的肝衰竭倾向患者,可选用血浆胆红素吸附(plasma bilirubin absorption,PBA)或 PE 以减轻胆红素的毒性,改善瘙痒症状。

血浆吸附、血浆胆红素吸附中常用吸附器种类的商品名包括 Adsorba 300C、Hemokart/Alukart、生物相容血液灌流系统、Hemosorba、Hemoresin、Diakart、Hemochol、Hemopar260、YT hemo-absorba、DetoxifierI、NK-107、JD-1 等。其对应的包膜材料分别是纤维素、硝酸纤维素、肝素水凝胶、火棉胶、丙烯酸水凝胶、醋酸纤维膜、TM-6 改良聚乙烯醇、交联明胶、不包膜、甲壳素。吸附剂主要有活性炭、离子交换树脂、吸附树脂和免疫吸附剂等。

由于肝衰竭患者出现高胆红素血症可能性极大,胆红素对神经系统毒性作用较大,同时也对胃肠道、脾、胰腺、肾、肾上腺、性腺、骨髓及呼吸系统黏膜组织产生毒害作用,所以必须除去血液的胆红素。PBA 是 PA 的一种特殊治疗模式,在常规PE 完毕后在血浆分离出路上加上胆红素吸附器(对胆红素有特异性的吸附作用,对胆汁酸有少量的吸附作用,而对其他代谢毒素则没有作用或吸附作用很小)进行血浆吸附,吸附后与血细胞汇合回输人体,它能部分替代肝功能,有效清除血浆中的蓄积毒素(尤其是胆红素)、阻断恶性循环、维持机体内环境稳定、提高肝衰竭的临床疗效。

单次吸附在治疗开始时血流量一般从 50～80ml/min 逐渐增加至 100～150ml/min,分离后血浆以 25～50 ml/min 的流速流经吸附器吸附后回输体内。治疗持续时间约为 3h 为宜。若有必要可更换一只吸附器继续吸附,或定时、定期再进行吸附。

相关研究亦证实 PBA 在高胆红素血症患者中的广泛应用。2011 年山东省首届中西医结合防治传染病学术会议中以摘要形式发表的一项研究 PBA 治疗急性肝损害重度黄疸患者的研究,结果表明 PBA 能显著改善肝功能,阻止病情恶化,明显提高临床治愈及好转率,特别适合于不宜行 PE 的患者。

(二)清蛋白血液净化系统

该系统包括分子吸附再循环系统(molecular absorbents recycling system,MARS)、持续清蛋白净化系统(continue albumin purification system,CAPS)和重复通过清蛋白透析系统(repeated pass albumin dialysis,RPAD)。

1. MARS

是根据清蛋白透析的原理设计的。Stange 和 Mitzner 共同研制出 MARS 系统,该系统由吸附和透析等方法组成,包括血液循环、清蛋白循环和透析循环 3 个循环。主要由 MARS FLUX 膜的高通量滤器、低流量透析器、活性炭吸附器、树脂吸附柱联合组成(请参见第 31 章图 31-1)。

MARS FLUX 膜孔径小于清蛋白分子直径,厚度为 100nm,分为亲水区与疏水区;透析液为 10%～20% 的清蛋白溶液;吸附剂为活性炭及树脂。血液经过高通量滤器时,透析液侧中的清蛋白对血液中毒素起到吸附作用,部分血液中毒素与所结合的血浆清蛋白解离,通过弥散穿过滤器半透膜与透析液中清蛋白结合;而水溶性小分子毒素则通过自由弥散到达透析液中。透析液流出高通量滤器后,就结合了许多毒素,再经过一个低通量透析器行普通碳酸氢盐透析,使清蛋白透析液中酸碱及电解质浓度恢复正常,同时部分水溶性小分子毒素被清除;清蛋白透析液再经过活性炭柱(未包被)和阴离子交换树脂进行灌流,透析液中毒素特别是蛋白结合毒素被吸附,透析液中清蛋白结合能力恢复正常,这个过程称之为再生。再生后的清蛋白透析液重新回到高通量滤器中再与患者血液进行物质交换。MARS 与传统的血液净化技术相比,其优点可清除体内大量毒性物质,如脂溶性、水溶性及与清蛋白结合的大、中、小分子量的毒素,包括血氨、胆红素、胆酸、芳香族氨基酸、中短链脂肪酸、色氨酸、铜、肌酐、尿素等炎症细胞因子的含量,从而减轻对肝细胞的第二次打击,缓解肝的炎症反应,阻断恶性循环,减轻肝的坏死。另外,还补充重型肝炎患者所缺乏的凝血因子、调理素、清蛋白等多种血管生物活性物质,纠正酸碱平衡及电解质紊乱,稳定内环境,以代替肝脏部分解毒,排泄及生物合成功能,改善严重肝病患者临床症状,为肝功能恢复及肝组织再生创造条件,使损伤的肝细胞得以再生,防止多脏器功能衰竭,最终获得生存创造条件。同时,对水电解质和酸碱失衡有调节作用。由于血液不与吸附剂直接接触,不会引起血液有形成分、凝血因子和蛋白质的吸附、破坏,不会丢失肝细胞生长因子等营养成分。MARS 治疗平均每次 6～8h,个别病例可达 24h。1993—2000 年,国外已有 400 多例患者使用了该方法,耐受性好,未发生过严重不良反应,6～8h 的 MARS 治疗可明显减少体内胆红素、胆汁酸、中短链脂肪酸及氨,治疗后患者的肝性脑病程度明显减轻,平均动脉压上升,血流动力学稳定,肝功能好转,缓解胆汁淤积患者的皮肤瘙痒。

其治疗频率可根据患者病情进展情况,采用每日 1 次、隔日 1 次或每周 2 次。决定治疗频率的关键指标是患者的临床表现和实验室检查指标,其中以血清总胆红素为重要参数。一般对于总胆红素高于 $250\mu mol/L$ 的病例首先连续给予 3 次治疗,然后给予间歇治疗;间歇治疗的指征是每 24 小时的总胆红素上升大于 $25\mu mol/L$ 或总胆红素重新高于 $250\mu mol/L$ 直至总胆红素下降。治疗后总胆红素仍大于 $250\mu mol/L$ 或反弹超过 $300\mu mol/L$,需缩短治疗时间;反之,治疗后若降至 $250\mu mol/L$ 以下并持久保持,可延长治疗间期或考虑停止 MARS 治疗。

MARS 治疗也能改善患者肾功能,治疗后患者血清尿素氮及肌酐水平下降,尿量增加,肝肾综合征状态能缓解,患者的生存期明显延长,疗效机制还不清楚,可能是改善了肾脏灌注的结果。与常规血液透析相比较,MARS 在 6h 的连续治疗前后,清除患者血液中胆红素、胆汁酸、中短链脂肪酸的能力显著高于血液透析,可以改善支链氨基酸与芳香族氨基酸的比例,且无透析相关性低血压的发生,系统氧耗保持恒定。但因其治疗费用昂贵限制了使用,而且 MARS 只能部分替代肝解毒及外分泌功能,总体生存约 60%,无法显著提高患者生存率。

　　研究表明,MARS 对降低总胆红素水平、改善肝性脑病临床症状等方面疗效肯定,但对病死率的影响尚不确定。2010 年有一项关于 MARS 的多中心对照研究,该研究入组了 189 例慢加急性肝衰竭患者,结果显示,与内科组对比,MARS 组显著改善了患者的胆红素、肌酐和肝性脑病的分期,但 28d 病死率在两组间无显著性差异。2012 年,Vaid A 等发表了对 MARS 进行荟萃分析的结论,亦证实了上述观点。但该作者认为由于病例数较少,且无法双盲,肝衰竭的入选标准也有所不同,可能对荟萃分析结论造成影响,同时建议在大临床中心扩大病例数研究。

　　2. CAPS

　　CAPS 连接见图 16-3。

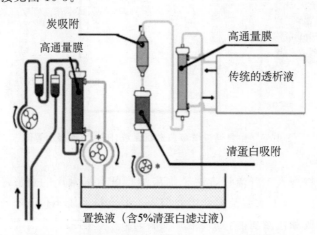

图 16-3　持续性清蛋白净化系统(CAPS)连接示意图

　　由于 MARS 耗材昂贵,在一定程度上限制了临床的广泛应用。CAPS 原理与MARS 类似,主要区别在于 CAPS 用高通量聚砜膜血液滤过器 PF-1200 代替MARS 主透析器。在清蛋白透析循环回路中采用日产 URARAYBL300 胆红素吸附器或国产丽珠系列血液灌流器代替 MARS 清蛋白循环中的活性炭吸附器和阴离子交换吸附器。基于 CAPS 清蛋白结合毒素交换量偏小,而净化清蛋白的吸附器容积较高的特性,在实际操作中可能具有较 MARS 更长的治疗时间。CAPS 价格低于 MARS,疗效与 MARS 相似或稍逊于 MARS。

　　Abe 等于 2004 年报道了 CAPS 的临床应用,采用三醋酸纤维膜、5%清蛋白透析液、胆红素吸附柱和活性炭吸附柱构建了 CAPS。8h 治疗可使胆红素降低

15％～25％,24h 治疗可调节肝肾功能。

3. RPAD

RPAD 其连接见图 16-4。采用 4.5％的清蛋白透析液 3000ml 重复透析,由于清蛋白具有强大的吸附性,尽管结合的位点在反复循环中逐渐被饱和,但透析液清蛋白浓度较高,量较大;蛋白结合毒素清除率优于 MARS。与 MARS 和其他清蛋白净化系统相比,RPAD 的透析液虽是单次通过,但在反复循环,在此过程中避免了蛋白的流失,亦无须在线再生净化蛋白透析液,治疗中节省了二个吸附器。

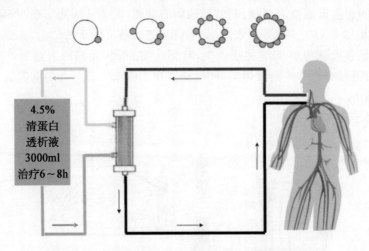

图 16-4 重复通过清蛋白透析系统(RPAD)连接示意图

上述非生物型人工肝治疗方法是临床治疗肝衰竭常用的血液净化方式,均有各自的特点。此外,生物型及混合生物型人工肝支持系统不仅具有解毒功能,而且还具备部分合成和代谢功能,是人工肝发展的方向。国内外生物型/混合型人工肝尚处于临床试验阶段,部分系统完成了Ⅱ、Ⅲ期临床试验并证明了其对部分肝衰竭患者的有效性。现在生物型/混合型人工肝研究的方向是确认其生物安全性,同时提高疗效,在此基础上扩大临床试验的规模进行验证。干细胞治疗肝衰竭是具有应用前景的研究方向,但其机制仍未阐明。虽然干细胞治疗在动物实验中获得了较好疗效,但在临床应用中尚缺乏足够的经验及证据。

肝移植是治疗中晚期肝衰竭最有效的挽救性治疗手段。适应证包括各种原因所致的中晚期肝衰竭,经积极内科综合治疗疗效欠佳的各种类型终末期肝硬化患者。

对于严重的肝衰竭晚期患者,人工肝治疗亦作为移植前的桥梁,帮助其延长等待供肝的时间、改善术前状况、增加肝移植手术的成功率。

六、并发症

1. 出血

包括插管部位因穿刺、扩张、缝合导致出血,原发病及血液净化治疗过程应用肝素所致凝血功能障碍引起的皮肤、黏膜、消化道出血,甚至颅内出血。血液灌流时,因吸附剂血液生物相容性差,易引起血液有形成分的明显减少(白细胞下降60%～80%,血小板下降 60%～98%),从而加重了出血倾向。因此,应时时监测出凝血时间和凝血因子的变化,并给予相应的对策。

2. 低血压

肝衰竭的患者病情重,基础血压低,血容量不足,开始体外循环后未及时补充液体尤其是胶体,容易出现一过性血压下降。心血管状态不稳定的患者,在透析开始后的几分钟内,由于血管阻力下降、有效循环血容量减少,加上血浆渗透压的降低,极易发生低血压,特别是治疗的第一个小时内。

3. 变态反应

血浆及血浆代用品在使用过程中,人体可能会出现各种反应,其中部分是变态反应,而大多则是类变态反应,即与抗原抗体反应无关,血中检测不到 IgE 抗体及其他免疫活性物质,而临床表现为荨麻疹、呼吸困难、心血管症状、胃肠道症状等类似变态反应,重者可出现过敏性休克,甚至死亡。人工肝治疗结束时,若患者凝血时间较正常人延长,应追加小剂量鱼精蛋白。一般情况下,鱼精蛋白不具抗原性。但有时亦可引起心动过缓、呼吸困难、低血压、颜面潮红,提示变态反应发生,大多数患者,变态反应较轻,可严密观察,不需要处理,短时间内可自行缓解。若不能自行缓解,应及时予以处理。

4. 感染性疾病

肝衰竭患者因免疫功能低下,长期卧床,负氮平衡,易发生感染。放置临时性插管(锁骨下或颈内静脉、股静脉)的患者出现发热,若找不到明显的感染灶,要注意与人工肝支持系统治疗管路有关的感染;通过输注大量血制品也有发生艾滋病及丙型肝炎等经血传播疾病的风险。

5. 失衡综合征

这是以神经、精神系统为主的症候群,多出现在透析过程中或透析结束后,与尿素、电解质的清除、酸中毒的纠正而造成血液与脑组织间浓度梯度过大有关。由于新鲜冰冻血浆的胶体渗透压低于人体血浆胶体渗透压,因此治疗过程也可发生失衡综合征。

6. 枸橼酸过量导致低钙血症

临床采血采用枸橼酸抗凝,输入大量血浆导致枸橼酸与钙离子结合而降低血浆中钙离子浓度,主要表现为肌肉搐搦。

7. 其他

如管道凝血、水钠潴留、空气栓塞、消化道出血、低血糖等。

七、小结与展望

以血液净化的方式衍生的人工肝支持系统治疗肝衰竭,在治疗学中是一种新的治疗手段,为部分肝衰竭患者带来生机,为肝移植患者创造了手术的机会。这是近 20~30 年来血液净化的成果。

诚然 ALSS 其生存率仅 50%～60%,但是为围绕提高生存率,研发了物理型人工肝支持系统。今后研究的重点应该在于材料的生物相容性改造,以减少不良反应、开拓应用范围、提高疗效。

虽然生物型人工肝支持系统研究的不断进步,但今后生物型 ALSS 的最终临床应用必须解决以下问题:①肝细胞来源、数量、密度;②肝细胞的功能;③异种肝细胞的免疫反应;④异种肝细胞的动物源性疾病传递;⑤肝细胞保存、运输;⑥专业生物反应器;⑦混合型人工肝的最佳配伍及方法等问题。总之,人工肝支持系统的研究具有良好的前景,它将为肝衰竭的救治带来希望。

(吴彼得　张文意　孙世澜)

参 考 文 献

[1]　中华医学会感染病学分会肝衰竭与人工肝学组,中华医学会肝病学分会,重型肝病与人工肝学组.肝衰竭诊治指南(2012 年版)[J].实用肝脏病杂志,2013,16(3):210-216.

[2]　孙世澜,曾红兵.改良人工肝肝移植前辅助治疗.中华器官移植杂志,2001,3:264.

[3]　孙世澜,余毅,张燕林.血液净化新理论新技术[M].郑州:河南科学技术出版社,2017:173-176.

[4]　宁更献,李力,杜婧.肝衰竭的研究进展[J].中国医药导报,2015,12(27):42-46.

[5]　刘传苗,徐静,张莉,等.血浆置换治疗肝衰竭临床分析[J].实用肝脏病杂志,2012,15(3):241-243.

[6]　蒋良君,阳学风,吴清,等.血浆置换在肝衰竭治疗中的临床应用体会[J].中国现代医药杂志,2012,14(11):24-26.

[7]　赵海潇.分子吸附剂再循环系统治疗肝衰竭患者的临床观察[J].齐齐哈尔医院学报,2012,15(33):2019-2020.

[8]　吴绍宏,甘建和,黄小平,等.白蛋白透析联合血浆灌流治疗肝衰竭的临床观察[J].临床肝胆病杂志,2014,30(5):434-437.

[9]　吴素红,张桦,崔惠敏,等.连续白蛋白净化系统治疗中晚期重型乙型病毒性肝炎的疗效观察[J].实用医学杂志,2011,27(7):1175-1177.

[10]　Shizuma T,Fukuyama N. Investigation into bacteremia and spontaneous bacterial peritonitis

in patients with liver cirrhosis in Japan[J]. Turk J Gastroenterol,2012,23(2):122-126.

[11] Kribben A,Gerken G,Haag S,et al. Effects of fractionated plasma separation and adsorption on survival in paatients with acute-on-chronic liver failure[J]. Gastroenterology,2012,142:782-789.

[12] Sugawara K,Choate J,Emre SH,et al. Acute liver failure in Japan:Classification,and prediction of the outcome[J]. J Gastroenterol,2012,47:849-861.

[13] Mitzner SR. Extracorporeal liver support-albumin dialysis with the Molecular Adsorbent Recirculating System MARS[J]. Ann Hepatol,2011,10(Suppl1):21-28.

[14] Vaid A,Chweich H,Balk E M,et al. Molecular adsorbent recirculating system as artificial support therapy for liver failure:A meta-analysis[J]. ASAIO J,2012,58:51-59.

第 17 章

重症胰腺炎的血液净化

急性胰腺炎(acute pancreatitis,AP)是指多种病因引起的胰酶激活,继以胰腺局部炎症反应为主要特征,病情较重者可发生全身炎症反应综合征(systemic inflammatory response syndrome,SIRS),并可伴有器官功能障碍的疾病。所谓急性重症胰腺炎(severe acute pancreatitis,SAP)是指 Ranson 评分≥3 分,或 APACHE 评分≥8 分的急性胰腺炎患者,或伴有持续(>48 h)的器官功能衰竭。SAP 早期病死率高,约占所有胰腺炎病例的 20%;如后期合并感染则病死率更高;或出现多器官功能不全时平均病死率更高达 47%。当 SAP 患者发生少尿性肾衰竭或全身炎症反应综合征,连续性血液净化(continuous blood purification,CBP),有助于清除部分炎症递质,有利于患者肺、肾等重要器官的功能改善及恢复,避免疾病进一步恶化,并可能改善患者的预后。

一、病因

近年来的研究表明,70%~80%的 SAP 是由于胆道疾病、酗酒和暴饮暴食所引起的。

1. 胆道结石

以往所谓的特发性急性胰腺炎(idiopathic acute pancreatitis,IDP)中有 70% 是由胆道微小结石引起的,这种微小结石的成分主要是胆红素颗粒,其形成与肝硬化、胆汁淤积、溶血、酗酒、老龄等因素有关。微小结石的特点:①大小不超过 3~4mm,不易被超声发现;②胆红素颗粒的表面不规则,一旦进入胰管,容易损伤胰管而引起炎症和感染;③胆石的大小与急性胰腺炎的危险性呈反比,微小胆石引起的急性胰腺炎比大结石引起的急性胰腺炎更为严重。如怀疑此病应做相关检查,对确诊为微小胆石的患者,首选的治疗方法是行胆囊切除术。

2. 功能障碍

肝胰壶腹括约肌功能障碍可使壶腹部的压力升高,影响胆汁与胰液的排泄,甚至导致胆汁反流入胰管,从而引发急性胰腺炎。有实验证明,胆源性急性胰腺炎患者的肝胰壶腹括约肌、胆总管和胰管的压力均较非胆源性急性胰腺炎患者显著升高。因此 Welega 认为,肝胰壶腹括约肌功能障碍是非胆源性急性胰腺炎与非酒精性急性胰腺炎的致病因素。

3. 酗酒或暴饮暴食

酗酒和暴饮暴食引起重症急性胰腺炎的患者以男性青壮年为主,暴饮暴食和酗酒后,可因大量食糜进入十二指肠、乙醇刺激促胰液素和胆囊收缩素释放而使胰液分泌增加,进而引起乳头水肿和肝胰壶腹括约肌痉挛,最终导致重症急性胰腺炎发病。

4. 特发性

各项检查不能确定病因者称为特发性。

二、发病机制

德国学者 Opie 提出胰酶的“自身消化”是导致急性胰腺炎发生乃至发展的核心。故认为急性胰腺炎的发病机制主要是胰液对胰腺及其周围组织自身消化的结果。在急性胰腺炎时许多酶系统也被激活,如胶原酶、弹性硬蛋白酶、蛋白水解酶复合体、脂肪酶等。

近年来,除了“胰酶的自身消化”理论外,胰腺本身的坏死组织分解后可产生血管活性物质,如血管舒缓素、激肽及前列腺素等,使周围血管张力降低,加上胰周大量液体渗出、血容量锐减、血压下降,均可进一步造成循环功能紊乱及肾损害。此外,坏死毒素中尚有心肌抑制因子和休克肺因子,可以引起心、肺功能的损害。各器官功能障碍还可涉及肝和中枢神经系统等。所有这些病变统称为“酶性休克”。

此外,微循环障碍也与 SAP 的发病密切相关。轻症胰腺炎多无明显微循环灌注不足,但在 SAP 时,胰腺血流量和微循环灌注量显著降低。炎性递质和血管活性物质如血栓素 A_2（TXA_2）、前列环素（PGI_2）、血小板活化因子等在微循环障碍中发挥了重要作用。胰腺炎晚期,由于机体免疫功能低下、肠道通透性增高等原因使细菌易位引发感染可导致脓毒症（sepsis）,细菌产生的内毒素又能激活外周单核细胞,使炎性递质大量释放,形成第二次细胞因子级联反应,机体遭受两次打击,病情进一步恶化,继而并发心、肺、肾等脏器功能不全,病死率明显增高。

20 世纪 90 年代初,Rindernecht 等提出急性胰腺炎的“白细胞过度激活”“炎性因子的级联瀑布效应”“胰腺的微循环障碍”“肠道细菌移位、内毒素血症及感染第二次打击”,以及“胰腺细胞凋亡”等多种理论在胰腺炎发生发展中亦起到一定的作用。

约 50% 的 SAP 患者在起病 2 周内死亡,早期死亡的原因主要是全身炎症反应综合征继发的多脏器功能障碍综合征,SAP 的晚期死亡多与感染所导致的脓毒血症有关。

三、临床表现与相关检查

1. 临床表现

SAP的主要症状多为急性发作的持续性上腹部剧烈疼痛,且向背部放射,常伴有腹胀及恶心、呕吐。临床体征轻者仅表现为轻压痛,重者可出现腹膜刺激征、腹水,偶见腰肋部皮下瘀斑征(Grey-Turner征)和脐周皮下瘀斑征(Cullen征)。腹部因液体积聚或假性囊肿形成可触及肿块。可以并发一个或多个脏器功能障碍,也可伴有严重的代谢功能紊乱。

继发多器官功能衰竭者,可因序贯受累器官不同,而先后出现相关症状。

2. 实验室检查

(1)血清淀粉酶和脂肪酶:≥正常值3倍是AP的诊断指标,但不能反映AP的严重程度。

(2)肝、肾功能及血常规:肝功能检测可明确AP是否由胆源性因素引起,并判断是否存在肝功能损伤;血肌酐检测可以评估是否存在肾功能损伤;血常规中的白细胞计数和分类对于判断感染和全身炎症反应综合征(systemic inflammatory response syndrome, SIRS)有一定价值;血细胞比容可反映AP是否伴有血容量不足。

(3)血糖、血脂和电解质:血糖水平可以反映胰腺坏死程度;血脂检测可明确AP是否由高脂血症引起;电解质检测(包括血钙)可以一定程度上反映AP的严重程度。

(4)炎症指标:C-反应蛋白、白细胞介素6等可以反映全身炎症反应;血清降钙素原是反映AP是否合并全身感染的重要指标,>2.0 μg/L常提示脓毒血症;血清乳酸水平对于判断组织灌注是否充足有一定价值。

(5)动脉血气分析:可以反映血液pH、动脉血氧分压、二氧化碳分压等指标,对于判断AP是否存在缺氧、急性呼吸窘迫综合征(acute respiratory distress syndrome, ARDS)或肺水肿有重要价值,从而有助于判断AP的严重程度。

3. 影像学变化

胰腺CT扫描是诊断AP并判断其严重程度的首选影像学方法。建议在急诊患者就诊后12h内完成CT平扫,可以评估胰腺炎症的渗出范围,同时亦可鉴别其他急腹症。发病72h后完成增强CT检查,可有效区分胰周液体积聚和胰腺坏死范围。

四、诊断

依据2013年《中国急性胰腺炎诊治指南》诊断标准,临床上需符合以下3项特征中的2项。

1. 与急性胰腺炎相符合的腹痛（急性、突发、持续、剧烈的上腹部疼痛，常向背部放射）。

2. 血清淀粉酶和（或）脂肪酶活性升高，至少＞3 倍正常上限值。

3. 增强 CT/MRI 或腹部超声呈急性胰腺炎影像学改变，改良 CT 严重度指数评分≥4 分；且必须伴有持续性（＞48h）脏器功能障碍[单脏器或多脏器（任何脏器改良 Marshall 评分≥2 分定义为功能障碍）]，诊断为重症胰腺炎。

出现 Grey-Turner 征或 Cullen 征则强烈提示重症急性胰腺炎，但临床上较罕见。增强 CT 是诊断急性胰腺炎的敏感度和特异性较高的检查方法，敏感度达90％，特异性达 100％。选择时需考虑患者肾功能情况。以下情况有检查价值：临床和实验室检查无法明确诊断、Ranson 评分＞3 分或 APACHEⅡ评分＞8 分患者的分级及并发症评估、有顽固性器官功能衰竭、脓毒症征象、临床症状恶化或治疗48～72h 后无明显改善，若限于医院条件或患者基础疾病，可行 CT 平扫。CT 不仅有诊断价值还可以评估病情程度，部分无法进行 CT 检查的医院可考虑超声诊断评价。

增强 CT，胰腺薄层扫描可作为诊断的金标准。MRI，尤其磁共振胰胆管水成像（MRCP）对胆源性胰腺炎的诊断优于 CT，可发现结石、胆管、胰管弥散性或节段性扩张，胰腺轮廓不清，胰周脂肪坏死，坏死或假性囊肿，不仅可以对其进行分期还可以判断并发症，无须静脉注射对比剂是另一大优势，而且 MRCP 能更清晰地显示胆管、胰管和结石。

血脂肪酶敏感度和特异性高于淀粉酶，可用于淀粉酶正常或轻度增高患者的诊断。炎症因子水平的监测对重症急性胰腺炎的患者具有一定的意义。在早期诊断和鉴别诊断上，必要时可采用超声定位，行腹水穿刺并做生化和胰酶检测，帮助明确急性胰腺炎或胰腺损害诊断，如果怀疑胰腺坏死患者并发脓毒症，可行经皮细针穿刺引流判断有无细菌感染。

五、治疗

（一）基础治疗

1. 禁食及胃肠减压

2018 年美国胃肠协会指南对于急性胰腺炎患者，推荐在能耐受的情况下早期经口进食（24 h 以内），而非嘱患者禁食。

2. 营养支持

2018 年美国胃肠协会指南推荐对于无法经口进食的急性胰腺炎患者，推荐肠内营养而非肠外营养。

3. 早期液体复苏

2018 年美国胃肠协会指南推荐一经诊断，应立即开始进行目标导向性液体复苏,然而,其证据基础却相对较弱。目标导向性液体复苏已被证明能够降低脓毒血症患者的病死率,但与其他治疗相比较,目标导向治疗并未显著降低 SAP 病死率,预防胰腺坏死,或减少持续性多脏器功能衰竭的发生率。由于缺乏 RCT 证据,早期液体复苏最理想的输液速度和量,以及时间方面,专家组难以做出具体的建议。同样,由于证据质量低,液体复苏时使用乳酸林格液还是生理盐水,专家组难以做出推荐。对于急性胰腺炎患者,美国胃肠学会建议不使用羟乙基淀粉。

4. 药物治疗

(1)抑制胰腺外分泌和胰酶抑制药应用:生长抑素及其类似物可以通过直接抑制胰腺外分泌而发挥作用,H_2 受体拮抗药或质子泵抑制药可通过抑制胃酸分泌而间接抑制胰腺分泌,还可以预防应激性溃疡的发生。蛋白酶抑制药能够广泛抑制胰蛋白酶、弹性蛋白酶、磷脂酶 A 等的释放和活性,还可稳定溶酶体膜,改善胰腺微循环,减少并发症,主张早期足量应用。

(2)抗生素应用:对于伴有感染的 SAP 应常规使用抗生素。胰腺感染的致病菌主要为革兰阴性菌和厌氧菌等肠道常驻菌。抗生素的应用应遵循"降阶梯"策略,选择抗菌谱以针对革兰阴性菌和厌氧菌为主、脂溶性强、有效通过血胰屏障的药物。且应注意真菌感染的诊断,临床上无法用细菌感染来解释发热等表现时,应考虑到真菌感染的可能,可经验性应用抗真菌药,同时进行血液或体液真菌培养。

(3)中药:单味中药(如生大黄、芒硝),复方制剂(如清胰汤、柴芍承气汤等)被临床实践证明有效。中药制剂可通过降低血管通透性、抑制巨噬细胞和中性粒细胞活化、清除内毒素达到治疗效果。

(4)其他:①疼痛剧烈时可考虑镇痛治疗,在严密观察病情下应用盐酸哌替啶镇痛。不推荐应用吗啡或胆碱能受体拮抗药,如阿托品、消旋山莨菪碱等,因前者会收缩 Oddi 括约肌,后者则会诱发或加重肠道麻痹。②免疫增强制剂和血管活性物质如前列腺素 E_1 制剂、血小板活化因子拮抗药等,可考虑选择性应用。

(二)手术治疗

在急性胰腺炎早期阶段,除合并严重的腹腔间隔室综合征外,均不建议外科手术治疗。急性胰腺炎后期或重症急性胰腺炎,合并胰腺脓肿和(或)感染时,则应考虑手术治疗。

(三)血液净化治疗

连续性血液净化(continuous blood purification,CBP)技术既能下调组织细胞 NF-κB 的表达,从而使 TNF-α 表达下降,又能通过对流和吸附机制将血清中分子质量小于 50kDa 的多种炎性因子(如 TNF-α、IL-1、IL-6、IL-8 等)滤出体外,从而减少炎性递质引起的全身炎症反应及其对胰腺的损害。CBP 还能显著增强单核细胞的 MHC-II 分子和 CD14(内毒素受体)的表达,并稳定白细胞的功能,提高巨噬细胞的吞噬能力。2006 年日本急性胰腺炎管理指南,将连续性血液净化治疗的应用写入 SAP 的治疗方案中,认为其可能对改善 SAP 预后存在积极意义。

1. 连续性血液净化治疗 SAP 的优势

能维持血浆溶质浓度的稳定性,清除各种酶和血浆内毒素。通过持续性超滤,将血浆代谢产物浓度逐步降低,并能维持到较理想的水平,不会引起血浆溶质浓度的巨大波动。因此,CBP 时患者血浆溶质浓度较为稳定。CBP 还可清除淀粉酶、脂肪酶、胰蛋白酶、弹力纤维酶和磷脂酶等。CBP 可清除血中内毒素、减少肠腔毒素的吸收和细菌易位。纠正水、电解质、酸碱平衡紊乱,维持内稳态,CBP 对排钠、排水有极好的效果,且血流动力学稳定性好,能较好地减轻水钠潴留,促进组织水肿消退;CBP 还可以补充钙盐、碳酸氢盐等,纠正低钙血症、代谢性酸中毒及钾、钠等代谢紊乱。CBP 改善 SIRS 和 MODS 症状,在急性胰腺炎患者合并 SIRS 和 MODS 时,常有难治性高热,而 CBP 通过清除各种炎性递质使机体迅速降温,同时减慢心率,改善呼吸,保护心肺等器官的功能。在高脂血症引起的急性胰腺炎,CBP 可以通过滤过降低血浆三酰甘油,削弱游离脂肪酸对胰腺组织的毒性。在急性胰腺炎合并肾衰竭、心力衰竭等并发症时,CBP 可以提供足够的液体负荷,同时保证其他必要的药物治疗。另外,CBP 还提供肠外营养支持的通路和条件。

李永胜等比较 CBP(治疗置换液量 2000～3000ml/h),血泵流量 120～150ml/min 与 IHD 治疗重症胰腺炎合并 AKI 的病例,结果显示,CBP 组血流动力学稳定,全身炎症反应的变化,在最初的 1～5d CBP 组体温、心率、WBC 计数,较 IHD 显著下降($P<0.05$),表明 CBP 能减轻全身炎症反应。在尿量达 750ml 的时间和平均住院天数明显短于 IHD($P<0.05$),APACHE Ⅱ 评分低于 IHD 组($P<0.05$)。

2. 治疗开始时机

2013 年《中国急性胰腺炎诊治指南》提出 SAP 患者应用持续性肾脏替代治疗的指征:①伴发急性肾功能衰竭或尿量＜0.5 ml/(kg·h);②早期伴 2 个或 2 个以上的脏器功能障碍;③全身炎症反应综合征伴心动过速、呼吸急促,经一般处理效果不明显;④伴严重水、电解质紊乱;⑤伴胰性脑病。

诚然,Yekebas 等研究显示,在实验性坏死胰腺炎的猪中,急性胰腺炎发生后即开始持续性静脉-静脉血液滤过(continuous venous-venous hemofiltration, CVVH)治疗比晚期治疗组(平均动脉压下降 20％后)有更长的生存时间。治疗开始越早,生存时间越长。2001 年,该作者在另一项实验研究中,在急性胰腺炎猪模型建立后、外周血管阻力下降 30％后开始 CVVH 治疗,使用高容量滤器做血液滤过[100ml/(kg·h)]较使用低容量滤器 CVVH 组[20 ml/(kg·h)]生存时间长。该研究中还发现,CVVH 能削弱 TNF-α 的早期高峰水平,改善单核细胞表面 MHC-Ⅱ 和 CD14 表达被抑制的现象。我们亦同意,SAP 应强调早期施行 CBP 治疗,尤其在合并肾脏和(或)其他器官衰竭时更是如此。2002 年,Yekebas 等又进一步比较了早期治疗与晚期治疗后,进而比较低通量与高通量 CVVH 组治疗的情况,发现早期治疗并采用高通量 CVVH 组生存时间明显较其他组延长。

3. 用于 SAP 治疗常采用的 CBP 方式

常采用连续静脉-静脉高容量血液滤过和连续静脉-静脉高容量血液透析滤过和杂合式血液透析。

(1)连续静脉-静脉高容量血液(透析)滤过:SAP 发生是胰酶被激活并大量释放进入血液循环,引起机体血管通透性改变、内稳态失调、白细胞过度激活及脏器功能障碍的重要机制,其中磷脂酶 A 和脂肪酶的激活可产生脂肪酸,脂肪酸和血钙发生皂化反应导致低钙血症,当血钙<1.75mmol/L 且持续数天,提示预后多不良,血钙值的明显下降提示胰腺存在广泛的脂肪坏死。

CBP 治疗 SAP 时多采用低阻力、高效能滤过器,生物相容性高,孔径大的滤过膜,可经膜滤过的方式持续、稳定、缓慢对血中的炎症递质进行清除,不易穿过滤过膜的大分子物质则可通过膜的吸附作用予以清除,经治疗后可有效降低血浆中 TNF-α 和白细胞介素等水平,阻断炎症因子的反应过程,重新恢复促炎与抗炎性细胞因子的动态平衡,重建内环境和免疫稳态机制,改善内皮细胞功能,从根本上遏制 SAP 的病理生理紊乱,从而改善内环境。CBP 为连续性治疗,能随时调整液体平衡,对血流动力学影响较小;同时,由于清除了炎症递质等血管活性的物质,故应用 CBP 治疗有助于血流动力学的稳定。CBP 还可通过调节置换液温度来降低患者体温,减轻发热对机体的损伤,防止或减少并发症的发生。早期干预控制炎症级联放大反应,是治疗 SAP、控制多脏器功能障碍综合征发展的关键。

CBP 具有渗透压变化小、内环境变化小的特点,可连续、稳定、缓慢地清除血中淀粉酶、脂肪酶、胰蛋白酶等多种胰酶溶质及液体,降低血浆内毒素水平,纠正低钙血症、延缓肾功能恶化,维持电解质及酸碱平衡。

对于连续静脉-静脉高通量血液滤过的定义至今尚未有统一的公认标准,目前学术界较为认同置换量达到 50～70ml/(kg·h)为连续静脉-静脉高通量血液滤过的标准。近年来连续静脉-静脉高通量血液滤过已开始广泛地应用于治疗 SAP。研究表明,连续静脉-静脉高通量血液滤过与传统的连续静脉-静脉血液滤过相比较,单位时间内置换量的增加,能由此增强对流的清除效果,单位时间内通过滤器的炎性递质尤其是中分子炎性物质也随之排出增多,同时也促进了炎性递质与膜的接触,进一步增加了膜的吸附。因此,行连续静脉-静脉高容量血液滤过治疗时,对流及吸附作用均有所增强,可以更有效地清除炎症递质。

连续静脉-静脉血液滤过模式的置换液配方提供南京军区总医院所使用的配方和 Port 配方予以参考,置换液基础配方为每组 0.9%生理盐水 2500ml+注射用水 800ml+50%葡萄糖 14ml+5%碳酸氢钠 200ml+25%硫酸镁 2.7ml+10%氯化钾 8ml+10%葡萄糖酸钙 25ml,根据患者电解质、酸碱平衡情况适当调整置换液成分。

　　抗凝方面，可选用低分子肝素进行抗凝，根据患者的凝血指标，首剂使用 2000～5000U，每小时追加 200～500U，严重凝血障碍或高出血风险患者可改为选用 4％枸橼酸钠抗凝，剂量约为 180ml/h，基础置换液配方中 5％碳酸氢钠为 20ml，25％硫酸镁 2.7ml＋10％葡萄糖酸钙 25ml 由滤器后静脉端输入，速度根据置换液量的多少进行调整，一般置换液量在 2000ml/h 时，输注速度在 16ml/h 左右。每隔 6～12 小时检查动脉血气及滤器后血气 1 次，且根据血气分析相关指标如游离钙离子及酸碱情况，调整 4％枸橼酸钠用量及置换液配方(详见本书第 5 章连续肾脏替代治疗的抗凝)。

　　根据笔者的经验，在近年的临床工作中观察到，连续静脉-静脉血液滤过模式用于治疗 SAP 患者，可以清除部分炎症递质及胰酶、降低体温、维持内环境稳态、保护脏器功能。连续静脉-静脉血液滤过不失为 SAP 行之有效的治疗手段之一，并可能改善 SAP 患者的预后。

　　(2)杂合式血液透析：美国阿肯色州大学医药卫生科(UAMS)，在 1998 年推荐一种杂合透析模式即持续低效透析(sustained low-efficiency dialysis，SLED)，使用血液透析机低血流量和低透析液流量进行 12h 透析，Schlaeper 等 1999 年又提出缓慢连续透析(slow continuous dialysis，SCD)治疗急性肾衰竭，治疗参数为 QB 100～200ml/min，QD 100～300ml/min，以 on-line 制备碳酸氢盐透析液，每日透析 8～12h，有限的资料证明 SCD 是安全、简单和有效的。Kumar 等 2000 年提出的延长日间透析(extended daily dialysis，EDD)技术操作容易，使大多数患者可以耐受，得到了 CVVH 具有的益处。雷清风等采用此种杂合式血液净化方式治疗 13 例 SAP，其中 11 例治愈好转出院。

　　(3)连续血浆滤过吸附：连续血浆滤过吸附是一种连续性的血浆吸附与血液滤过联合应用的新技术，连接方式见本书第 16 章图 16-2。行连续血浆滤过吸附时血细胞不直接接触吸附剂，能有效避免细胞成分损伤和微栓塞，对吸附剂生物相容性的要求大大减低，避免了生物不相容反应导致的中性粒细胞和补体活化，因此有更多的材料可被选择作为吸附剂使用，所能吸附的分子谱较血液灌流明显扩大。而且不需要额外输入外源性血浆或清蛋白，避免了输入血液制品后可能出现的各种不良反应，连续血浆滤过吸附具有血液滤过的诸多优点，并能通过吸附技术有效清除大中分子炎性递质，尤其对炎症反应的始动因子 TNF-α 和内毒素具有很高的清除率。

　　TNF-α 是参与全身炎症反应综合征和多脏器功能障碍综合征的重要炎症递质，可启动瀑布式炎症级联放大反应，参与组织细胞损伤并激活凝血系统和补体系统，在重症胰腺炎的病情发展中起了重要作用，连续静脉-静脉血液滤过在清除炎症递质的过程中由于滤过膜的吸附作用快速饱和从而限制了该模式的清除能力。相关研究认为，连续静脉-静脉血液滤过并不能高效地清除 TNF-α，因 TNF-α 的清除方式主要以吸附为主,为了增加清除率,只能通过增加更换血滤器的频率、增加置换液的用量或者引入吸附装置来实现。故将血液滤过与血浆吸附联合应用的连续血浆滤过吸附模式可对炎症递质的清除取得更大的疗效。

连续血浆滤过吸附使用的树脂必须对重要炎症递质具有良好的吸附能力,而且有良好的压力流动性能。树脂的吸附能力是指树脂能吸附目标分子的数量。树脂类型、大小、内孔是决定树脂吸附能力的重要因素。连续血浆滤过吸附方法中吸附柱内的树脂多为人工合成的交联结合的苯乙烯-二乙烯基苯聚合物树脂,其用途广泛,具有高同质性、良好的压力流动性和极好的机械、化学稳定性,不仅能够良好地适合于体外应用,还能轻微地折曲而不会被破坏。树脂对细胞因子的吸附能力取决于树脂类型和血浆流量,在相同线性流速下,amberchrome CG 300 md 对 TNF-α、IL-8 和 C3a 的吸附能力最强,amberliter XAD 1600 树脂对 IL-6 吸附能力最强。对于血浆吸附,血浆的容积及血浆与树脂接触的时间需要平衡,若线性速度过高,吸附能力会被减弱。随着血浆线性流速的加快,树脂的清除能力将会快速降低。在高线性流速下(200 cm/h),amberchrome CG 300 md 树脂对 TNF-α 的吸附力仍可达 80.3%,而 amberliter XAD 1600 树脂则只有 22.2%。

连续血浆滤过吸附的装置作用分为两部分:一部分作用是血浆分离和血浆吸附,用于吸附炎症递质和内毒素等中大分子毒素;另一部分作用是血液滤过,用于清除过多的液体和小分子毒素。据此原理,连续血浆滤过吸附可用于治疗伴有全身炎症反应综合征及水、电解质、酸碱失衡的危重疾病,包括严重脓毒血症、挤压综合征、重症急性胰腺炎、肝功能衰竭等。

早年对于将 CRRT 用于重症急性胰腺炎的治疗还存在一些争论。这些争论包括:①CRRT 对于炎症递质的清除是非选择性的,而非选择性地清除炎症递质对于患者预后的影响并没有明确的研究结论。②对于重症急性胰腺炎发病后,行 CRRT 治疗的时机和指征尚没有统一的标准。③炎症递质在血液中和组织中的浓度不同,CRRT 对于血液中的炎症递质清除效果较好,而组织中的炎症递质清除不佳,因此疗效方面可能存在不确定的影响。④CRRT 的一些不良作用,如清蛋白的丢失、出血、导管相关并发症等问题可能对原发病造成负面影响。

随着近年来对 SAP 发病机制研究的不断深入,国内、外 SAP 治疗指南均加入了 CRRT 的应用,对于 CRRT 的疗效给予了肯定。CRRT 在今后的发展中,对于 SAP 的治疗模式也必将不断推陈出新,出现更加实用和更加完善的治疗模式,而对于改善患者预后,可能还需要更多的多中心大样本随机对照研究来证实,从而更好地应用于临床治疗。

(张文意 吴彼得 孙世澜)

参 考 文 献

[1] 中华医学会消化病学分会胰腺疾病学组,中华胰腺病杂志编辑委员会,中华消化杂志编辑委员会,等.中国急性胰腺炎诊治指南(2013 年,上海)[S].中华消化杂志,2013,33(4):217-222.

[2] 中国医师协会急诊医师分会.2013 中国急诊急性胰腺炎临床实践指南[S].中国急救医学,2013,33(12):1057-1071.

[3] 李永胜,高红宇,于丹,等.持续性与间歇性血液净化治疗重症急性胰腺炎合并急性肾衰竭的疗效比较[J].内科危急重症杂志,2010,16(3):139-142.

[4] 王佳,余毅.重症急性胰腺炎的持续肾脏替代治疗[J].中华临床医师杂志,2015,9(13):2460-2463.

[5] 孙世澜,吴彼得.肾衰竭诊断治疗学[M].2 版.北京:人民军医出版社,2012:305-316.

[6] 孙世澜,姚国乾.血液净化理论与实践[M].北京:人民军医出版社,2008:329-332.

[7] 雷清凤,胡守亮,程骏章,等.杂合式血液净化疗法在重症急性胰腺炎患者中的应用[J].内科急危重症杂志,2011,17(1):24-25.

[8] Bollen TL,Singh VK,Maurer R. Comparative evaluation of the modified CT severity index and CT severity index in assessing severity of acute pancreatitis[J]. Am J Roentgenol,2012,107(8):1146-1150.

[9] Banks PA,Bollen TL,Dervenis C,et al. Classification of acute pancreatitis-2012: revision of the Atlanta classification and definitions by international consensus. Gut,2013,62(1):102-111.

[10] Pupelis G,Plaudis H,Zeiza K,et al. Early continuous veno-venous hemofiltration in the management of severe acute pancreatitis complicated with intra—abdominal hypertension: retrospective review of 10 years experience[J]. Ann Intensive Care,2012,2(Suppl 1):21-22.

[11] Zhu Y,Yuan J,zhang P,et al. Adjunctive continuous high-volume hemofiltration in patients with acute severe pancreatitis: a prospective nonrandomized study[J]. Pancreas,2011,40(1):109-113.

[12] Rimmele T,Kellum JA. High-volume hemofiltration in the intensive care unit: a blood purification therapy[J]. Anesthesiology,2012,116(6):1377-1387.

[13] Guo J,Huang W,Yang XN,et al. Short-term continuous high-volume hemofiltration on clinical outcomes of severe acute pancreatitis[J]. Pancreas,2014,43(2):250-254.

[14] Lehner GF,Wiedermann CJ,Joannidis M. High-volume hemofiltration in critically ill patients:a systematic review and meta-analysis[J]. Minerva Anestesiol,2014,80(5):595-609.

[15] Abdul R,Abdul H,Mohd R,et al. Coupled Plasma Filtration and Adsorption(CPFA): A Single Center Experience[J]. Nephrourol Mon,2013,5(4):891-896.

[16] Hu D,Sun S,Zhu B,et al. Effects of coupled plasma filtration adsorption on septic patients with multiple organ dysfunction syndrome[J]. Ren Fail,2012,34(7):834-839.

[17] Mao H，Yu S，Yu X，et al. Effect of coupled plasma filtration adsorption on endothelial cell function in patients with multiple organ dysfunction syndrome[J]. Int J Artif Organs，2011，34(3):288-294.

[18] He C，Zhang L，Shi W，et al. Coupled Plasma Filtration Adsorption Combined with Continuous Veno-venous Hemofiltration Treatment in Patients with Severe Acute Pancreatitis[J]. J Clin Gastroenterol，2013，47(1):62-68.

[19] Roberts SE，Akbari A，Thome K，et al. The incidence of acute pancreatitis:impact of sociald privation，alcohol coneumption，seasonaland demographic factors[J]. Aliment Phamlacol Ther，2013，38(5):539-548.

[20] Aleksandrova I，Ilynsky M，Rei S，et al. Early application of CVVH in the complex treatment of patients with early severe acute pancreatitis[J]. Crit Care，2012，16(Suppl 1):362-364.

[21] Bollen TL，Singh VK，Maurer R. Comparative evaluation of the modified CT severity index and CT severity index in assessing severity of acute pancreatitis[J]. Am J Roentgenol，2012，107(8):1146-1150.

第 18 章

高血糖高渗状态的血液净化

　　高血糖高渗状态既往称之为高渗性非酮症糖尿病昏迷(hyperosmolar non-ke-totic diabetic coma,HNDC)或糖尿病非酮症高渗状态(diabetic non-ketotic hyper-osmolar syndrome,DNHS)。该状态时血中酮体不高或仅有轻度升高,仅 1/3 的患者伴有昏迷,故称之为糖尿病高血糖高渗状态。是不同于糖尿病酮症酸中毒的另一种糖尿病的严重急性并发症。

　　该症主要见于 2 型糖尿病老年患者,好发年龄为 50－70 岁,男女发病率大致相同;目前也有报道见于儿童和青年,2017 年韩国学者曾报道 1 例 7 岁 1 型糖尿病女孩发生高渗性昏迷的病例。该病起病隐匿,或仅有轻度症状,在一定诱因如感染等促进下,糖代谢短期内发生严重紊乱,血糖过高,出现意识障碍和严重脱水,后果严重,病死率高达 10％～20％,是酮症酸中毒的 10 倍。

　　该症于 1880 年由 von Frerichs 和 Dreschfeld 首次报道,称为糖尿病高渗性昏迷,1957 年才受到重视。近年来对该病诱因、病理生理、诊断和治疗有了更深入的认识,治疗重点在于纠正高渗状态(高血糖,电解质紊乱)以及防治并发症,除传统的治疗外,血液净化、血液滤过等方式也成熟地应用于此症。

一、病因及发病机制

(一)病因

高血糖高渗状态患者几乎都有明显的发病诱因,常见的诱因可归纳为两种。

1. 血糖增高因素

(1)应激状态:在各种应激状态下,尤其是感染占糖尿病高血糖高渗状态的各种诱因的首位;此外,还有手术、脑血管意外等。

(2)药物:糖皮质激素、各种利尿药、苯妥英钠、普萘洛尔等,尤其是利尿药如氢氯噻嗪、呋塞米等不仅加重失水,而且有抑制胰岛素释放和降低胰岛素敏感度作用。

(3)糖或钠摄入过多:如使用静脉营养,不明患者血糖情况而大量输注葡萄糖,大量饮用含糖饮料,使用含糖高的腹膜透析液。

(4)罹患内分泌和代谢疾病:如库欣综合征(Cushing syndrome)、甲状腺功能亢进、肢端肥大症等。

2. 诱发高渗因素

(1)失水、脱水:如①各种利尿药;②大面积烧伤、高热患者;③胃肠道失水(严重的呕吐、泄泻);④神经科或者神经外科脱水治疗的患者;⑤透析治疗包括血液透析或者腹膜透析的患者;⑥尿崩症及严重高血糖渗性利尿。

(2)水入量不足:如饥饿、限制饮食,或上述体液丢失过多时未及时补充,特别是老年人由于其渴感中枢不敏感,水入量少更易引起缺水。

(二)发病机制

正常情况下,体内保持着溶质和水在一个较狭窄的范围内平衡,这是通过复杂、一系列内环境恒定的机制来实现的。体液中起渗透作用的物质包括能自由通过细胞膜的物质,如尿素氮、乙醇和那些相对不易透过细胞膜的物质,如葡萄糖、钠、钾离子和甘露醇等。正常情况下,细胞内外的渗透压是保持平衡的,能自由通过的分子进出细胞,并不引起细胞内容量改变。而如果不能自由进出细胞的分子(如葡萄糖)被加到细胞外液,这些分子不进入胞内,有效渗透压的增加就使得细胞内的液体流向细胞外。另细胞外液中低张溶液的丢失可引起高渗透压,细胞内液会流向细胞外。在总渗透压升高(如肾功能衰竭是尿素氮升高)而有效渗透压正常的情况下,增高的渗透压对神经系统没有影响,但如有效渗透压出现增加即高张力,会引起中枢神经系统受抑制,出现神志的改变等。

高渗性状态患者中,低张溶液的丢失和血糖升高的结果,是细胞内外液体的丢失不成比例,细胞内失水程度重于细胞外。高血糖、高渗透压引起的细胞外液的保持,有助于严重脱水时维持体内主要器官的有效灌注。如患者接受胰岛素治疗,细胞外液中的葡萄糖下降,这种保护作用丧失,水分依渗透压梯度流向细胞内,细胞外液血管间隙的溶液浓缩。如果此时患者得到充分的补液,这种水分流向改变无临床意义;如注射了胰岛素而未能给予充分的补液,患者就会发生血容量不足乃至休克。

1. 血糖严重升高

(1)体内胰岛素供应不足:可因原有的糖尿病加重或应用噻嗪类利尿药引起,也可因内源性儿茶酚胺含量增加,进一步减少胰岛素分泌而引起。

(2)体内胰岛素降糖作用减弱:可由感染、手术等应激而致糖皮质激素、胰高血糖素等分泌增加,拮抗胰岛素的作用,抑制组织对葡萄糖的摄取。应用糖皮质激素、免疫抑制药也会减弱胰岛素作用。

(3)机体葡萄糖负荷增加:主要由于应激引起皮质醇等胰岛素拮抗激素分泌增加,糖异生增强,内源性葡萄糖负荷增加。高糖饮食或腹膜透析致大量糖进入体内,外源性葡萄糖负荷增加。

(4)其他:由于严重脱水,口渴中枢障碍或老年人其渴感中枢不敏感,主动饮水维持水平衡能力降低,肾调节水、电解质平衡能力降低,血糖排出受限,以致血糖极度升高。

2. 高钠血症

部分患者有高钠血症,造成细胞外液高渗状态,细胞内液向细胞外转移,引起细胞内脱水,脱水严重可致低血容量休克,严重细胞内脱水和低血容量休克是出现精神神经症状的主要原因。

3. 严重脱水与血浆高渗透压

极度高血糖而致尿糖重度增加,引起严重高渗性利尿。饮水减少及肾调节水电解质功能不良,从而进一步加重脱水导致电解质紊乱,出现少尿或尿闭。由于脑循环障碍加速高渗性脱水与意识障碍的发展;昏迷时水摄入少,胰岛素缺乏葡萄糖通过脑细胞膜异常缓慢,使细胞外液渗透压升高,水分从胞内进入胞外,血浆浓缩,血流淤滞促使脑血栓形成和脑软化。

由于渗透性利尿,使水、钾等从肾脏大量丢失,失水多于电解质丢失,出现低血容量高渗性脱水,脑组织细胞内脱水,导致脑供血不足,进一步加重昏迷。

4. HHS 不出现明显的酮体升高的原因

HHS 和 DKA 都有相似的糖异生及肝糖原转化增多,导致血糖的明显升高、血浆高渗透、细胞及机体脱水、渗透性利尿、电解质紊乱,但酮体不明显升高。动物实验及人体已证实,与酮症酸中毒相比,肝及循环中胰岛素水平仍处于较高水平,而胰高血糖素处于较低水平,这个水平有利于外周糖的利用,而不利于脂肪分解,从而抑制了酮体的明显升高。

5. HHS 的发病机制

HHS 的发病机制仍存在一些未解决的问题,如患者的游离脂肪酸及拮抗胰岛素的相应激素水平和酮症酸中毒相似;它对酮体生成的影响,以及炎症、氧化应激在发病中的作用;儿童、青少年及 1 型糖尿病发现 HHS 日益增多,HHS 血栓发生率高于酮症酸中毒等机制都有待进一步研究。

二、临床表现

(一)临床特性

起病多缓慢,最初 3～5d 内有前驱症状,如口渴、多饮、多尿加重,或出现疲乏无力、头晕、反应迟钝、表情淡漠,以及消化道症状如食欲缺乏、恶心、呕吐、腹痛等。引起这些症状的基本原因是由于渗透性利尿失水所致,随着病情的发展,患者脱水日趋严重,会出现眼窝凹陷,皮肤干燥、缺乏弹性,尿量减少或者无尿,心搏增快,血压下降,乃至休克。由于脑细胞脱水,可出现神经精神症状,如烦躁、精神恍惚、反应迟钝、表情淡漠、嗜睡、幻觉、定向障碍、偏盲、上肢拍击样粗震颤、癫痫样抽搐,可发生脑卒中、出现不同程度的偏瘫,全身性或局灶性运动神经发作性表现,最后陷入昏迷。有时体温可上升达40℃,可能是中枢性高热,亦可能是感染所致,因此常误诊为脑炎或者脑膜炎。来诊时常已有显著失水甚至休克,无酸中毒样大呼吸。当患者无糖尿病病史时,容易误诊为脑血管意外或一过性缺血。任何患者出现意识改变或神经系统功能缺失等症状时,若伴有高血糖,都应考虑有否糖尿病高血糖高渗状态所致的昏迷。本病若诊治不及时,病情加重,后果严重,可出现一系列并发症,如血管栓塞、循环障碍、心力衰竭、肾衰竭、呼吸衰竭、呼吸窘迫综合征、应激性溃疡所致消化道出血、血管内弥散性凝血(disseminated intravascular coagulation,DIC)、脑水肿、脑血管意外、严重心律失常、传导阻滞等,这些是多脏器功能衰竭的表现,多发生于昏迷的患者。

本症病情危重,并发症多,故强调早期诊断和治疗。

(二)实验室检查

1. 血常规

白细胞在无感染情况下也可明显升高,血细胞比容增大,血红蛋白量可升高。部分患者可有贫血,如血细胞比容正常者大多与贫血并存。

2. 尿常规

病情较重者可出现蛋白尿、血尿及管型尿,尿糖强阳性,尿酮体阴性或弱阳性。

3. 血生化

(1)血糖:血糖升高或显著升高,突出的表现为血糖常高至33.3mmol/L(600mg/dl)以上,一般为33.3~66.6mmol/L(600~1200mg/dl)。

(2)电解质:血清钠常增至>150mmol/L,但亦有轻度升高或者正常者。血清钾可升高、正常或者降低,取决于患者脱水及肾功能损害程度。血氯可稍增高。血浆渗透压显著增高达330~460mOsm/(kg·H_2O),一般在350mOsm/(kg·H_2O)以上。

4. 其他

(1)血尿素氮:常中度升高,可达28.56~32.13 mmol/L(80~90mg/dl)。血肌酐亦高,可达442~530.4μmol/L(5~6mg/dl),大多属肾前性(失水、循环衰竭),或伴有急性肾功能不全。

(2)血pH:静脉pH>7.25,动脉血pH>7.30。

(3)血酮体:大多数正常或者轻度升高。

由于血糖增高,故有效血浆渗透压常≥320 mOsm/L。

因高血糖高渗性状态伴昏迷多为非胰岛素依赖性糖尿病,其体内胰岛素水平比糖尿病酮症酸中毒患者高,一定量的胰岛素虽不能应付某些诱因糖代谢负荷的需要,但足以抑制脂肪的分解,减少游离脂肪酸进入肝和生成酮体,故无酮症。加之血浆高渗透压可抑制脂肪细胞的分解,减少游离脂肪酸进入肝,酮体生成减少。

三、诊断与鉴别诊断

(一)诊断要点

1. 病史

凡有糖尿病病史、糖尿病家族史患者,如出现意识障碍及昏迷,尤其是老年人应考虑高血糖高渗性状态所致昏迷的可能。

2. 诱因

①最常见的是感染、脑血管意外等应激状态,使对抗胰岛素的激素如生长激素、胰高血糖素等分泌增加;②摄入糖过多或不适当地补充葡萄糖制剂;③肾功能减退,胃肠功能紊乱伴呕吐,加重脱水和高渗状态等;④服用抑制胰岛素分泌的药物,如噻嗪类利尿药、糖皮质激素等。

3. 临床表现

呈现昏迷患者伴四大特点:高血糖、高血浆渗透压、无明显酮症和意识进行性丧失。

4. 实验室检查

①血糖≥33.3mmol/L(600mg/dl),伴高钠血症或血钾升高;血有效浆渗透压≥320mOsm/L[即2×(血钠+血钾)+血糖,单位为mmol/L]。②尿糖强阳性。③尿酮体阴性或弱阳性。

(二)鉴别诊断

1. 与低血糖昏迷鉴别

老年人因口服降糖药或者注射胰岛素,易发生低血糖昏迷。其特征为:突然发病,从发病到昏迷时间短,血糖低,尿糖阴性,血渗透压正常,故易于鉴别。

2. 与糖尿病酮症酸中毒鉴别

本病伴有轻度酮症,有的患者合并酮症酸中毒,两病同时存在。当本病只有轻度酮症时,应与糖尿病酮症酸中毒鉴别。糖尿病酮症酸中毒特征为:患者呼吸有酮味,尿酮体强阳性,血酮定量明显升高,有严重代谢性酸中毒,除昏迷外无中枢神经系统受损症状和体征,血糖可小于33mmol/L,渗透压也小于350mOsm/L,血尿素氮不高,或仅轻度升高。

3. 与脑血管意外鉴别

老年人发生脑血管意外因应激可有血糖升高,可诱发本病的发生。若非后者,两病应予鉴别。脑血管意外特征为:脑血管突然发病,很快进入昏迷状态,血糖虽高但低于33mmol/L,血渗透压正常,脑溢血时血压明显升高,脑血栓形成时血压可正常。而本病常为低血压,常有不同的定位体征。

4. 与乳酸酸中毒鉴别

本症可有乳酸增加,一般也只有中度升高,不会达到乳酸酸中毒水平(>

49mg/dl),不难鉴别。

四、治疗

1. 一般治疗方法

高血糖高渗性状态无论是否伴有昏迷的治疗目的在于,积极纠正高渗脱水状态,恢复血容量,合理使用胰岛素,使血糖降至最佳水平。治疗的首要目标是补充液体。迅速的容量补充是提高患者存活率所必须的。第二阶段在起初治疗后的12~24h,治疗重点应包括治疗高渗性昏迷的基础病变、恢复渗透压至正常、纠正酸碱失衡、补充电解质等。第三阶段的治疗是使水、电解质的丢失完全恢复,可能需要1~2周时间。

2. 传统治疗方法

(1)补液:补充等渗溶液有利于保持有效低血容量和避免用胰岛素治疗后的血容量下降。补充低张溶液则有利于较快地纠正高渗透压、高血钠。目前更多的学者主张首选补充等渗溶液。

(2)胰岛素治疗:是高渗性昏迷抢救的重要的辅助治疗,但不能代替液体疗法作为主要治疗。如果没有给予有效的、足量的补液而先用胰岛素,则可使细胞外液减少2~3L,反而会加重休克、低血容量和血栓栓塞的危险性。

(3)抗感染:感染是高渗性昏迷的最常见诱因,所以抗感染治疗是必不可少的,一般主张在有感染征象时即给予抗生素治疗。

(4)抗凝:抢救过程中加用小剂量肝素可以预防血栓、栓塞等并发症。

(5)其他:包括各种对症治疗,应根据患者病因、表现等实际情况灵活掌握。

3. 血液透析

在高血糖高渗状态患者中的应用由于严重失水、高渗状态为本症的特点,故迅速补液、扩容、纠正高渗、缩短患者的昏迷时间、减少各种并发症的出现为处理的关键。传统的治疗方法力图通过补液和小剂量胰岛素的应用来实现。但仅采用输液、胰岛素、抗炎、对症等一般治疗措施,较难使患者血液的高渗状态得到纠正,有可能出现多脏器功能衰竭等并发症。血液透析治疗能够有效地清除体内多余的水分和代谢残余物质,调节血液电解质和渗透浓度的稳定,可避免大量补液时补入钠、氯离子,很快地缓解高钠、高氯及氮质血症,减轻机体水分过多所致心脏负担过重。因而对重症高渗性昏迷患者适当时机、适当频度地进行血液透析治疗,能够迅速纠正患者血液的高渗状态,减少多脏器衰竭等重症并发症的发生,是救治此类患者的有效方法之一。

近年来,血液透析疗法抢救高渗性非酮症性糖尿病昏迷逐渐成为一个新的课题。张练宗等认为,采用标准透析液透析(钠135~142mmol/L,钾2mmol/L,糖11.1mmol/L,其渗透压为296~310mmol/L),在透析过程中,通过对流和弥散作用,能迅速降低血浆渗透压。透析过程中通过调节跨膜压、超滤、血液流量及流速等情况下,可以安全、快速输注大量液体,既纠正失水,又可避免心、肺等医源性合并症发生。由于透析中需体内肝素化,纠正了高凝状态、组织缺氧,从而改善微循环,对意识恢复也起了重要作用。治疗过程中持续应用小剂量胰岛素,密切监测血糖变化,使血糖稳步下降,有利于高渗状态的逐步下降。李伟等采取血液透析和一般疗法相结合治疗高渗性昏迷患者 19 例,成功地救治 15 例,治疗后 4h、12h、24h、48h、72h 血生化指标及血浆渗透压得到较好改善,患者清醒时间明显缩短,较大程度地降低了并发症的发生和患者的病死率,显示出了血液透析在本病救治中的优势。

与传统的治疗方法相比,血液透析结合一般方法治疗高渗性昏迷有以下优势:①传统治疗采用静脉大量输注生理盐水,治疗后易加重高钠血症和诱发心力衰竭;血液透析可调节血液电解质和渗透压的稳定,很快地缓解高钠、高氯及氮质血症,并减轻体内水分过多所致心脏负担过重。②当患者伴休克或血压明显下降时,多为严重的高渗状态,只能输入等渗的生理盐水和扩容,待休克纠正、血压正常后再改为输入低渗液,这样则延误了高渗状态的抢救;而血液透析有利于大量快速补液,纠正高渗状态、有效地清除体内多余的水分和代谢残余物质。③患者血压正常伴明显的高渗状态时,若静脉快速补入大量低渗液可使血浆渗透压下降过快,易导致脑水肿、溶血等情况,血液透析则可避免此类并发症的发生。④静脉补钾时难以调控,血液透析对血钾的调整简便易行。在对高渗性昏迷患者进行透析治疗时,应注意掌握适应证,控制好血液透析间隔时间和次数。

同时,应当注意到血液透析所带来的不利影响。透析过程中应尽量避免血糖、血钠急骤减低,血浆渗透压快速变化,可导致脑水肿进一步加重,应统筹兼顾,尽量避免。另外,还应不断改进相关技术,通过调节超滤量、血流量及透析液流量等,可以安全快速地大量补液,既纠正失水,又可避免心、肺等医源性合并症的发生。

由于该病多见于老年人,即使诊断、治疗得当,该病病死率仍较高。因此,积极预防本病的发生显得更加重要。高血糖高渗状态起病较糖尿病酮症酸中毒缓慢且隐蔽,在出现神经症状和进入昏迷前常有一段前驱期,表现为糖尿病症状如口渴、多尿和倦怠无力等加重,以及反应迟钝、表情淡漠等早期神经症状,可持续数日至1~2 周,此时及时发现,对患者的治疗和预后明显有益。因此,在临床工作中提高对本病的认识,发现疑似病例应及早做有关检查,对有适应证的患者,早期即采用血液透析。

（张文意　吴彼得　孙世澜）

参 考 文 献

[1]　孙世澜,姚国乾.血液净化理论与实践[M].北京:人民军医出版社,2008:325-328.

［2］ 孙世澜,余毅,张燕林.血液净化新理论新技术［M］.郑州:河南科技出版社,2017: 232-236.

［3］ 宁光.内分泌学高级教程［M］.北京:人民军医出版社,2011:340-344.

［4］ 李伟,张红,殷松楼,等.高渗性非酮症糖尿病昏迷的血液透析治疗［J］.内科危急重症杂志,2006,12:1.

［5］ 黄岱坤,赵育仁,朱继红,等.血浆有效渗透压水平对高渗性非酮症糖尿病昏迷患者预后的影响［J］.临床内科杂志,2001,18:382.

［6］ 陈轩芹,沈建国.高渗性非酮症糖尿病昏迷28例临床治疗分析［J］.浙江中西医结合杂志,2011,21(1):21-28.

［7］ 丁巍,韩正刚.连续性肾脏替代治疗对糖尿病高渗昏迷治疗的效果评价［J］.中国现代药物应用,2016,10(1):159-160.

［8］ 李小平.糖尿病酮症酸中毒和高渗性非酮症糖尿病昏迷及其临床特点和诊治［J］.糖尿病新世界,2015,35(18):99-102.

［9］ 魏立军.糖尿病高渗性昏迷临床诊断与治疗［J］.当代医学,2012,18(29):79-80.

［10］ 孔垂红.血液透析治疗高渗性非酮症糖尿病昏迷16例临床疗效观察［J］.中国优生优育,2014,20(5):329-331.

［11］ Kegami H. Diabetes mellitus in the elderly［J］. Nippon Ronen Igakkai Zasshi,2007,44 (2):177.

［12］ Hakim RM,Levin N. Malnutrition in hemodialysis patients. Am J Kidney Dis,2003, 21:125.

［13］ Guillermo E. Diabetic. ketoacidosis and hyper glycemic hyperosmolar syndrome［J］. Diabetes,2003,15:28.

［14］ Gregg D,Stoner D. Hyperosmolar Hyperglycemic State ［J］. American Family Physician, 2005,71(9):1723-1730.

［15］ Wolfsdorf JI,Allgrove J,Craig ME,et al. ISPAD Clinical Practice Consensus Guidelines 2014. Diabetic ketoacidosis and hyperglycemichyperosmolar state［J］. Pediatric Diabetes, 2014,15(20):154-179.

［16］ Dogan E,Erkoc R,Sayarlioglu H,et al. Nonketotic Hyperosmolar Coma in a Patient with Type 1 Diabetes Related Diabetic Nephropathy:Case Report ［J］. Adavances in Therapy, 2005,22(5):429-432.

［17］ Cho YM,Park BS,Kang MJ,et al. A case report of hyperosmolar hyperglycemic state in a 7-year-old child: An unusual presentation of first appearance of type 1 diabetes mellitus ［J］. Medicine(Baltimore),2017,96(25):e7369.

第 19 章

乳酸性酸中毒

乳酸是机体内代谢,正常状态下乳酸产量不多。正常人动脉血乳酸浓度为 (1.0 ± 0.5) mmol/L,静脉血乳酸浓度 < 2.0 mmol/L,因此对体内的酸碱代谢影响不大。运动和低氧情况下,乳酸在体内的产生量成倍上升,以致影响体内的酸碱平衡,重者可致乳酸性酸中毒。乳酸性酸中毒(lactic acid acidosis)是一种酸碱紊乱,是因机体内乳酸生成与利用之间失去平衡,致乳酸在体内堆积所致,为代谢性酸中毒最常见的原因之一。严重的乳酸性酸中毒临床上虽不太常见,一旦发生,病情严重,是 ICU 发生率和病死率均高的危重症,易发展为多器官功能障碍综合征(MODS)。国外有研究者把血乳酸监测作为评估休克、组织低灌注等缺氧状态的严重性及预后的指标,亦是危重症患者死亡的独立预测因子。

一、病因及分类

乳酸性酸中毒根据组织是否缺氧分为组织缺氧型(A 型)和非组织缺氧型(B 型)。A 型乳酸性酸中毒是最常见的一组酸中毒形式,机制在于组织缺氧引起全身性或局部的灌注不足,不能满足组织代谢需要的情况,无氧糖酵解增加,常见于休克(心源性、脓毒性、低血容量性)、局部低灌注(肢体和肠系膜缺血)、严重低氧血症、CO 中毒、严重哮喘等。B 型乳酸性酸中毒较少见,是没有证据证实存在组织缺氧却存在高乳酸血症的乳酸性酸中毒,常见于:①与基础疾病有关的乳酸性酸中毒,糖尿病、肝病、恶性肿瘤、脓毒症、嗜铬细胞瘤、维生素 B_1 缺乏症。②由先天代谢障碍导致的乳酸性酸中毒,常见于葡萄糖-6 磷酸酶缺乏症、1,6-二磷酸果糖酶缺乏症、丙酮酸羧化酶缺乏症、丙酮酸脱氢酶缺乏症、氧化磷酸化酶缺乏症。③由药物和毒素引起的乳酸性酸中毒,由乙醇、甲醇、乙烯乙二醇、果糖、山梨醇、木糖醇、水杨酸盐、对乙酰氨基酚、肾上腺素、麻黄碱、间羟舒喘宁、氰化物、硝普钠、异烟肼、丙烯乙二醇等所致。临床上多见 A、B 混合型,某些 B 型乳酸性酸中毒事实上也有程度不等的组织缺氧。临床绝大多数乳酸性酸中毒为获得性的(过度合成丙酮酸或乳酸),先天性遗传缺陷造成的乳酸性酸中毒常与糖原异生、三羧酸循环或呼吸链反应中某些重要的酶缺陷有关。众多原因中,心源性或低血容量性休克、严重的心力衰竭、严重创伤和脓毒症是 ICU 最常见的原因。值得引起重视的是,随着经济的发展,糖尿病发病率逐年增高,当糖尿病晚期出现各种并发症,有下列情况的一种:①心肺功能不全出现血流动力学不稳定,存在器官缺血缺氧状态;②肝功能明显受损;③估计的肾小球滤过率(eGFR)<30~60ml/(min·1.73m^2)时,继续口服二甲双胍,容易引起双胍类药物相关性乳酸性酸中毒,尤其是老年,发生率更高,严重者如抢救不及时,病死率极高。

二、发病机制

乳酸是葡萄糖无氧酵解的最终产物,每日生成量为20mmol/kg,它的前身是丙酮酸。正常情况下,丙酮酸经丙酮酸脱氢酶作用后生成乙酰辅酶A进入三羧酸循环,或通过丙酮酸羟化作用生成草酰乙酸,进行糖原异生,这些均在线粒体内进行。正常情况下体内乳酸生成和消耗是一个动态平衡的过程,保持非常恒定。当组织灌注减少或缺氧时,影响线粒体功能,葡萄糖的有氧氧化过程受阻,葡萄糖代谢生成丙酮酸后,不能进入线粒体的三羧酸循环,丙酮酸氧化减少,乳酸生成增多。

乳酸利用的唯一途径是再生成丙酮酸,因此其代谢与清除与丙酮酸相同。乳酸进入血循环后大部分被肝脏和肾脏摄取,通过糖原异生再转换成葡萄糖,或作为燃料最后生成 CO_2 和水。肝脏是摄取乳酸的主要器官,其最大清除率为5.72mmol/(0.75kg·h)。肾皮质可利用乳酸,利用量为负荷量的20%~30%。乳酸可自由地自肾小球滤过,然后被近曲小管重吸收,吸收阈值为5~6mmol/L。当乳酸的生成超过利用时发生乳酸性酸中毒。正常人利用乳酸的储备能力极大,单纯生成过多不伴有利用减少时,不致引起乳酸在血中堆积。

乳酸水平升高后经三个途径被代谢清除:①氧化磷酸化,在氧供充足时乳酸可再转变为丙酮酸进入三羧酸循环被有氧氧化分解;②作为糖原异生的底物,在肝脏及肾脏被重新合成葡萄糖,供应机体产能的需要;③通过肾脏排出体外,但只有当血乳酸>10mmol/L时才开始排出乳酸。现在已知,组织对乳酸的代谢及再利用要依赖于正常的血pH,当pH等于7.4时,肝脏、肾脏摄取乳酸能力最大,即平均每日机体产乳酸约1.5 mmol/L,肝脏清除能力可达3.4mmol/(L·d),机体大约可清除17mmol/L乳酸;但当pH≤7.0时,肝脏及肾脏中乳酸的生成率将超过清除率,引起乳酸堆积,酸中毒越严重,乳酸清除越困难。而乳酸在体内蓄积,可引起一系列损害,导致心肌收缩力进一步下降,外周小动脉对儿茶酚胺反应性降低或消失,微循环等功能紊乱,重要脏器血流量减少,可引起多个重要脏器先后或同时受损,导致多脏器功能障碍,其病死率较高,预后极差。

肝脏是代谢乳酸的主要器官,这种代谢乳酸的功能与肝脏血流量和肝功能有关。肝脏有强大的代偿能力,当肝血流量降低67%时,乳酸的摄取仅轻度减少,即使血流量减少93%时,仍有少量乳酸被利用。只有当肝血流量减少70%以上同时伴有血乳酸增高时(>4.2mmol/L),肝脏才转变为生成乳酸的器官。影响肝脏代谢乳酸的主要因素有：①缺氧，当 PaO_2 ＜6.27kPa(47mmHg) 时，肝脏将从代谢乳酸的器官变成产生乳酸的器官；②严重酸血症，肝细胞内 pH＜7.05 时，肝脏将从代谢乳酸的器官变成产生乳酸的器官；③应用苯乙双胍、果糖、乙醇等影响肝氧化还原反应的药物。

肾脏在乳酸性酸中毒时是防御器官，酸中毒增加肾脏对乳酸的摄取和利用。在血 pH＝7.45 时，肾脏清除的乳酸占 16％，pH 为 6.75 时增加至 44％。酸中毒时肾脏清除乳酸的增量足以代偿肝脏减少清除量的 1/2，肾血流量对乳酸利用的影响较小，当血容量减少 40％、平均动脉压（MAP）为 9.6kPa、肾血流量降低 60％时，肾脏对乳酸的摄取明显减少；当血容量减少 40％～50％、MAP 为 5.1kPa、肾血流量减少 94％时，肾脏才成为产生乳酸的器官。

三、乳酸性酸中毒的诊断

乳酸性酸中毒本身的临床表现无特异性，像其他原因引起的代谢性酸中毒一样，常有全身倦怠乏力、恶心呕吐、厌食、腹痛、呼吸深快、进行性意识障碍、嗜睡，直至昏迷，还可伴有脱水、心动过速、低血压、循环衰竭、痉挛等表现。急性乳酸性酸中毒的首要客观症状往往是呼吸加快，明显的过度通气是乳酸性酸中毒常见的一大特征。

临床乳酸性酸中毒常由全身的低灌注和组织低氧血症所致，故患者有严重的心肺疾病、全身炎症反应综合征、脓毒症、严重创伤和容量不足等，均是诊断乳酸性酸中毒的重要线索。当没有上述原因时，凡是口服双胍类降糖药物的糖尿病患者有严重酸中毒而酮体无明显增高者，应考虑本病。凡有休克、缺氧、肝肾衰竭者，如酸中毒较重时，必须警惕乳酸性酸中毒的可能性。

乳酸性酸中毒主要诊断标准如下。

1. 血乳酸≥2mmol/L 有临床意义，＞4mmol/L 表示病情严重，乳酸水平越高，预后越差。

2. 动脉血 pH≤7.35。

3. 阴离子间隙≥18mmol/L；除外肾衰竭、酮酸中毒、摄入甲醇、乙二醇、副醛、水杨酸等其他因素。

4. HCO_3^-≤10mmol/L。

5. CO_2 结合力下降，可在 10mmol/L 以下。

6. 丙酮酸增高，血乳酸/丙酮酸≥30∶1（丙酮酸正常值为 0.045～0.145mmol/L）。

7. 血酮体一般不升高。

动脉血的 pH 及阴离子间隙是两个相对不敏感的指标。有人统计，当血乳酸在 2.5～4.9mmol/L 时，有 58％的人阴离子间隙尚正常（＜12mmol/L），有 54％的患者动脉血 pH＞7.35，患者可因呼吸增快出现碱血症。所以诊断乳酸性酸中毒时最重要的指标是血乳酸水平的升高。

四、乳酸性酸中毒中的治疗

血乳酸水平的高低与患者预后密切相关，随着血乳酸水平的升高，其病死率也明显增高。当静脉血乳酸水平在 1.4～4.4mmol/L 时，患者病死率为 20%，当乳酸水平为 4.5～8.9mmol/L 时，病死率增至 74%，当乳酸水平达到 9.0～13mmol/L 时，病死率达 90%，血乳酸大于 13mmol/L 时，病死率高达 98%。研究表明，初始治疗乳酸降低越快，患者预后越好。因此，积极治疗原发病，尽快降低血乳酸水平，对降低患者病死率有重要意义。在治疗措施上，主要有针对原发病的治疗、补碱纠正酸中毒和尽早使用血液净化治疗。

1. 原发病治疗

乳酸性酸中毒的治疗首先应针对原发病，去除诱因，治疗原发病，如纠正循环衰竭提高心排血量，补足血容量纠正低血容量休克，使用增强心肌收缩力和减轻后负荷的药物，避免使用血管收缩药以免加重组织缺血缺氧，应用辅助呼吸积极改善组织缺氧状态，合理应用抗生素控制感染等。

2. 补碱纠酸治疗

对于乳酸性酸中毒的补碱一直有争议。临床上常用的碱性溶液为碳酸氢钠，补碱后由于 HCO_3^- 了转变为 CO_2，必须有足够有效的通气来保证 CO_2 呼出，否则 CO_2 可通过自由弥散作用透入细胞内，造成细胞内酸中毒，使心肌收缩力进一步下降，组织氧供更趋减少，反而刺激无氧糖酵解而更加重了乳酸性酸中毒。同时，大量补碱，使氧解离曲线左移，血红蛋白与氧结合紧密，在周围组织的氧释放减少，加重了缺氧状态，显著降低血浆游离钙水平，极易引起心律失常，这就是碳酸氢钠治疗乳酸性酸中毒可能引起的不良反应。但是严重的酸中毒不仅显著地降低了重要脏器（肝脏、肾脏）对乳酸的代谢利用，而且促使大量乳酸更进一步合成而加重了乳酸性酸中毒，呈恶性循环，使病死率急剧升高。尽管如此，临床上治疗乳酸性酸中毒时仍不宜放弃碳酸氢钠，因实验是在控制的条件下进行，乳酸生成通过负反馈受到一定限制，而临床上的乳酸性酸中毒，常常是恶性循环，血流动力学紊乱导致乳酸堆积，而酸中毒又进一步加重循环衰竭，减少肝、肾血流量，减少乳酸利用加速乳酸生成，进一步加重酸中毒，因此仍主张使用碳酸氢钠，关键在于如何恰当应用。

应用碱性药物时，不宜过快过多，否则会带来不良后果。理由是：①目前所用的碳酸氢钠均为高张溶液，短期内大量输入会导致高张状态，细胞内水分大量外移。②酸中毒时氧解离曲线右移，有利于改善组织氧供，当酸中毒被纠正时，解离曲线左移，组织氧供减少，虽然 pH 增高后可使红细胞内 2,3-二磷酸甘油酸(2,3-DPG)增高而得到代偿，但 2,3-DPG 增高需一定时间，因此若酸中毒纠正过快，反使组织缺氧加重。③碳酸氢钠纠正酸中毒是通过形成 H_2CO_3，再进一步分解成 CO_2 和 H_2O 被排出体外后才最后完成。当伴有严重通气不足时，若短时间内注入大量碳酸氢钠，这些非代谢的 CO_2 潴留体内，会加重酸中毒。④CO_2 进入脑组织比 HCO_3^- 快，快速纠正酸中毒会使脑 pH 进一步降低。⑤当组织灌注或酸血症改善时，体内堆积的乳酸转化成 HCO_3^-，从而导致过度碱化。

3. 血液净化治疗

乳酸是一种相对分子质量<90D 的小分子物质，可通过血液净化弥散和对流的原理被清除，因此，普通血液透析（HD）、血液透析滤过（HDF）和连续性血液净化（CBP）均能将血液中的乳酸清除，临床应根据原发病及病情的严重程度来选择合适的血液净化方式。对于心肺肝功能尚好的患者，采用普通的 HD 治疗就能取得很好的临床疗效。对于循环不稳定的患者，有人报道，应用高容量血液滤过（HVDF）治疗能有效清除体内乳酸水平，并能改善血流动力学不稳的状态。多数学者认为，不管病情如何，CBP 治疗在临床疗效和预后方面均优于 HD 和 HDF 治疗。国内外研究均表明，临床对于心肺功能不好或心源性休克、脓毒症性休克、低血容量性休克、严重创伤等引起组织严重缺氧，尤其是老年伴有血流动力学不稳定的患者，或出现 MODS 时应尽早给予 CBP 治疗，早期持续血流净化治疗可降低病死率，明显改善预后。

(1)CBP 治疗严重乳酸性酸中毒的优势

①乳酸性酸中毒最根本的治疗是病因治疗，如纠正休克，CBP 精准控制容量，能促进血流动力学稳定，改善患者的内环境。

②CBP 能直接清除体内过多的乳酸，直接减轻酸中毒，从而起到维持内环境稳定的作用。

③由严重感染脓毒症引起，CBP 能有效清除体内的内毒素和各种炎症递质，改善微循环，使组织缺氧状态得到纠正。组织缺氧纠正后，乳酸生成减少，并能够增加肝脏清除乳酸的能力。

④药物或毒物如二甲双胍引起的乳酸性酸中毒，CBP 同时可去除相关的药物及毒物。

⑤对于危重症如 MODS 患者，CBP 还能对多器官起到支持作用，同时为营养支持治疗创造条件。

(2)CBP 治疗严重乳酸中毒的注意事项

①置换液或透析液的选择：置换液或透析液通常有乳酸盐和碳酸氢盐两者选择。正常肝脏代谢乳酸盐的速率为 100mmol/L，商品乳酸液置换液或透析液含乳酸盐 40～45mmol/L，间歇性血液滤过（HF）时，乳酸盐输入速率为 250～300mmol/h，可出现一过性高乳酸血症，但不影响动脉血 pH，因 HCO_3^- 的生成仍大于丢失。但当肝衰竭时，肝脏对乳酸的利用障碍，可发生高乳酸盐血症与动脉血

pH降低,因此对肝衰竭的患者应该慎用乳酸盐做间歇性血液滤过。组织缺氧引起的乳酸性酸中毒是否需用碳酸氢盐一直存有争议。如在心搏骤停的患者中,发生乳酸性酸中毒,应用等张或高张的碳酸氢盐,可使血浆渗透压增高,液体负荷加大,导致动脉或静脉高碳酸盐血症,加重细胞内或脑脊液内的酸中毒。但近年来已有应用碳酸氢盐透析液或置换液进行CBP治疗严重乳酸性酸中毒获得成功的报道。1998年,Mariano等用高容量CVVH治疗13例严重的乳酸性酸中毒,置换液碳酸氢盐浓度起始为$25\sim50$mmol/L,每12小时提高浓度一次,最终平均浓度为52 mmol/L。患者治疗前动脉血pH平均为7.15,HCO_3^-为11 mmol/L,乳酸盐为15 mmol/L。13例中10例经72h治疗后,HCO_3^-恢复至正常,预后改善。

②置换液或透析液的浓度:在CVVH治疗之初,置换液中浓度HCO_3^-可设置为低浓度(如20mmol/L),其目的在于使患者酸中毒的纠正不要太快,以避免血红蛋白氧离曲线左移,血红蛋白对氧的亲和力增加,在周围组织中,氧释放减少,从而加重组织的缺氧。待在酸中毒得到初步纠正,动脉血pH升至7.20后,再增加置换液中HCO_3^-浓度至高浓度35mmol/L,使内环境最终达到稳定的平衡状态。

③置换液或透析液的输入速度:治疗乳酸性酸中毒应注意碳酸氢盐的输入速度,防止动脉血$PaCO_2$增高及由此导致的细胞内和脑脊液酸中毒加重,防止高钠血症和高容量血症。碳酸氢盐的输入速度为$40\sim50$ mmol/h时,一般不会导致$PaCO_2$升高。

④抗凝药物的选择:临床常用的抗凝药物主要有普通肝素、低分子肝素和枸橼酸,由于休克、酸中毒,组织氧供不足,枸橼酸盐在体内代谢困难,可加重酸中毒,所以必须采用普通肝素或低分子肝素抗凝,而不能采用枸橼酸盐抗凝。

(陈妙旋 钟鸿斌)

参 考 文 献

[1] Nichol AD,Egi M,Pettila V,et al. Relative hyperlactatemia and hospital mortality in critically ill patients: a retrospective multicentre study[J]. Crit Care,2010,14(1): R25.

[2] Kruse O,Grunnet N,Barfod C. Blood lactate as a predictor for in-hospital mortality in patients admitted acutely to hospital: a systematic review[J]. Scand J Trauma Resusc Emerg Med,2011,19:74.

[3] Kluge S,de Heer G,Jarczak D,et al. Lactic acidosis update 2018[J]. Dtsch Med Wochenschr,2018,143(15):1082-1085.

[4] Kraut JA,Madias NE. Lactic acidosis[J]. N Engl J Med,2014,371(24):2309-2319.

[5] Moioli A,Maresca B,Manzione A,et al. Metformin associated lactic acidosis(MALA): clinical profiling and management [J]. J Nephrol,2016,29(6):783-789.

［6］ Lalau JD,Kajbaf F,Protti A,et al. Metformin-associated lactic acidosis(MALA)：Moving towards a new paradigm[J]. Diabetes Obes Metab,2017,19(11):1502-1512.

［7］ Aharaz A,Pottegård A,Henriksen DP,et al. Risk of lactic acidosis in type 2 diabetes patients using metformin：A case control study[J]. PLoS One,2018,13(5)：e0196122.

［8］ Lazarus B,Wu A,Shin JI,et al. Association of Metformin Use With Risk of Lactic Acidosis Across the Range of Kidney Function：A Community-Based Cohort Study[J]. JAMA Intern Med,2018,178(7):903-910.

［9］ Seidowsky A,Nseir S,Houdret N,et al. Metformin-associated lactic acidosis：a prognostic and therapeutic study[J]. Crit Care Med,2009,37(7):2191-2196.

［10］ 张训,侯凡凡. 连续肾脏替代治疗(CRRT)纠正多脏器衰竭伴乳酸性酸中毒[J]. 中华肾脏病杂志,1997,3(13):176-178.

［11］ McCabe DJ,Baker S,Stellpflug SJ. Hemodialysis in metformin-associated lactic acidosis due to acute overdose in a metformin-naïve patient[J]. Am J Emerg Med,2018,36(9):1721. e1-1721. e2.

［12］ Suzuki K,Okada H,Yoshida S,et al. Effect of high-flow high-volume-intermittent hemodiafiltration on metformin-associated lactic acidosis with circulatory failure：a case report[J]. J Med Case Rep,2018,12(1):280.

［13］ Bruijstens LA,van Lain M,Buscher-Jungerhans PM,et al. Reality of severe metformin-induced lactic acidosis in the absence a chronic renal impairment[J]. Neth J Med,2008,66(5):185-190.

［14］ 张淇钊,方喜斌,蔡志雄,等. 早期连续性血液净化治疗乳酸性酸中毒的应用[J]. 中国危重病急救医学,2013,25(1):45-47.

［15］ Mariano F,Pozzato M,Inguaggiato P,et al. Metformin-Associated Lactic Acidosis Undergoing Renal Replacement Therapy in Intensive Care Units：A Five-Million Population-Based Study in the North-West of Italy [J]. Blood Purif,2017,44(3)：198-205.

第20章

脓毒血症的血液净化

脓毒血症(sepsis)是指机体感染后发生的全身性炎症反应综合征(system inflammatory response syndrome,SIRS),即 SIRS 加上明确的感染证据。脓毒血症分为严重脓毒血症(severe sepsis)和脓毒血症休克(septic shock)。严重脓毒血症是指脓毒血症的基础上伴有器官功能障碍、组织灌注不足(乳酸酸中毒、少尿、意识改变等)以及低血压。脓毒血症休克是指脓毒血症基础上经过补液治疗后仍表现为低血压且伴有灌注不良表现,如乳酸酸中毒、少尿、神志改变等。脓毒血症休克常导致多器官功能障碍综合征(multiple organ dysfunction syndrome,MODS),伴随有两个或以上器官的功能障碍及需要生命支持治疗方能维持的内环境稳定。

全球每年新增 1800 万严重脓毒血症病例,其中美国每年新增 75 万例脓毒血症患者,并且还以每年 1.5%～8.0%的速度上升。虽然近年来,新型细菌学诊断技术和细菌培养水平的提高,新型广谱抗生素的使用,以及全身支持治疗技术的应用,提高了对脓毒血症的诊治水平,但脓毒血症的病死率仍居高不下。目前国内的脓毒血症病死率高达 45%～70%,国外报道为 30%～50%。全球每天约 14 000人死于其并发症,美国每年约 21.5 万人因脓毒血症死亡。

一、病因

脓毒血症的起始因素是感染,其病原微生物包括细菌、真菌、病毒及寄生虫等。机体任何部位的病原微生物感染均可引起脓毒血症。临床上常见于肺炎、泌尿系统感染、腹膜炎、胆管炎、肠炎、脑膜炎、皮肤蜂窝织炎、器官脓肿等。但对脓毒血症患者血液进行细菌学培养,并非所有的患者都可获得感染的病原微生物的阳性结果,仅约 45%的脓毒性休克患者可获得阳性血培养结果。

脓毒血症与患者基础条件、原始疾病和用药病史有密切关系。常常发生在有严重外伤打击的患者中,如严重烧伤、多发伤、外科手术后等患者。也常见于有慢性基础疾病的患者中,如糖尿病、慢性阻塞性肺疾病、白血病、再生障碍型贫血和尿路结石。慢性肾脏疾病患者,往往存在有全身营养状况差、低蛋白血症、低血压等,基础条件差,原始疾病又是慢性肾炎、糖尿病、系统性红斑狼疮等易感染疾病,长期服用激素、免疫抑制药等免疫药物,存在有腹膜置管、血液透析置管、导尿管等医源

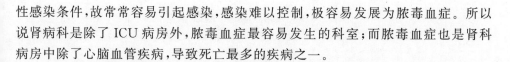

性感染条件,故常常容易引起感染,感染难以控制,极容易发展为脓毒血症。所以说肾病科是除了 ICU 病房外,脓毒血症最容易发生的科室;而脓毒血症也是肾科病房中除了心脑血管疾病,导致死亡最多的疾病之一。

二、病理生理过程

免疫功能紊乱和炎症反应失控是脓毒血症发生和发展的中心环节。脓毒血症的发展过程与 SIRS 的分期相似。典型的脓毒血症分为 3 个阶段。

(一)局限性炎症反应阶段

因感染形成局部炎症反应,诱发单核-巨噬细胞的活化、趋化,并在感染部位聚集,释放肿瘤坏死因子(TNF-α)、白介素-6(interleukin-6,IL-6)、IL-1 等炎症递质、氧自由基、溶酶体等。这些有助于在感染部位杀死细菌,清除毒素及坏死组织,促进组织修复,控制炎症,使感染限制在局部,保持自身其他部位稳定。在大多数情况下,反应达到平衡,也称为适度炎症反应。

(二)有限性全身炎症反应阶段

当感染反复或多次承受手术、麻醉等应激或高分解状态时,局限性炎症反应不足于将毒素或坏死组织清除,将导致单核-巨噬细胞、中性粒细胞、淋巴细胞(包括其他实质细胞)均处于活化状态,释放大量炎症递质,这些递质通过淋巴与血液扩散,并通过自分泌和旁分泌被进一步活化。其中 TNF-α 是促炎症细胞因子的始动剂,通过自分泌扩大炎症始动信号,导致更多的 TNF-α 和细胞因子如 IL-1β 的合成与释放,TNF-α 与 IL-1β 对免疫活性细胞的刺激作用比单独的 TNF-α 强 20~30 倍,使机体出现 SIRS 的典型表现。

同时机体为了防止炎症过度失控对机体的损害,机体亦产生大量的内源性抗炎介质,如 IL-4、IL-10、Lipoxin 等,发挥拮抗作用。如促炎与抗炎两方面力量相当,则机体在出现典型 SIRS 的病理状态下达到暂时平衡,SIRS 的进展受限,进一步采取积极干预措施,SIRS 可向有利于机体方向发展。

(三)全身炎症失衡阶段

如强烈的致病菌、毒素持续存在或无法控制,炎症细胞过度活化,通过瀑布式级联放大效应,导致促炎递质的泛滥,引起全身组织的损伤。同时,内源性抗炎递质也随着促炎递质的泛滥而过度表达和释放。这些抗炎递质可以引起机体的免疫功能抑制,诱发或加重全身性感染。当两者相互加强时,导致炎症反应和免疫功能严重障碍,均可导致全身组织器官的损伤而产生 MODS。

(四)脓毒血症的发病机制(图 20-1)

1. 炎症的调控的失衡和扩大

炎症细胞主要包括单核巨噬细胞、中性粒细胞、嗜酸性粒细胞、血管内皮细胞及血小板等。正常状态下,血管内皮细胞及白细胞仅表达少量黏附分子,血细胞在

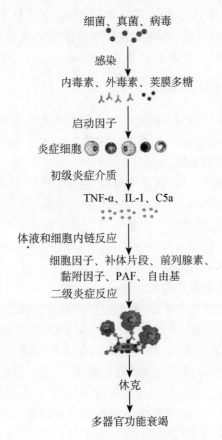

图 20-1 脓毒血症发病机制示意图

血管中随血流而运动。在感染状态下,大量的细胞因子、炎症递质及凝血因子等引起机体的一系列反应:TNF-α 和 IL-1、IL-8 等可促进炎症反应,花生四烯酸的代谢产物血栓素-2、前列腺环素及前列腺素 E_2 均为参与发热、心动过速、呼吸急促、心室灌注异常和乳酸性酸中毒等病理过程。这些炎症因子持续存在,导致内皮细胞的功能障碍,促进白细胞的黏附和迁移,凝血酶的生成和纤维蛋白的形成,局部血管活性的改变,通透性增加。进一步促进非特异性炎性反应发生和播散、凝血系统激活,最终导致细胞凋亡、坏死,以及自噬发生,并且微血管内血栓形成,引起弥散性血管内凝血(disseminated intravascular coagulation,DIC)、组织器官低灌注,最终引起全身低氧血症和器官功能障碍。在脓毒血症中,炎症反应途径和凝血途径以及其他细胞反应相互交织相互影响,共同发挥作用。

2. 炎症因子表达调控机制紊乱

感染时细菌、病毒、真菌等病原菌所释放的毒素,特别是革兰阴性菌内毒素脂多糖,以及炎症因子都可以作用于炎症细胞,通过天然免疫受体,激活细胞内核因

子 κB(NF-κB)、丝裂原激活的蛋白激酶(MAPK)通路、JAK/STAT 通路、磷脂酰肌醇 3 激酶通路(PI3K/Akt 通路)等炎性信号通路,使炎症因子的表达调控机制发生紊乱,从而导致炎症因子的泛滥。

三、脓毒血症的临床表现

1. SIRS 的表现

指具有 2 项或 2 项以上的下述临床表现。

(1)体温>38℃或<36℃;

(2)心率>90/min;

(3)呼吸频率>20/min 或 $PaCO_2$<32mmHg;

(4)外周血白细胞>12×10⁹/L 或<4×10⁹/L 或未成熟细胞>10%。

2. 脓毒血症常有 SIRS 的一种或多种表现

虽然感染病原菌不同,感染部位不一,但其表现可以归结为三类:①原发感染灶的症状和体征;②SIRS 的表现;③脓毒血症导致器官灌注不足及功能不全,引起的休克及进行性多器官功能不全表现。最常见的有发热、心动过速、呼吸急促和外周血白细胞增加。

由于认为既往"感染+SIRS 表现"的诊断指标过于敏感和非特异性,《2012 年国际严重脓毒血症和脓毒血症休克管理指南》指出,临床上诊断成人脓毒血症要求有明确感染或可疑感染加上以下指标(表 20-1)。

表 20-1　脓毒血症诊断标准(肯定或怀疑的感染,加上以下指标)

一般指标

发热(>38.3℃)或低体温(<36℃)

心率增快(>90/min)或>年龄正常值之上 2 个标准差

呼吸增快(>30/min)

意识改变;明显水肿或液体正平衡>20ml/kg,持续时间超过 24h

高血糖症(血糖>7.7mmol/L)而无糖尿病病史

炎症指标

白细胞增多(>12×10⁹/L)或白细胞减少(<4×10⁹/L)或白细胞正常但不成熟细胞>10%

血浆 C 反应蛋白>正常值 2 个标准差

血浆降钙素原>正常值 2 个标准差

血流动力学指标

低血压(收缩压<90 mmHg,平均动脉压<70 mmHg 或成人收缩压下降>40 mmHg,或低于年龄正常值之下 2 个标准差)

混合静脉血氧饱和度(SvO_2)>70%

心脏指数(CI)>3.5L/(min·m²)

（续　表）

器官功能障碍参数

氧合指数（PaO_2/FiO_2）＜300

急性少尿[尿量＜0.5ml/（kg・h）]；肌酐增加≥44.2μmol/L

凝血功能异常（国际标准化比值＞1.5 或活化部分凝血活酶时间＞60s）

肠麻痹：肠鸣音消失

血小板减少（＜100×10⁹/L）

高胆红素血症（总胆红素＞70mmol/L）

组织灌注参数

高乳酸血症（＞3 mmol/L）

毛细血管再充盈时间延长或皮肤出现花斑

摘自：Dellinger RP. Internsive Care Medical，2013，39：165-228

需要注意的是：新的诊断标准并未强调必须是在感染的基础上加上以上 5 条或其中几条以上表现才可以诊断为脓毒血症，而更强调以异常的指标结合临床专科的具体病情变化来做出更符合临床实际的脓毒血症临床诊断。

3. **脓毒性休克**

其他原因不可解释的，以低血压为特征的急性循环衰竭状态，是严重脓毒血症的一种特殊类型。

（1）收缩压＜90mmHg 或收缩压较原基础值减少＞40mmHg 至少 1h，或依赖输液及药物维持血压，平均动脉压＜60mmHg；

（2）毛细血管再充盈时间＞2s；

（3）四肢厥冷或皮肤花斑；

（4）高乳酸血症；

（5）尿量减少。

四、脓毒血症的治疗

1. **脓毒血症集束化治疗策略（bundle strategy）**

《2012 年国际严重脓毒血症和脓毒血症休克管理指南》以循证医学为依据，总结了早期目标指导治疗、强化血糖控制、小剂量激素替代治疗、活性蛋白 C 治疗等治疗方案，其核心就是将各自独立的疗法整合为整体化的集束化治疗策略，以期最大限度地发挥综合治疗效应。

脓毒血症集束化治疗策略包括脓毒血症复苏集束化策略和脓毒血症治疗集束化策略。前者要求在诊断严重脓毒血症后的 6h 内完成血乳酸测定、血培养、早期广谱抗菌药物应用和早期目标指导治疗等治疗策略；后者则要求在 24h 内完成由小剂量激素、活性蛋白 C、强化血糖控制和限制气道平台压构成的 4 项治疗策略。

集束化治疗策略所代表的强化、优先、积极的治疗理念,目前已有越来越多的临床研究证据支持集束化治疗策略在急诊和 ICU 的早期实施后,可以明显降低脓毒血症患者的病死率。

2. 早期目标指导治疗(early goal-directed therapy,EGDT)

早期目标指导治疗是指当临床诊断严重脓毒血症合并组织灌注不足时,应尽快进行积极的液体复苏,并在最初的 6h 内达到以下目标:中心静脉压(CVP)1.06～1.60kPa;8.65kPa≤平均动脉压(MAP)<11.97kPa,尿量>0.5ml/(kg·h),中心静脉(上腔静脉)氧饱和度(ScvO$_2$)≥70%。纠正低血容量,保证有效的心排出量和组织、器官的灌注,是治疗脓毒血症休克的关键。液体复苏治疗时选择什么样的液体没有明确的规定,可根据病因及临床病情进行选择,没有证据表明晶体液或胶体液哪种类型更好,晶体液或胶体液的临床应用对病人预后的影响并没有差异。但 2014－2015 年,三项临床实验 ProCESS、PRISE、ProMISe 分别表明,EGDT 不能降低严重脓毒血症休克患者 90d 死亡,基于 protocol 的 EGDT 或标准治疗后脓毒血症休克者 60d、90d、360d 病死率并不优于常规治疗。这可能与研究的入组例数较少有关。

3. 抗感染治疗

早期抗生素治疗对脓毒血症临床决策至关重要。有效地清创引流和广谱抗菌药物应用仍是根本性治疗措施。大量的临床荟萃结果表明,抗生素使用的时机明显影响脓毒血症患者的预后,因此抗生素的使用原则是:①用药时机,强调“及早发现、及时使用”,即一旦确诊后,最好在 1h 内,最迟 4h 内给予抗菌药物治疗。②药物选择,强调“强力有效”,早期使用广谱抗菌药物,待细菌培养及药敏结果出来后,再针对性选择用药;初始期的“广谱足量”和其后的“针对性选择性治疗”。

4. 其他药物治疗

(1)血管活性药物治疗:在进行积极的液体复苏同时,脓毒血症应尽快恢复有效循环血量,纠正微循环障碍,纠正组织和细胞缺氧,故应尽早合理使用血管活性药物,维持 MAP≥8.65kPa。常用多巴胺、肾上腺素、去甲肾上腺素和多巴酚丁胺等药物。去甲肾上腺素可迅速改善脓毒血症休克患者血流动力学状态,显著增加尿量和肌酐清除率,改善肾功能,可作为一线首选用药;对于肾少尿和(或)肾功能不全的脓毒性休克患者,应用多巴胺可能是较好的选择;而对于有快速型心律失常或组织缺氧严重的脓毒性休克患者去甲肾上腺素可能是更好的选择。

(2)强化胰岛素治疗:在包括没有糖尿病基础的脓毒血症患者中,高血糖与胰岛素抵抗常容易出现,发生率高达 75%。高血糖可能导致凝血机制异常、诱导细胞凋亡、降低中性粒细胞功能,从而升高伤口感染概率、延迟伤口愈合,是病死率升高的独立危险因素之一。相反地,胰岛素具有抗炎、抗凝和抗凋亡等活性。强化胰岛素治疗带来的其他益处包括降低全身性血液感染、需要透析的急性肾功能衰竭、输血的发生率及机械通气的时间。此外,强化胰岛素治疗还可降低血清C反应蛋白水平(CRP)。

(3)糖皮质激素治疗:糖皮质激素可抑制先天性免疫反应,从而降低 TNF-α、IL-1、IL-6、IL-8 和 γ 干扰素(IFN-γ)等促炎因子的合成与释放,同时升高抑炎因子IL-10 水平。应用小剂量、较长疗程的糖皮质激素治疗方案,有利于提高重症脓毒血症患者的休克逆转率和生存率;给予肾上腺功能低下的脓毒血症患者氢化可的松或氟氢可的松治疗可使严重脓毒血症患者存活率升高 10%。

(4)人类重组活化蛋白 C(activator protein C,APC)治疗:蛋白 C 是由肝合成的急性期血清蛋白酶原,是凝血蛋白酶瀑布反应的最终产物。APC 可水解凝血因子 Ⅴa 和 Ⅷa,因此 APC 也是负反馈调节凝血瀑布反应的一部分,可阻断凝血酶的过多产生,最终防止血小板活化和其他炎症因子的激活,从而阻断内皮细胞和免疫细胞的炎症反应。脓毒血症患者应用 APC 可抑制 T-TM 的过度产生,有促进纤溶活性的作用;同时 APC 还借助细胞表面的辅助受体活化特异性受体,产生调节基因表达、抗炎、抗凋亡和稳定内皮细胞屏障等细胞保护效应,可降低重症脓毒血症患者的病死率。人类重组活化蛋白 C 是美国食品与药物管理局(FDA)唯一批准用于脓毒血症治疗的药。

五、脓毒血症的血液净化治疗

脓毒血症本质是由感染或有高度可疑感染灶引起的 SIRS,虽然通过抗生素治疗和手术去除感染灶可以有效地控制感染,但是炎症反应如果没有被及时控制,脓毒血症还会发展迁延。血液净化治疗的手段分为透析、滤过、吸附等方式,以清除体内水分、电解质、代谢产物和毒物的一种治疗方式。血液净化治疗可在集束化治疗策略的基础上,通过透析、吸附、高通量滤过等方式清除循环中的炎症递质和内毒素,调节脓毒血症早期的免疫反应;改善水钠潴留,改善血流动力学,改善凝血功能;调节酸碱平衡、纠正电解质紊乱,从而稳定机体的内环境,对抢救危急重症脓毒血症患者起到了积极有效的作用。

1. 脓毒血症的血液净化方式

随着对脓毒血症发病机制的研究进展,一些新的血液净化技术逐渐应用于脓毒血症的治疗中,如连续性血液透析、连续性血液滤过、连续性高容量血液滤过、血液吸附、血浆滤过吸附、血浆置换、生物人工肾等。

(1)血液透析:血液透析能够清除小分子尿毒症毒素,纠正电解质紊乱,是临床最常用的血液净化治疗手段。但由于其清除物质能力有限,且血流动力学不稳定,在脓毒血症治疗中被清除物质的多样性血液滤过所取代。但近年来血流动力学稳定性的连续血液透析的开展和高通透性膜(高通量透析器)的使用使又重新在脓毒血症中广泛应用。在血流动力学稳定的脓毒血症患者中,使用血

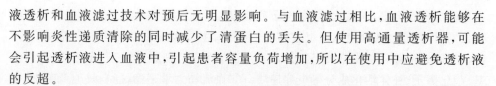

液透析和血液滤过技术对预后无明显影响。与血液滤过相比,血液透析能够在不影响炎性递质清除的同时减少了清蛋白的丢失。但使用高通量透析器,可能会引起透析液进入血液中,引起患者容量负荷增加,所以在使用中应避免透析液的反超。

(2)血液滤过:血液滤过是通过使用生物相容性高的滤器,模仿肾小球滤过和肾小管重吸收功能。由于脓毒血症相关的炎性递质大部分是中分子水溶性物质,理论上能够通过血液滤过的滤器,因此血液滤过是最早应用于脓毒血症治疗的血液净化技术。目前常用的是连续性静脉-静脉血液滤过。血液滤过根据置换液量的不同进行分类,治疗过程中置换液在 $50\sim100$ ml/(kg·h)属于高容量血液滤过,大于 100 ml/(kg·h)则属于极高容量血液滤过,高容量血液滤过能够改善脓毒血症患者的血流动力学,减少血管加压素的使用,延长患者存活时间。

(3)血液吸附(灌流):血液吸附(灌流)可以通过滤膜的吸附作用清除炎症大分子物质,理论上清除炎症分子和内毒素的作用,要优于血液滤过。其主要采用非特异性吸附材料和特异性的吸附材料。非特异性吸附材料主要是活性炭和树脂,通过疏水键、离子键、氢键和范德华力与溶质结合,起到物质清除作用。这一吸附作用是根据溶质大小及其与吸附材料的亲和力分离物质,因此可以通过调节吸附材料的孔径来增加非特异性吸附的选择性。其主要缺点是生物相容性差,可引起血小板和白细胞减少。特异性吸附材料,主要是使用多黏菌素或是 TNF-α、IL-6 等特异性抗体包被的滤膜制成滤器,其中多黏菌素的氨基和 α-氯乙酰胺甲基化聚苯乙烯不溶性纤维共价结合制成多黏菌素-B 聚苯乙烯纤维(PMX-F),商品名为 Toraymyxin,能够特异吸附和清除内毒素 LPS。而 TNF-α、IL-6 抗体可以分别吸附 TNF-α、IL-6,减少血液中的 TNF-α、IL-6 水平。由于血液吸附强大的物质吸附能力,使其成为治疗脓毒血症的一种重要的手段。

(4)血浆置换:血浆置换是将患者血液在体外通过血浆分离器或离心分离血浆和细胞成分,弃去血浆,用供者的新鲜冰冻血浆和清蛋白代替血浆与细胞成分一起回输患者体内。血浆置换存在费用昂贵,有过敏、传染疾病的风险,同时对改善脓毒症患者的病情和预后并无明显益处,故单纯血浆置换不适合在脓毒症患者中使用。

以上几种血液净化方式各有利弊,目前用治疗脓毒血症的最重要的进展是几种方式联合应用,如血液滤过+透析、滤过+血浆交换,以及血液滤过+吸附等。

2. 连续性血液净化方式在脓毒血症中的应用

连续性血液净化(continuous blood purification,CBP)是指所有连续、缓慢清除水分和溶质的治疗方式的总称。由于 CBP 克服了传统间歇性血液透析存在的"非生理性"治疗的缺陷,自 1977 年 Kramer 等首次将连续性动静脉血液滤过应用于临床以来,CBP 技术日趋成熟,临床应用范围进一步扩大,尤其在创伤、感染、全身炎症反应综合征、脓毒血症、急性重症胰腺炎等重症疾病的救治中取得了良好疗效。同时对 CBP 的理论认识也较前有所拓展,主要表现在以下几个方面:①发现 CRRT 除了清除代谢毒素外,还可以"非特异性清除"细胞因子、炎症递质、氧自由基、趋化因子、补体活化成分等炎症递质。②血流动力学平稳,能有效地调节水、电解质酸碱平衡,修复内皮细胞,保护心、肾、肝、肺等器官系统。③从纠正酸碱平衡到发现可以平衡机体免疫、内分泌、凝血与纤溶等系统的紊乱。④在治疗过程中,可以按需要提供营养补充及药物治疗。

CRRT 目前的模式有连续性静脉-静脉血液滤过、连续性动脉-静脉血液透析、连续性静脉-静脉血液透析滤过、缓慢连续性超滤、连续性高流量透析、血液吸附、血浆置换等。

(1)CRRT 治疗的时机:脓毒血症以及急性肾损伤 AKI 病情严重、复杂。对于此类患者,何时进行有效的肾脏替代治疗? 不同的医疗机构有不同的治疗策略。目前认为 AKI 患者出现 GFR 急剧下降,并且有或即将出现严重溶质失衡或出现中毒症状、容量过度负荷,应及时进行 CRRT。对于脓毒血症患者,由于炎症递质是导致重症感染患者 SIRS 的危险因素,及时清除促炎递质、缓解过度的炎症反应可防细胞因子的瀑布反应,从而延缓这些炎症递质导致多器官功能损伤。所以当患者处于 SIRS 状态时,尽管可能未出现 AKI,也应行 CRRT 治疗。

临床实验研究,常根据患者的主要症状、体征和生理学参数进行加权和赋值,对病情的严重程度进行量化评价。常用的有 ICU 评分系统,即"急性生理学和慢性健康状况评分"(acute physiology and chronic health evaluation APACHE),目前常用的是 APACHE Ⅱ,对以 AKI 的评价,目前 ADQI 根据尿量或 GFR 的变化,采用 RIFLE 分级,既往也常用 ATN-ISI 分级。

(2)CRRT 模式:传统的 CRRT 治疗模式包括连续性静脉-静脉血液滤过(CVVH)、连续性静脉-静脉血液透析(CVVHD)、连续性静脉-静脉血液透析滤过(CVVHDF)。相比于以弥散为主的 CVVHD 而言,CVVH 和 CVVHDF 模式均以对流方式为主,更有利于大分子物质的清除。对于上述 3 种治疗模式尚缺乏随机对照试验比较。目前我国应用最多的模式为 CVVH,国外较多应用 CVVHDF。由于对细胞因子、炎症递质的清除仍受到滤器膜孔径的限制,近年来又出现一些新的透析模式,如高容量血液滤过(high volume hemofiltration,HVHF)。CRRT 采用的滤器,多采用中空纤维型血液滤器,滤过膜的滤过性能接近肾小球基底膜。对滤过膜要求:生物相容性好、截留分子量明确(通过中、小分子物质)、高通量、抗高压、滤器内容积较小(40～60ml);常用的有聚酰胺膜、聚砜膜、聚甲基丙烯酸甲酯膜等。一些大孔径膜制成的滤器进行超高通量血液滤过,可能进一步增加细胞因子的清除。此外,一些附加于 CRRT 上的组合型人工肾,可以调整机体的内环境,改善代谢及免疫功能,起到器官支持的作用。带阳离子基团修饰的吸附剂,能有效清除内

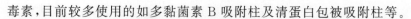

毒素,目前较多使用的如多黏菌素 B 吸附柱及清蛋白包被吸附柱等。

(3)CRRT 治疗的剂量:治疗剂量是指 CRRT 治疗过程中净化血液的总量。目前尚无统一的标准。主要指标有 24h 置换液的总量,24h 滤出液总量,单位时间使用置换液的量(常以每小时每千克体重置换液的量来表示)等,但这些方法均不能精确反映实际治疗剂量。2012 年 KDIGO 中 AKI 指南指出,"尽管临床上使用透析治疗的历史已超过 60 年,但对于如何测量 AKI 患者的 RRT 治疗剂量,以及何时为最佳剂量,仍存在争论"。

2000 年,Ronco 在 *Lancet* 发表论文认为,35ml/(kg·h) 治疗剂量优于 20ml/(kg·h),45ml/(kg·h) 治疗剂量可以改善脓毒血症患者生存质量。所以他提出 CRRT 治疗剂量可分为"替代肾治疗的剂量"和"治疗脓毒症的剂量"。前者为 20～35ml/(kg·h),主要适用于纠正氮质血症及水、电解质和酸碱平衡。后者为大于 42.8ml/(kg·h),清除脓毒血症患者中的炎症递质。但后续 ATN、RE-NAL 临床研究表明,提高治疗剂量的强化治疗较非强化治疗,在 60d 的全因死亡率、肾恢复及减少其他器官功能衰竭上并未有明显益处。基于以上资料,ANQI 推荐在脓毒血症患者早期使用冲击式高容量血液滤过治疗脓毒血症(HVHF)治疗,治疗剂量为 85ml/(kg·h),治疗 6～8h,随后使用 48ml/(kg·h),治疗 16～18h,冲击治疗时血浆中炎症递质被清除,但机体其他间隔室炎症递质被清除量少;常规治疗时,其他间隔室炎症递质再充盈至血循环,下一次冲击治疗时被清除。

(4)CRRT 超滤量:由于脓毒血症患者,往往存在休克并伴随水钠在血管外潴留,因而对于 CRRT 超滤量的需要根据治疗目的和患者的循环情况来设定。患者的循环情况主要是根据患者的血压,尤其是中心静脉压的水平。一般来说,水的平衡=同期入量(置换液量+静脉输液量+口服量)-同期出量(同期超滤液量+尿量+引流量+其他液体丢失量)。

(5)中止 CRRT 指征:对于脓毒血症及 MODS 患者而言,当炎症反应逐渐下调,炎症指标如血 WBC、PCT、CRP 水平及 APACHE Ⅱ 评分下降,对机械通气的要求及对肠外营养支持的要求降低,就是停止 CRRT 的时机。同时,对于 AKI 的患者,如果尿量增加,没有明显的电解质紊乱、高分解状态、血肌酐稳定或下降,也可以停止 CRRT 治疗。必要时可更换为 IHD 治疗,以防止肾功能反复和维持体内环境稳定。

(6)CRRT 治疗的血管通路:CRRT 治疗通路,目前没有明确的共识和指南。但动脉-静脉治疗并发症多,溶质清除效率低,同时由于担心针头插同一部位连续多日会导致永久血管或移植血管损伤,目前不推荐使用动静脉内瘘和移植血管进行 CRRT 治疗。大多数的透析中心倾向于双腔静脉导管,优先选择泵驱动的静-静治疗模式。双腔导管优先使用聚亚氨酯导管。目前指南推荐首先使用右侧股静脉置管,这是由于再循环发生最低,但股静脉置管发生感染风险高于颈内静脉。同时,由于可能引起血栓以及血管狭窄,成人应避免使用锁骨下静脉,新生儿和幼儿应避免使用股静脉置管。

(7)CRRT治疗的抗凝:对于实验室检查,存在有低凝或出血风险高的脓毒血症患者,可以不使用抗凝药,以免加重出血风险。但这样可能会影响滤器的使用时间。同时尽量避免使用全身抗凝药(如标准肝素、低分子肝素或合成类肝素)的使用,以及凝血酶直接抑制药(水蛭和阿加曲班),目前可使用局部抗凝,即枸橼酸抗凝。枸橼酸在透析管路中可以结合钙,中断凝血的级联反应,在通路末端,补充钙,使凝血机制恢复正常。如使用肝素抗凝,需要检测ACT及全身APTT,同时,应常规检测血小板,避免出现肝素诱导的血小板减少症HIT。枸橼酸抗凝时,需反复检测滤器后和血浆离子钙水平,以便合理调整枸橼酸钙和钙置换液。

(8)CRRT的并发症:CRRT的并发症可分为:①血管通路相关的;②与体外循环有关的;③血流动力学不稳定;④电解质与代谢并发症;⑤医护人员错误。同时,CRRT治疗,可能会延长肾损伤,但目前机制尚未明确。此外,在CRRT治疗过程中,水溶性抗生素可能透过置换液或透析液丢失,降低了药物浓度,这对脓毒血症患者十分危险。所以,必须根据置换液剂量及药代动力学,调整抗生素剂量,以维持有效血药浓度。同时,还应注意补充微量元素、矿物质,并根据治疗情况,合理补充营养。

(9)CRRT治疗的新进展:脓毒血症是一系列全身炎症反应,表现为炎症反应失衡和扩大,血液循环中促炎递质和抗炎递质的峰值浓度交替。CRRT通过非选择性地清除这两种递质,一方面降低了炎症递质的峰值浓度,减少了对单核细胞、内皮细胞和血流动力学的影响;另一方面降低抗炎递质浓度,保持了细胞对内毒素血症和菌血症的反应性,恢复了机体的免疫能力。这些炎症递质分子量较大,单纯的透析和超滤,不能有效清除。故需联合对流和吸附才能大量清除,同时要增加治疗剂量。故目前提出高容量血液滤过治疗脓毒血症HVHF,HVHF是指超滤率为50~100ml/(kg·h),相当于75kg体重人3.75~7.5L/h的超滤。高容量血液滤过治疗脓毒血症的作用:①干扰促炎症期,通过清除未结合的促炎症细胞因子,缩短促炎症期,减轻其他器官损伤;②减少血循环中的抑制心血管物质,减少休克发生;③改善凝血系统;④降低抗炎递质浓度,减轻免疫麻痹的危险,降低院内继发性感染;⑤促进炎症细胞凋亡。

连续性血浆滤过吸附(CPFA)是通过滤过及吸附,清除循环中有害物质。其透析通路是串联了血浆滤过及吸附装置。两种技术联合应用,既能保证水、电解质和酸碱平衡,又能有效清除各种炎症递质,总之CPFA在治疗重症感染中极有前途。

综上所述,因脓毒血症的发病率及病死率越来越高,其发病机制复杂,危及全身各个器官,虽然目前有多种新型抗生素投入临床使用,但其治疗比较仍困难,如不及时有效地控制炎症递质等诱导的级联反应,最终导致多脏器功能衰竭。CBP

目前已成为与机械通气和营养支持同样重要的治疗脓毒血症患者的基本治疗工具。CRRT 与 IHD 相比,血流动力学稳定、清除物质多,有效纠正内环境、电解质及酸碱平衡的紊乱,同时还可以清除内毒素和炎症因子,目前应用范围已超出了肾脏替代治疗的局限性。我们既往的研究表明,通过及时有效地血液净化治疗,特别是 CRRT 治疗,能有效地减少重度创伤、脓毒症婴幼儿的死亡,提高救治成活率。随着 CRRT 技术研究的深入及临床的应用,CRRT 将在危重患者的抢救治疗中发挥更大的作用。

(张文意　吴彼得　孙世澜)

参 考 文 献

[1] 张训,侯凡凡.危重症肾脏病学[M].北京:人民卫生出版社,2009:183-212.

[2] 刘小聪,张俊,张燕林.利奈唑胺治疗慢性肾功能衰竭伴重症肺部感染二例[J].中国临床实用医学,2010,11(3):310-311.

[3] 刘君玲.连续性血液净化技术在脓毒血症中的应用[J].中国血液净化,2011,10(1):4-6.

[4] 毕智敏,余毅.连续性肾脏替代治疗中凝血的影响因素及预防[J].世界临床药,2013,34(10):577-580.

[5] Lyle NH,Pena OM,Boyd JH,et al. Barriers to the effective treatment of sepsis:antimicrobial agents,sepsis definitions,and host-directed therapies[J]. Annals of the New York Academy of Sciences,2014(1323):101-114.

[6] Soong J,Soni N. Sepsis:Recognition and treatment[J]. Clinical Medicine,2012,12(3):276-280.

[7] Cheng A,Dong Y,Zhu F,et al. AGE-LDL activates Toll like receptor 4 pathway and promotes inflammatory cytokines production in renal tubular epithelial cells[J]. Int J Biol Sci,2013,9(1):94-107.

[8] Pei J,Tang W,Li LX,et al. The study of spectral analysis of heart rate variability in different blood pressure types in euvolemic peritoneal dialysis patients. Ren Fail,2012,34(6):722-726.

[9] Munford,Robert S. Severe Sepsis and Septic Shock//In Longo,Dan L,Anthony S,et al. Harrison's Principles of Internal Medicine(18th ed). New York:McGraw-Hill,2011,2223-2231.

[10] Yanlin Zhang,Weiping Zhang,Linhui Zhou et al. Continuous renal replacement therapy in children with multiple organ dysfunction syndrome:A case series[J]. Int Braz J Urol,2014,40:846-852.

[11] Honore PM,Jacobs R,Joannes-Boyau O,et al. Newly designed CRRT membranes for sepsis and SIRS-a pragmatic approach for bedside intensivists summarizing the more recent advances:a systematic structured review[J]. ASAIO J,2013,59(2):99-106.

[12] Iwagami M,Yasunaga H,Noiri E,et al. Current state of continuous renal replacement ther-

apy for acute kidney injury in Japanese intensive care units in 2011:analysis of a national administrative database[J]. Nephrol Dial Transplant,2015,30(6):988-995.

[13] Wald R,Friedrich JO,Bagshaw SM,et al. Optimal Mode of clearance in critically ill patients with Acute Kidney Injury(OMAKI)-a pilot randomized controlled trial of hemofiltration versus hemodialysis:a Canadian Critical Care Trials Group project[J]. Crit Care,2012,16 (5):R205.

[14] Chon GR,Chang JW,Huh JW,et al. A comparison of the time from sepsis to inception of continuous renal replacement therapy versus RIFLE criteria in patients with septic acute kidney injury[J]. Shock,2012, 38(1):30-36.

第21章

急性中毒救治

急性中毒是指毒物或超过中毒量的药物在短时间内经皮肤、黏膜、呼吸道、消化道等途径进入人体,引起机体产生一系列病理生理改变及其引起的临床表现。临床上各种药物和毒物中毒十分常见,急性中毒起病急骤、病情复杂、变化迅速,严重者可出现多器官脏器功能障碍综合征(MODS),甚至危及生命。

一、急性中毒的流行病学现状

世界经济的发展及化学制品和药物的广泛应用,增加了人们在生活和工作中对药物毒物接触机会,导致近年来急性中毒患者和事件急剧上升。中国是化学物质生产和消费的大国,目前全世界有600万种化学物质,其中有4500种在我国生产。

我国有关急性中毒的流行病学资料报道较少,缺乏大样本多中心的急性中毒流行病学的数据,1994—2007年我国发表的急性中毒流行病学资料的荟萃分析,有24篇论文纳入,共有27 908例急性中毒患者,男女比例为1:1.31,女性中毒例数明显高于男性,急性中毒的患者,年龄集中在20—29岁和30—39岁,尤其是20—29岁,占40.28%。2008年我国卫生部发布的第三次全国死因调查结果显示,我国城市、农村损伤和中毒是继恶性肿瘤、脑血管疾病、心脏病、呼吸系统疾病后的第五大死亡原因,占总死亡率的10.7%。在我国中毒患者中,职业病患者就达370万,且正以每年100万人次的速度递增。美国中毒控制中心每年都会分析国家中毒数据系统(national poison data system,NPDS)并公布当年中毒的流行病学情况。2016年美国统计数据表明,毒物接触主要集在中低年龄段,以消化道摄入为主,毒物类型以药物和日常生活用品为主,杀虫剂和化学品所占比例不高。无意接触是主要原因,成人接触药物毒物前5位分别为镇痛药(11.2%)、家庭清洁剂(7.54%)、化妆品或个人护理品(7.20%)、镇静安眠药或抗精神病药(5.84%)和抗抑郁药(4.74%),小于5岁的儿童接触的前5位分别为化妆品或个人护理品(13.3%)、家庭清洁剂(11.1%)、镇痛药(9.21%)、异物或玩具(6.48%)和外用制品(5.07%)。

从急性中毒的原因来看,在我国,有意接触毒物者高于无意接触者,自杀是急性中毒的重要原因。急性中毒途径以消化道为主,也有不少静脉注射途径及娱乐场所中毒患者。急性中毒的病因构成方面,药物毒物中毒,存在明显的城乡差别,我国城市急性中毒的构成比依次为镇静催眠类药物、一氧化碳、酒精;农村构成比依次为农药、植物中毒、镇静催眠类药物、一氧化碳。药物中毒最常见的是苯二氮䓬类镇静催眠药。一氧化碳中毒与北方冬季家用燃煤取暖以及家庭使用燃气、热水器或食火锅以液化石油为燃料有密切关系。食物中毒在急性中毒中仍占有重要的地位。我国农村农药中毒主要是有机磷农药和百草枯。急性中毒病死率为2.06%,其中农药占急性中毒病死毒物中的26.74%。而西方国家药物中毒占首要,非药物急性中毒为酒精、腐蚀剂、溶剂、石油类物品、一氧化碳。

二、中毒药物毒物和中毒原因

人们在日常生活工作中所接触的药物毒物品种繁多,接触过量即会产生中毒反应。常见急性中毒的药物毒物及中毒的原因主要有以下方面。

1. 常见急性中毒的药物毒物

(1)农药杀虫剂:有机磷杀虫剂、拟菊酯类杀虫剂。

(2)农药除草剂:百草枯、2,4-滴丁酯。

(3)杀鼠剂:毒鼠强、氟乙酰胺。

(4)镇静催眠药及抗精神病药:地西泮、氯氮平等。

(5)生活性毒物:一氧化碳、酒精。

(6)工业毒物:苯、二甲苯、甲醛、正己烷、汞、火场烟雾。

(7)有毒动物:毒蛇、鱼胆。

(8)有毒植物:毒蕈。

(9)毒品:海洛因、摇头丸(MDMA)。

(10)化学毒剂:芥子气。

(11)生物毒素:毒肽、毒伞肽、胆汁毒素。

2. 常见导致急性中毒的原因

(1)职业性中毒:在制造、储存、运输与使用过程中发生的中毒,多见于有机溶剂(苯系物、正己烷)中毒。

(2)非职业性中毒:误用、误服或使用不当,常见于生活性毒物中毒,如瘦肉精中毒、一氧化碳中毒等。

(3)自杀:多数为药品中毒,其次为农药中毒,特别是有机磷农药中毒。

(4)投毒:近年来投毒毒物多为杀鼠剂毒鼠强,有群体性中毒也有个体性中毒。

(5)医源性中毒:误用中药偏方引起汞、砷、铅中毒。

(6)意外事件致中毒:火灾烟雾中毒。

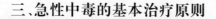

三、急性中毒的基本治疗原则

1. 毒物进入人体后,主要通过三个方面作用产生毒性。

(1)毒物的毒性直接引起细胞的破坏,导致器官功能衰竭,如肝肾功能的损害。

(2)破坏正常的生理反射,导致机体正常生理功能障碍,如苯二氮䓬类药物所致的呼吸抑制、呼吸衰竭。

(3)破坏体内酸碱、电解质平衡。急性中毒病情发展迅速、变化快,治疗刻不容缓。

2. 临床上中毒的基本治疗原则。

(1)减少毒物的进一步吸收,迅速脱离中毒环境并清除未被吸收的毒物,包括催吐、导泻等排空胃肠道内的残留毒物。

(2)有拮抗药的毒物,应早期使用拮抗药,减少其毒性作用。

(3)促进毒物排泄及代谢,尤其是缺少明确拮抗药时,主要措施包括水化、利尿、导泻,促进肾排泄和血液净化治疗等。

(4)加强对重要脏器的功能支持,特别是心肺功能支持,甚至是复苏治疗。

(5)纠正毒物或治疗干预造成的内环境紊乱。

难以明确中毒原因或明确中毒原因但无有效拮抗药是临床常见的情况,此时促进其排泄和支持重要器官功能成为救治的关键。病情危重的中毒患者合并肝肾功能障碍,自身毒物清除能力下降,此时采用血液净化治疗,通过体外循环方法清除毒物成为治疗的重要手段。

四、血液净化治疗急性中毒中的应用

1. 血液净化治疗急性中毒的作用

自 1955 年 Schreiner 首次报道用血液透析治疗一例中毒患者以来,各种血液净化疗法先后被尝试用来清除急性中毒患者体内的毒物,并取得一定疗效。

血液净化疗法用于急性中毒必须要达到三个目的:①在毒物动力学上有效,即能显著增加毒物的排出;②在临床上有效,即能缩短中毒患者的病程和(或)减轻病重程度;③相比于其他治疗方法如对症和解毒拮抗药治疗,具有良好的效价比和较小的风险。

大量临床应用报道认为,血液净化在急性中毒中的作用,不仅仅局限于清除毒物,同时有替代和支持重要脏器功能、维持内环境稳定的作用。

2. 血液净化治疗急性中毒的原理

血液净化疗法的疗效与该技术的本身、滤器的材料、膜面积的大小、药物毒物的物理化学特性和其动力学相关。药物毒物如要被血液净化方法清除掉,必须具备某些物理化学特点。

（1）影响毒物清除的因素

①分布容积：毒物剂量除以稳定状态下血浆毒物浓度即为分布容积，它代表毒物在血管内外分布的比例。与组织结合率高的物质（如地高辛、三环类抗抑郁药、甲氧氯普胺），分布容积较大表明这些药物主要分布于血管外；而蛋白结合高的物质（如苯唑西林、苯妥英钠）分布容积较小，说明它主要分布于血管外。

②半衰期：毒物半衰期取决于分布容积及清除率，而清除率包括肾脏、肝脏及血液净化清除，一般超过5个半衰期，体内毒物残留就仅剩3%。

③清除率：是所有器官（如肝脏、肾脏、胆道和呼吸系统）及血液净化清除的总和，滤器清除率与肾清除率概念相同。

$$清除率＝U×V/P$$

式中U为超滤液药物或毒物浓度，V为超滤液容量，P为血浆药物或毒物浓度。

对于血液净化而言，清除率并不能反映药物或毒物的实际清除情况，而是采用实际清除量来评价血液净化的疗效，即单位时间内清除药物或毒物的量。

④蛋白结合率：毒物与血液中各种蛋白（主要是清蛋白）结合后不能发挥毒性，且不易被清除。除了血浆置换和血液灌流治疗外，血浆蛋白结合物不易被其他方式消除，只有游离部分才可通过弥散和对流清除。

⑤血药浓度反跳：许多毒物在体内主要分布于血浆和血管外组织中（与蛋白质和脂肪组织结合），血液净化只能有效清除血管内的毒物，在停止血液净化治疗数小时后，毒物从组织中再分布至血管内或从细胞内液再分布到细胞外液，引起血药浓度再度升高，导致病情加重。

（2）不同血液净化技术的作用原理：目前临床上常用于治疗急性中毒的血液净化治疗方法包括间歇性血液透析（IHD）、血液滤过（HF）、血液灌流（HP）、血浆置换（PE）、连续性血液净化（CBP），包括序贯血液净化、血浆滤过吸附及分子吸附再循环系统（MARS）等。

①血液透析：基于弥散的原理，通过一层半透膜，溶质在半透膜两侧浓度差的驱动下从高浓度一侧向低浓度一侧移动。IHD将小分子量和高水溶性的物质去除掉，清除效果主要与透析液流速、滤过器膜面积、滤过液流速以及毒物分子量有关。分子量小（<500D）、蛋白结合率低、脂溶性低、Vd<1L/kg、在体内分布比较均匀的毒物，可经IHD排出体外，如醇类（甲醇、乙二醇）、水杨酸、锂盐、溴盐、普鲁卡因胺、汞、砷等。IHD治疗同时可纠正酸碱、水电解质平衡紊乱，因此，IHD是治疗中毒的主要血液净化方式。

②血液滤过：基于对流原理，通过一层半透膜和压力梯度，将血浆和溶于其中的分子量物质过滤掉，一般截留分子质量为40 000～60 000D，对中、大分子的清除能力优于IHD，单纯HF很少用于急性中毒的治疗，临床多使用血液透析滤过

(HDF)来治疗急性中毒,它基于弥散和对流的原理,同时可清除小分子和中大分子的药物和毒物。

③血液灌流:基于吸附原理,是血液通过与灌流器中的吸附剂(活性炭或树脂)接触,吸附清除外源性药物或毒物,达到血液净化的目的。活性炭是多孔性、高比表面积(1000~1500m²/g)的非特异性广谱吸附剂,孔径分布宽、孔隙率高、吸附速度快、吸附容量高,能吸附多种化合物。树脂比表面积约 500m²/g,易吸附脂溶性物质,吸附能力略逊于活性炭。分子质量在 113~40 000D 的水溶性及脂溶性物质都可被吸附清除,包括镇静催眠药(巴比妥类、格鲁米特、地西泮、水合氯醛等)、解热镇痛药(对乙酰氨基酚等)、三环类抗抑郁药(丙米嗪、阿米替林等)、洋地黄、异烟肼、有机磷、有机氯、毒蕈类、除草剂、毒鼠强等。

④血浆置换:即采用血浆分离器将血液分为血浆和细胞成分,并弃去血浆,同时补充等量外源性血浆或蛋白,以达到清除毒物的目的。PE 主要是清除相对分子质量大、蛋白结合率高、分布容积小的毒物,同时对毒物产生的炎症因子、代谢产物、毒素有较好的清除作用。但不足之处在于需要大量的血浆,存在可能传染疾病和蛋白过敏的危险,且不能纠正酸碱、水电解质平衡紊乱。

⑤连续性血液净化:它是一系列技术的总称,用于治疗急性中毒的主要是连续性静脉-静脉血液滤过(continuous veno-venous hemofiltration,CVVH)、连续性静脉-静脉血液透析(continuous veno-venous hemodialysis,CVVHD)和连续性静脉-静脉血液透析滤过(continuous veno-venous hemodiafiltration,CVVHDF)。CVVH 主要以对流方式清除毒素,膜的超滤系数越大,滤器膜孔越大,毒物筛选系数也越大,消除率越高;相对分子质量越小、蛋白结合率越低、分布容积越小的毒物,清除率也越高。CVVHD 主要以弥散方式清除毒素,对于蛋白结合率低、弥散性高的小分子毒素清除率高。与 CBP 相比,IHD 也可快速降低毒物浓度,但由于治疗时间短,无法持续清除毒物及长时间维持内环境稳定,不适用于血流动力不稳定的危重患者。如锂中毒时,IHD 的清除率可达 70~170 ml/min(血流量 250 ml/min 时),可有效清除细胞外液中的锂盐,但在终止治疗 6~8h 后,锂盐从细胞内液再分布至细胞外液中,引起血锂浓度反跳,再度出现中毒表现。CBP 治疗具有持续缓慢的特点,单位时间清除速率不如 IHD,但可以保持血流动力学稳定,持续降低毒物浓度,同时内环境始终保持稳定,并能部分替代和支持肾脏和其他器官功能,维持内环境平衡,避免血中浓度反跳。应用 CBP 成功救治的中毒病例包括锂盐、毒鼠强、甲醛、乙二醇、卡马西平、丙戊酸钠、硫酸汞、茶碱、二甲双胍、水杨酸类、有机磷、万古霉素、甲氨蝶呤、碘、甲氟磷酸异丙酯、普鲁卡因胺及百草枯等。

⑥序贯血液净化:是先后采用不同血液净化方式来清除血液和组织中的毒物,防止病情反跳。分布容积较大的毒物如毒鼠强,由于在血液中浓度很低,血液净化清除率相对较低。此类毒物在吸收过程中,一般存在二次分布的现象,即首先吸收

入血,再通过血液很快分布至组织。清除此类中毒强调:①要尽早治疗,即毒物还未完全分布至组织时,及时治疗可有效降低体内毒物水平;②要持续性治疗,因为组织中的毒物不断转移到血液中,易出现血药浓度反跳现象,导致病情反复。

⑦分子吸附再循环系统:是一种非生物型人工肝支持系统,通过特殊的膜将血液中的蛋白质结合毒物和水溶性毒素转移到透析液隔室中,模拟肝细胞膜的生物学特征。MARS 由清蛋白透析器(双面嵌入清蛋白的人工智能膜)、血液透析器、活性炭罐和阴离子树脂罐组成。MARS 透析膜上清蛋白的游离位点与血浆清蛋白竞争结合毒素,结合毒素后的清蛋白被膜吸附摄取到膜的另一侧,然后顺浓度梯度与清蛋白透析液中的清蛋白重新配位结合而被转运。清蛋白透析溶液引出后与普通透析液进行物质交换,达到对小分子毒素的清除,然后清蛋白透析溶液再经活性炭罐和阴离子树脂罐吸附清除蛋白结合毒素,净化后的清蛋白透析液又重复下一个循环。MARS 可以有选择性地清除蛋白结合毒素、水溶性毒素,维持水、电解质及酸碱平衡,故在临床上可应用于急性中毒性肝损伤。但 MARS 对分子量超过仿生膜直径或与血液中球蛋白紧密结合的毒物可能无效,且价格昂贵,临床上多用于严重肝衰竭伴有明显水电解质、酸碱平衡紊乱或肾功能衰竭伴有肝性脑病的患者。

尽管许多毒物在理论上都具备被某一种血液净化方法清除的物理化学特性,实际上很少能完全符合其动力学特性而被大量有效地清除。任何血液净化技术都是将毒物从血液或血浆中去除,而这取决于毒物的血浆浓度和理化性质,后者直接与其分布体积有关:①只有分布体积小于 1L/kg 的毒物,即毒物在血液中的含量高于存在于机体组织的含量,才能通过血液净化技术被有效地清除;②除了血液和血浆置换外,只有血浆中游离的毒物才能被清除,因此毒物与血浆蛋白的结合力必须较弱,其结合的量至少小于 60%;③血液净化技术去除毒物的能力当然应该显著大于毒物的自然或自发机体清除率,血液净化清除率必须等于或大于毒物的机体总清除率,或者毒物的血浆半衰期在血液净化后至少降低一半以上。

有些是因为血液净化技术本身的因素而限制了其有效性,如滤过装置的血液流量的限速、活性炭棒的很快饱和、血液和血浆置换量的限制等。其实,在血液净化过程中,血或血浆中的毒物浓度的变化取决于三个因素:①毒物的自发清除;②血液净化对其的清除;③毒物从机体的深部组织或细胞内向细胞外间隙或血液的移动。如果这个移动较慢,细胞外间隙或血液中的毒物则大量被清除。

尽管有时血液净化清除率较高,毒物的血浆半衰期降得也很快,毒物的总清除量相比于机体内的毒物总量还是很少。一般情况下,如果毒物的自然机体总清除率在 100ml/min 以上,临床上再用血液净化治疗就没有什么意义了。

当然,血液净化疗法治疗急性中毒的疗效与治疗时机有密切相关,越早实施,疗效越好。有些毒物即使通过血液净化技术使其排出增加,然而由于实施太晚,毒物已经侵入靶器官和组织细胞并引起损害,亦难以逆转。如百草枯中毒,尽管血液灌流在毒物动力学上对其都有较好的指征,因为通常不能在中毒后1h内得到实施,而毒物吸收快并与肺组织结合引起损伤,效果并不理想。但是,如果导致组织细胞损伤的是毒物的代谢产物,那么尽快地实施血液净化疗法以在形成致命的代谢产物之前就去除母体毒物,则有较大的临床价值,如甲醇和乙二醇的HD疗法。

总之,不管何种药物毒物中毒或采用何种血液净化疗法,目前仍缺乏一个大样本多中心随机对照研究来证明药物毒物排出的增加可改变患者的预后。然而,据临床上患者的病情改善和药物毒物动力学的数据表明,对某些药物毒物,使用特定的一种血液净化技术能够给急性中毒患者带来临床获益。

3. 血液净化治疗急性中毒的适应证

(1)目前公认的适应证

①血药浓度达到或超过致死量。

②两种以上药物中毒。

③病情进行性恶化或出现脑干功能抑制、呼吸抑制、低血压或休克。

④机体对毒物清除功能障碍如肝、肾功能不全。

⑤血液净化清除率高于内源性清除。

⑥毒物对内环境有严重影响或有明显延迟效应(甲醇、乙二醇、百草枯)。

⑦出现加重因素如感染、脓毒症。

(2)血液净化意义不大的情况

①作用迅速的毒物(氰化物)。

②机体对毒物的清除率高于血液净化的清除率。

③毒物作用不可逆(如百草枯中毒后期)。

④有特效解毒药(有机氟鼠药、亚硝酸盐等)。

⑤物质毒性不大(对乙酰氨基酚、半胱胺)。

4. 血液净化方式选择的基本原则

应根据药物毒物理化性质选择,Vd小和蛋白结合率对血液净化方式的选择极其重要。

临床选择时应考虑以下原则。

(1)对于Vd小且蛋白结合率低的化学剂,通过弥散及对流清除效果较好,因此一般选择HDF。

(2)Vd大的毒物在吸收过程中,一般存在二次分布现象,即首先吸收入血,再通过血液很快分布至组织,因此对这些毒物中毒,可采用序贯血液净化治疗,此时可选择HDF(HP)+CBP治疗,可有效减少体内毒物。

(3)而对于蛋白结合率高的毒物中毒的救治方法宜选用HP或PE,甚至全血置换,如铬及其盐类中毒,特别是有明显溶血及高铁血红蛋白血症时,可考虑全血置换。

(4)蛋白结合率高的毒物将不能被血液净化技术有效清除,但随着血浆蛋白结合位点的饱和,血中游离毒物逐渐增多,此时也可通过血液净化技术清除。表21-1为常见几种化学物质的体内分布容积与血浆蛋白结合率,表21-2为急性中毒不同毒物理化性质对血液净化方式的选择。

表21-1 常见几种化学物质的体内分布容积与血浆蛋白结合率

化学物质	分布容积(L/kg)	蛋白结合率(%)
对乙酰氨基酚	0.9~1.1	2~3
阿司匹林	0.1~0.2	50~90
地高辛	6.8	23
苯巴比妥	0.7~0.8	30~51
苯妥英钠	0.54	90
茶碱	0.33~0.74	59
碳酸锂	0.8	0
甲醇	0.6	0

表21-2 急性中毒不同毒物理化性质对血液净化方式的选择

毒物理化性质	血液净化方式
①分布容积小、分子量小、水溶性、蛋白结合率低	HD 或 HF,或联合 CBP 序贯治疗
②分布容积小、脂溶性、蛋白结合率较高	HP,或联合 CBP 序贯治疗
③分布容积大、分子量很大、蛋白结合率很高的毒物,或引起明显血管内溶血、高铁血红蛋白血症、甲基血红蛋白血症分布容积大	PE,强调早期治疗及持续性
④分布容积大、分子量很大、蛋白结合率很高,合并明显肝功能衰竭或预计可能出现严重肝衰竭	MARS

5. 血液净化在几种常见急性中毒中的应用

(1)有机磷农药中毒:有机磷农药是全球应用最广泛的杀虫剂之一,急性有机磷农药中毒(acute organophosphorus pesticide poisoning, AOPP)是临床常见中毒,尤其在我国农村。有机磷农药是一种大分子的脂溶性毒物,分布容积大,主要经胃肠道、呼吸道、皮肤黏膜吸收,吸收后迅速分布于全身各脏器,其中以肝中的浓度最高。有机磷对人体的毒性主要是对胆碱酯酶的抑制,导致体内大量乙酰胆碱蓄积,胆碱能神经持续冲动而产生先兴奋后抑制的一系列毒蕈样症状、烟碱样症状及中枢神经系统症状,严重者常死于呼吸衰竭。尽管有解磷定、阿托品等特效药物治疗,但若中毒严重、用药时间较晚,胆碱酯酶难以恢复活性,在此情况下应用 HP

有助于提高抢救成功率。活性炭和中性树脂对有机磷、有机氯等都有较好的吸附作用,但对重危病例,特别是已发生急性肺水肿、呼吸抑制和休克者疗效欠佳,故应及早、足量应用解毒药治疗。另外,有机磷中毒后出现呼吸肌麻痹的中间综合征越来越受到重视,临床研究表明早期应用 HP 可以减少中间综合征的发生,缩短住院时间,提高抢救成功率,减少死亡率;主张 HP 的进行最好是在呼吸肌麻痹出现之前,连续进行多次。应该注意的是,吸附剂不但吸附有机磷,对解毒药如解磷定、阿托品等亦有吸附作用,故应适当加大解毒药用量,以免影响疗效。

我国学者报道,在药物治疗基础上给予 HP 和 IHD 治疗能有效降低死亡率和改善患者预后。我国 AOPP 诊治临床专家共识指出,对重度 AOPP 患者可在应用解毒药及综合治疗的同时,尽早给予血液净化治疗,且在实施治疗期间应严密观察患者中毒症状,及时调整解毒药用量。专家组也提出,血液净化方式首选 HP,应在中毒后 24h 内进行,对于合并肾功能不全、MODS 等情况时,应考虑联合 IHD 或 CBP 治疗。国内学者研究报道,对于严重有机磷中毒患者,应用持续低效透析(SLED)联合 HP 与连续性血液滤过联合 HP 比较具有相似的疗效,且前者费用明显较经济。

(2)百草枯中毒:百草枯化学名称是 1-1-二甲基-4-4-联吡啶阳离子盐,是一种快速灭生性除草剂,具有触杀作用和一定内吸作用,能迅速被植物绿色组织吸收,使其枯死。百草枯中毒是发展中国家农村常见的毒物中毒之一。其对人毒性极大,人体吸收后,在数天到数周内可引肺、肠道、胰腺、肾、肝、心和脑等多脏器损害,特征性病变是造成急性肺损伤,不可逆的肺纤维化和进行性呼吸衰竭。氧自由基的产生和氧化应激反应是目前尚未明确的中毒机制,且尚无特效解毒药,中毒后可快速死亡或延迟死亡,死亡率高达 $60\%\sim70\%$。国内学者 2018 年发表的一篇荟萃分析结果显示,序贯器官衰竭评分(SOFA)越高,死亡风险越大。血液净化、抗氧化治疗、激素冲击疗法和应用免疫抑制药等对症治疗是缓解病情进展的有效手段。血液净化治疗目前常用的方法是 IHD、PE、HP 和 CRRT,通过吸附或弥散或交换的作用减少血液中百草枯的浓度,从而降低患者死亡率,最常用的是 HP,研究认为在中毒 $4\sim5h$ 以内尽早反复使用 HP 治疗可能降低死亡率和改善预后。对于血流动力学不稳、有多器官受损的患者,有研究认为使用 CVVH 治疗可降低死亡率,但也有研究认为不能改善患者预后。有荟萃分析结果表明,CVVH 治疗并不能降低百草枯中毒患者的死亡率,但能延长患者的生存时间,稳定血流动力学,能为进一步治疗如肺移植赢得时间。尽管大多数发达国家对百草枯中毒进行了大量研究,但在该研究领域仍未有实质性突破。目前认为百草枯吸收的量大,不管用何种方法治疗也不可避免发生肺纤维化而引起呼吸衰竭死亡。

(3)毒鼠强中毒:为神经毒性杀鼠药,为白色晶状粉末,无味,微溶于水,有剧毒。分子量 248,对人的致死量为 0.1 mg/kg。经胃肠道、呼吸道吸收,在体内排泄缓慢,每天以小于 25%LD50 的浓度以原形从尿或粪便中排出。进入体内的毒鼠强可通过阻断 γ-氨基丁酸受体,产生强烈的中枢神经兴奋作用,引起阵挛性惊厥、抽搐,甚至脑出血。急性重度中毒患者未及时诊治,死亡率极高。

HP 治疗是目前已被证实能有效清除患者体内毒鼠强的方法,理论上可作为毒鼠强中毒的首选方法。HP 治疗后可使患者症状缓解、脑电图向正常恢复、A-PACHE II 评分显著降低。研究发现,毒鼠强中毒患者经一次血液净化治疗后,体内毒物浓度可降低 30%～50%,毒鼠强浓度越高,效果越好;而一次 HP 治疗后,血中毒物浓度只下降 10%～30%。进一步研究发现,首次血液灌流后 24h,血液中毒鼠强浓度有一定幅度的回升。这是因为毒鼠强进入人体后均匀分布于各脏器和组织中,血液毒鼠强浓度下降后,毒物在体内再次重新分布而释放入血。动物实验证实这一周期大约为 8h。因此往往需要多次治疗。两次治疗时间间隔宜在 8～24h。刘志红院士团队报道,序贯血液净化治疗重度毒鼠强中毒的临床研究,他们对 18 例重度毒鼠强中毒患者入院后,除给予常规治疗外,同时进行序贯活性炭 HP 治疗 3～5h,随后立即进行 CVVH 治疗 24～36h,结果表明,HP 治疗可明显改善毒鼠强中毒患者预后,HP 治疗进行得越早,临床效果越好。HP 治疗可显著降低血浆毒鼠强浓度,而 CVVH 治疗可持续清除血浆中毒鼠强,从而避免血浆毒鼠强浓度的反跳。除常见中毒症状外,毒鼠强还能导致严重免疫功能抑制,表现为单核细胞免疫功能低下,正常分泌细胞因子能力下降,晚期还存在单核细胞数量减少。序贯血液净化治疗后患者严重抑制的免疫功能也得到恢复,单核细胞分泌细胞因子能力逐步增高。也有研究认为 PE 治疗是有效的方法,但不管何种血液净化治疗,均缺乏 RCTs 研究证实。

(4)巴比妥类中毒:巴比妥类是常用的镇静催眠药,误服或蓄意吞服过量可致急性中毒,药物过量可通过中枢抑制交感神经活动,同时直接抑制心脏收缩,严重者可出现血压下降、昏迷和呼吸暂停。巴比妥类过量引起的中毒是目前发病率和死亡率的重要原因之一。血液净化治疗方式主要有 IHD、HP 和持续低效透析(SLED),研究报道都是一些观察性研究,尚缺乏 RCTs 研究报道。印度有个案报道,用 SLED 抢救成功的严重病例。EXTRIP 工作组提出建议为:①体外循环治疗仅限于严重巴比妥类药物中毒的患者;②血液净化治疗指征为长期昏迷、需要机械通气的呼吸抑制、休克、毒性持续或大剂量活性炭治疗后血清巴比妥酸盐浓度增加及持续升高患者;③首选 IHD 治疗,联合反复持续的 HP;④临床症状明显改善时应停止体外循环治疗。目前认为,HP 对神经安定药如巴比妥类或地西泮类中毒抢救效果最好,远远超过 IHD,故对此类中毒患者应首选 HP,由于巴比妥类药物脂溶性高,进入体内后主要分布在脂肪和脑组织,HP 治疗后随着外周循环中药物的清除,脑组织的药物浓度迅速下降,故神志恢复较快。但由于人体中脂肪组织的血流量小、清除率低,治疗后其药物浓度仍相对较高。如果患者体形较肥胖,且灌流时间短,那么一旦清醒即停止灌流,就有可能由于脂肪组织中药物重新释放入血使患者再度陷入昏迷。因此对这类药物中毒的患者,除应达到充分的灌流外,还应在治疗结束后及时监测血药浓度并密切观察神志变化,必要时可连续灌流 2～3 次,并适当采用容积较大的灌流器。

(5)卡马西平中毒:卡马西平具有与三环类抗抑郁药相似的结构,可用于治疗双相情感障碍、神经性疼痛、多动症和癫痫。它通过阻断中枢神经系统(CNS)中的突触前电压门控钠通道来抑制谷氨酸和类似神经递质的释放。卡马西平的分子量为 236Da,与血浆清蛋白结合率为 70%～80%,具有高度亲脂性并且分布迅速且广泛(Vd 范围为 0.8～1.4 L/kg)。卡马西平通过细胞色素 P450 系统在肝中广泛代谢,尿液中约 2% 的药物以原型药排泄。其主要代谢产物 10,11-环氧卡马西平,50% 蛋白质结合,具有相同的抗惊厥和毒性作用。据报道,卡马西平的初始给药半衰期为 25～65h,重复或持续给药后降至 12～17h。

对于卡马西平中毒的血液净化治疗包括 IHD、HP 和 CVVH 等,EXTRIP 提出的建议为:①血液净化治疗的指征,出现多次癫痫发作难以治疗;发生危及生命的心律失常;存在或预期需要机械通气的长时间昏迷和(或)呼吸抑制;尽管应用了MDAC,仍持续存在明显的毒性作用或卡马西平浓度持续升高。②停止血液净化治疗的时机,临床改善明显;卡马西平浓度低于 10 mg/L(42 mmol/L);③血液净化方式的选择,IHD 是卡马西平中毒的首选血液净化方式,而 HP 和 CRRT 可作为替代方案。④在血液净化治疗期间仍应继续给予大剂量的活性炭(multiple-dose activated charcoal,MDAC)治疗。

(6)水杨酸类中毒:临床上最常见的水杨酸类药物为阿司匹林,另外还有水杨酸钠和次水杨酸铋,阿司匹林是一种质量为 180Da 的小分子有机酸,具有比较低的分布容积(0.2L/kg),阿司匹林摄入后被迅速吸收并水解成水杨酸(酸解离常数的负对数,pKa 2.98),其在生理 pH 下主要以解离的水杨酸盐形式存在,蛋白结合率为 65%～90%,但这个过程是可以饱和的,当血药浓度高时,蛋白结合率可相应地降低,可降低到 30%。

EXTRIP 工作组通过对 84 篇文章进行分析发现,所有的文章对于水杨酸盐中毒的血液净化治疗无法提供有力的循证医学证据。通过对所搜索到的文献进行分析评价后建议,水杨酸盐可通过 IHD 和 HP 进行透析,并建议对严重水杨酸中毒患者进行血液净化治疗,包括任何精神状态改变的患者,急性呼吸窘迫综合征需要补充氧气。当水杨酸盐浓度高(>7.2 mmol/L),无论体征和症状如何,都需要进行血液净化治疗。对于患有严重酸血症的患者(在没有其他适应证的情况下 pH≤7.20)也建议进行血液净化治疗。透析方式的选择上,IHD 是首选方式,同时 HP 和 CBP 是可选择的替代方案。但有研究认为,水杨酸盐中毒致命浓度:大于 57 岁为 90.4mg/dl,小于 30 岁 111.6mg/dl,选择血液净化治疗时机应根据年龄以及水杨酸盐与其他药物如阿片类药物的相互作用。

(7)地高辛中毒:地高辛是一种亲脂性很高的药物,以往的研究表明,HP能增加洋地黄的清除率,降低其血浆浓度,但对地高辛中毒的患者HP并未收到明显的效果。对于肾衰竭患者而言,因其具有产生地高辛中毒的特殊因素,所以有学者认为应用HP治疗比使用洋地黄抗体Fab片段好,而且价格也低。国内有学者用HA-3型大孔吸附树脂及活性炭对地高辛中毒的家兔进行HP,经100min的治疗,发现HA-3可使血中地高辛清除40.0%～68.8%,明显高于活性炭(22.2%～31.2%)及家兔血中地高辛的自然清除率(16.7%～20.0%),认为HA-3树脂是一种对地高辛有较高吸附能力,且经济易得。但有研究认为,体外循环治疗不能改变患者预后,EXTRIP工作组建议即使是严重的地高辛中毒也不支持使用体外循环治疗。

(8)氨甲酸盐中毒:作为一种抗癫痫药物,分子量为218u,分布体积0.8L/kg,蛋白结合力30%。HP清除率为130～160ml/min,高于IHD清除率50～100ml/min和自发清除率50ml/min。HP只用于重度氨甲酸盐中毒或者机体自发清除毒物的功能障碍如急性肾损伤。

(9)茶碱中毒:茶碱(1,3-二甲基黄嘌呤)是植物来源的甲基黄嘌呤化合物,类似于咖啡因(1,3,7-三甲基黄嘌呤),副黄嘌呤(1,7-二甲基黄嘌呤)和可可碱(3,7-二甲基黄嘌呤)。茶碱是哮喘患者常用药物,由于其治疗窗窄,容易出现中毒。其分子质量为180Da,茶碱口服生物利用度高达90%,分布容积小(约为0.51L/kg),肾清除少[<4ml/(min·kg)],且与蛋白结合率不高(40%～60%)。Henderson等报道一例中毒患者,血浆峰浓度达94mg/L(治疗浓度10～20mg/L)。采用CV-VH治疗24h内迅速降到安全浓度以下,证实对流清除的有效性。

EXTRIP工作组在对文献进行系统评价,共纳入141篇文章,其中包括体外研究、动物研究、病例报告/病例系列研究等。工作组得出结论,茶碱是可透析的,并提出以下建议:当出现严重的茶碱中毒时建议行血液净化治疗,具体包括茶碱浓度>100 mg/L(555μmol/L),出现癫痫发作,出现危及生命的心律失常或休克,即使采取了最佳的内科治疗,茶碱浓度仍然升高;在慢性中毒中,如果茶碱浓度>60 mg/L(333μmol/L),或者在婴儿及老人中(患者年龄小于6个月或大于60岁)茶碱浓度>50 mg/L(278μmol/L)即建议开始给予血液净化治疗。血液净化治疗应持续进行,直到临床症状明显改善或茶碱浓度<15 mg/L(83μmol/L)为止。在血液净化治疗停止后,仍应密切监测患者。IHD是首选的血液净化方式,如果无法进行IHD,可考虑HP或CRRT。同时在血液净化治疗期间应继续使用MDAC。

(10)毒蘑菇中毒:目前我国存在的已知毒蘑菇种类约有100种,其中包括毒性较强的毒蘑菇超过10种。毒蘑菇中毒在我国通常以白帽菌、白罗伞等多见,其内含有毒肽和毒伞肽两大类毒素,能严重损害人体的肝、肾、心脏及中枢神经系统,临床常出现以肝损害为主的多器官功能损害为主要表现,预后往往不佳。其致病机制除毒素直接作用损害多脏器之外,还与毒素刺激机体释放炎性递质与细胞因子导致全身炎症反应综合征(SIRS)相关。目前尚无特效的解毒药物来对抗此类毒素,因此,尽早以血液净化技术来去除体内的生物毒素可能是抢救中毒患者的主要方式,一方面可以直接减少毒素对多器官的直接损害,另一方面早期去除毒素,可避免或减轻由毒素导致的 SIRS。

目前关于毒蘑菇的血液净化治疗报道多为个案,较多的报道主要采用 IHD＋HP 方式治疗毒蘑菇中毒。国内学者报道 9 例白毒伞类毒蘑菇中毒患者的救治结果,提出应在毒蘑菇中毒早期内采用 PE 去除蘑菇毒素,阻止病情的发展,作者建议 2 次全量的 PE 即可基本清除体内的蘑菇毒素,而对于肝功能损害严重的患者,可能需要 PE 和 MARS 交替进行;传统的血液净化如 IHD、HP、HDF 等对清除蘑菇毒素可能无效。MARS 目前主要应用于重症肝炎的治疗,而在生物毒素中毒合并严重肝衰竭抢救中的应用也逐渐得到关注。

(11)毒品中毒及戒毒:毒品已成为当今世界最严重的社会公害之一。吸毒不仅损害个体的身心健康,使经济蒙受严重的损失,而且增加血源性疾病传播的机会,并诱发犯罪,影响家庭的幸福与社会的和谐稳定。因此,戒毒已成为一个严峻的社会问题。目前国内外使用的戒毒方法很多,但仍缺乏一套行之有效的治疗方法。

因过量服用毒品而导致中毒世界各地都十分常见,有报道采用 HP 治疗海洛因和摇头丸中毒,能迅速清除体内毒物,可使戒断症状消失,患者脱瘾,同时能协助脏器功能恢复,减轻患者痛苦。

(12)生物毒素:生物毒素一般分子质量较大,组织亲和力高,造成的毒性反应有的不可逆,目前尚无特效的解毒药物可对抗此类毒素。因此,在抢救此类中毒患者时,尽早清除体内的生物毒素(如毒肽、毒伞肽、胆汁毒素等)显得尤为重要。但普通的血液透析无法起到去除上述毒素的作用,只能作为一种改善内环境的支持治疗手段。有小样本病例报道应用 MARS 治疗生物毒素中毒有效,但缺乏关于在急性中毒患者中使用 MARS 的大型多中心随机试验,对于具有高蛋白结合能力的毒物的急性中毒患者来说,它可能是一种很有前景的治疗方法,特别是当出现肝功能衰竭或者预计出现肝功能衰竭的时候。

总之,临床上并非每个中毒患者都需采用血液净化方法治疗。目前,由于缺乏大样本多中心随机对照研究结果,且毒理学研究资料有限,因此血液净化治疗急性中毒的临床效果还缺乏强有力证据。中毒的早期诊断及合理支持治疗相当重要,临床医师应掌握毒物的理化性质和代谢动力学特点,同时充分评估患者行血液净化的潜在风险和可能获益,灵活掌握血液净化治疗的指征及原则,在有条件的情况下应尽可能及早采用一切有效的血液净化治疗手段,确保患者的安全,努力提高患者的抢救成功率和改善患者预后。

（陈妙旋　林　鹰）

参 考 文 献

［1］ Waring WS，Palmer SR，Bateman DN. Alerting and Surveillance Using Poisons Information Systems(ASPIS)：Outcomes from an international working group[J]. Clinical Toxicology，2007，45(5)：543-548.

［2］ Wu YQ，Sun CY. Poison control services in China[J]. Toxicology，2004，198(1/3)：279-284.

［3］ 陈兴，侯天文，李玮，等. 我国急性中毒流行病学现状分析[J]. 医学综述，2008，14(15)：2374-2376.

［4］ 陆一鸣，盛慧球. 我国急性中毒的现状分析及其专业发展特点[J]. 中华急诊医学杂志，2010，19(4)：341-343.

［5］ Gummin DD，Mowry JB，Spyker DA，et al. 2016 Annual Report of the American Association of Poison Control Centers' National Poison Data System(NPDS)：34th Annual Report[J]. Clin Toxicol(Phila)，2017，55(10)：1072-1252.

［6］ 宋维，姚津剑，朱江，等. 海南急性中毒诊断与治疗共识[J]. 海南医学，2011，22(10)：134-140.

［7］ Eddleston M，Buckley N，Eyer P，et al. Management of acute organophosphorus pesticide poisoning[J]. Lancet，2008，371(9612)：597-607.

［8］ Eddleston M，Phillips MR. Self-poisoning with pesticides[J]. BMJ，2004，328(7430)：42-44.

［9］ 黄韶清. 急性中毒的救治与进展[J]. 继续医学教育，2007，21(24)：5-6.

［10］ Ghannoum M，Hoffman RS，Gosselin S，et al. Use of extracorporeal treatments in the management of poisonings[J]. Kidney Int，2018，94(4)：682-688.

［11］ 王质刚. 血液净化学[J]. 4 版. 北京：北京科学技术出版社，2016：556-558.

［12］ Hassanein TI，Schade RR，Hepburn IS. Acute-on-chronic liver failure：extracorporeal liver assist devices[J]. Curr Opin Crit Care，2011，17(2)：195-203.

［13］ Steffen R，Mitzner Jan S，et al. Extracorporeal detoxification using the molecular adsorbent recirculating system for critically patients with liver failure[J]. J AM Soc Nephrol，2001，12：S75-82.

［14］ Winchester JF. Dialysis and hemoperfusion in poisoning[J]. Adv Ren Replace Ther，2002，9(1)：26-30.

［15］ 张春华，王世相. 血液净化方法在急性中毒中的应用[J]. 中国血液净化，2006，5(2)：54-55.

［16］ Chowdhary S，Bhattacharyya R，Banerjee D. Acute organophosphorus poisoning [J]. Clin Chim Acta，2014，431：66-76.

［17］ Li Z，Wang G，Zhen G，et al. Application of hemoperfusion in severe acute organophosphorus pesticide poisoning [J]. Turk J Med Sci,2017,47(4):1277-1281.

[18] Bo L. Therapeutic efficacies of different hemoperfusion frequencies in patients with organophosphate poisoning[J]. Eur Rev Med Pharmacol Sci,2014,18(22): 3521-3523.

[19] Dong H,Weng YB,Zhen GS,et al. Clinical emergency treatment of 68 critical patients with severe organophosphorus poisoning and prognosis analysis after rescue[J]. Medicine(Baltimore),2017,96(25):e7237.

[20] Hu SL,Wang D,Jiang H,et al. Therapeutic effectiveness of sustained low-efficiency hemodialysis plus hemoperfusion and continuous hemofiltration plushemo-perfusion for acute severe organophosphate poisoning[J]. Artif Organs,2014,38(2):121-124.

[21] Baltazar T,Dinis-Oliveira RJ,Duarte JA,et al. Paraquat research: Do recent advances in limiting its toxicity make its usesafer [J]. Br J Pharmacol,2013,168(1): 44-45.

[22] Shadnia S,Ebadollahi-Natanzi A,Ahmadzadeh S,et al. Delayed death following paraquat poisoning: three case reports and a literature review [J]. Toxicol Res(Camb),2018,7(5): 745-753.

[23] Wang WJ,Zhang LW,Feng SY,et al. Sequential organ failure assessment in predicting mortality after paraquat poisoning: A meta-analysis[J]. PLoS One,2018,13(11):e0207725.

[24] Hsu CW,Lin JL,Lin-Tan DT,et al. Early hemoperfusion may improve survival of severely paraquat-poisoned patients[J]. PLoS One,2012,7:e48397.

[25] Wang HR, Pan J, Shang AD,et al. Time-dependent haemoperfusion after acute paraquat poisoning[J]. Sci Rep,2017,7(1):2239.

[26] Lin G,Long J,Luo Y,et al. Continuous veno-venous hemofiltration in the management of paraquat poisoning: A meta-analysis of randomized controlled trials[J]. Medicine (Baltimore),2017,96(20):e6875.

[27] Zyoud SH. Investigating global trends in paraquat intoxication research from 1962 to 2015 using bibliometric analysis[J]. Am J Ind Med,2018,61(6):462-470.

[28] Zhang Y,Su M,Tian DP. Tetramine poisoning: A case report and review of the literature [J]. Forensic Sci Int,2011,204(1-3):e24-27.

[29] Wang R,Zhuo L,Wang Y,et al. Lessons learned from poisoning cases caused by 2 illegal rodenticides: Tetramine and fluoroacetamide [J]. Medicine (Baltimore), 2016, 95 (41):e5103.

[30] 季大玺,龚德华,徐斌,等.序贯性血液净化治疗重度毒鼠强中毒的研究[J].肾脏病与透析肾移植杂志,2003,2(12):106-125.

[31] Shakarjian MP,Laukova M,Velíšková J,et al. Tetramethy lenedisul fotetramine: pest control gone away[J]. Ann NY AcadSci,2016,1378(1):68-79.

[32] Patocka J,Franca TCC,Wu Q,et al. Tetramethy lenedisul fotetramine: A Health Risk Compound and a Potential Chemical Warfare Agent[J]. Toxics,2018,6(3): pii:E51.

[33] Jana S,Chakravarty C,Taraphder A,et al. Successful use of sustained low efficiency dialysis in a case of severe phenobarbital poisoning[J]. Indian J Crit Care Med,2014,18(8): 530-532.

［34］ Mactier R，Laliberté M，Mardini J，et al. Extracorporeal treatment for barbiturate poisoning：recommendations from the EXTRIP Workgroup［J］. Am J Kidney Dis，2014，64（3）：347-358.

［35］ Payette A，Ghannoum M，Madore F，et al. Carbamazepine poisoning treated by multiple extracorporeal treatments［J］. Clin Nephrol，2015，83（3）：184-188.

［36］ Ghannoum M，Yates C，Galvao TF，et al. Extracorporeal treatment for carbamazepine poisoning：systematic review and recommendations from the EXTRIP workgroup［J］. Clin Toxicol（Phila），2014，52（10）：993-1004.

［37］ Juurlink DN，Gosselin S，Kielstein JT，et al. Extracorporeal Treatment for Salicylate Poisoning：Systematic Review and Recommendations From the EXTRIP Workgroup［J］. Ann Emerg Med，2015，66（2）：165-181.

［38］ Warrick BJ，King A，Smolinske S，et al. A 29-year analysis of acute peak salicylate concentrations in fatalities reported to United States poison centers［J］. Clin Toxicol（Phila），2018，56（9）：846-851.

［39］ Mowry JB，Burdmann EA，Anseeuw K，et al. Extracorporeal treatment for digoxin poisoning：systematic review and recommendations from the EXTRIP Work-group［J］. Clin Toxicol（Phila），2016，54（2）：103-114.

［40］ Ghannoum M，Wiegand TJ，Liu KD，et al. Extracorporeal treatment for theophylline poisoning：systematic review and recommendations from the EXTRIP workgroup［J］. Clin Toxicol（Phila），2015，53（4）：215-229.

［41］ Wittebole X. Hantson P. Use of the molecular adsorbent recirculating system（MARS）for the management of acute poisoning with or without liver failure［J］. Clin Toxicol（Phila），2011，49（9）：782-793.

第 22 章

热 射 病

热射病(heat stroke, HS)是中暑最严重的类型,是由于环境温度过高、湿度过大造成体温中枢调节功能发生障碍,继而出现以高热、无汗、意识障碍为主要表现的临床综合征。严重者可造成广泛地组织损伤,出现神经系统异常、横纹肌溶解及弥散性血管内凝血(diffuse intravascular coagulation, DIC),肝、肾衰竭等多器官功能障碍。热射病分为非劳力型热射病和劳力型热射病,非劳力型热射病主要是由于长时间处于高温环境所致,婴幼儿和老年人更常见。劳力型热射病是热射病的一个特殊范畴,主要见于年轻人,高发人群是运动员、体力劳动者及军事训练中的官兵,由高温、湿热环境下长时间剧烈运动所致。两种情况都可能致命,劳力型热射病是导致运动员死亡的第三大高危因素。本章重点叙述劳力型热射病。

一、流行病学

1. 发病特点

热射病发病与高温、高湿、无风 3 个环境因素密切相关。中暑的气象阈值,日平均气温＞30℃或相对湿度＞73％。当气温和湿度条件同时存在时,中暑发生率明显增加;日最高气温≥37℃时,中暑人数急剧增加。

2. 易感因素

(1)个体因素:①发热,感冒,胃肠炎,腹泻,呕吐;②脱水;③睡眠不足;④缺乏热习服训练;⑤肥胖;⑥低血钾。

(2)环境因素:训练场地热负荷过重,强烈的太阳直射。

(3)组织因素:与体能不相适应的训练计划,不适当的训练和休息周期,补水不足。易感因素的叠加,增加了热射病的严重程度,并与预后相关。

二、发病机制

目前热射病的发病机制主要认为是在高热和剧烈运动下,造成组织细胞结构和功能损害,并促发机体炎症因子释放及炎症反应的级联放大,从而引起神经系统障碍、肝衰竭、呼吸系统衰竭、横纹肌溶解、急性肾衰竭和 DIC 等。

1. 高体温

热射病患者的体核温度波动于 40～47℃。高热直接损害组织细胞是热射病发生多器官功能不全的主要发生机制。体温过高会增加心输出量与每分钟通气量,使外周血管扩张、器官供血不足,从而出现脱水、循环衰竭、低氧血症、肠内细菌易位等病理生理改变。顽固性低氧血症、供血不足往往是造成全身炎症反应综合征、急性呼吸窘迫综合征迅速进展至 MODS 和死亡的关键。高体温可直接伤害脑细胞,同时导致血脑屏障通透性增高,外周循环的炎症因子、代谢产物、病原体等通过血脑屏障进入大脑,加重脑水肿,促使患者出现神经系统的改变,有的甚至遗留永久性神经损害。

2. 全身炎症反应综合征(systemic inflammatory response syndrome,SIRS)

热射病患者合并多器官功能障碍综合征,是由于热应激对细胞的毒性、凝血、SIRS 联合作用所致。热射病的类毒素血症假说认为,在运动及热应激下,表皮血管扩张,内脏血管收缩,再加之高热、氧化应激、缺血再灌注以及炎细胞募集作用,增加了肠道的通透性,使得脂多糖进入了门脉循环,而这一过程又超过了肝脏及免疫系统的清除能力,脂多糖进入体循环,产生了内毒素血症,导致急性炎症性反应。体循环中增多的脂多糖可直接刺激中性粒细胞、单核细胞产生多种细胞因子,如TNFα、IL-6、IL-1、IL-10 等,其中 TNFα、IL-1 属于促炎细胞因子,IL-6、IL-10 属于抗炎细胞因子。细胞因子相互作用,形成一个巨大的细胞因子网络体系,当超出机体的代偿反应时,引起全身组织和细胞广泛损伤,从而形成 SIRS。

3. 内皮细胞损伤和 DIC 发生

内皮细胞受损和弥散性微血管血栓形成是热射病的特点,血管内皮功能障碍和 DIC 可能是 HS 的主要病理生理过程。热射病患者早期在高热、炎症因子、细胞因子及核酸酶、蛋白水解物等代谢毒物的作用下,血管内皮细胞即发生损伤,主要表现在:①功能上不能保持正常状态下对血管的紧张度和通透性,白细胞的活动,促凝和抗凝平衡的调节作用,导致血管通透性增加,血管舒缩张力改变,细胞黏附性增强,炎症反应增加,白细胞黏附及移行进入组织增强、机体呈高凝状态。②结构上内皮细胞出现程序化细胞凋亡及坏死,不能维持血管内皮的完整性。内皮细胞的受损,进一步加重炎症反应,引起凝血功能的异常,凝血功能异常与炎症反应相互作用,导致微循环障碍,组织缺血、缺氧,器官功能障碍,从而形成 DIC。

三、临床表现

热射病典型的临床表现为高热、无汗、昏迷,发病原因不同,临床表现也有所不同。

1. 非劳力型热射病

见于年老、体弱和有慢性疾病的患者,一般为逐渐起病。前驱症状不易发现,

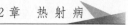

1～2d 后症状加重,出现神志模糊、谵妄、昏迷等,或有大小便失禁,体温高,可达 40～42 ℃,可有心力衰竭、肾衰竭等表现。

2. 劳力型热射病

见于健康年轻人(如参加训练的官兵),在高温、高湿环境下进行高强度训练,或从事重体力劳动一段时间后忽然感到全身不适,发热、头痛、头晕、反应迟钝,或忽然晕倒、神志不清,伴恶心、呕吐、呼吸急促等,继而体温迅速升高达 40℃ 以上,出现谵妄、嗜睡和昏迷。皮肤干热,面色潮红或苍白,开始大汗、冷汗,继而无汗,心动过速、休克等。劳力型热射病,在热射病基础上伴有严重的横纹肌溶解,故急性肾衰竭、急性肝损害、DIC 出现早,在发病后十几小时甚至几小时即可出现,病情恶化快,病死率极高。劳力型热射病器官功能受损的表现。

(1)中枢神经系统受损:早期即可出现严重神经系统功能障碍,特征为躁动、谵妄和昏迷。还可出现其他神经学异常表现,包括行为怪异、角弓反张、幻觉、去大脑强直、小脑功能障碍等。

(2)凝血功能障碍:临床表现为皮肤瘀斑、穿刺点出血及瘀斑、结膜出血、黑粪、血便、咯血、血尿、心肌出血、颅内出血等。合并 DIC 提示预后不良。

(3)肝功能损害:重度肝损害是劳力型热射病的一个固有特征。天冬氨酸转氨酶、丙氨酸转氨酶、乳酸脱氢酶在发病后迅速升高,第 3～4 天达峰值,之后逐渐下降,而胆红素的升高相对滞后,通常在热射病发病后 24～72h 开始升高。

(4)肾功能损害:多与横纹肌溶解有关。表现为少尿、无尿,尿色深,为浓茶色或酱油色尿。25%～30% 的劳力型热射病患者和 5% 的经典型热射病患者出现急性少尿型肾衰竭。

(5)呼吸功能不全:早期主要表现为呼吸急促、口唇发绀等,可发展为急性呼吸窘迫综合征(ARDS)。

(6)急性胃肠功能损害:腹痛、腹泻、水样便、消化道出血较常见。

(7)心血管功能不全:低血容量性休克,表现为低血压,心动过速(心率大于 130/min)、心律失常等。

(8)横纹肌溶解:表现为肌肉酸痛、僵硬、肌无力,茶色尿、酱油色尿,后期可出现肌肿胀、骨筋膜室综合征。

四、诊断标准

暴露于高温、高湿环境,进行高强度运动,并出现以下临床表现者:①严重中枢神经系统功能障碍表现(如昏迷、抽搐、精神错乱);②核心温度高于 40℃;③皮肤温度升高和(或)持续出汗;④肝转氨酶明显升高;⑤血小板明显下降,并很快出现 DIC;⑥肌无力、肌痛、茶色尿;⑦肌酸磷酸激酶(CK)高于 5 倍正常值。

五、治疗

1. 传统治疗

主要是对症处理,如物理降温,冬眠合剂降温和镇静治疗,同时大量补液,纠正酸中毒、电解质紊乱;保护重要脏器功能;抗感染、抗休克;防治并发症、对症处理等综合及支持治疗。

2. 血液净化治疗

连续性血液净化(CBP)是 20 世纪末开展的一种新的血液净化方法,是危重症抢救中常用的血液净化技术之一。CBP 具有血流动力学稳定,溶质清除率高,能清除炎症递质、并能辅助营养支持等优点。CBP 包括连续性动脉-静脉、静脉-静脉血液滤过(CAVH、CVVH),连续性动脉-静脉、静脉-静脉血液透析(CAVDH、CVVDH),连续性动脉-静脉、静脉-静脉血液透析滤过(CAVHDF、CVVHDF)等模式。

具备以下 1 条可以考虑行 CBP 治疗,如有 2 条或 2 条以上者应立即行 CBP 治疗。①一般物理降温方法无效且体温持续高于 40℃＞2h;②血钾＞6.5mmol/L；③CK＞5000 U/L,或上升速度超过 1 倍/12h;④少尿、无尿,或难以控制的容量超负荷;⑤血肌酐每日递增值＞44.2μmol/L;⑥难以纠正的电解质和酸碱平衡紊乱;⑦血流动力学不稳定;⑧严重感染、脓毒血症;⑨合并多脏器损伤或出现多器官功能不全综合征(MODS)。

停用 CBP 指征:①生命体征和病情稳定;②CK＜1000 U/L；③水、电解质和酸碱平衡紊乱得以纠正;④尿量＞1500 ml/d 或肾功能恢复正常。如其他器官均恢复正常,仅肾功能不能恢复的患者,可考虑行间歇性血液透析或腹膜透析治疗,部分患者可能最终要依赖透析维持生命。

南京军区福州总医院采用 CBP 治疗热射病合并横纹肌溶解综合征、多器官功能衰竭均取得较好的效果。6 例患者入院后及时应用 CBP 并采取综合治疗措施,结果 5 例痊愈出院,1 例死亡。与 CBP 治疗前比较,经过 CBP 治疗后,患者血流动力学保持相对稳定,体温、心率、平均动脉压改善,APACHE Ⅱ 评分下降,Glasgow昏迷量表评分升高,血中肌酸磷酸激酶、肌红蛋白、血肌酐、乳酸脱氢酶、谷丙转氨酶、C 反应蛋白明显下降。随后,南京军区福州总医院回顾分析了 1998—2013 年 33 例重症 HS 患者,比较了 CBP 与常规非血液净化治疗在重症 HS 的临床效果,患者分为 CBP 组(15 例)和常规治疗组(18 例)。比较两组入院时、入院后 3d、5d 和 7d 后体温、血气、血电解质、酶谱、肝、肾功能和 APACHE Ⅱ 评分等指标,同时比较了两组的病死率。与常规治疗组相比,CBP 联合常规治疗组,有较快的体温恢复正常率,较高的血小板、白细胞、肝肾功能恢复正常率,较好的脏器功能不全的改善,较低的 APACHE Ⅱ 评分,较高的出院率,见图 22-1、图 22-2。表明 CBP 联合常规治疗,改善了重症 HS 患者的存活,导致了较快的生化指标和脏器功能的恢复。

CBP 联合常规治疗,可能更有效地降低中心体温,抑制炎症介质瀑布效应,清除机体毒性代谢产物,更快纠正水电解质酸碱紊乱,维持内环境稳定,从而助于改善 HS 相关的代谢异常,降低 HS 相关的病死率。

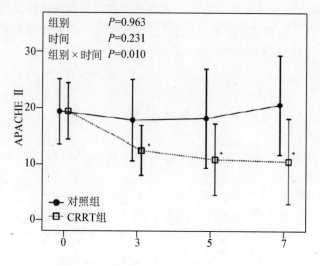

图 22-1　CBP 组和对照组 APACHE Ⅱ 评分

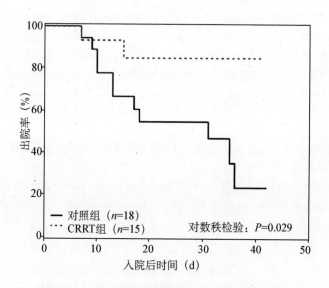

图 22-2　CBP 组和对照组出院 Kaplan-Meier 曲线

　　CBP 与间歇性血液透析相比,可提供患者急性肾衰竭少尿期所需的全静脉营养支持治疗,纠正 HS 发生的高分解代谢状态,改善细胞生存环境和摄氧能力,为肾小管上皮细胞的修复创造条件。CBP 使用的血液滤过器通透性强,能有效地清除肌红蛋白,并可吸附体内异常增高的中、大分子炎症介质和细胞因子;CBP 治疗时血液滤过器生物相容性好,在溶质转运方面模拟了持续的肾小球滤过作用和肾小管重吸收功能,有利于重要脏器的修复。

总之,CBP 在重症 HS 的综合治疗方面显示出其独特的优势,已经被越来越多的医务工作者所认可和接受。同时,仍需在临床实践中不断摸索和积累经验,以制订出最佳的个体化治疗方案。

(余　毅　王志斌　霍苗苗)

参 考 文 献

[1] Adams T,Stacey E,Stacey S,et al. Exertional heat stroke[J]. Br J Hosp Med(Lond),2012,73(2):72-78.

[2] 宋青. 热射病规范化诊断与治疗专家共识(草案)[J]. 解放军医学杂志,2015,40(1):1-7.

[3] Huisse MG,Pease S,Hurtado-Nedelec M,et al. Leukocyte activation:the link between inflammation and coagulation during heatstroke. A study of patients during the 2003 heat wave in Paris [J]. Crit Care Med,2008,36(8):2288-2295.

[4] Camus G,Deby-Dupont G,Duchateau J,et al. Are similar inflammatory factors involved in strenuous exercise and sepsis? [J]. Intensive Care Med,1994,20(8):602-610.

[5] Leon LR,Helwig BG. Heat stroke:role of the systemic inflammatory response [J]. J Appl Physiol(1985),2010,109(6):1980-1988.

[6] Fowler DE,Wang P. The cardiovascular response in sepsis:proposed mechanisms of the beneficial effect of adrenomedullin and its binding protein(review)[J]. Int J Mol Med,2002,9(5):443-449.

[7] 霍苗苗,余毅,王琰,等. 持续肾脏替代治疗在热射病合并横纹肌溶解综合征中的应用 [J]. 中国血液净化,2013,12(12):676-679.

[8] 林开平,余毅,黄睿,等.持续静-静脉血液滤过治疗重症热射病合并多脏器功能衰竭临床分析[J].世界临床药物,2010,31(5):283-286.

[9] Chen GM,Chen YH,Zhang W,et al. Therapy of Severe Heatshock in Combination With Multiple Organ Dysfunction With Continuous Renal Replacement Therapy:A Clinical Study [J]. Medicine,2015,94(31):e1212.

第 23 章

意外低体温

一、概述

意外低体温,是指由于意外因素导致的人体中心温度低于 35℃。虽然意外低体温在寒冷的冬季气候时最常见,但也可以发生在任何季节,在温暖的气候中,在没有户外暴露史的患者身上。意外的低温可以发生在多种人群中,包括城市环境中的人群。高危人群包括无家可归者、年轻人和老年人、精神病患者、医疗资源匮乏者、外伤或药物或酒精中毒者。这些高危人群通常有体温调节受损,同时也缺乏保护自己抵御寒冷的能力,如寻求庇护和穿保暖的衣服。近年来随着海上活动、野外探险等的增加,意外低体温症的发生率也呈上升趋势。长时间暴露于低温环境,可导致生理紊乱,甚至死亡。严重意外低体温症的死亡率为 12%～80%,在法国每年有 50～100 人死于意外低体温症,美国疾病控制和预防中心(CDC)报道,在 1999－2011 年,美国平均每年有 1301 人死于意外低体温症,其中一半是 65 岁以上的老年患者,我国目前尚无此方面的统计资料。

二、意外低体温的发病机制

正常人在体温调节中枢的调控下,机体的产热和散热过程经常保持动态平衡,但机体长时间暴露于冷空气,同时产热减少,散热增多时就会出现低体温症。根据体温的下降幅度可将意外低体温划分为轻度低体温(身体核心温度 32～35℃)、中度低体温(身体核心温度 28～32℃)及重度低体温(身体核心温度≤28℃)。

人体热量散发主要通过皮肤和肺,有传导、对流、辐射和蒸发 4 种形式。传导是将机体深部的热量以传导的方式传至人体表面的皮肤,再由皮肤传给直接接触的衣服等。对流是借助空气不断的流动而将体热散发到空气中间。蒸发是在外界温度等于或超过体温,而不能借助辐射、传导、对流散热时通过水分挥发散热的方法。辐射是将机体的热量以热射线的形式散发给周围温度较低的物体。热量散发取决于身体和环境之间的温度梯度和暴露的体表面积大小。在正常情况下,热量大部分是通过辐射散发的,但传导和对流损失通常是低体温发展的关键因素。人体体温调节中枢主要位于下丘脑,当来自温度传感器的冷信号传入下丘脑后,促进甲状腺素和儿茶酚胺的释放,导致外周血管收缩、心率增快、心输出量增加、呼吸增快、寒战和非寒战性产热等,通过上述反应,使机体散热和产热保持动态平衡,来维持机体的正常体温。但通过上述反应增加产热仍不能维持平衡时,机体体温就会随环境温度继续下降,发生低体温。

轻度低温时,初期为兴奋阶段,可出现寒战、心动过速、呼吸急促与周围血管收缩等反应;如果低温持续存在可出现表情淡漠、语言模糊、共济失调与判断力障碍。反常暴露(paradoxical undressing)是指由于核心温度下降患者反而脱去衣服的现象。中度低温时,认知能力下降、心率减慢、心房颤动、呼吸减慢、反射迟钝及瞳孔散大;此时寒战反应停止,心电图可出现 J 波等。重度低温时,出现昏迷、呼吸心搏停止、室性心律失常、瞳孔反射消失、肺水肿及少尿等。

三、意外低体温的临床表现

患者的皮肤苍白,冰凉,有时面部和周围组织有水肿,神志模糊或昏迷,肌肉强直,肌电图和心电图可见细微震颤,瞳孔对光反射迟钝或消失,心动过缓,心律不齐,血压降低甚至测不到,可出现心房和心室纤颤,严重时心搏停止。呼吸慢而浅,严重者偶尔可见一、二次微弱呼吸。

如有受冻病史只要测量肛温和做心电图检查便可确定诊断。不必做过多的化验。但应注意,普通的体温计不适用(只能测到 35℃)。可用水银温度计插入肛门,最少 5cm 以上。

四、意外低体温的治疗

1. 低体温的急救原则

(1)首先要脱离寒冷环境,检查生命体征,稳定患者的情绪。

(2)保证呼吸道通畅及氧气供应。

(3)建立静脉输液通路。

(4)有呼吸衰竭或气道不畅者要行气管插管及机械通气治疗。

(5)患者生命体征消失应该立即开始胸外按压。

(6)插导尿管以监测尿量。

(7)评价水及电解质平衡,低体温患者常有脱水,要特别注意血容量不足的纠正。

(8)必要时置中心静脉导管以指导液体输入,防止液体输入过量。

2. 被动复温法

被动复温就是不依靠其他复温设备通过患者机体自身产热达到体温恢复,多数轻度低体温患者用保暖的毛毯覆盖全身即可达到复温。该方法体温上升缓慢,对于严重患者会出现体温继续下降,因此被动复温只适用于轻度体温过低症患者。

3. 主动复温方法

对中、重度低体温患者可通过以下措施进行主动复温。

(1)强力空气加热毯:这一设备由加热器与方便可调温的特殊毯子组成,热空气可直接吹向患者皮肤。但复温过快要防止低血压(周围血管扩张所致)及体温"后降效应"(复温过程中由于外周血管扩张,温度低的外周血液流向中心使核心温度进一步下降所致)。

(2)输加温液体:应用加温设施对所输液体进行加温,输入液体温度最好在42～44℃,研究表明,静脉输入加温液体对复温是安全有效的,但尚无随机对照研究资料。

(3)气道复温法:清醒患者的吸入气体温度不能超过40℃;昏迷患者不能超过50℃,吸入加温空气可使患者体温上升速度由每小时0.5℃升至3.5℃。

(4)体腔灌洗:通过导管向胸腔或腹腔连续注入加温后的生理盐水(一般加热至37～40℃)冲洗,复温的速度可以达到每小时2℃。

(5)血管内温度控制复温:其工作原理是首先让生理盐水经过防气阀,再经过恒温控制器(包括加热系统、冷却系统、恒温控制系统),最后进入气囊导管(一般插入股静脉),与血液热交换后经气囊导管流出。血管内温度控制复温法可使体温平均升高达到每小时0.5～2.5℃。

(6)静脉-静脉旁路复温:静脉-静脉旁路复温法是通过股静脉或锁骨下静脉置管把血液引出至加温器,经过加温后再把血液回输至颈内静脉或其他静脉。静脉-静脉旁路复温法可使体温平均升高达到每小时3℃。

(7)体外膜肺氧合(extracorporeal membrane oxygenation,ECMO)复温:ECMO复温法一般需要股动脉、股静脉置管,血流速度一般控制在4L/min,温度一般设置在38～40℃,使用肝素抗凝时活化凝血时间应维持在160～200s。ECMO复温法的优势在于复温的同时可以减轻心脏负荷、保证机体氧合,故特别适用于重度低体温伴血流动力学不稳定或肺功能衰竭的患者。ECMO具体实施见第二篇第10章第四部分。

(8)心肺旁路复温:心肺旁路法是常用于低温导致循环衰竭患者,将其血液从上腔静脉或下腔静脉引出至人工肺,经过氧合及排出CO_2后血液进入人工心脏,人工心脏保持一定的压力将血液泵入人体动脉系统。心肺旁路主要用于重度体温过低症患者,因其复温速度可达到每小时7～12℃,明显快于胸、腹腔灌流法、ECMO复温法、静脉-静脉旁路复温法、血管内温度控制复温法等,被认为是一种高效和快速复温方法,即使心搏骤停也有成功复温的报道。意外低温复苏指南建议,心肺旁路复温作为心脏停搏后复温的首要选择方法,但在实际应用中受到限制,心肺旁路复温法存在对身体创伤大、需要全身抗凝、仪器复杂、对医务人员要求高、并发症发生率高等缺点。

(9)血液滤过复温:自 20 世纪 60 年代以来血液透析用于非心搏停止患者的复温。与腹膜透析相比,血液透析是一种更有效的复温方式,但临床中没有对照研究实验数据。在重症监护病房,维持性血液滤过是目前治疗急性肾功能衰竭最常用的方法。很多医院有维持性血液滤过机,操作简单,在 20min 内就可以安装连接投入使用。近年来,维持性血液滤过已成为一种更广泛地应用于复温的方法,但多是个案报道。Annette 等报道 1 例意外低体温的女性 23 岁患者,到达急诊科时,水银温度计测不出温度,格拉斯哥昏迷评分 3 分,呼吸微弱,心搏骤停,需要人工心肺复苏,使用加湿加热氧气(39℃),静脉内液体(42℃)和腹腔灌注(42℃)复温无效,由于需要持续人工心肺复苏,心肺旁路复温没有办法进行,所以选择血液滤过复温法。血液滤过机是 Aquarius 3.51,滤器是 Aquamax HF19 聚醚砜膜,血液滤过置换液是 Baxter 公司的 Accusol 35,CVVH 通路采取股静脉双腔导管,肝素 250 U/h,血流速度控制在 150~200 ml/min,温度控制在 38.5℃。患者 CVVH 治疗 3h 后自主循环恢复,4h 后核心体温升高到 26.5℃,5h 核心体温升高到 27.6℃,7h 核心体温升高到 30.2℃,CVVH 治疗 24h 后,停用升压药物,核心体温升高到 36.5℃。同时患者出现少尿型急性肾损伤,急性肝损伤,呼吸衰竭。治疗后第 5 周肾功能完全恢复,第 6 周恢复正常的工作和生活。血液滤过复温法,体外血液温度控制在 37~40℃,复温速度可达到每小时 2~3℃;如果想要更快的复温速度可以对置换液加热。与心肺旁路复温比较,血液滤过复温法有很多独特的优势:①可以随时纠正酸碱、电解质紊乱;②清除体内过多的炎症递质;③肝素用量小或不用肝素抗凝;④改善肺水肿;⑤多脏器支持治疗;⑥操作简单。

意外低体温,尤其是重度意外体温过低症的死亡率可达 30%~80%,对于意外低体温患者应强调尽早抢救、尽早复温。对于轻度体温过低患者根据病情可以选用被动复温法、加热毯法、静脉内液体复温法、呼吸道复温法;对于中、重度体温过低症患者根据病情可以选择胸腹腔灌流法、ECMO 复温法、心肺旁路复温法和血液滤过复温法。目前,意外低体温症的研究很有限,导致对其认识不足,不同机制、不同原因、不同并发症和不同温度的低体温应该如何复温,复温速度的快慢对机体有何影响,如何复温才能避免后遗症的发生,均有待于进一步研究。

(齐向明　王志斌　余　毅)

参 考 文 献

[1]　Petrone P,Asensio JA,Marini CP. Management of accidental hypothermia and cold injury [J]. Curr Probl Surg,2014,51(10):417-431.

[2]　Rischal ML,Rowland-Fisher A. Evidence-Based Management of Accidental Hypothermia in the Emergency Department[J]. Emerg Med Pract,2016,18(1):1-18.

［3］　Zafren K，Giesbrecht GG，Danzl DF，et al. Wilderness Medical Society practice guidelines for the out-of-hospital evaluation and treatment of accidental hypothermia［J］. Wilderness Environ Med，2014，25(4)：425-445.

［4］　Turtiainen J，Halonen J，Syväoja S，et al. Rewarming a patient with accidental hypothermia and cardiac arrest using thoracic lavage. Ann Thorac Surg，2014，97(6)：2165-2166.

［5］　Taylor EE，Carroll JP，Lovitt MA，et al. Active intravascular rewarming for hypothermia associated with traumatic injury：early experience with a new technique［J］. Proc(Bayl Univ Med Cent)，2008，21(2)：120-126.

［6］　Darocha T，Kosiński S，Jarosz A，et al. Extracorporeal rewarming from accidental hypothermia of patient with suspected trauma［J］. Medicine(Baltimore)，2015，94(27)：e1086.

［7］　Sawamoto K，Tanno K，Takeyama Y，et al. Successful treatment of severe accidental hypothermia with cardiac arrest for a long time using cardiopulmonary bypass report of a case［J］. Int J Emerg Med，2012，5(1)：9.

［8］　Rahman S，Rubinstein S，Singh J，et al. Early use of hemodialysis for active rewarming in severe hypothermia：a case report and review of literature［J］. Ren Fail，2012，34(6)：784-788.

［9］　Alfonzo A，Lomas A，Drummond I，et al. Survival after 5-h resuscitation attempt for hypothermic cardiac arrest using CVVH for extracorporeal rewarming［J］. Nephrol Dial Transplant，2009，24(3)：1054-1056.

［10］　袁瑞，张志成.意外低体温症研究进展［J］.解放军医学杂志，2016，41(4)：339-342.

第24章

连续性血液净化在重症电解质
紊乱和酸碱失衡的地位

电解质和酸碱平衡是维持人体内环境稳定的重要因素。机体组织必须在正常浓度的电解质和稳定的酸碱环境中,各种细胞及酶才能保持最佳活性。正常情况下,机体具有强大的自我调节能力,通过神经、体液和自身调节电解质紊乱和通过肾、肺、血液及细胞内的各种缓冲碱基对来维持酸碱平衡。临床各种危重症患者机体出现脏器功能障碍,特别是肾功能受损时,自我调节机制被破坏,从而出现电解质紊乱和酸碱失衡。严重的电解质紊乱和酸碱失衡是危重症患者死亡的预测因子,如不及时纠正则危及生命,因而也成为危重患者致死的直接原因。对于较轻的电解质紊乱和酸碱失衡,及时的内科常规治疗即可纠正,但对于严重、顽固、复杂的电解质紊乱和酸碱失衡,内科常规治疗常常难以奏效。

血液净化疗法在电解质紊乱和酸碱失衡的救治作用已得到公认,间歇性血液透析(IHD)主要通过弥散原理将各种电解质和碱基进入血液来调节电解质紊乱和酸碱失衡。临床最常见的急慢性肾衰竭患者并发严重的高钾血症和代谢性酸中毒,通过及时的 IHD 治疗就能很快得到纠正。但对于危重症患者合并重症急性肾损伤(AKI)出现顽固性电解质紊乱和严重的代谢酸中毒(特别是严重的乳酸性酸中毒)时,患病率和死亡率均非常高,应用 IHD 则难于纠正。近 20 年来,CBP 技术的快速发展,已在非肾脏疾病领域的危重症患者抢救中得到广泛应用,其持续缓慢纠正机体内环境紊乱,在严重电解质紊乱和酸碱失衡的救治中发挥了药物治疗无法比拟的重要作用。

CBP 作为 24h 持续清除体内溶质及水分的一系列血液净化技术的总称,具有血流动力学稳定、容量控制精确、维持内环境稳定、保证营养支持等优势,特别适合血流动力学不稳定的危重症合并重症 AKI 患者。当临床患者有下列症状时可以进行 CBP 治疗。①心肺功能不好,存在严重缺氧和血流动力学不稳定;②严重创伤,特别是重型颅脑损伤;③心源性休克或低血容量性休克;④脓毒症或脓毒症休克;⑤当多脏器功能障碍综合征(MODS)等情况之一出现以下严重水电解质紊乱和酸碱失衡,如 a. 严重水钠潴留伴明显器官水肿;或 b. 重度血钠异常(<115mmol/L 或>

160mmol/L);或 c. 高钾血症(>6.5mmol/L);或 d. 重度酸中毒(pH<7.1)等时,应尽早应用 CBP。

不同病因的危重症患者,需根据电解质紊乱和酸碱失衡的严重程度及持续时间,个体化选择 CBP 处方,包括 CBP 模式的选择、置换液或透析液的成分的调整和 CBP 治疗剂量的设定等,如果在 CBP 治疗过程中没有及时调整治疗处方,可能会出现严重并发症,甚至危及生命。

一、CBP 在电解质紊乱中的应用

严重的钠和钾代谢异常是危重症患者合并重症 AKI 最常见的电解质紊乱,也是应用 CBP 治疗适应证之一。严重高钾血症会引起严重心律失常、血流动力学不稳或心搏骤停,通过 IHD 的弥散作用就能迅速纠正高钾血症,但对于横纹肌溶解综合征、组织缺血和肿瘤溶解综合征患者,组织细胞受损,细胞内钾离子会持续释放,需要将 IHD 过渡到 CBP,能保证危重症患者救治过程血钾稳定。值得注意的是,在 CBP 治疗过程中,置换液钾离子浓度不能太低,否则会引起严重低钾血症。严重的钠代谢异常纠正过快或过慢均可能引起危及生命的并发症,其治疗是临床公认的难题,CBP 治疗过程通过不断调整置换液中钠离子浓度,持续缓慢纠正严重钠代谢异常,这种符合生理的治疗方式可有效避免纠正严重钠异常过快或过慢所带来的并发症。CBP 在纠正电解质紊乱方面,主要是应用在顽固性低钠或高钠血症患者中。

1. 低钠血症

低钠血症是指血清钠浓度低于 135mmol/L,是临床最常见的一种电解质紊乱。住院患者中有 1.0%~2.5% 的患者伴有低钠血症,且约 2/3 是在医院内发生的。急性重症低钠血症是指血钠在 36~48h 内降至 115mmol/L 以下,其病死率高达 50%;若血清钠<105mmol/L,则病死率超过 60%。来自西班牙学者的一项临床研究,分析了 424 例 COPD 急性加重期的住院患者,有 15.8% 合并有低钠血症。比较合并有低钠血症与非低钠血症的患者预后,结果发现,合并有低钠血症的 COPD 急性加重期患者在住院时间、需要呼吸机支持时间和病死率均高于非低钠血症的 COPD 急性加重期患者,并指出 COPD 急性加重期患者,血钠低于 129.7mmol/L 是死亡的预测值。丹麦学者做了一项大型的回顾性队列研究,研究对象为基层医疗单位的低钠血症患者,总共纳入研究对象有 625 114 例,观察低钠血症对全因死亡和癌症发生风险的影响。结果表明,在基层医疗单位患者不同程度的低钠血症与全因死亡相关,而且低钠血症会增加各种癌症尤其是肺癌和头颈部癌症发生的风险。意大利学者做了一项荟萃分析,纳入 15 项临床研究,共 13 816 例患者,分析纠正低钠血症对患者死亡风险的影响。结果表明,纠正低钠血症与降低死亡风险相关。在我国,住院患者低钠血症发生率高,但常常被忽略。北

京协和医院学者做了一项观察性回顾性队列研究,了解我国住院患者低钠血症的患病率和死亡率情况。研究时间 2008—2012 年,分析了 154 378 例住院患者,结果低钠血症发生率为 17.5%,但只有 0.26% 被诊断。住院患者中无低钠血症的病死率是 0.48%,而血钠在 130~134 和<120 mmol/L 的患者死亡率分别为 3.57% 和 20.23%。结果表明,在我国住院患者低钠血症患病率高,与住院病死风险增加相关。

急性严重低钠血症治疗矛盾之处在于纠正低钠血症过快,有发生中心性脑桥脱髓鞘的风险,纠正缓慢则有发生脑水肿而死亡的可能。CBP 作为一种符合生理的、连续及缓慢清除溶质的血液净化方式,因其置换液中电解质成分的浓度可根据患者病情随机调整,对于严重低钠血症患者,可有效避免血清钠浓度变化过快或纠正过慢带来的并发症。而且,CBP 治疗可保持患者体温在 35~36℃,低温对保护脑组织起着重要作用。有学者报道,用 CVVH 治疗 11 例急性严重低钠血症患者,治疗前血钠为(100.9±3.99)mmol/L,治疗 6h 后上升至(115±2.7)mmol/L,24h 后为(129.2±4.1)mmol/L,48h 后为(140.3±1.6)mmol/L。治疗前存在严重中枢神经系统损害表现,治疗后全部恢复,无一例出现后遗症。Lenk MR 等研究报道,对晚期肝衰竭合并严重低钠血症患者行 CVVHDF 治疗可有效预防患者出现脱髓鞘病变。表明 CBP 能持续安全有效纠正低钠血症,降低并发症的发生率。

CBP 在危重症患者重症低钠血症的治疗尽管大多数是个案报道,但有以下优点:①持续缓慢纠正钠代谢紊乱,置换液钠离子浓度可根据血钠浓度及时调整,避免了血钠浓度纠正过快或过慢,进而防止了渗透压的大幅波动;②CBP 在纠正低钠血症的同时,可以通过等渗性脱水作用,减轻脑水肿;③有效清除氮质代谢产物,维持内环境稳定,从而使渗透压变化较小;④置换液的温度可以及时调整,使患者的体温保持在 35~36℃,低温对保护脑组织非常重要。这些优点对改善脑水肿、防止脑桥中央髓鞘溶解症的发生极为重要,是传统疗法不可比拟的,是一种符合生理的、持续缓慢清除溶质和纠正电解质及酸碱紊乱的治疗方式。

2. 高钠血症

高钠血症是指血清钠浓度高于 145mmol/L,均伴有血浆渗透压的升高。危重病患者高钠血症发病率约为 2%,明显高于普通住院患者,老年和危重症患者,病死率可达 48%~75%。重型颅脑损伤患者出现高钠血症提示预后不良。危重症患者高钠血症的发病率高的可能原因:①肾性和肾前性少尿、严重烧伤、重症感染等患者,液体量严重不足,出现高渗性失水;②患者在治疗期间摄入过多的生理盐水和碳酸氢钠等含钠液体;③颅脑损伤和脑卒中患者由于脑水肿降颅压的需要,大量使用襻利尿药和渗透性利尿药;④颅脑外伤和脑血管疾病的患者,常见于丘脑-神经垂体系统受损,导致中枢性尿崩症;⑤特发性高钠血症。

血钠浓度稳态是由钠的摄入、排出及肾调节尿钠的浓度来维持。高钠血症的主要机制：①晶体渗透压升高或血容量下降，刺激下丘脑分泌抗利尿激素（ADH），作用于肾髓质区域肾小管细胞的特殊感受器，使流经肾小管管腔的液体重吸收增大，排钠减少；②醛固酮的调节，肾上腺皮质球状带分泌的盐皮质激素促进远曲小管和集合管对钠的主动重吸收。

急性高钠血症导致血浆渗透压快速升高，水从细胞内转移到细胞外，引起细胞皱缩，体积缩小，机体通过快适应和慢适应调节细胞内外的渗透压，使细胞体积恢复正常。细胞脱水在脑细胞突出，表现为脑水肿、颅内高压，甚至脑出血及死亡。因此，有效、平稳地降低血钠，避免血浆渗透压急剧变化是治疗的关键。临床上高钠血症的治疗原则是积极治疗原发病，控制钠摄入或输入过多。高钠血症的传统的方法是除了控制钠的摄入外，可以采用稀释补液疗法，以及鼓励患者多饮水或加大鼻饲水量，联合应用排钠利尿药，但此类方法需严密监护患者的心肺功能，防止补液过多导致肺水肿、心功能不全。传统方法治疗高钠血症也有弊端：①血钠的下降速度难以把握；②继发性高容量负荷。纠正高钠血症时必然要输入较多的液体，常常带来容量负荷过度。在急慢性肾衰少尿、严重水肿和心力衰竭时采用传统方法治疗严重高钠血症极为困难，CBP 因持续缓慢清除溶质和水，精确的容量控制，在纠正严重高钠血症的治疗中发挥重要作用。

CBP 治疗重度高钠血症的指征：①传统治疗 24h 血钠无变化或升高；②高容量或等容量性高钠血症合并少尿，或心功能不全，或肺水肿，或药物难以纠正的高钾血症及代谢性酸中毒；③高钠血症并发神经系统症状（排除其他原因），药物治疗后无明显改善；④终末期肾病合并高钠血症。CBP 治疗高钠血症的模式主要有 CVVH、CVVHD 和 CVVHDF，钠是小分子溶质，上述 3 种模式都能够有效清除钠离子，然而 3 种模式对溶质的清除各有优缺点。目前尚缺乏多中心大样本的随机对照研究，仅限于一些病例报道。CBP 治疗过程中应每 4 小时监测血钠浓度，计算血钠纠正速率，避免血钠纠正过快或过慢。采用置换液钠浓度梯度的方法能有效、平稳地降低大部分患者血钠浓度。急性重度高钠血症患者出入液量应尽可能地平衡，避免 CBP 治疗期间过多补液所导致的过高的降钠速率。

二、CBP 在酸碱失衡中的应用

危重症患者合并重症 AKI 出现严重酸中毒需应用 CBP。酸中毒临床分为代谢性酸中毒与呼吸性酸中毒。代谢性酸中毒常见的有乳酸性酸中毒、酮症酸中毒、枸橼酸酸中毒；呼吸性酸中毒最常见的是高碳酸血症酸中毒。代谢性酸中毒是危重症患者最常见的酸中毒，程度越重，预后也越差。严重代谢性酸中毒可使心肌收缩力下降、心律失常发生率增加、血压降低、组织携氧能力下降、腺苷三磷酸生产减少、糖代谢下降、炎症激活、免疫功能受损、细胞吞噬受损、细胞凋亡增加；同时，能使血红蛋白与氧亲和力下降、组织氧供增加、血管扩张、组织微循环改善、游离钙升高、心肌收缩力增加,因此会引起血流动力学异常,不及时纠正,病死率极高。CBP纠正酸中毒主要是通过直接清除酸物质和间接清除炎症递质、药物等物质从而抑制酸物质产生。但不同类型的酸中毒其产生机制不同,治疗也有其特异性。

1. 乳酸性酸中毒

乳酸是糖酵解过程中不能充分氧化磷酸化和应用丙酮酸所产生的产物。乳酸是疾病严重程度的预测指标,其浓度越高,病死率也越高。乳酸性酸中毒根据病因是否有组织缺氧分,为组织缺氧导致线粒体氧化能力受损的 A 型和无组织缺氧的是细胞代谢异常(二甲双胍中毒、肝衰竭、恶性肿瘤等)导致的 B 型。从病因上看,脓毒症或脓毒症性休克、心源性或低容量休克、严重心力衰竭、严重创伤是乳酸性酸中毒的主要原因。乳酸性酸中毒的治疗主要包括原发病的治疗、补充碳酸氢钠纠正酸中毒和选择适当血液净化方式治疗。病因治疗是根本,如合理使用抗菌药物控制感染、纠正循环衰竭提高心排血量、补足血容量纠正低血容量休克、使用增强心肌收缩力和减轻后负荷的药物、应用辅助呼吸积极改善组织缺氧状态、避免使用血管收缩药以免加重组织缺血缺氧、手术治疗严重创伤等。

因严重酸中毒对机体的负面影响,与患者预后密切相关,所以碱基管理十分重要。临床上常缓慢静脉注射碳酸氢根来调节酸中毒,但对于低灌注所致的高乳酸血症患者,国际指南并不建议使用碳酸氢钠来改善血流动力学以及降低血管加压药物剂量。碳酸氢钠的使用会造成两方面的负面影响:①减少组织二氧化碳的排出与增加肺二氧化碳的生成,造成细胞内的酸化;②钙离子的减少,影响心肌收缩力。乳酸是一种相对分子质量<90 的小分子物质,可通过血液净化弥散和对流的原理被清除。CBP 在严重乳酸性酸中毒中发挥重要作用,其治疗优势主要有:①辅助病因治疗,如纠正休克,CBP 精准控制容量,能促进血流动力学稳定,改善患者的内环境;②CBP 能直接清除机体过多的乳酸,直接减轻酸中毒;③对于脓毒症患者,CBP 能有效清除内毒素和各种炎症递质,改善组织缺氧状态,使乳酸生成减少,并能够增加肝清除乳酸的能力;④药物或毒物如二甲双胍引起的乳酸性酸中毒,CBP同时可去除相关的药物及毒物;⑤对于 MODS 患者,CBP 还能对多器官起到支持作用,同时为营养支持治疗创造条件。但应用 CBP 治疗时,应注意:①不能采用乳酸盐置换液,应采用碳酸盐置换液,因乳酸盐可导致血乳酸蓄积,加重酸中毒;②应用碳酸盐置换液或透析液纠正乳酸性酸中毒不宜过快,应在 24～48h 内。对严重乳酸性酸中毒 HCO_3^- 输入速率为 40～50mmol/L,需用等张溶液防止高钠和高血容量,需输入大量液体时,超滤率需达 1.0～1.5L/h,防止碱血症与低钙血症;③由于休克、酸中毒,组织氧供不足,枸橼酸盐在体内代谢困难,可加重酸中毒,所以必须采用肝素或低分子肝素抗凝,而不能采用枸橼酸盐抗凝。

2. 枸橼酸酸中毒

因局部抗凝药枸橼酸(又称柠檬酸)结合血清中的游离钙,能减少全身出血风险和提高滤器寿命的作用取代低分子肝素成为有出血风险的危重症患者 CBP 抗凝的首选。但枸橼酸盐使用不当可造成酸碱紊乱。正常情况下,1 分子的枸橼酸在肝、骨骼肌、肾等部位的线粒体中通过三羧酸循环代谢为 3 分子碳酸氢根。当心源性休克导致肝与肌肉血流量减少出现急性肝衰竭时,枸橼酸无法充分代谢,以及碳酸氢钠和枸橼酸在外周循环废液的持续性丢失,使得枸橼酸酸中毒发生。具体表现为游离钙减少、血清总钙升高、代谢性酸中毒。枸橼酸酸中毒处理的主要的措施:①减少或暂停枸橼酸注入;②若是在 CBP 滤器前注入枸橼酸,可通过提高透析流量,增加枸橼酸在透析膜的丢失;③增加钙的注入,提高离子钙浓度。但值得注意的是,注入的钙剂中大部分的钙仍是去结合枸橼酸,使得总钙与游离钙不成比例地增高。

3. 糖尿病酮症酸中毒

是由于体内胰岛素缺乏或胰岛素作用不足,引起脂肪及糖代谢紊乱,并以高血糖(>13.9 mmol/L)、高酮血症和代谢性酸中毒(pH <7.3,碳酸氢根<18 mmol/L,阴离子间隙<10)为主要表现的临床综合征。临床治疗以生理盐水大剂量液体复苏和小剂量胰岛素持续注入。当患者严重糖尿病酮症酸中毒药物治疗效果差时,应考虑尽早肾脏替代治疗。CBP 可能通过清除体内堆积的酮酸、乳酸及炎症递质来改善微循环,使缺氧的组织得到改善,发挥其作用。Kawata 等报道了 CVVHDF 成功治疗糖尿病酮症酸中毒合并难治性代谢性酸中毒的患者,提示早期使用 CBP 的有效性。

4. 高碳酸血症酸中毒

高碳酸血症酸中毒即呼吸性酸中毒。在急性呼吸窘迫综合征(ARDS)患者中,发生 AKI 高达 $25\%\sim60\%$,伴脓毒血症时发生率更高。此时机体在炎症状态下,存在呼吸衰竭、容量负荷加重、呼吸酸中毒等内环境紊乱,死亡率高达 82%。即使在 CBP 支持下,死亡率仍居高不下。国外报道,由连接静脉-静脉的二氧化碳清除器和一个滤器串联组成的体外二氧化碳清除(extracorporeal-carbon dioxide removal,$ECCO_2R$)装置与 CBP 联用取得很好的疗效。2013 年 Christian 等首次报道了通过滤器循环通路与氧合膜的整合,将 $ECCO_2R$ 联合 CBP 使用。在 $ECCO_2R$ 上机 4h 后,动脉血二氧化碳分压($PaCO_2$)明显下降,pH 明显提升,随着血流动力学的稳定,高碳酸血症得到纠正。在一项新的研究中,11 例 ARDS 合并 AKI 患者接受 $ECCO_2R$ 联合 CBP 技术,所有患者 $PaCO_2$ 水平均得到改善,$PaCO_2$ 下降了 21%,且将膜氧合器置于滤器前时,效率会更高;目前认为,采用 $ECCO_2R$ 或体外膜肺氧合降低 $PaCO_2$ 水平,是纠正高碳酸血症酸中毒的理想的血液净化方法。

5. 代谢性碱中毒

重症 AKI 患者很少出现代谢性碱中毒,临床最常见的是在 CBP 治疗过程中使用枸橼酸盐抗凝而出现的并发症,其次是在 CBP 治疗过程使用过多含碱性物质或含醋酸的肠外营养液。严重碱中毒内科治疗手段主要是补充酸性物质,容易引起血管硬化,且对补液速度有较高要求。同时,代谢性碱中毒大多合并其他内环境紊乱,如低钾、低氯、低钙血症等。若碱中毒未能纠正,则预后不良。CBP 治疗可快速调节酸碱、电解质平衡,维持机体内环境的稳定,通过调整置换液中碱基浓度,大量清除血液中过高的碱基,达到纠正碱中毒的目的,最终改善患者预后。CBP 治疗严重代谢性碱中毒时可使用酸性枸橼酸盐代替 4% 枸橼酸钠,可降低枸橼酸输注速度,或通过提高血流量来增加透析器清除枸橼酸的速率,或使用更低浓度的碳酸氢盐透析液。当然,CBP 过程也存在许多风险,根据患者原发病及病情状况,制订个体化 CBP 治疗处方相当重要。

(郑金珠　钟鸿斌)

参 考 文 献

[1] Ayers P,Dixon C,Mays A. Acid-base disorders:learning the basics[J]. Nutr Clin Pract, 2015,30(1):14-20.

[2] Passos RDH,Caldas JR,Ramos JGR,et al. Acid base variables predict survival early in the course of treatment with continuous veno-venous hemodiafiltration[J]. Medicine(Baltimore),2018,97(36):e12221.

[3] Yessayan L,Yee J,Frinak S,et al. Continuous Renal Replacement Therapy for the Management of Acid-Base and Electrolyte Imbalances in Acute Kidney Injury[J]. Adv Chronic Kidney Dis,2016,23(3):203-210.

[4] Hoorn EJ,Zietse R. Hyponatremia and mortality:moving beyond associations[J]. Am J Kidney Dis,2013,62(1):139-149.

[5] Chalela R,González-García JG,Chillarón JJ,et al. Impact of hyponatremia on mortality and morbidity in patients with COPD exacerbations[J]. Respir Med,2016,117:237-242.

[6] Selmer C,Madsen JC,Torp-Pedersen C,et al. Hyponatremia,all-cause mortality,and risk of cancer diagnoses in the primary care setting:A large population study[J]. Eur J Intern Med,2016,36:36-43.

[7] Corona G,Giuliani C,Verbalis JG,et al. Hyponatremia improvement is associated with a reduced risk of mortality:evidence from a meta-analysis [J]. PLoS One, 2015, 10 (4):e0124105.

[8] Hao J,Li Y,Zhang X,et al. The prevalence and mortality of hyponatremia is seriously underestimated in Chinese general medical patients:an observational retrospective study[J]. BMC Nephrol,2017,18(1):328.

[9] Ji DX,Gong DH,Xu B,et al. Continuous veno-venous hemofiltration in the treatment of acute severe hyponatremia:a report of 11 cases[J]. Int J Artif Organs,2007,30:176-180.

[10] Lenk MR,Kaspar M. Sodium-reduced continuous veno-venous hemodiafiltration(CVVHDF)for the prevention of central pontinemyelinolysis(CPM)in hyponatremic patients sched-

uled for orthotopic liver transplantation[J]. J Clin Anesth,2012,24:407-411.

[11] Dangoisse C,Dickie H,Tovey L,et al. Correction of hyper-and hyponatraemia during continuous renal replacement therapy[J]. Nephron Clin Pract,2014,128(3-4):394-398.

[12] Secombe P,Milne C. Hyponatraemia-induced rhabdomyolysis complicated by anuric acute kidney injury:a renalreplacement conundrum[J]. BMJ Case Rep,2016,13:2016.

[13] Gaudreault-Tremblay MM,Faqeehi H,Langlois V,et al. Management of Severe Hyponatremia With a Custom Continuous Renal Replacement Therapy in an Infant With Newly Diagnosed Chronic Kidney Disease[J]. Kidney Int Rep,2017,2(6):1254-1258.

[14] Rosner MH,Connor MJ Jr. Management of Severe Hyponatremia with Continuous Renal Replacement Therapies[J]. Clin J Am Soc Nephrol,2018,13(5):787-789.

[15] Viktorsdottir O,Indridason OS,Palsson R. Successful treatment of extreme hyponatremia in an anuric patient using continuous veno-venous hemodialysis[J]. Blood Purif,2013,36(3-4):274-279.

[16] Liamis G,Filippatos TD,Elisaf MS. Evaluation and treatment of hypernatremia:a practical guide for physicians[J]. Postgrad Med,2016,128(3):299-306.

[17] Collins NM,Carrick JB,Russell CM,et al. Hypernatraemia in 39 hospitalised foals:clinical findings,primary diagnosis and outcome. Aust Vet J,2018,96(10):385-389.

[18] Hoffman H,Jalal MS,Chin LS. Effect of Hypernatremia on Outcomes After severe Traumatic Brain Injury:A Nationwide Inpatient Sample analysis[J]. WorldNeur-osurg,2018,118:e880-e886.

[19] Pin-On P,Saringkarinkul A,Punjasawadwong Y,et al. Serum electrolyte imbalance and prognostic factors of postoperative death in adult traumatic brain injury patients:A prospective cohort study[J]. Medicine(Baltimore),2018,97(45):e13081.

[20] Murugan R,Hoste E,Mehta RL,et al. Precision Fluid Management in Continuous Renal Replacement Therapy[J]. Blood Purif,2016,42(3):266-278.

[21] Muhsin SA,Mount DB. Diagnosis and treatment of hypernatremia[J]. Best Pract Res Clin Endocrinol Metab,2016,30(2):189-203.

[22] Korvenius Jørgensen H,Haug AC,Gilsaa T. Severe hypernatraemia can be treated with continuous veno-venous haemodialysis[J]. Ugeskr Laeger,2013,175(39):2255-2256.

[23] Giabicani M,Guitard PG,Guerrot D,et al. Successful treatment of extremehyper-natremia by continuous veno-venous hemodiafiltration[J]. Nephrol Ther,2015,11(6):492-495.

[24] Nakamura K,Inokuchi R,Hiruma T,et al. Continuous veno-venous hemodialysis and filtration for extensive burn with severe hypernatremia[J]. Acute Med Surg,2015,3(3):260-264.

[25] Paquette F,Goupil R,Madore F,et al. Continuous veno-venous hemofiltration using customized replacement fluid for acute kidney injury with severe hypernatremia[J]. Clin Kidney J,2016,9(4):540-542.

[26] Davies B,Jesty R,Uddin S,et al. Intensive care management of severe hypernatraemia in the context of group A streptococcal septicaemia. BMJ Case Rep,2018,pii:bcr-2018-224520.

[27] Kraut JA,Madias NE. Treatment of acute metabolic acidosis:a pathophysiologic approach [J]. Nat Rev Nephrol,2012,8(10):589-601.

[28] Boyd JH,Walley KR. Is there a role for sodium bicarbonate intreating lactic acidosis from shock[J]. Curr Opin Crit Care,2008,14(4):379-383.

[29] Casserly B,Phillips GS,Schorr C,et al. Lactate measurements insepsis-induced tissue hypoperfusion:results from the surviving sepsis campaign database[J]. Crit Care Med,2015, 43(3):567-573.

[30] Jung B,Rimmele T,Goff CL,et al. Severe metabolic or mixed acidemia on intensive care unit admission:incidence,prognosis and administration of buffer therapy. A prospective, multi plecenter study[J]. Crit Care,2011,15(5):R238-R238.

[31] Kraut JA,Kurtz I. Use of base in the treatment of severe academic states[J]. Am J Kidney Dis,2001,38(4):703-727.

[32] Singer M,Deutschman CS,Seymour CW,et al. The third international consensus definitions for sepsis and septic shock(Sepsis-3)[J]. JAMA,2016,315:801.

[33] Kidney Disease:Improving Global Outcomes(KDIGO)Acute Kidney Injury Work Group. KDIGO clinical practice guideline for acute kidney injury[J]. Kidney Int Suppl,2012,2(1): 1-138.

[34] Kramer L,Bauer E,Joukhadar C,et al. Citrate pharmacokinetics and metabolism in cirrhotic and noncirrhotic critically ill patients[J]. Crit Care Med,2003,31(10):2450-2455.

[35] Cerdá J,Tolwani AJ,Warnock DG. Critical care nephrology:management of acid-base disorders with CBP[J]. Kidney Int,2012,82(1):9-18.

[36] Kawata H,Inui D,OhtoJ,et al. The use of continuous hemodiafiltration in a patient with diabetic ketoacidosis[J]. J Anesth,2006,20(2):129-131.

[37] Soto GJ,Frank AJ,Christiani DC,et al. Body mass index and acute kidney injury in the acute respiratory distress syndrome[J]. Crit Care Med,2012,40(9):2601-2608.

[38] Allardet-Servent J,Castanier M,Signouret T,et al. Safety and efficacy of combined extracorporeal CO_2 removal and renal replacement therapy in patients with acute respiratory distress syndrome and acute kidney injury:the pulmonary and renal support in acute respiratory distress syndrome study[J]. Crit Care Med,2015,43(12):2570-2581.

[39] Livigni S,Maio M,Ferretti E,et al. Efficacy and safety of a low-flow veno-venous carbon dioxide removal device:results of an experimental study in adult sheep[J]. Crit Care,2006,10 (5):R151.

[40] Christian F,Jens S,Stefan J,et al. Low-flow CO_2 removal integrated into a renal replacement circuit can reduce acidosis and decrease vasopressor requirements[J]. Crit Care,2013, 17(4):R154.

[41] Romagnoli S,Ricci Z,Ronco C. Novel extracorporeal therapies for combined renal-pulmonary dysfunction[J]. Semin Nephrol,2016,36(1):71-77.

第 25 章

横纹肌溶解综合征

横纹肌溶解综合征,是包括电解质、肌红蛋白和其他肌浆蛋白(如肌酸激酶、醛缩酶、乳酸脱氢酶、丙氨酸氨基转移酶和天冬氨酸氨基转换酶)在内的肌细胞内容物渗漏到循环中而导致的临床综合征,常伴有严重的代谢紊乱,急性肾损伤,严重者可因多脏器功能衰竭而死亡。临床表现为肢体无力、肌痛、肿胀,以及常见的无血尿性肉眼色素尿,是创伤性和非创伤性横纹肌溶解共有的特性。无论横纹肌溶解是创伤所致还是某些其他原因所致,急性肾损伤都是严重横纹肌溶解的一个潜在并发症,如果发生肾衰竭,则预后相当差。相反,在不太严重的横纹肌溶解类型中,或在有慢性或间歇性肌肉破坏(有时称为高肌酸激酶血症)的情况下,患者的症状通常较少而且没有肾衰竭。

一、流行病学

国内尚缺统计数据,美国国内统计横纹肌溶解综合征年发病率约为 2/10 000,总体死亡率约 5%,个体预后差异很大。尤其在战争或巨大灾难(如 5·12 汶川大地震)中,其发病率骤增,50%～85% 严重创伤患者出现横纹肌溶解综合征。

伴有肌红蛋白尿的急性肾损伤,是创伤性和非创伤性横纹肌溶解的最严重的并发症,并且有可能危及生命。横纹肌溶解并发急性肾损伤临床相当常见,在美国所有急性肾损伤病例中占 7%～10%。但横纹肌溶解综合征病例中急性肾损伤的真实发生率难以确定,因为其定义和临床情况各异。目前报道其发生率从 13% 至接近 50%。梅利等的一项研究纳入了 475 例有横纹肌溶解症的住院患者,急性肾损伤的发生率是 46%。尽管任何原因引起的横纹肌溶解都可导致急性肾损伤,但在这项研究中,使用违禁药品或滥用酒精者,以及发生创伤者中的急性肾损伤发生率,高于肌肉病患者中的发生率,而且有一种以上上述原因者中的发病率尤其高。

如未出现急性肾损伤,则横纹肌溶解的转归通常良好。尽管如此,由于研究人群、医疗机构,以及患者并发症的数量和严重程度不同,死亡率的数据存在很大的差异。在一项血管病导致肢体缺血引起横纹肌溶解的研究中,其死亡率高达 32%。相反,在梅利等对住院患者的研究中,滥用违禁药品和酒精是横纹肌溶解最常见的原因,结果显示发生急性肾损伤的死亡率为 3.4%。据报道,重症监护病房中横纹肌溶解综合征合并急性肾损伤的死亡率高达 59%，如未合并急性肾损伤死亡率为 22%。有研究显示，存在横纹肌溶解合并急性肾损伤患者的长期生存率接近 80%，大多数患者的肾功能可以恢复。

二、病因

横纹肌溶解综合征的病因非常多样，已有超过 200 余种相关病因，包括创伤性和非创伤性。经常报道的横纹肌溶解类型有 11 种（表 25-1）。可能对肌肉有毒性作用的外源性制剂，特别是乙醇、违禁药物和降脂药物，是常见的非创伤性原因。横纹肌溶解反复发作经常是有潜在性肌肉代谢缺陷的征象。

表 25-1　横纹肌溶解的主要类型及常见病因

类型	常见原因
肌疲劳	过度训练，癫痫持续状态，谵妄，精神病，破伤风，哮喘持续状态，狂欢等
电损伤	雷电、高压电、电休克治疗、心脏电复律
挤压伤	重物挤压、被动体位（昏迷、醉酒）、抗休克充气服
肌缺血/氧	动脉栓塞、糖尿病血管并发症，骨筋膜室综合征等
内分泌代谢异常	糖尿病酮症，糖尿病非酮症高渗状态，低钾血症，高/低钠血症，胰腺炎等
超高/低温	体温过高/低；烧伤；恶性高热
药物/毒物	他汀类、贝特类降脂药，抗精神病药物，镇静催眠药物，抗组胺药物，麻醉药等；可卡因、除草剂、一氧化碳、汞、乙醇、甲醇等；毒菌、蛇毒、蜂毒、蜘蛛毒等
感染	病毒感染、细菌感染、霉菌感染、寄生虫、其他微生物感染
免疫系统疾病	多发性肌炎，皮肌炎，血管炎
先天代谢性疾病	肌肉磷酸酶缺乏症，磷酸果糖激酶缺乏症等
特发性	特发性肌红蛋白尿

三、发病机制

1. 横纹肌溶解综合征的发病机制

肌细胞在受到挤压、缺血缺氧等刺激后，肌浆膜破裂，内容物包括肌红蛋白、尿酸、磷酸外漏并进入血液循环中。除肌红蛋白等肾毒性物质外，细胞内的钾离子外释可导致高钾血症，引起心脏抑制。肌浆膜的破坏引起细胞外液中的水、钙及钠进入细胞，导致肌肉肿胀血容量不足，甚至出现低血容量性休克。

肌肉溶解是在肌细胞代谢改变基础上发生的。其中跨细胞的钙内流起重要作用。正常情况下，肌浆膜内质网释放钙导致肌肉去极化及肌肉收缩。细胞内钙被细胞器内吞后肌肉松弛,这一过程需消耗 ATP。挤压损伤发生后,过量钙与细胞内过量钠交换进入细胞,刺激细胞过度收缩及能量耗竭。同时钙激活磷脂酶 A_2 及其他一些血管活性物质及蛋白水解酶,产生自由基。肌细胞膜被破坏后,过量水及溶质进入细胞,导致细胞肿胀。这些因素进一步加重肌细胞的毁损。肌细胞内钙聚积对细胞而言是致死性及不可逆性的,可引起坏死肌肉的大量钙化甚至异位骨化的发生。与之相伴,患者病程早期出现低钙血症。而低钙血症则可引起心律失常,特别是合并高钾血症时。低钙血症还可致惊厥、抽搐,进一步加重肌肉损伤。

挤压伤导致的横纹肌溶解综合征存在再灌注损伤。很多肌肉的损伤,特别是钙内流,通常发生在肌肉挤压去除后;受伤部位白细胞聚集、活化及释放自由基及其他损伤性物质,进一步加重局部及全身反应,特别是氧供丰富的情况下。由诱导型一氧化氮合成酶介导的肌肉高灌注可加重这种损伤。

2. 横纹肌溶解致急性肾损伤的发病机制

肌红蛋白尿只发生在有横纹肌溶解的情况下。肌红蛋白是一种 17 800 Da 的深红色蛋白,能自由地经肾小球滤过,通过胞吞作用进入肾小管上皮细胞并被代谢。只有当肌红蛋白超过 $0.5 \sim 1.5 mg/dl$ 的肾阈时,尿中才会出现肌红蛋白,并且当血清肌红蛋白达到 $100 mg/dl$ 时,肉眼可见褐红色(茶色)尿。因此,并非所有横纹肌溶解病例都伴有肌红蛋白尿。

虽然横纹肌溶解损害肾小球滤过率的确切机制尚不清楚,但实验证据提示,肾内血管收缩、肾小管直接损伤和缺血性损伤,以及肾小管阻塞都起作用。肌红蛋白在肾小管中不断浓缩,血容量减少和肾血管收缩时该过程加速,当肌红蛋白与塔姆-霍斯福尔(Tamm-Horsfall)蛋白相互作用时便沉淀下来,酸性尿对这个过程有利。肾小管阻塞主要发生在远端肾小管水平,直接肾小管细胞中毒主要发生在近端肾小管。

肌红蛋白在肾小管内似乎没有明显的肾毒性作用,除非尿液为酸性。肌红蛋白是一种血红素蛋白,它含有铁,以氧化亚铁(Fe^{2+})的形式存在,后者是与分子氧结合所必需的。然而,分子氧促进 Fe^{2+} 氧化,生成氧化铁(Fe^{3+})从而产生一种羟自由基。有效的细胞内抗氧化物分子可以抵消这种氧化电位。但是,细胞释放肌红蛋白导致活性氧渗漏失控,而且自由基可引起细胞损伤。有人提出,血红素和游离铁驱动的羟自由基是肾小管损伤的关键递质,因为去铁胺(一种铁螯合剂)和谷胱甘肽有保护作用。也有研究显示,肌红蛋白本身可显现出过氧化物酶样的酶活性;导致生物分子氧化、脂质过氧化失控和异前列烷的生成。近期,作者课题组研究发现,肌红蛋白通过激活内质网应激和氧化应激诱导肾小管上皮细胞凋亡,抗氧化药谷胱甘肽可减轻由横纹肌溶解致急性肾损伤(图 25-1)。

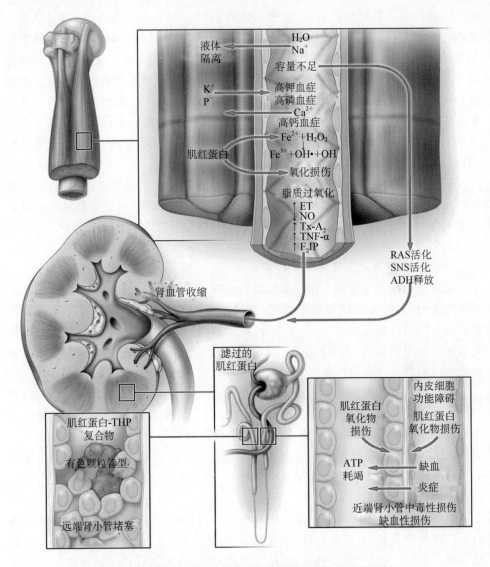

图 25-1 横纹肌溶解综合征致急性肾损伤的病理生理机制

(引自 Bosch X. Rhabdomyolysis and acute kidney injury. N Engl J Med,2009,361:62-72.)

注:体液被隔离在受损的肌肉中,引发血容量不足以及后续的交感神经系统(SNS)、抗利尿激素(ADH)和肾素-血管紧张素系统(RAS)活化,从而促进血管收缩及肾钠水潴留。另外,肌红蛋白诱发的氧化损伤,使血管收缩物质增多,血管扩张物质减少。肾损伤的原因包括肾血管收缩导致的肾脏缺血低灌注,肌红蛋白对肾小管的直接毒性作用,缺血导致的肾小管损伤,以及塔姆-霍斯福尔蛋白-肌红蛋白复合物沉积和脱落的肾小管细胞形成的细胞管型所致的远端肾小管阻塞。与其他原因导致的急性肾损伤一样,内皮细胞功能障碍和局部炎症是组织损伤和器官功能障碍的原因之一。ET. 内皮素;F_2IP. 异前列烷;NO. 一氧化碳;THP. 塔姆-霍斯福尔蛋白;TNF-α. 肿瘤坏死因子 α;TXA$_2$. 血栓烷 A$_2$

四、临床、病理与影像学表现

1. 横纹肌溶解综合征的全身表现

横纹肌溶解综合征可出现剧烈肌痛、肌压痛、肌肿胀及肌无力,以及全身不适、恶心呕吐。严重的电解质紊乱及酸碱失衡还可导致心脏、中枢神经系统症状危及患者生命。

2. 横纹肌溶解综合征的肾脏表现

急性横纹肌溶解患者通常存在有色颗粒管型、褐红色的尿上清液和显著升高的血清肌酸激酶。就急性肾损伤的危险而言,尚无规定的血清肌酸激酶阈值,即超过该阈值时的急性肾损伤危险显著增加。作者总结"5·12"汶川地震数据发现,肌酸激酶水平大于 14 495U/L 是挤压综合征中急性肾损伤的预测因素。最新的循证证据也表明,在创伤性横纹肌溶解患者中,血清肌酸激酶和急性肾损伤发生有较强的相关性,这种相关性在挤压综合征导致的急性肾损伤中更为显著。当入院时的肌酸激酶水平低于 15 000~20 000U/L 时,横纹肌溶解患者发生急性肾损伤的危险通常是低的。尽管急性肾损伤时的肌酸激酶值有可能低至 5000U/L,但这通常发生于同时存在诸如脓毒症、脱水和酸中毒等情况时。例如,在有慢性肌病如肌营养不良和炎性肌病的患者中,急性肾损伤很少发生,除非存在叠加事件。另一方面,患有这些慢性肌病的患者可能出现血浆肌红蛋白浓度中度升高,但没有明显的肌红蛋白尿。

如果尿测试片检测显示隐血阳性,而沉淀物中没有红细胞,则可推测是肌红蛋白尿。之所以出现这种隐血假阳性的结果,是因为尿测试片检测不能区分肌红蛋白和血红蛋白。这种检测法检出横纹肌溶解的敏感度是 80%。其他原因所致有色尿也应予以考虑(表 25-2)。肌红蛋白是横纹肌溶解诱发的急性肾损伤的真正致病因素,但很少直接测定尿液或血浆中的肌红蛋白。血清肌红蛋白水平达到峰值的时间,明显早于血清肌酸激酶水平达到峰值的时间,而且血清肌红蛋白的代谢快和不可预测,它的功能部分通过肾脏发挥,但主要在肾外(很可能是通过肝或脾)发挥功能。因此,测定血清肌红蛋白对诊断横纹肌溶解的敏感度低。

与横纹肌溶解相关的急性肾损伤,经常导致比其他类型急性肾损伤更快速的血浆肌酐升高。然而,这个发现有可能反映了横纹肌溶解患者中年轻、肌肉发达男性的过度表现,而不是受伤肌肉的肌酐或肌酸释放增加。同样,在有横纹肌溶解的患者中,经常可见到血尿素氮/肌酐比值低的现象。横纹肌溶解诱发的急性肾损伤经常引起少尿,偶尔引起无尿。

低钙血症是横纹肌溶解的一个常见并发症,并通常缘于钙进入缺血和受损的肌细胞中,以及坏死的肌肉发生磷酸钙沉积和钙化。与肾功能恢复相关的高钙血症,是横纹肌溶解诱发的急性肾损伤的独特表现,缘于先前沉积在肌肉中的钙的动员,高磷血症恢复正常和骨化三醇增多。

表 25-2 红色和褐色尿的原因和显微镜下的特征

原因	尿液隐血检查结果	尿沉渣	上清液
血尿	+～卅	红色	黄色
肌红蛋白尿	+～卅	正常	红色至褐色
血红蛋白尿	+～卅	正常	红色至褐色
卟啉症	阴性	正常	红色
胆色素	阴性	正常	褐色
食物和药物	阴性	正常	红色至褐色

3. 横纹肌溶解综合征的病理特征

当有结构性肌病的病人剧烈运动,处于麻醉状态,服用了对肌肉有毒性作用的药物,或有病毒感染时,偶尔发生急性横纹肌溶解。当疑似急性横纹肌溶解的诊断或需要明确病因时,对肌肉活检标本进行组化、免疫组化和线粒体呼吸链检查,有可能做出特异性诊断。在发生临床事件后,要等数周或数月再进行活检,这点很重要,因为疾病早期的活检结果通常不能提供有用的信息。因此,在横纹肌溶解的急性发作期和发作后早期,标本有可能看似正常,或除了坏死以外没有特异性改变。横纹肌溶解致急性肾损伤的病理通常表现为急性肾小管坏死,管腔内可见大量的肌红蛋白管型沉积。

4. 横纹肌溶解综合征的实验室检查

(1)血液检查:血中肌红蛋白常异常升高。肌酸磷酸激酶(CK)是反映肌肉细胞损伤最为敏感的指标,一般在肌肉损伤后 12h 开始升高,1～3d 达高峰。一般认为,CK＞1000U/L 或超过正常值的 5 倍常提示肌肉损伤。心肌、骨骼肌及脑中均存在 CK,为进一步鉴别 CK 的来源,常做同工酶分析,当 CK-MM 明显升高则提示骨骼肌损伤。急性肾损伤时,可能出现高钾血症,且与肌肉破坏程度有关。由于高钾血症存在心律失常的风险,应密切监测血钾。横纹肌溶解时可检测到凝血酶原时间延长、血小板减少和高水平的纤维蛋白原降解产物。因此,重复血液检测有利于尽早发现弥散性血管内凝血。动脉血气通常提示代谢性酸中毒,阴离子间隙升高,反映了肌肉坏死引起的血清中有机酸含量增加。

(2)尿液检查:尿中无有形成分,通常认为当血 CK＞2000U/L 时,尿液外观可呈红色至褐色,尿肌红蛋白检测呈阳性。

(3)病因检查:酰基肉毒碱作为筛选脂肪酸氧化疾病相关的横纹肌溶解确切病因的指标;尿二羧基酸排泄作为确定相应的酶缺陷的代谢肌病的判断指标;分子点

突变分析用以诊断与中链酰基辅酶 A 脱氢酶（MCAD）缺乏相关的代谢性肌病的指标；长链三酰甘油负荷实验或禁食试验，以了解酮体衰竭协助诊断脂肪酸代谢障碍肌病致横纹肌溶解。

5. 横纹肌溶解综合征的影像学表现

目前，临床上诊断横纹肌溶解综合征主要依据是临床表现及实验室检查，很少有患者进行影像学方面检查，而 MRI 对横纹肌溶解综合征的诊断价值，国内外更是少有报道。X 线及 CT 易于显示钙质而 MRI 不易显示钙质可能是后者在肌肉骨骼系统应用较晚的重要原因。X 线显示骨结构细节的效果甚佳，但软组织对比度较差，连 CT 也不例外。如图 25-2 所示，MRI 的软组织对比度好，除轴位之外还能做矢状面、冠状面及斜位成像，能清晰显示四肢及关节的解剖关系，可以明确显示横纹肌损伤的大小范围。有研究显示，MRI 诊断横纹肌溶解综合征的敏感度高达 100％，明显优于 CT（62％）和超声（42％）。增强 MRI 及其血管成像（MRA）不仅能够在早期无创性的准确显示肌肉损伤的范围、程度，以及血流供应情况，而且对手术指征的掌握及术式的选择提供重要依据。除此之外，可以通过复查 MRI 判断患者病情的恢复情况及对患肢的康复训练做出指导。作者单位在治疗严重挤压综合征时，通过运用 MRI 及 MRA 技术动态观察患者局部肌肉损伤及血供情况，使得多例患者避免了不必要的截肢手术，成功保肢，见图 25-2。

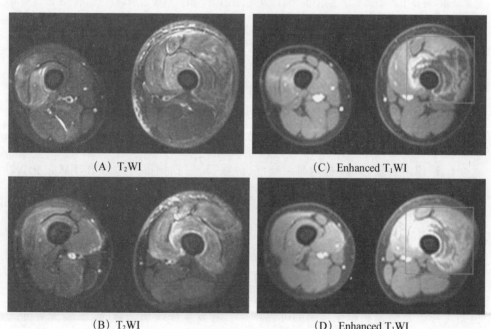

(A) T$_2$WI　　　　　　　　　　　(C) Enhanced T$_1$WI

(B) T$_2$WI　　　　　　　　　　　(D) Enhanced T$_1$WI

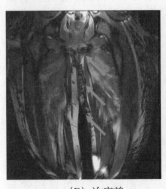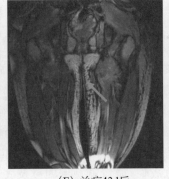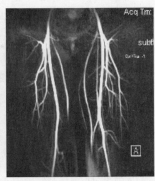

（E）治疗前　　　　　　　　（F）治疗43d后　　　　　　　　（G）MRA

图 25-2　横纹肌溶解综合征的 MRI 及 MRA 表现

注：图 A～D 为汶川地震挤压综合征的 1 例青年男性患者治疗前后的 MRI 表现，可以发现患者的双下肢均受累，左侧大腿更加严重，内外侧肌群均受累，肢体更加肿胀。CRRT 治疗 20d 后增强 T_1WI 序列显示肿胀坏死区域逐渐减少，而坏死区域的强化更加明显（红色方框），提示肌肉的血供在逐渐恢复，均提示病情好转。图 E～G 为汶川地震挤压综合征的 1 例青年女性患者治疗前后的 MRI 表现，该患者 CK 高达 210 000U/L，其 MRA 并未发现双下肢血管狭窄、阻塞及充盈缺损，避免了不必要的手术治疗。可以发现经 CRRT 治疗后患者肌肉坏死肿胀区域逐渐减少（红色箭头），最终患者康复出院

五、诊断依据

1. 临床三联征，肌肉无力，肌肉疼痛，"黑色""茶色"尿；

2. CK 升高，CK＞1000U/L 提示肌肉损伤；

3. 血和尿中肌红蛋白异常升高；

4. 影像学表现，MRI 提示肌束紊乱、肿胀，增强扫描部分边缘有环状强化，皮下脂肪组织及筋膜增厚。

尿肌红蛋白阳性可确诊横纹肌溶解，但尿肌红蛋白阴性不能排外横纹肌溶解。红褐色尿而尿中无红细胞，提示肌红蛋白尿；但在外伤累及泌尿系统时，尿中可同时出现红细胞和肌红蛋白，此时不要轻易诊断为血红蛋白尿而忽略了肌红蛋白尿的可能。因血中游离肌红蛋白会很快被肝代谢清除，故检测血或尿中肌红蛋白并非横纹肌溶解的敏感指标。CK 是诊断横纹肌溶解的敏感指标，又因与肌坏死范围相关，CK 也是估计肌坏死范围的可靠指标。在发生横纹肌溶解时，肌酸激酶可达5000U/L 或更高。在病因去除后肌酸激酶居高不降，应注意是否合并肌隔室综合征。应强调的是，包括外伤在内的任何病因引起的横纹肌溶解，均可出现肌隔室综合征。详尽的病史、用药史有助于病因诊断。家族聚集性及运动与饥饿诱发的横

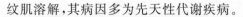

纹肌溶解,其病因多为先天性代谢疾病。

　　肌活检:约 50% 的横纹肌溶解患者无肌肉损伤症状,肌活检并非诊断非创伤横纹肌溶解的必要手段。病理可见,横纹肌组织部分肌纤维消失,间质炎细胞浸润。肌活检对病因诊断有重要意义,例如,对于多发性肌炎/皮肌炎、血管炎、中毒性肌病的诊断有时起关键作用。对于病因明确、症状典型的横纹肌溶解,可根据临床表现及实验室检查做出诊断,不必强求肌病理检查,以免耽误治疗。医生熟悉横纹肌溶解的常见病因与临床表现,可能对及时正确诊断更有意义。

六、治疗和预防

　　横纹肌溶解综合征诱发的急性肾损伤的预防和治疗步骤见表 25-3。

表 25-3　横纹肌溶解综合征诱发的急性肾损伤的预防和治疗步骤

检查细胞外容量状态、中心静脉压及尿量
测定血清肌酸激酶水平
测定血浆和尿液的肌酐、钾、钠、血尿素氮、总钙/离子钙、镁、磷,以及尿酸和清蛋白的水平,评估酸碱状态、血细胞计数和凝血功能
进行一次尿常规检查
迅速启动容量补充疗法,使用生理盐水,输液速度为每小时 400ml(根据当时的情况和病情严重程度,每小时 200～1000ml),检测临床病情变化,必要时检测中心静脉压
目标尿量大约为 3ml/kg(每小时约 200ml)
监测血清钾水平
如患者出现低钙血症的临床表现(如手足抽搐)或发生严重的高钾血症时,才静脉补钙
积极搜索横纹肌溶解的病因
核查尿液 pH,如果低于 6.5,将每升生理盐水换成 1L 5% 葡萄糖或 0.45% 的氯化钠,加入 100mmol 的碳酸氢盐。避免使用含钾和乳酸盐的溶液
考虑采用甘露醇治疗(最多每天 200g 和累计剂量 800g)。核查血浆渗透压变化,若没有达到利尿效果(>20ml/h)应考虑停药
维持血容量的补充,直到肌红蛋白尿消除(证据为尿液清澈或尿检结果提示隐血阴性)
如果有下列情况,就要考虑肾脏替代治疗:有症状(根据心电图评估)的顽固性高钾血症,血钾水平高于 6.5mmol/L,血清钾快速升高合并少尿 12h 以上[尿量<0.5ml/(kg·h)],无尿达 6h,容量超负荷或合并顽固性代谢性酸中毒(pH<7.2)

1. 内科治疗

(1)补液治疗:伴有急性肾损伤的横纹肌溶解症患者,通常存在血容量不足的临床表现,原因是水被隔离在受损的肌肉中。因此,治疗该病的主要步骤(表 25-3)仍然是早期积极补充液体。患者经常每天需要大约 10L 液体,补液量取决于横纹肌溶解的严重程度。有关灾难如地震中受伤导致挤压综合征患者的液体补充方案,目前尚无随机临床试验对其进行过评估。但是,大多数报道显示,发生急性肾损伤的患者与没有发生急性肾损伤的患者相比,前者支持治疗被延误的时间较长。因此,早期积极补充血容量,对有挤压综合征的患者至关重要。虽然需要补充血容量是肯定的,但用于补充血容量的液体组成仍是有争议的问题。一些研究者建议使用碳酸氢钠碱化尿液,但其他研究人员反对这种说法,更倾向于使用生理盐水或 0.45%的氯化钠溶液。已提及的碱化治疗的三种益处是基于对横纹肌溶解动物模型的研究。首先,塔姆-霍斯福尔蛋白-肌红蛋白复合物的沉积在酸性尿液中明显增加;其次,碱化治疗抑制了横纹肌溶解时肌红蛋白的氧化还原反应循环和脂质过氧化反应,从而减轻了肾小管的损伤;再次,已有研究显示,在离体灌流肾脏中,高铁肌红蛋白只在酸性递质中诱发血管收缩。碱化治疗的主要(可能是唯一的)缺点是减少离子钙,这会加重横纹肌溶解早期低钙血症的严重程度及临床症状。

碱化尿液与单纯补充血容量相比的临床益处尚未完全确立。比较性研究通常样本量小,并且显示的是综合治疗措施(例如碱化治疗联用甘露醇),妨碍了对单一特定措施的疗效分析。在一项研究中,接受碳酸氢钠加甘露醇治疗的患者的肾脏转归,与单纯接受氯化钠治疗的患者的肾脏转归没有显著性差异,尽管患者的血清肌酸激酶值偏低(<5000U/L),表明损伤较轻,使得评价疗效较为困难。在一项纳入 2083 例创伤患者的大规模研究中,85%患者发生了横纹肌溶解综合征,将样本作为一个整体来看,使用碳酸氢钠加甘露醇并不能预防急性肾损伤的发生,亦不能减少对透析的需求及死亡率。但该研究同时说明对肌酸激酶峰值大于 30 000U/L 的患者可能有益。一项随机、前瞻性的临床对照试验在多西拉敏中毒导致横纹肌溶解的患者中,比较采用乳酸盐林格液进行补液与采用生理盐水补液的效果,如果积极补液 12h 后尿 pH 仍然低于 6.5,则加用碳酸氢钠。在这些患者中,无论碱化尿液是否有真实的一致性益处,有证据表明,单纯大量输注生理盐水可引起代谢性酸中毒,主要原因是血清碳酸氢盐被氯离子含量相对较好的溶液稀释,产生了高氯血症性代谢性酸中毒,观察到 pH 值下降多达 0.3 个单位。因此,在有横纹肌溶解综合征的患者中,尤其是合并代谢性酸中毒的患者,补充液体时同时用生理盐水和碳酸氢钠应是一种合理的方法。如果使用碳酸氢钠,应检测尿 pH 和血清碳酸氢盐、钙及钾水平。如果治疗 4~6h 后尿 pH 没有上升,或如果发生了有症状的低钙血症,应该停止碱化治疗,继续使用生理盐水水化治疗。

　　(2)利尿药的应用:利尿药的使用仍有争议,但这类药显然应只限用于已经获得了液体补充的患者。甘露醇可能有多种益处:首先,作为一种渗透性利尿药,它增加了尿量并将肾毒性物质从肾小管冲刷出去;其次,作为一种渗透性药物,它产生一种压力梯度,吸引受损肌肉中蓄积的液体,并因此改善血容量不足;第二,它是一种自由基清除药。大多数有关甘露醇作用的数据来自动物研究,这些研究总体上显示,甘露醇的保护性作用有可能归因于其渗透性利尿作用而不是其他机制。目前并没有循证医学证据(如随机对照临床试验)支持使用甘露醇能带来益处。另外,高累计量的甘露醇(>200g/d 或累计剂量>800g)与肾血管收缩和肾小管中毒导致的急性肾损伤(渗透性肾病)相关。然而,许多专家仍建议使用甘露醇来预防和治疗横纹肌溶解诱发的急性肾损伤和减轻肌肉区室压力。在使用甘露醇期间,应该经常监测血浆渗克分子浓度(渗量)和渗透摩尔间隙,而且如果没有实现充分利尿或渗透摩尔间隙升到 55mOsm/kg 以上,则应停止治疗。襻利尿药也增加尿量并可降低肌红蛋白沉积的危险,但尚无研究显示它们对横纹肌溶解患者有明确的益处。因此,在横纹肌溶解诱发的急性肾损伤中,襻利尿药的使用应该与建议用于其他原因所致急性肾损伤的方法相同。

　　(3)高钾血症及低钙血症的处理:对与横纹肌溶解诱发的急性肾损伤相关的电解质异常,必须进行及时治疗。认识和纠正在疾病极早期发生的高钾血症尤其重要。如表 25-4 所示,引起钾从细胞外转移到细胞内间隙的药物(例如高张葡萄糖和碳酸氢盐)只是暂时有效,将钾从体内清除的最适方法包括利尿(有效的尿钾增多)、使用肠道钾结合剂或透析。相反,对早期的低钙血症不应予以治疗,除非患者有症状或存在严重的高钾血症。使用含钙螯合剂治疗高磷血症时应谨慎,因为钙负荷可增加磷酸钙在受损肌肉中的沉积。当急性肾损伤严重到发生了顽固性高钾血症、酸中毒或容量超负荷时,表明适合进行肾脏替代治疗,该方法可迅速有效地纠正电解质异常。

　　(4)抗氧化治疗:在横纹肌溶解致急性肾损伤的治疗和预防中,使用抗氧化药和自由基清除药(例如己酮可可碱、维生素 E 和维生素 C)有可能是合理的,目前在一些小规模病例系列研究、病案报道及各种肌红蛋白尿的实验研究中发现可能有所帮助,其疗效尚需要前瞻性的临床对照试验来证实。

表25-4 高钾血症的紧急处理

措施	起效/持续时间	作用机制	用药方式	备注
10%葡萄糖酸钙	1~2min/1~2h	恢复心肌细胞膜兴奋性	10ml 10%的溶液静脉推注 2~3min 高钾血症临床症状消失后停止使用	用药时密切监视心电图 使用洋地黄及其相关制剂的患者禁用或慎用
8.4%碳酸氢钠	0.5~1h/1~2h	使钾进入细胞内	50ml碳酸氢钠溶于 50~100ml 5%葡萄糖水或等渗氯化钠中,0.5~1h内输完	可能造成容量超负荷,加重低钙症状;对代谢性酸中毒的患者效果特别好;与葡萄糖-胰岛素联合使用有增效作用
胰岛素比例糖水	1h/4~6h	使钾进入细胞内	3~5 g葡萄糖加入1个单位胰岛素(如果肾衰竭已经发生,每10g加入1U胰岛素) 通过中心静脉置管(CVP)以250 ml/h的速度加入高渗糖水(20%~30%)可更快显效	对挤压伤的患者可能无效 用药后应再静脉滴 5%葡萄糖水(不加胰岛素)否则可能出现低血糖危象
β₂肾上腺受体阻滞药	0.5~1h/2~4h	使钾进入细胞内	10~20mg加入4ml盐水中雾化吸入,吸入时间为10min以上或0.5mg静脉滴注	可能会导致心动过速.心律失常心绞痛 对活动性冠状动脉病患者无效
呋塞米	1~2h/不定	通过肾脏排钾	100~500mg 静脉	对无尿患者无效;肾衰患者使用剂量至少为120mg
血液透析	0.5h/5~6h	通过透析从体内排钾	由透析治疗组实施	最有效的治疗方式 如有需要,1d内可进行数次
腹膜透析	3~4h/透析时持续存在	通过透析从体内排钾	有经验的肾科医师实施,后续操作及观察可交给有经验的护士或医学生	对挤压综合征的患者可能疗效不足

2. 血液净化治疗

当急性肾损伤出现血钾水平高于 6.5mmol/L,血清钾快速升高合并少尿 12h 以上[尿量<0.5ml/(kg·h)],无尿达 6h,容量超负荷或合并顽固性代谢性酸中毒(pH<7.2),则需要考虑进行肾脏替代治疗。常用的血液净化方式包括间歇性血液透析(IHD)、连续性血液净化(CBP)、腹膜透析,以及血浆置换辅助治疗手段(图25-3,表 25-5)。目前的血液净化方式是 IHD 为主,该方法可以迅速有效地纠正电解质异常。由于蛋白质分子大小的原因,常规的血液透析方式不能有效地清除肌

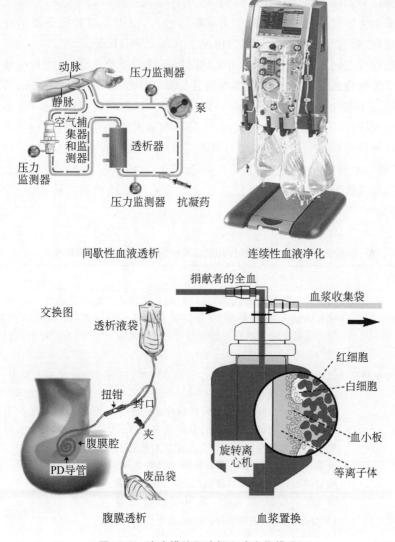

图 25-3　治疗横纹肌溶解血液净化模式

红蛋白,因此,常规的血液透析是否采用取决于肾脏适应证。然而,由于肌红蛋白在横纹肌溶解的急性肾损伤中有致病作用,有人研究了预防性体外清除的效果。尽管血浆置换已经显示对横纹肌溶解综合征的患者的转归或肾脏肌红蛋白清除负荷没有影响,但连续性静脉-静脉血液滤过(CVVH)或血液透析滤过(CVVHDF),已经显示对清除肌红蛋白有一定效果,主要采用超高通量滤器和高容量血液滤过进行。然而,该证据主要来自孤立的病例报道,而且尚不清楚其对转归的影响。另外,一些研究已经显示,在接受药物治疗的患者与接受 CVVHDF 的患者之间,血清肌红蛋白的半衰期没有显著差异。因此,连续性血液净化是否对横纹肌溶解致急性肾损伤有预防和治疗作用,有待前瞻性的随机对照试验来进一步证实。日本学者曾采用血浆置换方式治疗横纹肌溶解综合征,但由于其置换量及治疗时间受限,其对肌红蛋白的总清除效果不如持续 24h 的 CVVHDF。

根据作者医院治疗"5·12"汶川大地震挤压伤的经验总结,连续性血液净化治疗横纹肌溶解合并急性肾损伤是具有明显优势的。作者所在团队发现,采用连续静脉-静脉血液滤过能有效清除体内的肌红蛋白。但在系统回顾中发现,尽管采用连续性血液净化治疗的患者肌红蛋白、肌酐和电解质水平有所改善,而患者生存率并没有显著性差异。对于血流动力学不稳定的患者或合并多器官功能障碍的重危患者,连续性血液净化应作为首选治疗,枸橼酸抗凝应作为主要抗凝模式。而血浆置换能迅速有效地清除肌红蛋白及炎症递质及血浆中残留的各种毒素及药物,可作为辅助治疗手段。

表 25-5　横纹肌溶解合并急性肾损伤血液净化方式的选择

方式	优点	缺点
间歇性血液透析/滤过	目前最常用的治疗方式,能快速纠正电解质紊乱及酸碱失衡,操作简便,能供多人使用,使用高通量血液透析对肌红蛋白有一定的清除能力	低通量透析不能清除肌红蛋白,血流动力学不稳定,不能精确控制体内容量状态和水负荷
连续性血液净化	每天持续治疗 24h,常采用 CVVH 及 CVVHDF 模式,剂量常采用 20～35ml/(kg·h),与间歇性血液透析相比,体内容量状态和水负荷控制更加精确,对于重危患者具有独特优势。不仅能在保持血流动力学稳定的前提下有效地清除体内毒素、炎症递质和代谢废物,而且能迅速、有效地清除肌红蛋白,筛选系数为 0.1～0.5。据报道,采用高通量滤器(SHF CVVH)清除 Myo 的筛选系数可达 0.6～0.7	不能提供多人使用,费用昂贵,操作精度高,出血风险大,体内丢失血液及营养成分,对全身综合性治疗干扰大

（续　表）

方式	优点	缺点
腹膜透析	操作简便，不受地域、设备及资源限制，并且不需抗凝，血流动力学稳定，在重大灾难导致大量横纹肌溶解症患者的救治中发挥着重要作用，并对中大分子有一定的清除能力	效率低下，易发生腹膜炎，加重血浆蛋白的丢失，对原有呼吸道感染、ARDS、休克时间长、腹部或腹腔有损伤和感染者不宜使用。不应作为首选治疗方案
血浆置换	高效清除肌红蛋白、炎症介质及血浆中残留的各种毒素及药物。研究发现 PE 清除肌红蛋白的筛选系数为 0.7～1.0，显著高于 CVVH 清除 Myo 的筛选系数，因此可作为治疗横纹肌溶解症的重要辅助手段	常作为辅助治疗，费用昂贵，新鲜冰冻血浆需求量大，不能有效纠正电解质紊乱及代谢性酸中毒。治疗时间短，不能长期应用，可能出现严重的输血并发症

（张　凌　黄蓉双　付　平）

参 考 文 献

[1] Bosch X,Poch E,Grau JM. Rhabdomyolysis and acute kidney injury[J]. N Engl J Med, 2009,361:62-72.

[2] Chatzizisis YS,Misirli G,Hatzitolios AI,et al. The syndrome of rhabdomyolysis:complications and treatment[J]. Eur J Intern Med,2008,19:568-574.

[3] Amyot SL,Leblanc M,Thibeault Y,et al. Myoglobin clearance and removal during continuous venovenous hemofiltration[J]. Intensive Care Med,1999,25:1169-1172.

[4] Schenk MR,Beck DH,Nolte M,et al. Continuous veno-venous hemofiltration for the immediate management of massive rhabdomyolysis after fulminant malignant hyperthermia in a bodybuilder[J]. Anesthesiology,2001,94:1139-1141.

[5] Peltonen S,Ahlstrom A,Kylavainio V,et al. The effect of combining intermittent hemodiafiltration with forced alkaline diuresis on plasma myoglobin in rhabdomyolysis[J]. Acta Anaesthesiol Scand,2007,51:553-558.

[6] Naka T,Jones D,Baldwin I,et al. Myoglobin clearance by super high-flux hemofiltration in a case of severe rhabdomyolysis:a case report[J]. Crit Care,2005,9:R90-R95.

[7] Huerta-Alardin AL,Varon J,Marik PE. Bench-to-bedside review:Rhabdomyolysis-an overview for clinician[J]. Crit Care,2005,9:158-169.

[8] Feng YY,Ma L,Fu P,et al. Rhabdomyolysis induced AKI via the regulation of endoplasmic reticulum stress and oxidative stress in PTECs[J]. Rsc Adv,2016,6(111):109639-109648.

[9] Hu Z,Zeng X,Fu P,et al. Predictive factors for acute renal failure in crush injuries in the Sichuan earthquake[J]. Injury-international Journal of the Care of the Injured,2012,43(5):613-618.

[10] Safari S，Yousefifard M，Hashemi B，et al. The value of serum creatine kinase in predicting the risk of rhabdomyolysis-induced acute kidney injury：a systematic review and meta-analysis[J]. Clinical and Experimental Nephrology，2016，20(2)：153.

[11] Chavez L O，Leon M，Einav S，et al. Beyond muscle destruction：a systematic review of rhabdomyolysis for clinical practice[J]. Critical Care，2016，20(1)：1-11.

[12] Zeng X，Zhang L，Fu P，et al. Continuous renal replacement therapy(CRRT)for rhabdomyolysis[J]. Cochrane Database of Systematic Reviews，2014，6(6)：CD008566.

[13] Zhang L，Fang Z J，Liu F，et al. Magnetic resonance imaging and magnetic resonance angiography in severe crush syndrome with consideration of fasciotomy or amputation：A novel diagnostic tool[J]. Chinese Medical Journal，2008，336(7638)：273-276.

[14] Zhang Ling，Kang Yan，Fu Ping，et al. Myoglobin clearance by continuous venous-venous haemofiltration in rhabdomyolysis with acute kidney injury：A case series[J]. Injury，2012，43(5)：619-623.

第 26 章

多脏器功能障碍综合征

多器官功能障碍综合征（multiple organ dysfunction syndrome，MODS）是 20 世纪 90 年代对 20 世纪 70 年代提出的"多器官衰竭""多系统器官衰竭""序贯性系统衰竭"等命名的进一步修订。此病症既不是独立疾病，也不是单一脏器的功能障碍，而是涉及多器官的病理生理变化，是一个复杂的综合征。MODS 能较准确地反映此病的动态演变过程，而不过分强调器官衰竭的标准，有利于早期预防和治疗。因此，在 1995 年全国危重病急救医学会上，中华医学会急诊医学会决定将该综合征命名为 MODS。

随着医学进步及其他危重病患者治愈率的提高，MODS 的威胁也日渐突出，已成为 ICU 中患者死亡最主要的原因之一，是创伤及感染后最严重的并发症，直接影响着危重患者的预后。目前，它是近代急救医学中出现的新的重大课题，其病因复杂、防治困难、死亡率极高，是当今国际医学界共同瞩目的研究热点，更是良性疾病患者死亡的最直接、最重要的原因之一，因此如何提高其诊断和救治水平已是当务之急。

一、定义

MODS 主要是指机体在遭受严重创伤、感染、中毒、大面积烧伤、急诊大手术等损害 24h 后，同时或序贯出现的两个或两个以上脏器功能失常以至衰竭的临床综合征。此综合征在概念上强调如下。

1. 原发致病因素是急性的；

2. 表现为多发的、进行性的、动态的器官功能不全；

3. 器官功能障碍是可逆的，可在其发展的任何阶段进行干预治疗，器官功能可望恢复；

4. 一些病因学上互不关联的疾病，同时发生脏器功能衰竭，虽也涉及多个脏器，但不属于 MODS 的范畴。

二、病因和发病机制

1. 病因

引起多器官功能障碍的病因很多，往往是综合性的、多因素的。一般可归纳为以下几类。

(1)严重创伤、烧伤和大手术后:MODS 最早发现于严重创伤、烧伤及大手术后患者,在有或无感染的情况下均可发生 MODS,常引起肺、心、肾、肝、消化道和造血系统等脏器功能的衰竭。

(2)低血容量休克:各脏器常因血流不足而呈低灌流状态,组织缺血、缺氧,导致损害各器官的功能,尤其是创伤大出血和严重感染引起的休克更易发生 MODS。目前创伤或休克后器官缺血和再灌注损伤在 MODS 发病中的作用是研究的热点之一。

(3)严重感染:败血症时菌群紊乱、细菌易位及局部感染病灶是产生 MODS 的主要原因之一。临床上以腹腔脓肿,急性坏死性胰腺炎、化脓性梗阻性胆管炎、绞窄性肠梗阻等更易导致肺、肝、肾及胃肠道等脏器功能的衰竭。

(4)药物治疗不当:大量输液、输血容易引起急性左心功能衰竭、肺间质水肿;大量输血后微小凝集块可导致肺功能障碍,凝血因子的缺乏可造成出血倾向;去甲肾上腺素等血管收缩药物的大剂量使用,加重了微循环障碍;长期大量使用抗生素亦能引起肝、肾功能损害、菌群紊乱;大剂量激素的应用易造成免疫抑制、应激性溃疡出血、继发感染等不良反应。

(5)毒物和中毒:毒物进入人体的途径主要有呼吸道、皮肤和消化道。急性毒物中毒可出现全身性炎症反应综合征(systemic inflammatory response syndrome,SIRS)和急性呼吸窘迫综合征(acute respiratory distress syndrome,ARDS),进而出现全身多器官的损伤而导致 MODS。

2. 诱发因素

国内外学者多年来的研究表明,诱发 MODS 的危险因素不仅与原发伤、原发病及手术有关,而且还与年龄、营养等因素有关。临床诱发 MODS 的主要危险因素见表 26-1。

表 26-1 诱发 MODS 的主要高危因素

复苏不充分或延迟复苏	营养不良
持续存在感染病灶	肠道缺血性损伤
持续存在炎症病灶	外科手术意外事故
基础脏器功能失常	糖尿病
年龄≥55 岁	应用糖皮质激素
嗜酒	恶性肿瘤
大量反复输血	使用抑制胃酸药物
创伤严重度评分(ISS)≥25	高乳酸血症

3. 发病机制

MODS 的发病机制非常复杂,涉及神经、体液、内分泌和免疫等诸多方面,以

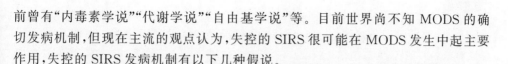

前曾有"内毒素学说""代谢学说""自由基学说"等。目前世界尚不知 MODS 的确切发病机制,但现在主流的观点认为,失控的 SIRS 很可能在 MODS 发生中起主要作用,失控的 SIRS 发病机制有以下几种假说。

(1)缺血-再灌注损伤假说:该假说认为,各种损伤导致休克引起的器官缺血和再灌注的过程是 MODS 发生的基本环节,它强调各种休克微循环障碍若持续发展,均能造成生命器官血管内皮细胞和器官实质细胞缺血、缺氧和功能障碍。20世纪 80 年代,比较强调损伤过程中氧自由基和炎症递质的作用。目前,随着分子生物学和细胞生物学的研究进展,人们提出在缺血再灌注过程中,内皮细胞和白细胞相互作用引起器官实质细胞损伤的观点,从而使缺血-再灌注损伤假说得到发展和完善,即血管内皮细胞能通过多种凝血因子和炎症递质,与多形核白细胞相互作用,产生黏附连锁反应,导致器官微循环障碍和实质器官损伤。具体有组织氧代谢障碍、氧自由基损伤,以及白细胞与内皮细胞的相互作用。

(2)炎症失控假说:炎症是机体的重要防御反应,MODS 是由于机体受到创伤和感染刺激而发生的炎症反应过于强烈以致促炎-抗炎失衡,从而损伤自身细胞的结果。其参与 MODS 的炎症失控反应过程的基本因素分为刺激物、炎症细胞、递质、靶细胞和效应器几个部分。

(3)肠道细菌、毒素易位假说:严重创伤、休克、缺血-再灌注损伤、外科手术应激等均可导致肠黏膜屏障功能破坏,从而导致肠道的细菌和毒素的易位,为炎症反应提供了丰富不竭的刺激物质,导致炎症反应持续发展,最终导致细菌损伤和器官功能障碍。近年来有关细菌易位和肠屏障功能衰竭的研究有长足进展,但迄今尚无临床资料证明预防肠道屏障衰竭是否能防止 MODS 发生。肠道是否确是MODS 的始动器官,还有待临床进一步观察证实。

(4)两次打击和双项预激假说:该学说把创伤、休克等早期致伤因素视为第一次打击,在该次打击时,虽然各种免疫细胞及其多种炎症递质也参与了早期的炎症反应,但其参与的程度是有限的;然而炎症细胞被激活,处于一种"激发状态",此后如果病情进展或再次出现病损侵袭,则构成第二次打击,第二次打击的突出特点是炎症和应激反应具有放大效应,即使打击的强度小于第一次打击,也能造成处于激发状态的炎症细胞更为剧烈发生反应,从而超量地释放细胞和体液递质。如此还可以导致"二级""三级",甚至更多级别的新的递质产生,从而形成"瀑布样反应"。这种失控的炎症反应不断发展,最终导致组织细胞损伤和器官功能障碍。

(5)应激基因假说:应激基因反应是指一类由基因程序控制、能对环境应激做出反应的过程。应激基因通常根据它们的应激刺激物来命名,如热休克反应、急性期反应、氧化应激反应、紫外线反应等。应激基因反应是细胞基本机制的一部分,能促进创伤、休克、感染、炎症等应激打击后细胞代谢所需的蛋白合成。应激基因这种机制有助于解释两次打击导致 MODS 的现象,这种细胞反应的类型也表现在内皮细胞中,当血管内皮细胞受内毒素攻击后能导致细胞程序化死亡或凋亡。引起细胞功能改变的最终后果,是导致机体不再能对最初或以后的打击做出反应,而发生 MODS。

三、临床表现

1. MODS 临床特征的概述

(1)衰竭的器官通常并不直接来自于原发损伤。从原发损伤到发生器官功能衰竭在时间上有一定的间隔。

(2)并非所有的患者都有细菌学证据,30%以上患者临床及尸检中没有发现感染病灶。因此,明确并治疗感染未必能提高患者的生存率。

(3)MODS 可以累及本来完全健康的器官,且来势凶猛,病情发展迅速,一旦发生几乎难以遏制,故死亡率很高。

(4)在病理学上,MODS 缺乏特征性,受累器官仅仅是急性炎症反应,如炎性细胞浸润等,这些变化与严重的临床表现很不相符,而一旦恢复,临床上可不留任何后遗症。

(5)MODS 与休克和感染的关系密切,休克、感染和损伤(包括创伤及外科手术等)是 MODS 的三大主要致病原因。

需要指出的是,虽然多数 MODS 病例出现在原发损伤之后数天至数周,但有些病例也可能早在 72h 左右出现。有时会使与休克和原发病损伤的鉴别变得比较困难。目前一致认为,休克 24h 内发生的器官功能损害不能被看作 MODS。

2. 特征性临床表现

(1)循环不稳定:由于多种炎性递质对心血管系统均有作用,故循环是最易受累的系统。几乎所有病例至少在病程的早、中期会出现"高排低阻"高动力型的循环状态。心排出量可达 10L/min 以上,外周阻力低,并可因此造成休克而需要用升压药来维持血压。这类患者实际上普遍存在心功能损害。

(2)高代谢:全身感染和 MODS 通常伴有严重营养不良,其代谢模式有三个突出特点:①持续性的高代谢,代谢率可达到正常的 1.5 倍以上。②耗能途径异常,在饥饿状态下,机体主要通过分解脂肪获得能量。但在全身性感染,机体则通过分解蛋白质获得能量;糖的利用受到限制;脂肪利用可能早期增加,后期下降。③对外源性营养物质反应差,补充外源营养并不能有效地阻止自身消耗,提示高代谢对自身具有"强制性"又称"自噬代谢"。

高代谢可以造成严重后果。首先,高代谢所造成的蛋白质营养不良,将严重损害器官的酶系统的结构和功能;其次,支链氨基酸与芳香族氨基酸失衡可使后者形成假神经递质,进一步导致神经调节功能紊乱。

(3)组织细胞缺氧:目前多数学者认为,高代谢和循环功能紊乱往往造成氧供和氧需不匹配,使机体组织细胞处于缺氧状态。临床主要表现是"氧供依赖"和"乳酸性酸中毒"。

四、MODS 诊断要点

目前 MODS 的诊断标准仍不统一,任何一个 MODS 的诊断标准均难以反映器官功能紊乱的全部内容,临床可根据自己的具体情况选择标准。

1. 1995 年全国危重病急救医学学术会议标准

(1)呼吸衰竭:R＞28/min;PaO_2＜6.7kPa(50mmHg);PCO_2＞5.89kPa(44mmHg);PaO_2/FiO_2≤26.7(200mmHg);$P_{(A-a)}DO_2$($FiO_2$1.0)＞26.7kPa(200mmHg);X 线胸片显示肺泡实变≥1/2 肺野(具备其中 3 项或 3 项以上)。

(2)肾衰竭:除外肾前性因素后,出现少尿或无尿,血清肌酐、尿素氮水平增高,超出正常值 1 倍以上。

(3)心力衰竭:收缩压＜80mmHg(10.7kPa),持续 1h 以上;CI＜2.6L/(min·m^2);室性心动过速;室性颤动;高度房室传导阻滞;心搏骤停复苏后(具备其中 3 项或 3 项以上)。

(4)肝衰竭:总胆红素＞34μmol/L;肝酶较正常升高 2 倍以上;凝血酶原时间＞20s;有或无肝性脑病。

(5)DIC:血小板 100×10^9/L,凝血酶原时间和部分凝血酶原时间延长 1.5 倍,且纤维蛋白降解产物增加,全身出血表现。

(6)脑衰竭:Glasgow 评分低于 8 分为昏迷,低于 3 分为脑死亡。

2. 1997 年修正的 Fry-MODS 诊断标准(表 26-2)

表 26-2　多器官功能障碍综合征诊断标准

系统或器官	诊断标准
循环系统	收缩压＜90mmHg,并持续 1h 以上,或需要药物支持才能使循环稳定
呼吸系统	急性起病,PaO_2/FiO_2≤26.7kPa(200mmHg)(无论有否应用 PEEP),X 线胸片示双侧肺浸润,PCWP＜18mmHg 或无左心房压力升高的证据
肾脏	Scr＞2mg/dl,伴少尿或无尿,或需要血液净化治疗
肝脏	血胆红素＞2mg/dl,并伴 GPT、GOT 升高,大于正常值 2 倍以上,或已出现肝昏迷
胃肠	上消化道出血,24h 出血量超过 400ml,或胃肠蠕动消失不能耐受食物,或出现消化道坏死或穿孔
血液	血小板＜50×10^9/L 或降低 25％,或出现 DIC
代谢	不能为机体提供所需能量,糖耐量降低,需要用胰岛素;或出现骨骼肌萎缩、无力等现象
中枢神经系统	GCS＜7 分

3. Knaus 提出的 APACHE Ⅱ 修正的多器官功能衰竭诊断标准(表 26-3)

表 26-3　APACHE Ⅱ 修正的多器官功能衰竭诊断标准(Knaus)

系统或器官	诊断标准
循环系统	P≤54/min;平均动脉压≤49mmHg;室性心动过速或室性颤动;动脉血:pH≤7.24,伴 $PaCO_2$≤5.3kPa(40mmHg)
呼吸系统	R≤5/min 或 >49/min;$PaCO_2$≥6.7kPa(50mmHg);呼吸机依赖或需用 CPAP
肾脏	尿量≤479ml/24h 或≤159ml/8h;BUN≥36mmol/L;Scr≥310 μmol/L
血液	WBC≤1×10^9/L;PLT≤20×10^9/L;Hct≤20%
中枢神经系统	GCS≤6 分
肝脏	血胆红素>6mg/dl;PT 延长 4s

注:符合一项以上,即可诊断

五、一般治疗

MODS 发病急、病程进展快、濒死率高,是医学领域的一个难题。迄今为止,对 MODS 尚无特异性治疗手段,但通过临床监测,可及早发现可能出现的器官功能异常,早期干预,采取有效措施,则可减缓或阻断病程的发展,提高抢救成功率。

1. MODS 的监测与防治

加强系统、器官功能监测的目的在于尽早发现 MODS 患者器官功能紊乱,及时纠正,使功能损害控制到最低程度。通过对呼吸功能、血流动力学、肾功能、内环境、肝功能和凝血功能等的监测,为临床采取合理治疗提供依据。

(1)呼吸功能监测:①观察呼吸的频率、节律和幅度;②呼吸机械力学监测,包括潮气量(V_A)、每分钟通气量(V_E)、肺泡通气量、气道压力、肺顺应性、呼吸功、肺泡通气血流之比(VA/Q)等;③血气分析,包括动脉血氧分压(PaO_2)、动脉二氧化碳分压(PCO_2)、HCO_3^-、pH、BE 等;④氧耗量(VO_2)、氧输送量(DO_2);⑤呼吸末正压通气(PEEP)时监测肺毛细血管楔压(PCWP)。

(2)循环功能监测:①心肌供血,心电监护、监测血氧饱和度(SaO_2)、定时行 12 导联心电图检查;②前负荷,中心静脉压(CVP)、肺毛细血管楔压(PCWP);③后负荷,肺循环的总阻力指数(PVRI)、体循环的总阻力指数(TPRI);④心肌收缩力,心排血指数(CI)、左心室每搏功能指数(LVSWI)等。

(3)肾功能监测:①尿液监测,包括尿量、尿比重、尿钠、尿渗透压、尿蛋白等;②生化检查,尿素氮、肌酐、渗透清除量、自由水清除率等。

(4)内环境监测:①酸碱度,包括 pH、血乳酸、HCO_3^-、BE 等;电解质包括钾、钠、钙、镁、磷等;②血浆晶体渗透压、血浆胶体渗透压、血糖、血红蛋白、血细胞比容等;③胃肠黏膜 pH,不仅能直接反映胃肠黏膜血液灌注和氧合状态,而且比其他传统指标的变化出现更早,是预测死亡的最敏感单一指标,可以早期预防应激性溃疡。

(5)肝功能监测:测定血清胆红素、丙氨酸氨基转移酶、门冬酸氨基转移酶等。

(6)凝血功能监测:血小板计数、凝血时间、纤维蛋白原Ⅷ、凝血因子Ⅴ、凝血酶原等,有利于早期发现和处理 DIC。

2. 防治

(1)早期复苏,防止缺血-再灌注损伤:由于在休克及复苏过程中缺血-再灌注损伤是不可避免的现象,也是导致后续病程中发生脓毒症和 MODS 的重要诱因之一。主要措施是及时补充血容量,保持有效循环血量尤为重要,不仅要纠正显性失代偿性休克,而且要纠正隐性代偿性休克。

(2)防治病因,控制感染

①合理应用抗生素:应用抗生素是防治感染的重要手段,但要避免滥用。

②尽量减少侵入性诊疗操作:各种有创诊疗操作均增加了危重患者的感染机会。如开放式留置尿管、外周静脉留置针、机械通气等,因此应对危重患者实行保护,尽量避免不必要的侵入性诊疗操作。

③加强病房管理:危重患者所处的特殊环境,是感染容易发生的重要因素。工作人员的"带菌手"是接触传播的最重要因素,洗手是切断此类传播的最有效的措施。污染的医疗设备和用品是另一个重要感染源,如各种导管、麻醉机和呼吸机的管道系统,以及湿化器、超声雾化器等。加强病房管理、改善卫生状况、严格无菌操作,是降低医院感染发生率的重要措施。

④提高患者的免疫功能:不同原因引起的免疫功能损害是危重患者发生感染的内因,维护、增强患者的免疫功能,是防治感染的重要一环,可采取加强营养和代谢支持,制止滥用皮质激素和免疫抑制药进行免疫调理等。

⑤清洁肠道措施:研究表明,基于肠源性感染对高危患者构成威胁的认识,对创伤或休克复苏后患者、急性重症胰腺炎患者等进行消化道去污染,以控制肠道这一人体最大的细菌库,已在一定程度上取得确定的效果。

⑥外科处理:早期清创是预防感染最关键的措施。对已有的感染,只要有适应证,外科处理也是最直接、最根本的治疗方法,如伤口的清创、脓腔的引流、坏死组织的清除、空腔脏器破裂的修补与切除或转流(如肠造口)。对 MODS 患者应当机立断,在加强脏器功能支持的同时尽快手术,以免丧失最后的机会。对危重患者,选择简单、快捷的手术方式,以迅速帮助患者摆脱困境。

⑦循环支持:补充血容量是最基本的措施,补液的种类应根据丢失体液的类型而定,通常原则是先补充晶体液,后补充胶体液;速度先快,后慢,严重失血时还要

补充全血,使血细胞比容不低于 30%;补液量应适当控制,防止肺水肿出现,也可根据尿量调整补液;MODS 患者易发生急性左心功能不全,治疗措施包括纠正缺氧,消除肺水肿,降低心脏前、后负荷,增强心肌收缩力,利尿,有条件时可采用机械辅助循环。

⑧呼吸支持:保持气道通畅;氧气治疗;机械通气;纠正酸碱失衡;在失代偿期则考虑应用碱性药物;补足血容量,输入新鲜血液以加强血液携氧能力;加强营养支持,防止呼吸肌萎缩,增加呼吸泵功能,有利于脱机。

⑨ 肾功能支持:临床上根据急性肾衰竭的发病过程给予相应的措施。总原则是扩张血管,维持血压,但要避免使用缩血管药物,以保证肾的血流灌注。少尿期:严格限制水分摄入,防止高钾血症,控制高氮质血症和酸中毒;多尿期,由于此期水和电解质大量丢失,体内出现负氮平衡以及低血钾,机体抵抗力极度下降,故治疗重点应为加强支持治疗;恢复期,以加强营养为主,也有患者因肾脏不可逆性损伤而转为慢性肾功能不全。

⑩肝功能支持:在临床上对肝功能衰竭尚无特殊治疗手段,只能采取一些支持措施以赢得时间,使受损的肝细胞有恢复和再生的机会。主要措施有:补充足够的热量及能量合剂,维持正常血容量,纠正低蛋白血症;控制全身性感染,及时发现和去除感染灶,在抗生素的选择上应避免选择对肝毒性大的抗生素;应用肝支持疗法,有条件的医院可开展人工肝、肝移植等技术。

⑪ 营养和代谢支持:MODS 患者常出现全身炎症反应,机体处于高代谢状态,加之升血糖激素分泌亢进,肝功能受损,出现负氮平衡。治疗中加强营养更显重要。目前所普遍使用的主要是"代谢支持",其总的原则和方法是:增加能量总供给,通常需要达到普遍患者的 1.5 倍左右,用能量测量计测量;提高氮与非氮能量的摄入比,由通常的 1:150 提高到 1:200;尽可能地通过胃肠道摄入营养。

⑫ 应激性溃疡的防治:在 MODS 监护的重症患者中,既往无胃病史而突发呕血或便血,或在胃肠减压管中出现血性或咖啡样胃液时应首先怀疑应激性溃疡。对胃肠应激性溃疡治疗在于控制脓毒血症,矫正酸碱平衡,补充营养,胃肠减压。临床上常用质子泵抑制药,还有应用生长抑素治疗胃肠道出血,如奥曲肽(善得定)和生长抑素(施他宁)。

⑬DIC 的防治:MODS 患者常因各种原因引起凝血系统障碍,因此要做到早检查、早治疗,合理地使用肝素,尽量采用微泵控制补液速度,病情需要时也可以补充血小板悬液、新鲜全血。

六、血液净化治疗

早在 20 世纪 50 年代,肾脏替代治疗(renal replacement therapy,RRT)就被用于临床单纯替代肾功能,随着人们对急性肾衰竭的认识日益发展,并逐步认识到急性肾衰竭与其他器官功能衰竭的关系,肾功能不全可能是其他器官功能不全的始动因素,也可能是其他器官功能不全的继发疾病,发生率逐年增长,死亡率高。严重的感染和脓毒症休克则是 MODS 的主要致病原因,MODS 也是 ICU 患者最常见的死亡原因,而对于 ICU 伴有急性肾衰竭的危重病患者来说,特别是血流动力学不稳定者,难以耐受传统血液透析治疗。

20 世纪 60 年代,Scribner 等在美国首先提出连续性肾脏替代治疗(CRRT)的概念。由于当时对体外循环基础理论知识欠缺及技术条件的限制,未得到学者们充分重视。

20 世纪 70 年代,Kramer 创造了连续性动静脉血液滤过(CAVH),从而开启了 CRRT 的时代,用于高分解代谢和容量负荷过多的危重病患者,具有良好的血流动力学稳定性,已成为一种新的肾脏替代治疗模式。随后,CRRT 作为一种体外循环血液净化方法(extracorporeal blood purification treatment,EBT)用于脓毒症患者,除了清除过多的水分和代谢废物外,还可以清除炎症递质,调节免疫内稳态,从而将 CRRT 的概念扩展到了 ICU 中危重病患者血液净化治疗。同时发现,CRRT 不仅仅是单纯的肾脏替代治疗,还作为多器官功能支持(multiple organ support therapy,MOST)应用于治疗 MODS。这一新概念的发展是与人们对于脓毒症的分子生物学认识程度相平行的。有鉴于此,2000 年,南京军区总医院季大玺教授首先提出将 CRRT 命名为连续性血液净化(continuous blood purification,CBP),从而使 CBP 在危重病症的救治中发挥了传统治疗所不可企及的作用,现已成为当今危重症救治中不可或缺的手段,改变了临床治疗学的基本理念。

CBP 是在间歇性血液透析(intermittent hemodialysis,IHD)基础上发展起来的,与 IHD 比较有以下优点。

1. 血流动力学稳定

大多数 MODS 患者病情危重,血流动力学不稳定,IHD 往往难以进行。CBP 与 IHD 相比,其优点为连续性治疗,可缓慢、等渗地清除水和溶质,容量波动小,净超滤率明显低,胶体渗透压变化程度小,基本无输液限制,能随时调整液体平衡,从而对血流动力学影响较小,更符合生理情况,耐受性良好。而 IHD 治疗时,短时间内清除大量液体,通常会引起血流动力学不稳定,不利于肾功能的恢复,使生存率降低。尤其是血流动力学不稳定的患者,通常难以在 IHD 治疗中清除较多的液体。在急性肾功能衰竭的肾脏替代治疗中,CBP 可保持稳定的平均动脉压和有效肾灌注。严重神经创伤、神经外科手术及急性肝功能衰竭的患者,常常在发生脑水肿的同时伴发急性肾功能衰竭,此时若行普通血液透析治疗,极易发生失衡综合征,加重脑水肿的程度;而 CBP 可保持颅内压的稳定,保证良好的脑血流灌注。然而,CBP 也可能导致容量大量丢失,故在治疗中要严密监测出入量。CBP 时血液温度可能降低,是否有利于血流动力学稳定尚无定论。

2. 部分清除细胞因子和炎症递质

CBP 滤器的半透膜溶质分子截留点达 50×10^3，多数中小分子物质均可被滤出。高容量血液滤过（置换量＞6L/h）时可显著增加对炎性递质的清除作用，如对肿瘤坏死因子 α、白细胞介素 6 等炎性递质的清除，并可改善血流动力学，降低危重患者的病死率；同时，明显改善重建机体免疫系统内稳定。严重感染和感染性休克患者血液中存在着大量中分子的炎性递质，这些递质可以导致脏器功能障碍或衰竭。CBP 使用无菌、无致热原溶液，清除通常在 IHD 中潜在的炎性刺激因素，并且使用高生物相容性、高通透性滤器，能通透分子量达 300 000 的分子。大部分细胞因子分子量为 10 000～300 000 的中分子物质可被对流机制所清除。Bommel 等认为，连续血液滤过通过对流或吸附可以清除细胞因子和细胞抑制因子，特别是在高容量血液滤过的情况下。Bellomo 等证实，CBP 使用的高通透性滤器可清除大量细胞因子，如肿瘤坏死因子 α、白细胞介素 1、白细胞介素 6、白细胞介素 8、补体片断 C3a、D 因子、血小板活化因子（PAF）等。Vrise 等应用 AN69 膜进行 CVVH，治疗 15 例感染性休克合并急性肾衰竭患者，结果显示，AN69 膜能有效地清除循环中的细胞因子，但是对细胞因子的清除必须吸附与对流两种方式相结合。滤器中不同的生物膜清除细胞因子的能力不同。高通透性合成膜如聚丙烯腈膜（PAN）、聚砜膜（PS）等有一疏水性表面，这不仅使细胞因子产生减少，而且可通过滤过或吸附机制使之清除。生物相容性差的膜与血浆接触后，会使一些补体活化产物如过敏毒素 C3a、膜攻击复合物 C5b-9 及一些细胞衍生物浓度明显增高。纤维素膜可通过激活补体和白三烯导致炎性肾损伤，直接影响患者的预后。故选择一个生物相容性好、高流量以及有较高的吸附特性的膜是非常重要的。

3. 溶质清除率高

CBP 时溶质清除率高，尿素清除率＞30L/d（20ml/min），而 IHD 很难达到，并且 CBP 清除中、大分子溶质优于 IHD。CBP 能更多地清除小分子物质，清除小分子溶质时无失衡现象，能更好地控制氮质血症，通过超滤可安全清除过多液体，容量调控的范围很大，临床治疗多不受限制，有利于重症急性肾功能衰竭或伴有多脏器功能障碍、败血症和心力衰竭患者的治疗，很好控制氮质血症和酸碱、电解质平衡，稳定机体内环境。IHD 治疗的患者血浆尿素氮（BUN）峰值波动较大，而 CBP 的 BUN 下降水平平稳。回顾性对比研究表明，CBP 能更好地控制氮质水平。溶质的清除率是由透析液流量和超滤率所决定的。假定平均尿素分布容积为 40L，如果尿素清除率为 18～30 ml/min，那么尿素清除指数（Kt/V）将在 0.5～1.0ml/(s·1.73m²)，每周 7 次 IHD 才能达到超滤率 1 L/h 的 CBP 相同的溶质清除率。

4. 能满足充分的营养支持

大多数 MODS 患者消化吸收功能差，加之反复感染、极度消耗等，机体处于高分解代谢状态,合成代谢受限,免疫功能低下,加上摄入热量及蛋白质量的不足,易导致营养不良。传统的透析治疗对水清除的波动较大,制订的热量摄入往往不能达到要求,蛋白质摄入量常需控制在 0.5g/(kg·d)以内,常出现负氮平衡,所以影响患者的营养支持。IHD 治疗由于控制氮质水平和水潴留状态并非满意,需限制蛋白质、水分等摄入,对于危重及处于分解代谢状态的患者,需要大量营养支持,支持不够将直接影响存活率。而 CBP 能满足大量液体的摄入,解除了输液限制,有利于营养支持治疗,保证了每日的能量及各种营养物质的供给,并维持正氮平衡。

与 IHD 相比,CBP 虽有诸多优势,但是也有以下不足:①需要连续抗凝;②间断性治疗会降低疗效;③滤过可能丢失有益物质,如抗炎性递质;④采用乳酸盐置换液对肝功能衰竭患者不利;⑤能清除分子量小或蛋白结合率低的药物,故其剂量需要调整,难以建立每种药物的应用指南;⑥费用较高;⑦尚无确实证据说明 CBP 可以改善预后;⑧可出现血液净化常见的一些并发症,如低血压、过敏、空气栓塞等。

七、危重症救治的发展方向——组合式体外多器官功能支持

多器官支持治疗(multiple organ support therapy,MOST)需要一个完善的治疗方法,作为不同治疗的共同平台,其目的在于:①血液净化和肾脏支持;②控制体温;③控制酸碱平衡;④控制液体平衡;⑤心脏支持;⑥肺功能的保护与支持;⑦脑功能保护;⑧骨髓功能保护;⑨血液解毒和肝功能支持;⑩脓毒症、免疫调节和内皮细胞功能支持。尽管肾脏替代治疗的作用 20 年前就得以确立,但是目前 ICU 中接受肾脏替代治疗 AKI 患者病死率是非 AKI 患者的 2 倍。AKI 是预示危重病患者疾病严重程度预后不佳的独立危险因素。针对目前危重症患者治疗中存在的瓶颈问题,根据现代科技水平,在理论与实践上研发体外组合式多器官功能支持治疗是完全可以实现的,从而为多器官功能支持打开了通道。

多器官功能衰竭是危重病症患者最常见,也是最致命的并发症。ICU 危重症患者多器官功能衰竭的发生率高达 60% 以上。人体是一个整体,当机体遭受严重打击的时候,往往通过应激性神经体液反应、机体的免疫系统和内皮系统等途径,通过器官之间的"对话"(cross talk)将损伤播散出去,进而株连其他重要脏器。因此,危重病症患者单器官功能衰竭往往引发多脏器功能衰竭。而且,随着损伤器官数目的增加,患者的病死率也将急剧升高。在治疗上,CBP 作为一种基本的生命支持治疗能发挥多器官保护的作用,它通过干预措施阻断致病递质引发的级联反应,避免后续脏器损害的出现。同时通过重建内环境来保护器官功能,减轻组织损伤,为脏器功能的恢复创造条件。但是,一旦出现多器官功能衰竭,如肝功能、呼吸功能及心功能衰竭时,单纯 CBP 就显得有些势单力薄,这种情况往往需要辅助人工肝支持或呼吸机机械通气来渡过难关。

临床上无论是人工肝支持治疗还是机械通气呼吸支持治疗,一般都需在 CBP 提供基本生命支持的情况下加以应用,否则很难充分发挥作用。此外,这些支持治疗本身可能还会带来新的器官功能损伤。以 ARDS 为例,机械通气的应用即存在两难困境。由于肺部病变导致肺容量减少,从肺保护策略而言,提倡低潮气量、低气道压及高碳酸血症,而这些措施的实施则又往往难以满足机体气体交换的需求,导致患者出现低氧血症及严重呼吸性酸中毒。因此临床往往面临逐步提高的机械通气潮气量及伴随的气道压升高处境,而这些情况的出现最终导致机械通气相关肺损伤(ventilator-induced lung injury,VILI)及其他并发症的出现,使病情进一步恶化,加速患者死亡。除机械通气相关肺损伤外,机械通气相关急性肾损伤(MV-AKI)也是比较常见的并发症。机械通气增加腹内压,一方面可直接压迫肾脏导致其灌注减少及肾小球滤过率(GFR)下降,另一方面增加腹腔静脉回流阻力,回心血量减少,心输出量下降,从而影响肾脏灌注及 GFR。机械通气使胸腔内压力增加,导致肺血管系统压力升高,也会影响心输出量,进而导致肾脏灌注及 GFR 下降。机械通气还会通过激活及兴奋交感神经,进一步激活肾素-血管紧张素-醛固酮统(RAAS),导致抗利尿激素及心房利钠多肽分泌,也会影响 GFR。调查数据显示,机械通气患者中有 20.7% 合并急性肾脏损伤,18.4% 合并心脏损伤。在目前 ICU 救治技术逐步提高,CBP 治疗被广泛应用的情况下,多数危重症患者能渡过疾病或首个打击带来的危象存活下来,但是随着疾病控制和器官功能恢复进入焦灼状态,尤其是出现多器官功能衰竭时,由于缺乏组合式体外多器官功能支持治疗,使这类患者的病死率居高不下。因此,改进治疗策略、发展组合式体外多器官功能支持系统,成为提高危重患者救治水平必须解决的"瓶颈"问题。

针对目前危重症患者治疗中存在的问题,建立以 CBP 为基础的组合式体外多器官功能支持系统,是解决危重症患者多器官功能治疗的一个方向。肺功能障碍是 ICU 中最常见器官功能障碍,鉴于上述长期机械通气的弊端,人们开始探索新的体外肺功能支持方法。临床随机对照研究显示,体外膜氧合系统(extracorporeal membrane oxygenation,ECMO)较传统的呼吸机辅助机械通气显著提高 ARDS 患者生存率。ECMO 是通过体外循环将患者的血在体外氧合后再输回患者体内,以此来替代肺脏功能。因此,整个系统要求血流量高达 2～4L/min。与 CRRT 所需低血流量(<300ml/min)比,如此高的血流量需要的血管通路管径亦增大很多,由此增加了血管通路的技术难度和一些严重相关并发症的发生,如下肢的缺血坏死等。上述问题使它在血管通路上与 CBP 缺乏兼容性,极大地限制 ECMO 在临床的广泛使用。无泵式动静脉径路肺功能支持系统(iLA)是另一类体外肺功能支持装置。它利用自体动静脉压力差驱动血液流经体外氧合装置,进行气体交换后再回输体内。动物实验及临床试验都观察到,将其与机械通气联合使用能改善氧合、降低 CO_2 分压、纠正呼吸性酸中毒。但由于 iLA 无泵驱动,遇有患者血流动力学

不稳定,则无法使用。因此,组建以 CBP 为基础的泵驱动体外氧合系统,即组合式连续性血液净化-体外肺功能支持系统更具有临床应用价值。有观察使用这种组合式肺功能支持治疗系统后,ARDS 患者肺泡通气状况得到明显改善,过度通气及通气不良、无通气肺泡显著减少,而正常通气肺泡则显著增多,同时机体的炎症状态也得到改善;患者肺泡灌洗液中异常升高的细胞因子水平经治疗后显著降低。虽然这种治疗系统的临床效果还有待进一步验证,但是以 CBP 治疗为基础的组合式体外多器官支持治疗系统为危重病症的治疗开启了新的途径。

CBP 联合体外膜肺氧合 ECMO,在临床应用于治疗 ARDS 患者,一方面能够保证充分的氧供给,同时清除二氧化碳,显著改善低氧血症;另一方面还可使受损肺组织得到充分休息,减少炎症递质释放,促进损伤的修复愈合,是实现肺、肾功能同时支持的新的治疗模式。

目前,常用的人工肝支持系统为分子吸附再循环系统(MARS)(图 16-1)。它利用外源性清蛋白作透析液,促使血液中与清蛋白结合的毒素解离,并弥散到透析液中。透析液再通过树脂及活性炭吸附柱吸附将其中的毒素清除。该系统的一大问题是,与蛋白紧密结合的毒素,很难被解离,清除效果差。原南京军区总医院开展了组合式 CBP-胆红素吸附系统治疗高胆红素血症,提出了一种新的人工肝支持系统,利用成分血浆分离器分离出以血浆清蛋白为主的成分,再将这些成分经过CBP 滤器超滤后浓缩液经胆红素吸附,经此处理后的血浆成分再返回体内,同时补充与超滤液等量的置换液进入血液。该治疗系统很好地将 CBP 与人工肝组合在一起,达到有效的蛋白结合毒素及水溶性毒素清除,同时具有 CBP 维持内环境、容量平衡及免疫调节的作用。与 MARS 系统及直接胆红素吸附相比,不仅显著增加胆红素清除率,其他水溶性溶质的清除也明显提高,且对血浆清蛋白及凝血指标无明显影响。虽然上述治疗系统的疗效还需进一步在扩大病例的基础上不断完善,但这种将体外多器官功能支持组合在一起的治疗模式,无疑在多器官功能衰竭患

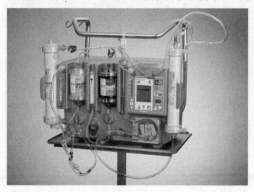
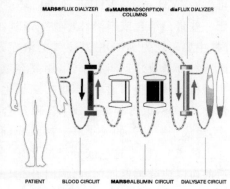

图 26-1　分子吸附再循环系统(MARS)

者的救治中具有广阔的发展前景。作者希望在体外器官功能支持技术不断发展的基础上，能研发出对肾、肝、肺、造血功能、脑功能和肠功能的组合式、模块化的体外多器官功能支持治疗系统。

2010 年，原南京军区总医院刘志红院士提出以 CBP 为基础的组合式体外多器官功能支持方式实现"体外生命支持治疗"的概念。从"连续性血液净化治疗"到"组合式体外多器官功能支持治疗"，不仅仅是一个名词的变化，它反映的是认识的提高和理念的更新，是临床需求驱动下的理论创新和技术创新。组合式体外多器官功能支持系统，既遵循生命活动的整体观，又注重不同器官功能的特殊性，在充分发挥 CBP 技术优势的同时，发展出更具应用前景的组合式体外多器官生命支持系统。当然，组合式体外多器官功能支持治疗系统的研发，离不开产学研用的转化型研发模式，离不开在临床实际应用中的完善和提高。CBP 的应用开创了临床危重病救治的新领域，组合式体外多器官功能支持治疗系统的建立和完善，必将使危重病症的救治跨越到一个崭新的阶段。

ICU 中 AKI 和 MODS 应用血净液化治疗，已从肾脏替代治疗发展到多器官功能支持，血净液化的主要目标就是多器官功能支持。建立以 CBP 为核心的组合式体外多器官功能生命支持治疗系统，用于治疗 MODS 已成为人们共同关注的热点。

八、血液净化治疗需要注意的问题

1. 治疗的方式选择

MODS 是多个脏器相互影响的结果，而启动因素不尽相同，病情也不同，因此在选择血液净化方式时也不尽相同。MODS 时心力衰竭的原因，除心脏基础疾病外，诱因常有感染、水负荷过多、缺氧、电解质紊乱等，除了常规的药物治疗，可以 CVVH 或 CVVHDF 改善内环境、清除多余水分及纠正电解质紊乱。而对于一些蛋白结合或脂溶性毒物中毒时，经常还使用血液灌流等技术。肺功能受损时，主要表现为 ARDS，其主要的治疗方式是机械通气，目的是增加肺泡通气量，改善氧合指数。近年有报道，用高容量血液滤过（HVHF）成功救治 ARDS；也有用透析器替代膜肺通氧气，排出二氧化碳；也有使用 CBP 联合体外膜肺（ECMO）治疗 ARDS，取得很好的效果。而组合式 CBP-胆红素吸附系统治疗高胆红素血症，组成了一种新的人工肝支持系统，利用成分血浆分离器分离出以血浆清蛋白为主的成分，再将这些成分经过 CBP 滤器超滤后浓缩液经胆红素吸附，经此处理后的血浆成分再返回体内，同时补充与超滤液等量的置换液进入血液。该治疗系统很好地将 CBP 与人工肝组合在一起，达到有效的蛋白结合毒素及水溶性毒素清除，同时具有 CBP 维持内环境、容量平衡及免疫调节的作用。因此，临床应针对不同的病因、病情，选择不同的治疗模式，更好地发挥血液净化在治疗 MODS

中的优势作用。

2. 治疗和停止的时机

对于 MODS 开始和停止血液净化治疗的时机,国际上并没有统一的标准,普遍强调早期治疗,根据患者病情变化,适时改变治疗方案。一般而言,合并或并发有重度肝、肾功能不全的主要指标开始好转后再持续 CBP 治疗 24～72h,同时在治疗过程中,注意动态监测 CRP、IL-6、IL-10、HLA-DR 水平变化,对于变化异常患者应及时停止 CBP,并给以相关治疗措施。停机时机的判断尤为重要,恰当的停机不仅有利于患者肾功能的早期恢复,还有助于减少不必要的医疗风险、治疗费用及住院时间。尿量是目前判断 CBP 停机较好的指标,但在停机时应尽量避免利尿药及 CBP 的超滤带来的影响。由于肌酐本身可被 CBP 所清除,肌酐的水平并不能准确地反映肾本身对溶质的清除能力。分子量较大的 AKI 生物标志物(如 NGAL),由于不易被清除,其浓度(血清或尿液)的变化可准确反映治疗过程中的患者的肾本身清除溶质的能力,可作为今后 CBP 停机的预测指标。而尿量联合生物标志物对 CBP 停机的判断应具有更高的准确性,在今后的研究中值得期待。

3. CBP 的抗凝问题

因为连续性血液净化治疗,无论肝疾病或多脏器功能衰竭,抗凝药的应用是非常重要的,因为对于这些患者大多本身存在出、凝血功能异常,抗凝药如果用多了,有可能加重出血,用少了引起管路和滤器凝血,造成医源性失血。目前使用较多的抗凝方式主要有:无抗凝药、肝素或者低分子肝素抗凝、阿加曲班抗凝和体外枸橼酸抗凝等,为避免机体出、凝血功能的异常,体外枸橼酸抗凝已成为 CBP 治疗的首选方案。

4. CBP 对药物的影响

CBP 治疗对药物的影响程度超过普通的血液透析治疗。这主要与 CBP 较长的治疗时间、高性能的滤过膜,以及大量的置换液交换等因素有关。影响 CBP 治疗中药物代谢的因素比较复杂,主要与药物本身的特性和 CBP 治疗的特点有关。

(1)药物本身的影响

①药物清除途径:CBP 治疗时,对药物的清除包括两个方面,一是体内清除,包括肝、肾、呼吸道、胆道及其他代谢途径;二是体外清除,主要包括透析、滤过、灌流、吸附和置换等。正常情况下,经肾清除的药物,CBP 治疗可以清除一部分,因此必须调整药物剂量。而由肾外途径清除的药物,CBP 治疗时无须调整药物剂量。

②药物的蛋白结合率:药物在体内以游离和蛋白质结合两种形式存在,只有游离的药物才具有药理学活性,参与代谢、分泌和被 CBP 清除。

③药物电荷:滤器膜的血液常吸附阴离子蛋白(如清蛋白),可通过 Gibbs-Dorman 效应减少阳离子物质的清除,增加阴离子物质的清除。因此携带阳离子

的药物不容易被清除,而携带阴离子的药物清除率较高。

④药物的分子量:药物分子质量的大小对药物清除的影响取决于药物的转运方式。当药物以对流方式转运,并且药物的分子质量小于膜的截留量,药物的清除与超滤率呈正相关。

（2）CBP 治疗的影响

①滤器膜的特性:滤器膜的吸附效应可以增加溶质的清除,不同的膜吸附能力不同,常用的聚丙烯腈膜(PAN)对药物的吸附能力较强。同时,与膜结合的药物在饱和后亦可被置换,重新进入血循环而增加静脉端药物浓度。因此,药物与滤器结合的多少取决于滤器表面积、膜材料类型及滤器交换频率。

②超滤的因素:影响超滤的因素,如血流量、血管通路、渗透压、血液黏稠度、血路的长度与宽度等,都可以影响药物的清除。

5. CBP 对机体代谢的影响

CBP 治疗会给机体的代谢带来一些负面影响,应用前要对这些问题有足够的认识。虽然大多数新型 CBP 操作系统提供了加热装置,但它只能为置换液或透析液加热,血液经过体外循环管路后温度会衰减。在计算患者的能量平衡时,CBP 带来的热量丢失应考虑在内,应相应增加热量的摄入。糖、蛋白质、微量元素、电解质等营养物质的丢失,也会降低患者免疫力,在血液净化治疗时应给予补充。

（林曰勇　余　毅）

参 考 文 献

[1] 沈洪. 急诊医学[M]. 北京:人民卫生出版社,2008:44-51.

[2] Zampieri FG,Mazza B. Mechanical Ventilation in Sepsis:A Reappraisal[J]. Shock,2017,47 (1S Suppl 1):41-46.

[3] Chung HY,Hupe DC,Otto GP,et al. Acid sphingomyelinase promotes endothelial stress response in systemic inflammation and sepsis[J]. Mol Med,2016,1:22.

[4] Davies MG,Hagen PO. Systemic inflammatory response syndrome[J]. Br J Surg,1997,84 (7):920-935.

[5] Gong D,Ji D,Xu B,et al. Regional citrate anticoagulation in critically ill patients during continuous blood purification[J]. Chin Med J(Engl),2003,116(3):360-365.

[6] Hongliang T,Rong Z,Xiaojing W,et al. The Effects of Continuous Blood Purification for SIRS/MODS Patients:A Systematic Review and Meta-Analysis of Randomized Controlled Trials[J]. ISRN Hematol,2012:986795.

[7] 王质刚. 血液净化学[M](3 版). 北京:科学技术出版社,2010:413-418.

[8] Bruenger F,Kizner L,Weile J,et al. First successful combination of ECMO with cytokine removal therapy in cardiogenic septic shock:a case report[J]. Int J Artif Organs,2015,38

(2):113-116.

[9]　Liu HB,Zhang M,Zhang JX,et al. Application of bedside continuous blood purification in patients with multiple organ dysfunction syndromes[J]. World J Emerg Med,2012,3(1): 40-43.

[10]　Liu BC,Tang RN,Liu ZH. Current Clinical Research of Acute Kidney Injury in China[J]. Chin Med J(Engl),2015,128(9):1268-1271.

Part *3*

第三篇

血浆净化疗法的临床应用

第 27 章

血浆净化不同方法的剖析和
相应的血浆净化器

一、概述

血浆净化(plasmapheresis)是在分离血浆的基础上,进一步利用各种方法清除血浆中的致病物质,是血液净化的一类新技术。随着血浆净化技术的发展,治疗范围已扩大到各个系统百余种疾病。

1914 年,Abel 首次提出血浆净化的概念:去除含有致病物质的血浆,补充正常血浆。1959 年,Skoog 首次使用血浆置换治疗巨球蛋白血症引起的高黏质综合征病并取得成功。1967 年,Lipore 将之应用于重症肝炎治疗;1975 年,Lockwood 用于治疗 Goodpasture 综合征。1978 年,Berttle 治疗格林-巴利综合征取得成功。1979 年,Terman 应用免疫吸附疗法治疗狼疮性肾炎。之后血浆净化技术本身及其治疗的疾病范围都在不断扩展,早已不局限于非选择性单一血浆交换技术(plasma exchange),而是发展了许多针对不同致病物质的选择性滤过清除或吸附清除技术。

血浆净化疗法治疗疾病的机制主要包括三个方面:①清除血浆中的致病物质,包括自身抗体、免疫复合物、炎症因子,以及与蛋白结合的毒物与药物等,进而减轻上述致病因子对组织器官的损害;②在直接清除血管内堆积的病理性蛋白的同时,可降低血黏稠度、改善微循环;③免疫调节作用,血浆净化疗法的免疫调节作用表现在,可使活化的 T 淋巴细胞数量下降,NK 细胞百分比增加,使下降的 CD4/CD8 的比例恢复正常,这些都提示血浆净化除了清除致病的免疫球蛋白外,还有主动的体液免疫和细胞免疫的调节作用。

二、血浆净化技术

目前,国内外临床应用的血浆净化技术大体包括以下几种。①血浆置换(plasma exchange,PE);②选择性血浆置换(selective plasma exchange,SePE);③双重滤过血浆净化(double filtration plasmapheresis,DFPP);④冷滤过法(crgofiltration)；⑤热滤过法（thermofiltration）；⑥肝素诱导 LDL 沉淀法（heparin-induced extracorporeal LDL-precipitation，HELP）；⑦血浆吸附（plasma adsorption）；⑧连续性血浆滤过吸附（continuous plasma filtration adsorption，CPFA）。

1. 血浆置换

血浆置换（PE）是一种体外净化疗法，系将患者的血液引流至体外，经离心法或膜分离法使血浆和血细胞分离，弃去血浆，而把细胞成分以及健康人的血浆或血浆替代品如清蛋白、平衡液等回输体内，以达到清除体内致病物质的目的。因此，血浆置换的治疗作用包括清除机体致病物质和补充所需基本元素。目前血浆置换方式有单重血浆置换和双重血浆置换，是最早应用于临床的一种血浆净化疗法。但同时有增加病毒等感染、过敏反应、血浆来源紧张、治疗费用较昂贵等缺点。

2. 选择性血浆置换

选择性血浆置换（SePE）是一种新型的选择性单重血浆置换方式，通过高选择性滤过膜，有效地去除 IgG、细胞因子等小分子物质而起到治疗作用。在 SePE 治疗过程中，需要添加与血浆滤液量相等的置换液量，类似于血浆交换，SePE 可以保留凝血因子，如 FXⅢ和纤维蛋白原，因此不需要额外补充凝血因子，与其他方式血浆净化方式相比可以降低出血风险。但是 SePE 不能清除 IgM 等大分子物质，所以，如果治疗的靶目标是 IgM 等一类大分子物质的疾病，则不能选择 SePE。有研究报道，将普通的血浆置换与 SePE 结合使用，可以在非特异性地清除病原体的同时，保留凝血因子和纤维蛋白原。

3. 双重滤过血浆净化

双重血浆滤过净化（DFPP）也称之为不同膜滤过（MDF）或级联滤过（CF），是在血浆交换基础上发展出来的技术，包括血液滤过和血浆滤过两个步骤。即通过血浆分离器分离出来的血浆再通过膜孔径更小的血浆成分分离器来控制血浆蛋白的去除范围。可选择性地将患者血浆中相对分子质量大于清蛋白的致病因子如免疫球蛋白、免疫复合物、脂蛋白、其他直径大于血液透析膜孔径的炎症因子等致病物质丢弃，而将含有大量清蛋白的血浆成分回输至体内。具有半选择性的特点，即可相对选择性清除致病因子，减少清蛋白的丢失，减少病毒等感染风险及过敏反应等优点，但仍可能使清蛋白及正常蛋白造成丢失。目前 DFPP 已应用于治疗包括自身免疫性疾病、重症胰腺炎、移植后排斥反应等疾病。另外，与单纯血液滤过相比，DFPP 对脓毒血症治疗效果更好。

4. 冷滤过法

冷滤过法是在双重滤过的基础上发展起来的。实验发现，一些基本的致病因子包括免疫复合物、免疫球蛋白、纤维蛋白原、自身抗体和补体等在血浆温度冷却时，会凝聚形成冷球蛋白凝胶而沉淀下来，而清蛋白却不产生沉淀。冷滤过就是利用这个原理，将分离的血浆迅速冷却到 4℃，致病物质和免疫球蛋白等成分一起形成凝胶沉淀,然后经过二次分离,清除冷球蛋白,分离出的含清蛋白的血浆经复温后回输体内。冷滤过法是一种选择性的血浆净化方法,可选择性地清除致病物质,而清蛋白和正常的血浆成分损失少,可不补充或仅少量补充清蛋白等胶体物质。但是因为其工作原理的特殊性,所以采用本法治疗的疾病其致病物质必须具有冷凝集的特点,如冷球蛋白血症、慢性类风湿关节炎等。

5. 热滤过法

热滤过法是由日本 KURARAY 公司推出的一种为清除低密度脂蛋白(LDL)而设计的一种血浆滤过方法,是在双重血浆滤过的循环回路中加入了加温系统,使循环中血浆温度升至 40℃后离心,有利于分离性能的提高,进一步增加了血浆清蛋白、HDL 等成分的保留。该法主要针对高脂血症患者,如家族性高胆固醇血症等冠心病高危因素患者,可用 LDL 血浆净化疗法来预防冠心病的发生。

6. 肝素诱导 LDL 沉淀法

肝素诱导 LDL 沉淀法(HELP)的工作原理,是根据等电点产生沉淀,将分离出来的血浆与肝素/醋酸钠缓冲液混合,使其 pH 降至 5.12(LDL 的等电点),在酸性环境下,LDL 与纤维蛋白原发生沉淀并被特殊滤器清除,而过量的肝素可通过吸附器被吸附,再通过碳酸氢盐透析,清除醋酸钠及过多的水分,恢复血浆正常的电解质浓度以及 pH 等,最后将血浆及细胞成分汇合后回输体内,整个过程是持续进行的。现有证据表明,选择性脂质清除不仅能明显降低血清胆固醇,还可以逆转动脉粥样硬化,使粥样斑块缩小。

7. 血浆吸附

血浆吸附(plasma adsorption)是先通过血浆分离器分离血浆,分离后的血浆再进入吸附器中经特异性(生物吸附)或非特异性(理化吸附)吸附、清除血浆中某些特定物质,吸附后的血浆再与血液有形成分一起回输体内。依据吸附剂与被吸附物质的作用原理可分为:①生物亲和型吸附,即免疫吸附法,包括抗原抗体结合型、补体结合型、Fc 结合型。②非生物亲和型吸附,包括物理亲和吸附即化学亲和吸附。其中蛋白 A 吸附是一种应用最广的免疫吸附疗法,属于 Fc 结合型吸附,主要用来降低 IgG 以及各种疾病中的免疫复合物。

血浆吸附具有高选择性地清除血浆中致病因子而保留清蛋白成分,可以减少传统血浆交换因输入大量血浆导致病原体感染及过敏反应的风险。另外,血浆吸附相对于全血吸附(血液灌流)的优点在于吸附剂不与血中有形成分接触,不会对血细胞产生破坏。同时,血浆吸附干扰因素小、吸附致病物质更高效,目前已用于治疗自身免疫性神经疾病、风湿性疾病等,并期望将来能用于治疗更多疾病,是血浆净化技术未来的发展方向。

8. 连续性血浆吸附滤过

连续性血浆滤过吸附(CPFA)是一种集成血液净化模式,又称为配对血浆滤过吸附,是将血液引出体外通过血浆分离器分离出血浆,血浆经过吸附器净化后与血细胞混合,再进行连续性血液净化治疗的过程。CPFA 是血浆吸附与 CRRT 联合的血液净化模式,其特点是广泛、快速地清除血液中的致病物质,同时可以调整容量及电解质酸碱平衡。研究发现,CPFA 可以显著减少 MODS 中炎症因子水平,改善机体免疫状态,减轻炎症反应,改善患者血流动力学。另外,CPFA 也广泛应用于急性肝衰竭、重症胰腺炎等急危重症的抢救治疗中。

三、血浆净化器

1. 血浆分离器

血浆净化技术的前提是血浆分离,目前血浆分离方法包括离心法和膜式分离法。

(1)离心式血浆分离:此法是利用血液的各种成分比重不同,通过离心使血液的各种成分分离。按比重增加的顺序,全血成分分层依次为血浆、血小板、淋巴细胞、粒细胞,以及红细胞。包括选择性和非选择性分离。

离心式分离方法主要由分离杯、管路系统和收集系统三部分组成。分离杯有三个主要的组件:①最外部是一个倒置的碗状容器,它可以按 4800r/min 的速度进行旋转;②里边是另一个碗状容器,是固定在中心的部分,血液充满在这两个碗状容器之间的腔隙中;③特制的可以提取血浆或不同血液成分的管路,构成第三部分。

根据分离血浆和回输细胞成分的时间特点可将离心式分离过程分为间断式和连续式。间断式血浆分离是血浆分离步骤和回输细胞成分(加入适当的置换液)步骤是分开交替进行的,而连续式血浆分离则是两者同时进行,两者最后的结局都是分离出的血浆被丢弃,而细胞成分回输体内。间断式分离法操作较容易,但对机体血容量波动影响较大,患者不容易耐受,特别是对儿童及严重贫血的患者更不容易耐受。相反,连续式分离操作相对复杂,需要 2 条血管通路,血流量可在 80ml/min 左右,机体血容量相对稳定,患者较容易耐受,相对安全。

使用离心式血浆分离的主要优点:①对血浆成分的清除更为有效;②可选择性地对细胞成分进行分离;③对血流量要求较低,一般 60~100ml/min 即可满足,因此可以使用单针和肘正中静脉穿刺作为血管通路。

使用离心式血浆分离的主要缺点:①血流速度慢,容易导致血小板、血细胞破坏,因而出血和感染并发症发生率相对较高;②需要用枸橼酸盐体外抗凝,增加低钙血症、心律失常、低血压、碱中毒等事件发生。

(2)膜式血浆分离:1978 年,Millward 等提出的膜式血浆分离法,广泛应用于 PE、DFPP、PA 等先进的分离装置中,可以减少置换液的用量,是一种较为安全的分离装置,经过 30 年技术的不断改进,自动化程度越来越高,是目前血浆净化治疗的主流选择。膜式血浆分离系统的关键部件是分离器,应用最广泛的膜分离器是中空纤维膜式血浆分离器,其优点在于制造成本低,结构简单,操作方便,且分离后的血浆不含血小板。

膜材料主要有聚乙烯、聚丙烯、聚乙烯醇、醋酸纤维素、丙烯酸酯等。高分子膜材料性质稳定、生物相容性好、通透性好。中空纤维膜直径为 $270\sim370\mu m$,纤维长 $13.5\sim26cm$,膜厚度为 $50\mu m$,孔径为 $0.2\sim0.6\mu m$,可允许血浆滤过,但能阻挡所有的血细胞成分。

影响血浆分离率的因素主要有以下因素。①滤过膜面积:分离速度随着膜面积的增大而增加,空心纤维膜面积为 $0.12\sim0.8m^2$,临床上常用的分离速度为 $1.0\sim1.5L/h$。②滤过膜特性:包括膜孔径大小、膜的理化性质等。③血液速度:与血浆分离速度呈正相关。理想的血流速度为 $100\sim150ml/min$。④跨膜压(TMP):在一定范围内,血浆分离速度与 TMP 呈直线正相关,跨膜压应控制在 $150mmHg$ 以下,临床中一般控制在 $50mmHg$ 左右。⑤其他:血浆中溶质分子大小、立体结构、电荷性质与电荷量、血细胞比容、血液黏滞度等均可能影响血浆分离速度。

选择性血浆膜分离器:是一种高选择性血浆膜分离器,如由日本川崎实验室研制的 EC-4A,与传统的血浆膜分离器相比,具有更小的孔径(1/10)和需要更高的跨膜压,最大跨膜压可达 $250mmHg$。当血流速度维持在 $80\sim120ml/min$,血浆分离率能维持在 $20\sim30ml/min$。选择性血浆膜分离器对 IgG 和纤维蛋白原的筛选系数分别为 0.5 和 0,因此可以保留纤维蛋白原,但分子量大的物质,如 IgM 则不能被消除(表 27-1)。

表 27-1 离心式与膜式血浆分离机的比较

参数	离心式	膜式
治疗时间	稍长	短
血浆滤过率	$20\sim30ml/min$	$30\sim40ml/min$
血流量	$50\sim100ml/min$	$80\sim150ml/min$
血管通路	内瘘或外周浅静脉	内瘘或中央静脉
血容量波动	轻度	不明显
血小板	轻度减少	无变化
血浆纯度	混有细胞成分	纯
血液成分	可分离多种成分	只能分离血浆
血浆成分	只能分离全血浆	能分离清蛋白、球蛋白

（3）旋转膜滤过血浆分离：旋转膜滤过血浆分离是离心式和膜式相结合的血浆分离手段。其主要优点：①高效迅速地分离血浆；②低容量体外循环；③获得洁净的血浆，不丢失红、白细胞和血小板；④安全性好；⑤价格低。

（4）双滤过分离器：双滤过分离器第一次滤过时可应用膜血浆分离器或离心分离器分离出血细胞，然后将血浆通过第二次滤过器（称为血浆成分分离器）。经过2次的分离保证病理成分的充分滤过，并使正常的血浆成分进入血液，通过二次的滤过分离，血液中含有的中小分子物质可返回体内，而高分子致病物质可被清除。

四、血浆吸附柱

血浆吸附柱是起吸附作用的装置，由4个部分组成，包括装吸附剂的柱体、截留吸附剂的滤网、与血管通路相连的端盖接口，以及清除毒物的吸附剂。血浆吸附柱一般呈圆柱状，柱体材料一般采用聚碳酸酯或聚丙烯材料。主体设计符合流体力学特点，适宜的长度比例，使吸附柱的无效腔最小、阻力最低。装量一般为50～300ml。罐体内部的吸附剂与血浆接触，吸附血浆中的目标物质（致病物质）。血浆吸附柱的结构与全血吸附柱类似，主要的差异在于滤网部分，因为血浆吸附柱接触的是血浆不含血细胞，故所用滤网孔径更小，常增加无纺布于滤网上，可更好地防止微粒进入人体内。吸附剂方面血浆吸附所用吸附剂粒径较小，一方面是与血浆流速相适应，另一方面增加了血浆与吸附剂的接触面积，有利于提升吸附效果。

吸附剂是血浆吸附柱的最主要部件，理想的吸附剂应符合以下标准：①与血液接触时无毒无过敏反应；②在血液灌流过程中不发生任何化学反应和物理变化；③具有良好的机械强度，耐磨损，不发生微粒脱落，不发生变形；④具有较高的血液相容性，对血液有形成分的影响很小。

目前，血浆吸附材料包括天然高分子吸附材料和合成的高分子材料，常用的吸附材料包括多功能炭材料、高分子吸附树脂、多糖类及免疫吸附剂等。

1. 活性炭

是一种多孔性、高比表面积的广谱医用吸附剂，由植物等经高温炭化、活化过程制成。活性炭孔径较小、空隙率高，孔径分布较宽，能吸附多种化学物质，具有很高的清除率，但是选择性差。另外，炭微粒的脱落会引起栓塞，使其应用受到了限制。然而，活性炭包覆技术解决了活性炭血液相容性差和微小炭粒脱落的问题，改善了活性炭的临床应用。

2. 碳纳米管

与活性炭相比，碳纳米管具有中空管状结构，比表面积大，而且表面富含活性基团，具有一定的吸附优势，非常有利于中分子毒素的吸附。另外，在碳纳米管的制备过程中，会保留其表面的活性基团，通过表面修饰的方法接种特异性吸附物质，提高吸附选择性，扩大使用范围。

3. 树脂吸附材料

高分子吸附树脂是一类具有空隙或者表面活性基团的三维网络结构高分子聚合物,根据其吸附方式可分为离子交换树脂和吸附树脂两类。

4. 多糖类

是一种高分子吸附分离材料,琼脂糖、壳聚糖和纤维素等均属于多糖类材料。可利用共价键固载各种修饰基团,接种免疫蛋白,提高其对目标物质的吸附选择性。多糖类吸附材料具有血液相容性好,无毒性,化学修饰容易等优点。但是,这种材料的吸附量较小,材料本身强度较低。

5. 免疫吸附剂

利用高度特异性的抗原-抗体或有特定物理化学亲和力的物质(配基)结合在吸附材料(载体)上,从血浆中特异性地吸附并除去与免疫有关的致病因子。常用的免疫吸附剂主要有金黄色葡萄球菌蛋白 A、疏水氨基酸(如色氨酸、苯丙氨基酸)、补体、抗人免疫球蛋白抗体、DNA、多黏菌素等。在制备过程中将这些吸附剂交联固定到载体分子上,而载体常为琼脂糖、聚乙烯醇、纤维素等。

(黄雅清　林　鹰)

参 考 文 献

[1] Schwartz J, Winters J L, Padmanabhan A, et al. Guidelines on the use of therapeutic apheresis in clinical practice-evidence-based approach from the Writing Committee of the American Society for Apheresis: the sixth special issue[J]. J Clin Apher, 2013, 28(3): 145-284.

[2] Braun N, Risler T. Immunoadsorption as a tool for the immunomodulation of the humoral and cellular immune system in autoimmune disease[J]. Ther Apher, 1999, 3(3): 240-245.

[3] Nakanishi T, Suzuki N, Kuragano T, et al. Current topics in therapeutic plasmapheresis[J]. Clin Exp Nephrol, 2014, 18(1): 41-49.

[4] Ohkubo A, Okado T. Selective plasma exchange[J]. Transfus Apher Sci, 2017, 56(5): 657-660.

[5] Ohkubo A, Kurashima N, Nakamura A, et al. Solute removal capacity of high cut-off membrane plasma separators[J]. Ther Apher Dial, 2013, 17(5): 484-489.

[6] Miyamoto S, Ohkubo A, Seshima H, et al. Removal Dynamics of Immunoglobulin and Fibrinogen by Conventional Plasma Exchange, Selective Plasma Exchange, and a Combination of the Two[J]. Ther Apher Dial, 2016, 20(4): 342-347.

[7] Chen Y, Yang L, Li K, et al. Double Filtration Plasmapheresis in the Treatment of Antineutrophil Cytoplasmic Autoantibody Associated Vasculitis With Severe Renal Failure: A Preliminary Study of 15 Patients[J]. Ther Apher Dial, 2016, 20(2): 183-188.

[8] Chang C T, Tsai T Y, Liao H Y, et al. Double Filtration Plasma Apheresis Shortens Hospi-

tal Admission Duration of Patients With Severe Hypertriglyceridemia Associated Acute Pancreatitis[J]. Pancreas,2016,45(4):606-612.

[9] Xie P,Tao M,Peng K,et al. Plasmapheresis Therapy in Kidney Transplant Rejection[J]. Blood Purif,2018 Sep 25:1-12.

[10] Hassan J,Cader R A,Kong N C,et al. Coupled Plasma Filtration Adsorption(CPFA)plus Continuous Veno-Venous Haemofiltration(CVVH)versus CVVH alone as an adjunctive therapy in the treatment of sepsis[J]. EXCLI J,2013,12:681-692.

[11] Stadler R W,Ibrahim S F,Lees R S. Peripheral vasoactivity in familial hyperch-olcholester-olemic subjects treated with heparin-induced extracorporeal LDL pre-cipitation(HELP)[J]. Atherosclerosis,1997,128(2):241-249.

[12] Hirano R,Hirata N. Immunoadsorption using Immusorba TR and PH[J]. Transfus Apher Sci,2017,56(5):661-665.

[13] Meng A,Ren Y,Yang L,et al. Clinical study on continuous plasma filtration absorption treatment for burn sepsis[J]. Zhonghua Shao Shang Za Zhi,2014,30(4):310-314.

[14] Zhang Y,Li L,Zhang X,et al. Plasmapheresis Combined with Continuous Plasma Filtration Adsorption Rescues Severe Acute Liver Failure in Wilson's Disease before Liver Trans-plantation[J]. Blood Purif,2018 Oct 25:1-6.

[15] He C,Zhang L,Shi W,et al. Coupled plasma filtration adsorption combined with continuous veno-venous hemofiltration treatment in patients with severe acute pancreatitis[J]. J Clin Gastroenterol,2013,47(1):62-68.

[16] Hirano R,Namazuda K,Suemitsu J,et al. Plasma separation using a membrane[J]. Trans-fus Apher Sci,2017,56(5):649-653.

第 28 章

血浆置换疗法的临床应用

一、血浆置换的发展

人体血液循环中如存在致病物质,对某些疾病的发生发展将起重要作用,是介导组织器官损伤的主要致病因子。临床上常借助某些方法,清除这些致病物质以达到治疗某些疾病。早在 1914 年,Johns Hopkins 大学的药理学教授 John J Abel 发表了题为"用回输血球法去除血浆(plasma removal with return of corpuscles)"的报道,设想将机体内血液抽出,分离出细胞成分,加入 Locke 液中,再注入体内。在此文中他首次提出了血浆分离(plasmapheresis)一词,当时研究时用金鸡纳霜来进行抗凝,这个研究使摘除双肾的狗生存期得到延长。

第二次世界大战期间,血浆制品需求大幅度增加,为了取得大量的血浆用于治疗伤员,在军事目的的驱动下,人们采用此法将供血者的血抽出,离心分离出血浆,将血细胞加 5% 的葡萄糖回输给供血者,使得在短时间内获得大量的血浆来源。

现代的血液透析虽然有净化血液的作用,但是它清除的物质只针对分子量在 5000D 以下的溶质,而对分子量更大或者是与蛋白质结合在一起的溶质却无能为力。而很多疾病中的致病因子更多的以后者的身份出现,因此为了治疗这类疾病,血液滤过和血浆分离成了新的选择。1952 年 Adamas 等首次应用血浆置换治疗多发性骨髓瘤,1959—1960 年,用血浆置换使血黏度高的患者和卟啉病患者的病情得到改善。1970 年,Ashkar 用于治疗 3 例甲状腺危象患者均得到良好的效果。1972 年,Lepore 用于抢救肝炎获得成功。自此血浆置换用于治疗疾病在临床上逐步成熟起来。

另一方面,血浆分离的技术也不断取得进展。1948 年,Cohn 研制成了世界上第一台离心式血浆分离机。1956 年,有人开发出一种可以连续进行血浆分离的装置。1978 年,日本的井上和山崎开发用膜血浆分离法。1980 年,提出双重膜式滤过分离。接着由于人工肾、血液透析疗法的发展促进了血浆分离技术的发展,这使血浆置换疗法进入了一个新阶段,包括吸附分离技术、HELP 系统等都用于许多疾病的治疗和研究。

二、血浆置换的相关概念

1. 血浆置换的定义

血浆置换(plasma exchange,PE)是一种体外净化疗法,系将患者的血液引流至体外,经离心法或膜分离法使血浆和血细胞分离,弃去血浆,而把细胞成分以及健康人的血浆或血浆替代品包括清蛋白、平衡液等回输体内,以达到清除体内致病物质的目的。血浆置换包括两个部分即血浆分离(plasmapheresis)和补充置换液,"plasmapheresis"是希腊语,意思是血浆清除(plasmaremoval)即从全血中去除血浆成分,包括自身抗体、免疫复合物、胆红素、胆固醇、药物和毒物等致病物质。

2. 血浆置换的工作原理

血浆置换是将患者的血浆分离出来后弃用,并用等量的健康血浆或置换液补充,以达到及时迅速有效地清除疾病相关因子,同时又补充了体内缺乏的清蛋白、凝血因子等必需物质的目的。另外,血浆置换可以调节机体免疫系统功能,包括细胞免疫功能、网状内皮系统功能的清除功能,改善单核巨噬细胞系统功能,提高增殖的 B 细胞和浆细胞对药物的敏感度等。

3. 血浆置换的相关概念

(1)血浆容量估算及血浆交换量的计算

①人体血浆容量:为了制定合适的血浆置换计划,必须对患者的血浆容量做出大致的计算,有如下计算公式:

1)$Vp=(1-Hct)(b+cW)$

式中:W=体重(kg);Hct=红细胞比积;b=1530(男性)或 864(女性);c=41(男性)或 47.2(女性)。

2)$Vp=[0.0645×体重(kg)]×(1-Hct)$。

3)$Vp=35\sim40ml/kg×体重(kg)$

红细胞比积正常按 35ml/kg 体重,红细胞比积低于正常则按 40ml/kg 体重计算。

例如,某一 60kg 男性患者,其红细胞比积为 35%,用 3 种计算公式计算出来的 Vp 值分别为:2593.5ml、2515.5ml、2400ml。

②血浆交换量:即每次治疗所需要交换的血浆量(plasma volume,PV)。每次血浆交换治疗量应由疾病本身、患者状态及致病因子清除等因素共同决定。

4. 影响血浆致病因子清除的因素

(1)置换次数与置换液容量:致病因子的清除水平,随着血浆置换次数的增多而呈指数相关性减少。

(2)致病因子的分布容积(Vd):分布容积是指当物质在体内达到动态平衡后,体内该物质的量与其在血液中的浓度之比值;Vd 小的物质清除快于大的物质,如

IgM 的清除快于 IgG 和 IgA。

（3）致病因子的半衰期：决定致病因子反跳快慢，半衰期越短，其浓度反跳越快，治疗间隔则应越短，治疗的时间长（表 28-1）。

表 28-1　不同物质的分子质量、容积分布及半衰期

物质名称	分子质量	血管内分布（%）	半衰期（d）
清蛋白	69 000	40	19
IgG	180 000	50	21
IgA	150 000	50	6
IgM	900 000	80	5
LDL-Ch	1 300 000	100	3～5

（4）置换后致病因子的反跳：临床发现有些疾病经血浆置换治疗后，血中降低的致病物质浓度还可以重新升高，这可能有以下两个原因：①机体不断生成该物质，或其浓度偏低而刺激机体使之生成加速；②致病物质在人体中的重新分布（表28-2）。

表 28-2　置换后溶质反跳

置换次数	24～36h 后达到治疗前浓度
1	60%～65%
2	35%～40%
3	20%～25%

注：每次置换一个血浆量，每次浓度上升约35%

（5）血浆置换量与致病因子的清除关系：每次血浆置换治疗后，血浆蛋白下降的动力学规律是，首先进行重新分配，此时血管外蛋白迅速返回到血管内，血浆蛋白呈指数上升。然而，大分子物质在血管内外平衡相当缓慢，一般 24～48h 后重新达到血管内外平衡，之后主要是自身蛋白的合成，因此，每隔 1～2d 做一次血浆置换优于一次分离同样血浆量。7～10d 内进行 5 次以上血浆置换治疗，大约 90% 的免疫球蛋白可被清除。但应注意血浆交换量与清除率并不是直线关系，而是呈指数相关的。逐次血浆置换治疗后，血管内致病因子减少的百分比见表 28-3。

表 28-3　血浆置换量与致病因子清除率的关系

血浆交换当量(Vc/Vp)	交换量(ml)	清除率(%)	清除后/前浓度(%)
0.5	1400	39	61
1.0	2800	63	37
1.5	4200	78	22
2.0	5600	86	14
2.5	7000	92	8
3.0	8400	95	5

注:血浆容量＝2800ml(体重 70kg 的患者假设 Hct:45%);Vc. 血浆置换容量;Vp. 估计的血浆容量

三、血浆置换的基本技术

1. 血浆置换方式

目前有两种血浆置换方式,包括单重血浆置换和双重血浆置换。

(1)单重血浆置换:是利用离心或膜分离技术分离并丢弃体内含有高浓度致病因子的血浆,同时补充同等体积的新鲜冰冻血浆或新鲜冰冻血浆加少量清蛋白溶液(图 28-1)。

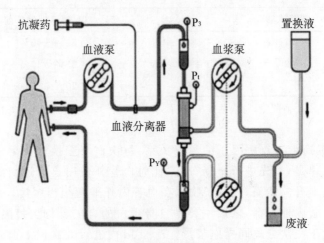

图 28-1　单重血浆置换示意图

(2)双重血浆置换:双重血浆置换(double filtration plasmapheresis,DFPP)是使血浆分离器分离出来的血浆再通过二级分离器(血浆成分分离器),将患者血浆中相对分子量远远大于清蛋白的致病因子丢弃,而血浆清蛋白等有用成分再回输体内。

目前 DFPP 大多采用膜式血浆分离技术,因为分离过程中存在明显的血液浓缩现象,因此要求一定高的跨膜压(TMP),对血流量的要求就更高。近年,国内外有报道将离心式分离和膜分离组合起来进行 DFPP 治疗,先采用离心方法先进行血浆分离,再利用成分血浆分离器对血浆蛋白及小分子双重血浆置换示意图(图28-2)血浆成分进行再分离及回收,这种技术具有血流量要求低,抗凝需求低,且具有更好的致病因子清除,对血小板的影响小,不良反应发生率较低,具有良好的应用前景。

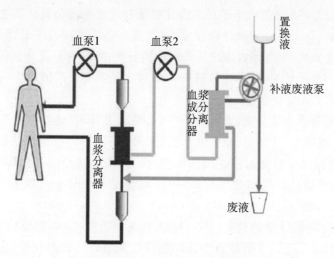

图 28-2 双重血浆置换示意图

2. 血浆分离技术

血浆置换最关键的步骤是分离血浆,根据分离物质结果模式可将血浆分离分为选择性或非选择性分离,根据分离方式可分为离心式分离和膜式分离,而目前最常用的是膜式血浆分离法。

(1)离心式血浆分离法:是利用血液的各种成分比重不同,通过离心使血液的各种成分分离。按比重增加的顺序,全血成分分层依次为血浆、血小板、淋巴细胞、粒细胞以及红细胞,包括选择性和非选择性分离。

根据分离血浆和回输细胞成分的时间特点,可将离心式分离过程分为间断式和连续式。间断式血浆分离是血浆分离步骤和回输细胞成分(加入适当的置换液)步骤是分开交替进行的,而连续式血浆分离则是两者同时进行,两者最后的结局都是分离出的血浆被丢弃,而细胞成分回输体内。间断式分离法操作较容易,对机体血容量波动影响较大,患者不容易耐受,特别是对儿童及严重贫血的患者更不容易耐受。相反,连续式分离操作相对复杂,需要 2 条血管通路,血流量可在 80ml/min

左右,机体血容量相对稳定,患者较容易耐受,相对安全。

使用离心式血浆分离的主要优点:①对血浆成分的清除更为有效;②可选择性地对细胞成分进行分离;③对血流量要求较低,一般 $60\sim100\text{ml/min}$ 即可满足,因此可以使用单针和肘正中静脉穿刺作为血管通路。

离心式血浆分离的缺点:①血流速度慢,容易导致血小板、血细胞破坏,因而出血和感染并发症发生率相对较高;②需要用枸橼酸盐体外抗凝,增加低钙血症、心律失常、低血压、碱中毒等事件发生。

(2)膜式血浆分离法:是利用膜孔筛分的原理将血浆与血液细胞分开,经筛分后分子量 200 万~300 万以下的血浆成分都能和血液细胞分离。其主要工作部件是血浆滤过器,是由高分子聚合物制成,可以是空心纤维型或平板型膜式分离器,当全血通过滤器时,血浆通过滤过器的微孔被分离出来,有形成分被输注入体内从而达到血浆分离的目的,且可连续进行。分离效果主要受膜的性质、血浆成分、血流量、跨膜压(TMP)及滤过分数的影响。

膜式分离包括血浆分离(非选择性)和血浆成分分离(选择性),后者又分为双重膜滤过、血浆吸附、冷滤过、血浆电泳、物理化学分离等。纤维型滤器血浆滤过率为 30%,主要取决于滤器入口红细胞压积比。为防止滤器阻塞和溶血,应调整血浆滤过量,使滤器出口红细胞压积<70%,血流量 100ml/min 以下,跨膜压 40~75mmHg。

使用膜式血浆分离的优点:①不使细胞成分丢失;②不需要枸橼酸盐抗凝;③可以用于梯度滤过。主要缺点为清除物质受到膜特定筛系数限制,要求有较高的血流速($100\sim150\text{ml/min}$),因此常要求大静脉插管或用双腔静脉插管。

(3)新型血浆分离法

①冷滤过法:这种技术是在双重滤过的基础上发展起来的。实验发现,一些基本的致病因子包括免疫复合物、免疫球蛋白、纤维蛋白原、自身抗体和补体等在血浆温度冷却时,会凝聚形成冷球蛋白凝胶而沉淀下来,而清蛋白却不产生沉淀。冷滤过就是利用这个原理,将分离的血浆迅速冷却到 4℃,致病物质和免疫球蛋白等成分一起形成凝胶沉淀,然后经过二次分离,清除冷球蛋白,分离出的含清蛋白的血浆经复温后回输体内。为了维持容量平衡,需补充 500ml 胶体溶液。

②免疫吸附法:将分离出来的血浆通过吸附剂清除致病因子后同血液细胞回输体内。整个过程由于不损失有用血浆成分,是最理想的选择性血浆分离方法。其优点:a. 可特异性、选择性地清除致病物质;b. 不需要额外补充置换液,故没有感染的机会;c. 可根据疾病的不同选择不同的吸附器;d. 不影响同时进行药物治疗。目前临床有多种免疫吸附器可供选择,如内毒素吸附、免疫吸附、DNA 吸附等。

③肝素介导体外低密度脂蛋白沉淀系统(HELP):它的工作原理是根据等电点产生沉淀,将分离出来的血浆与肝素/醋酸钠缓冲液混合,使其 pH 降至 5.12

（LDL 的等电点），在酸性环境下，LDL 与纤维蛋白原发生沉淀并被特殊滤器清除，而过量的肝素可通过吸附器被吸附，再通过碳酸氢盐透析，清除醋酸钠及过多的水分，恢复血浆正常的电解质浓度以及 pH 等，最后将血浆及细胞成分汇合后回输体内，整个过程是持续进行的。现有证据表明，选择性脂质清除对家族性高胆固醇血症的纯合子及杂合子患者，不仅能明显降低血清胆固醇，还可以逆转动脉粥样硬化，使粥样斑块缩小。

3. 血管通路的选择

（1）离心式血浆置换：对血流速度要求较低，一般 60～100ml/min 即可满足，因此可从浅表大静脉如肘正中静脉取血。但是浅表静脉穿刺只适合暂时性、治疗次数少的患者，另外，对血管条件要求高，浅表血管必须满足能提供足够的血流才能选择。当然也可以选用深静脉－静脉置管作为离心式血浆置换的血管通路。

（2）膜式血浆分离法：血流量要求较高，必须稳定到 80～150ml/min 及以上，如果没有现成的动静脉内瘘，则应选择中心静脉置管作为血管通路，可以选择颈内静脉、股静脉置管。

（3）需要长期多次治疗的患者：如冷凝蛋白血症和家族遗传性高胆固醇血症患者，因为需反复穿刺治疗，最好能准备动静脉内瘘，或者留置长期中心静脉导管，但应警惕血栓造成堵塞导管。

4. 抗凝问题

对于血浆置换而言，抗凝的选择主要有两种，一种是肝素抗凝，一种是枸橼酸抗凝。

（1）肝素抗凝：一般肝素首剂量在 3000～5000U 或 40～60U/kg，而维持量为 75～1000U/h；对于有高危出血倾向的患者应用肝素时应特别慎重，甚至不用肝素抗凝，对低出血倾向的患者应适当减少肝素用量，同时必须监测 APTT 结果来调整用量，保持 APTT 在 2～2.5 倍，也可以应用低分子肝素进行抗凝。

（2）枸橼酸抗凝：多数的血浆置换都用枸橼酸（acid-citrate dextrose，ACD）抗凝，ACD 溶液有两种配方。A 配方（ACD-A）：内含 2.2g/dl 的枸橼酸钠和 0.73g/dl 的枸橼酸；B 配方（ACD-B）：内含的枸橼酸钠和枸橼酸分别为 1.32g/dl 和 0.44g/dl。其中，ACD-A 为最常用配方。当选用 ACD-A 进行抗凝时，在离心式分离法中 ACD-A 输入速度为血流量的 1/10～1/15，而膜式分离法 ACD-A 输入速度为血流量的 1/15～1/30；当置换液为新鲜冰冻血浆时，因为置换液本身已含有了抗凝药，所以 ACD-A 的用量应大幅度减少，ACD-A 的速度可为血流量的 1/25～1/30。

5. 置换液

常用的血浆置换液有如下几种。①4%～5% 的清蛋白溶液；②血浆制剂，包括新鲜液状血浆、新鲜冰冻血浆、贮存血浆；③纯化血浆蛋白分离液，包括清蛋白和 β-

球蛋白,而去掉 α、γ 球蛋白及大部分凝血因子;④晶体液,包括生理盐水、葡萄糖生理盐水、林格液,晶体液的补充一般为丢失血浆的 1/3～1/2;⑤血浆代用品,如右旋糖酐、羟乙基淀粉、明胶等。不同置换液优缺点见表 28-4。

表 28-4 不同置换液的优缺点

置换液	优点	缺点
清蛋白	无肝炎传染危险	价格昂贵
	在室温下保存	无凝血因子
	过敏反应少见	无免疫球蛋白
	无须 ABO 血型相配	低钾血症
新鲜冰冻血浆	含凝血因子	肝炎、HIV 传染危险
	含免疫球蛋白	过敏反应
	含补体	溶血反应
	含一些有益因子	枸橼酸所致低钙血症
		ABO 血型必须符合
		需要解冻
纯化血浆蛋白分离液	无肝炎危险	来源困难
		价格昂贵
血浆代用品	价格便宜	进入体内快速裂解,用量不宜超过总量的 30%,最好在起始阶段使用

四、治疗及常用处方原则

血浆置换应遵循早期治疗、联合病因治疗原则。血浆置换有着自己的特殊治疗作用,但毕竟不是一个根治性措施,所以为了取得好的疗效,这里强调一定要配合原发病治疗,包括相应免疫抑制药的应用等。这里作者重点介绍血浆置换的常用处方。

1. 置换量

一般由患者病情决定,常为患者血浆容量的 1～1.5 倍。

2. 置换频率

取决于原发病,病情严重程度、治疗效果及所清除致病因子的分子量及分布容积。一般间隔 1～2d,5～7 次为一个疗程。临床上对半衰期短的物质如 IgM、LDL,疗程可适当延长至 10～14 次。

3. 置换液的选择

置换液应注意选择无毒性,不在体内蓄积的物质,尽量减少病毒污染机会。

(1)大多数患者可以选择人清蛋白-电解质溶液,感染肝炎的可能性小;

(2)有出血危险患者,可以选择新鲜血浆或冰冻血浆,如血栓性血小板减少性紫癜患者;

(3)低蛋白血症患者,可选择新鲜冰冻血浆或冰冻血浆;

(4)高黏稠综合征,如高胆固醇血症等,可选择低黏度置换液,包括晶体置换液或右旋糖酐等。

4. 置换速度

对于血浆置换速度要求做到以下几点。

(1)等量置换,血浆的滤出速度应与置换液的输入速度大致相同,尽量避免血容量波动过大;

(2)保持血浆胶体渗透压正常,即血浆蛋白的浓度正常;

(3)维持水电解质和酸碱平衡;

(4)适当补充凝血因子和免疫球蛋白,避免降至临界水平以下。

五、血浆置换的临床应用

1. 血浆置换的适应证

血浆置换主要是通过快速清除特殊的致病物质,包括各种抗体、免疫复合物、各种毒素等而起到治疗作用。因而,其适应证可以概括为免疫和代谢两大类疾病,当然不仅局限于这两类疾病。符合下列条件的疾病均可以采用血浆置换治疗:①拟清除物质分子量大,一般的血液净化技术不能清除;②拟清除物质半衰期长,内源性清除途径远不及血浆置换迅速;③拟清除物质是导致疾病发生、发展的致病因子,而且传统的药物治疗效果差或无效。

2013年美国血浆透析协会(American Society for Apheresis,ASFA)将血浆置换的适应证分为4类疾病。

Ⅰ类疾病:某些疾病一旦确诊即将血浆置换作为单独或联合应用的一线治疗方案,例如,格林-巴利综合征、重症肌无力。

Ⅱ类疾病:将血浆置换作为联合治疗或单独治疗的第二顺位治疗手段的其他疾病,比如,急性播散性脑脊髓炎,激素治疗无效的慢性移植术后排斥。

Ⅲ类疾病:血浆置换作为独立的治疗手段并不是最佳选择,应用应该个体化,如脓毒血症和多器官衰竭。

Ⅳ类疾病:在公布的证据中以及推荐中应用血浆置换是无效或者是有害的,但是伦理委员会批准的,比如活动性类风湿关节炎。

2. 血浆置换的禁忌证

血浆置换治疗无绝对禁忌证,其相对禁忌证有:①对血浆、血浆分离器、吸附器、人血清蛋白、肝素等有严重过敏史;②药物难以纠正的全身循环衰竭;③非稳定期的心、脑梗死;④严重活动性出血或 DIC;⑤颅内出血或重度脑水肿伴有脑疝;

⑥存在精神障碍而不能很好配合治疗者。

3. 血浆置换的并发症

血浆置换的并发症包括血浆置换技术本身相关的并发症、与血管通路相关的并发症及应用抗凝药相关的并发症三大类。

(1)血浆置换技术本身的并发症：由于大量输入异源性血浆导致的过敏反应和感染性疾病，这是最常见的并发症。当置换量不平衡时出现容量负荷过大加重心脏负担，或因容量负荷过低出现低血压；当置换液为非血浆制品时，由于免疫球蛋白、凝血因子等的丢失引起的免疫功能下降、出血倾向。另外，应注意电解质紊乱，如低钾血症、低钙血症诱发心律失常等相关并发症。

(2)血管通路相关的并发症：如导管置入时出现的血肿、气胸、腹膜后出血、血栓形成等。

(3)抗凝相关并发症：出血性疾病如脑出血、牙龈出血、血尿等；另外，应警惕使用枸橼酸盐抗凝时由于钙补充不足出现低钙综合征及代谢性碱中毒，故应用枸橼酸抗凝时应监测血气指标及血钙浓度。

4. 血浆置换在继发性肾损害中的应用

血浆置换在继发性肾损害中应用主要用于清偿循环中自身抗体、循环免疫复合物和能在肾脏原位形成免疫复合物的游离抗原及抗体而起到治疗作用。

(1)溶血尿毒综合征(HUS)：HUS是以微血管性溶血性贫血(可在外周血中找到破碎红细胞)、血小板减少、肾功能损伤等特点，表现为溶血性微血管病和肾功能损害，HUS属于血栓性微血管性疾病，微血栓主要分布于肾脏。在成人及幼儿中均可发生，感染、药物、多种毒素等多种因素均可诱发HUS，补体膜攻击复合物是引起肾血管损伤与破坏的主要原因。血浆置换和输注血浆是目前治疗HUS最有效的方法，可大大提高HUS的生存率。血浆置换不仅可以补充缺乏的凝血因子，同时能有效去除促使血小板聚集的物质。ASFA建议将血浆置换作为H因子抗体导致的HUS的一线治疗方案，补体基因突变导致的HUS的二线治疗方案。建议每次1~1.5倍PV，60~75ml/kg，推荐开始阶段每日1次，连续5d，继之每周5次，连续进行2周，再递减为每周3次，进行2周，第33天时评价预后。

(2)过敏性紫癜和紫癜性肾炎：过敏性紫癜(HSP)是一种非血小板减少性、紫癜性的全身性血管炎，含有IgA的免疫复合物在血管的沉积是其主要特征。典型临床表现为皮肤、关节、胃肠、肾或混合型受累表现。多见于儿童，不到10%在成人中发病，但常给患者灾难性的影响，且常常累及肾，且预后较差，高达11%的ESRD和13%的严重肾损害[eGFR<30ml/(min·1.73m^2)]发生。对紫癜性肾炎的治疗方案仍是有限的，荟萃分析提示短期的激素治疗可能有效，KDIGO指南不推荐添加任何免疫抑制药治疗。30多年前发现，循环免疫复合在HSP中的致病作用，自那时起血浆置换就开始成功地应用于紫癜性肾炎的治疗。ASFA建议，将

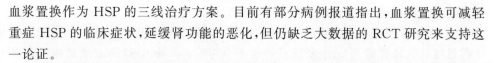

血浆置换作为 HSP 的三线治疗方案。目前有部分病例报道指出,血浆置换可减轻重症 HSP 的临床症状,延缓肾功能的恶化,但仍缺乏大数据的 RCT 研究来支持这一论证。

(3)多发性骨髓瘤肾损害:多发性骨髓瘤(MM)是骨髓中浆细胞异常增生所引起的恶性增殖性疾病,以产生单克隆免疫球蛋白或其片段为特征,常导致相关器官和组织的损害。50% 骨髓瘤患者有肾受累,异常蛋白沉积引起管型肾病、轻链的肾毒性是肾功能损害的重要原因之一,血浆置换能迅速降低异常蛋白、轻链水平。研究显示,血浆置换联合化疗提高了 MM 急性肾损伤患者的存活率和肾功能恢复率,且随着血浆置换的次数增加,这种效果更明显。2013 年 ASFA 将血浆置换作为 MM 引起的肾脏疾病的二线治疗方案。

(4)冷球蛋白血症肾损害:冷球蛋白是一种含有类风湿因子和免疫球蛋白,由 B 淋巴细胞增殖所致,在低温时沉淀的免疫复合物,其肾损害发生率高。病理表现多为膜增生性肾炎,临床表现多样,伴有不同程度的肾功能损害。血浆置换可清除体内的冷球蛋白,有效缓解肾功能损害、减少紫癜和神经系统损害。血浆置换在冷球蛋白血症的疗效确切,ASFA 推荐作为一线治疗方案。严重的冷球蛋白血症可 1~1.5PV,每 1~3 天 1 次,治疗 3~8 次后评价疗效。

5. 血浆置换在其他系统疾病的应用

(1)血浆置换在肝疾病中的应用:各种原因引起的急慢性肝衰竭有较高的死亡风险,血浆置换因其特殊作用,能比血液透析、血液灌流等更有效地清除体内的大分子毒素,同时还能补充凝血因子、清蛋白等物质,可起到暂时替代肝功能的作用,因此常作为急慢性肝衰竭与肝移植之间的桥梁。研究发现,血浆置换可显著降低血胆红素水平、改善凝血酶原时间和降低肝酶水平。临床上当胆红素＞342μmol/L 时应考虑进行血浆置换治疗,各种原因引起的肝衰竭早、中期均是血浆置换的适应证。ASFA 将血浆置换作为急性肝衰竭的三线治疗方案。对于暴发性肝炎,血浆置换应每次 1~1.5 倍 PV,每天 1 次,直至接受肝移植术,或肝功能恢复。对于非暴发性肝衰竭可每周 2~3 次,根据患者需要可持续数周。

(2)血浆置换在神经肌肉系统疾病中的应用:血浆置换用于治疗神经系统疾病的疗效确切,常推荐作为一线治疗方案,例如格林-巴利综合征、重症肌无力、慢性炎症性脱髓鞘神经病变、单克隆丙种球蛋白合并多发周围神经病、链球菌相关的自身免疫性神经精神障碍和舞蹈症等。另外,血浆置换对急性播散性脑脊髓炎、慢性局灶性脑炎、多发性硬化症等可能有效,可作为二线治疗方案。

(3)血浆置换在血液系统疾病的应用:血浆置换也是许多血液系统疾病的治疗方法之一,包括严重的冷球蛋白血症、丙种球蛋白导致的高黏滞血症、血栓性血小板减少性紫癜等疾病都是血浆置换的Ⅰ类适应证。另外,血浆置换在单纯红细胞性再生障碍性贫血、严重的冷凝集素病、继发于丙型肝炎病毒的冷球蛋白血症等疾病疗效尚不确切,可作为二线治疗方案。

(4)血浆置换在危重症领域的应用:各种细菌感染引起机体炎症因子和细胞因子的过度释放是脓毒血症伴多器官功能不全综合征(MODS)的主要发病机制之一,而血浆置换在脓毒症和 MODS 中的早期应用可大幅度改善对各器官的损伤,减少血管活性药物的使用,显著降低病死率。近年来,血浆置换也广泛用于治疗高三酰甘油血症引起的重症急性胰腺炎。有研究发现,血浆置换能在更短的时间里降低血三酰甘油水平,减少住院时间和死亡率。

(5)血浆置换在急性药物中毒中的引用:血浆置换也用于急性药物中毒,主要用于相对分子质量大,蛋白结合率高、异常血红蛋白、延迟代谢的毒物及合并肝功能损伤时。血浆置换还可以清除游离或与蛋白质结合的毒物,如洋地黄、三环类抑郁药、百草枯等,使其迅速排出体外,特别是生物毒,如蛇毒、蕈中毒及砒霜等溶血性毒物的中毒。ASFA 将血浆置换作为毒蘑菇中毒的二线治疗方案。中毒使可使用血浆或清蛋白作为置换液,一般需在数小时内置换 3～5L 血浆,每天 1 次,直至症状减轻。

(黄雅清　黄继义)

参 考 文 献

[1] 王泰娜,徐斌,邹华,等.离心/膜分离组合式双重血浆置换治疗的临床初步应用[J].肾脏病与透析肾移植杂志,2016(05):437-443.

[2] 吴大玮,翟茜.血浆置换疗法适应证扩展及应用[J].中国实用内科杂志,2012(6):429-432.

[3] Schwartz J,Winters JL,Padmanabhan A,et al. Guidelines on the use of therapeutic apheresis in clinical practice-evidence-based approach from the Writing Committee of the American Society for Apheresis:the sixth special issue[J]. J Clin Apher,2013,28(3):145-284.

[4] Cui Z,Zhao J,Jia XY,et al. Anti-glomerular basement membrane disease:outcomes of different therapeutic regimens in a large single-center Chinese cohort study[J]. Medicine(Baltimore),2011,90(5):303-311.

[5] Usui T,Kai H,Noguchi K,et al. Effectiveness of Plasmapheresis in a Patient with Anti-glomerular Basement Membrane Antibody Glomerulonephritis with Advanced Kidney Dysfunction[J]. Intern Med,2017,56(18):2475-2479.

[6] van der Woude FJ,Rasmussen N,Lobatto S,et al. Autoantibodies against neutrophils and monocytes:tool for diagnosis and marker of disease activity in Wegener's granulomatosis [J]. Lancet,1985,1(8426):425-429.

[7] Moussi-Frances J,Sallee M,Jourde-Chiche N. Apheresis to treat systemic vasculitis[J]. Joint Bone Spine,2018,85(2):177-183.

[8] Weiner M,Segelmark M. The clinical presentation and therapy of diseases related to anti-neutrophil cytoplasmic antibodies(ANCA)[J]. Autoimmun Rev,2016,15(10):978-982.

［9］ Jayne D R，Gaskin G，Rasmussen N，et al. Randomized trial of plasma exchange or high-dosage methylprednisolone as adjunctive therapy for severe renal vasculitis［J］. J Am Soc Nephrol，2007，18(7)：2180-2188.

［10］ Staeck O，Slowinski T，Lieker I，et al. Recurrent Primary Focal Segmental Glomerulosclerosis Managed With Intensified Plasma Exchange and Concomitant Monitoring of Soluble Urokinase-Type Plasminogen Activator Receptor-Mediated Podocyte beta3-integrin Activation［J］. Transplantation，2015，99(12)：2593-2597.

［11］ Kashgary A，Sontrop JM，Li L，et al. The role of plasma exchange in treating post-transplant focal segmental glomerulosclerosis：A systematic review and meta-analysis of 77 case-reports and case-series［J］. BMC Nephrol，2016，17(1)：104.

［12］ 贾晓玉，崔昭，于峰，等. 肾小球疾病免疫炎症发病机制的研究进展［J］. 中国科学基金，2017(6)：586-593.

［13］ Xie X，Lv J，Shi S，et al. Plasma Exchange as an Adjunctive Therapy for Crescentic IgA Nephropathy［J］. Am J Nephrol，2016，44(2)：141-149.

［14］ Li QY，Yu F，Zhou FD，et al. Plasmapheresis Is Associated With Better Renal Outcomes in Lupus Nephritis Patients With Thrombotic Microangiopathy：A Case Series Study［J］. Medicine(Baltimore)，2016，95(18)：e3595.

［15］ Lewis EJ，Hunsicker LG，Lan SP，et al. A controlled trial of plasmapheresis therapy in severe lupus nephritis. The Lupus Nephritis Collaborative Study Group［J］. N Engl J Med，1992，326(21)：1373-1379.

［16］ 刘小荣. 溶血尿毒综合征的诊治进展［J］. 中华肾病研究电子杂志，2016(2)：61-64.

［17］ Coppo R，Andrulli S，Amore A，et al. Predictors of outcome in Henoch-Schonlein nephritis in children and adults［J］. Am J Kidney Dis，2006，47(6)：993-1003.

［18］ Chartapisak W，Opastiraku S，Willis N S，et al. Prevention and treatment of renal disease in Henoch-Schonlein purpura：a systematic review［J］. Arch Dis Child，2009，94(2)：132-137.

［19］ Hamilton P，Ogundare O，Raza A，et al. Long-Term Therapeutic Plasma Exchange to Prevent End-Stage Kidney Disease in Adult Severe Resistant Henoch-Schonlein Purpura Nephritis［J］. Case Rep Nephrol，2015：269895.

［20］ Premuzic V，Batinic J，Roncevic P，et al. Role of Plasmapheresis in the Management of Acute Kidney Injury in Patients With Multiple Myeloma：Should We Abandon It? ［J］. Ther Apher Dial，2018，22(1)：79-86.

［21］ Namba T，Shiba R，Yamamoto T，et al. Successful treatment of HCV-related cryoglobulinemic glomerulonephritis with double-filtration plasmapheresis and interferon combination therapy［J］. Clin Exp Nephrol，2010，14(4)：372-376.

［22］ Cheng YL，Chang CH，Chen WT，et al. Prognostic factors and treatment effect of standard-volume plasma exchange for acute and acute-on-chronic liver failure：A single-center retrospective study［J］. Transfus Apher Sci，2018，57(4)：537-543.

［23］ 中华医学会感染病学分会肝衰竭与人工肝学组，中华医学会肝病学分会重型肝病与人工肝学组. 肝衰竭诊治指南(2012 年版)［J］. 实用肝脏病杂志，2013(3)：210-216.

［24］ Kawai Y，Cornell T T，Cooley E G，et al. Therapeutic plasma exchange may improve hemo-dynamics and organ failure among children with sepsis-induced multiple organ dysfunction syndrome receiving extracorporeal life support［J］. Pediatr Crit Care Med，2015，16(4)：366-374.

［25］ Gubensek J，Buturovic-Ponikvar J，Romozi K，et al. Factors affecting outcome in acute hy-pertriglyceridemic pancreatitis treated with plasma exchange：an observational cohort study ［J］. PLoS One，2014，9(7)：e102748.

［26］ 黎敏,李超乾,卢中秋,等.急性中毒的诊断与治疗专家共识［J］.中华卫生应急电子杂志，2016(6)：333-347.

第29章

血浆吸附疗法的临床应用

一、概述

吸附治疗是借助抗原抗体免疫反应或具有类似亲和特性的物质(配体)与吸附材料(载体)结合,制成吸附剂,选择性或特异性吸附循环中相应的致病因子,达到治疗目的的一系列治疗方法。它是血液净化清除溶质的重要原理之一。其与血浆置换治疗相似之处,两者都是清除体内的致病因子,使病情得以改善,但吸附治疗不浪费血浆,避免了血浆置换可能传染疾病和蛋白过敏的危险,具有高选择性和特异性。随着对吸附原理的深入研究,吸附治疗在临床的应用越加广泛。根据吸附剂材料和原理的不同,吸附治疗的方式分为血液吸附和血浆吸附两种。

1. 血液吸附

该法是全血流经灌流器通过吸附作用排出毒素的血液净化方法。临床上常用的血液灌流,其实就是血液吸附。血液吸附的优点是对设备要求不高,操作简单,治疗费用相对较低。因所用的吸附剂通常是广谱型吸附剂,同一吸附剂可用于多种疾病的治疗。吸附过程中血细胞与吸附剂接触,因而吸附剂的生物相容性能否满足需要,在很大程度上决定了不良反应发生的可能性,如果生物相容性不佳,刺激血细胞产生细胞因子和激活补体,将对机体带来危害。实行血液吸附必须具备两个条件:其一是吸附剂要有一定空隙,使血液有形成分顺畅通过,不会损伤血细胞;其二是吸附剂的外包膜需要生物相容性好的高分子材料以提高吸附剂的生物相容性。血液吸附还包括血细胞吸附,如可选择性吸附淋巴细胞,对多发性硬化症、系统性红斑狼疮、恶性类风湿关节炎等有一定疗效;可选择性地吸附中性粒细胞用于治疗炎症性肠病,如溃疡性结肠炎、克罗恩病等。

2. 血浆吸附

该法是先使用血液分离器将血液中的细胞成分与血浆分开,分离的血浆再流经各种具有特异性吸附作用的吸附剂,吸附特定的致病物质后再与细胞成分汇合后一起回输体内。血浆吸附的优点在于吸附剂只与血浆接触,不与血细胞接触,不会对血细胞有形成分产生破坏,不良反应较少;另外,血浆吸附干扰因素少,可更高效地吸附去除致病物质,因此对于重症感染性疾病、免疫损伤性疾病多采用血浆吸附,但血浆吸附对设备和吸附剂要求较高,治疗费用相对昂贵。

二、血浆吸附的分类及工作原理

血浆吸附疗法的关键部分是由配体与载体组成的血浆吸附剂。配体是吸附反应的核心部分,主要参与致病物质吸附,具有吸附活性。载体是用于固定配体的高分子化合物骨架,常用琼脂糖凝胶、葡聚糖、二氧化硅凝胶、聚乙烯醇珠、树脂等物质作为载体。配体与载体之间的结合常通过化学包埋或者化学键交联实现。

根据吸附剂与被吸附物之间的作用原理,可将血浆吸附分为生物亲和型吸附和物理化学亲和型吸附(非生物吸附)。生物亲和型吸附剂中有抗原抗体结合型、补体结合型、Fc 结合型 3 种;非生物型吸附有包括物理吸附和化学吸附 2 种。

1. 生物吸附

生物亲和吸附的生物物质,特别是酶和抗体等蛋白质,具有识别特定物质并与该物质的分子相结合的能力。这种识别并结合的能力具有排他性及生物分子能够区分结构和性质非常相近的其他分子,选择性地与其中某一种分组相结合。生物分子间的这种特异性相互作用称为生物亲和作用,利用生物分子间的这种特异性结合作用的原理进行的吸附过程称为生物亲和吸附。

(1)生物吸附的种类:生物吸附主要有以下几种。①抗原抗体结合型:是指将抗原(抗原固定型)或抗体(抗体固定型)固定在制成吸附柱的载体上。②补体结合型:固定 $C1q$,利用其结合免疫复合物 Fc 段的特性,吸附血液中的免疫复合物。③Fc 段结合型:以蛋白 A 为配基,吸附血液中 IgG 分子的 Fc 段。

(2)生物吸附的特点:生物亲和吸附具有以下特点。①效率高:利用亲和吸附可以从血液中快速清除吸附质。②特异性强:当吸附质浓度较低时,也有较好的清除作用,且抗结构相似物质的干扰能力强。③再生条件苛刻:并且原料供应、制备纯化、灭菌和储存等难度大,费用昂贵,临床应用受到一定的限制。免疫吸附中抗原-抗体结合型吸附剂是生物亲和型吸附剂的典型例子。

关于蛋白 A 免疫吸附,是生物吸附的一种。蛋白 A 是一种葡萄球菌细胞壁抗原,蛋白 A 氨基末端有 4 个高度同源的 Fc 结合区,可与 IgG 分子 Fc 段结合。这种吸附柱具有生物相容性好、效果可靠、可以重复使用等优点。一般治疗 3 个血浆容量,可清除 IgG80%～90%,其中吸附 100% 的 IgG1、IgG2、IgG4,30%～80% 的 IgG3,对 IgM、IgA 的吸附是 30%～50%,对血浆清蛋白影响较少。

2. 非生物吸附

非生物吸附即理化亲和型吸附,分为物理吸附和化学吸附。物理化学型吸附剂产生制备方便,活性稳定,可随时用于治疗,但特异性较差。

(1)物理吸附:是指吸附分子与吸附剂表面分子间以范德华力进行的吸附作用,又称为范德华吸附,是一种可逆过程。从分子运动观点来看,这些吸附在固体表面的分子由于分子的运动,会从固体表面脱离进入液体中去,而其本身不发生任何化学变化。如随着温度的升高,液体分子的动能增加,分子就不易滞留在固体表面上,越来越多地逸入液体中去,即所谓的"脱附",利用这种可逆现象,改变操作条件,使吸附的物质脱附,达到吸附剂再生的目的。物理吸附的特征是吸附物质不发生任何化学反应,吸附过程进行得极快,参与吸附的各相间的平衡瞬时达到。

(2)化学吸附:是指吸附分子与吸附剂表面原子间发生电子交换,转移或共有,形成吸附化学键的吸附作用,具有选择性。化学吸附的机制可分为三种情况。

①吸附质失去电子成正离子,吸附剂得电子,带正电的吸附质被吸附到带负电的吸附剂表面。

②吸附剂失去电子,吸附质得到电子,带负电的吸附质被吸附到带正电的吸附剂表面。

③吸附剂与吸附质共有电子成为共价键或配位键。化学吸附往往是不可逆的,而且脱附后,脱附的物质常发生化学变化而不再是原有性状。

离子交换吸附是典型的化学吸附现象,离子交换剂中固载在聚合物骨架上的功能基所带的可交换的离子在水溶液中能发生解离,这种离子可在较大的范围内自由移动,扩散到溶液中。同时溶液中的同类型离子,也能从溶液中扩散到离子交换剂的表面和孔内。当这两种离子的浓度差越大,交换速度就越快。利用这种浓度差的推动力关系使离子交换剂上的可交换离子发生可逆交换反应。

理想的吸附剂应具备以下条件:①吸附选择性好或特异性强;②在体内,尤其在血浆中无毒,不溶解;③不致敏,不激活补体和凝血系统;④配体极少解离与脱落;⑤稳定性好,便于储存和消毒;⑥廉价。

三、血浆吸附在自身免疫疾病的应用

1. 风湿免疫系统

(1)系统性红斑狼疮(SLE):SLE 是一种自身免疫性疾病,其原因和机制尚不甚清楚。其发病可能与感染、遗传、免疫异常、内分泌等诸多因素有关。在多种因素的作用下,机体产生多种自身抗体、生成循环免疫复合物及激活补体系统,作用机体各个组织器官,导致全身多脏器受累及功能损害。流行病学调查显示,SLE 发生率 20/10 万~50/10 万,病死率超过健康人群的 3 倍,死因为多脏器功能衰竭和免疫抑制药的严重不良反应。临床对 SLE 治疗主要是应用激素联合免疫抑制药抗炎抗免疫作用机制来抑制产生或直接去除这些致病性抗体来控制病情。然而,有些重症患者单纯给予激素联合免疫抑制药治疗病情仍难以控制,在 21 世纪初,Braun 等报道应用免疫吸附治疗 8 例重症 SLE 患者,其中 7 例得到缓解,并提出了在其他治疗无效的情况下,使用蛋白 A 免疫吸附可作为 SLE 的体外治疗选择。早在 1979 年,Terman 等报道使用免疫吸附剂血液灌流的方法治疗 SLE 获得成功。

近几年的研究结果显示,应用不同免疫吸附柱对重症 SLE 患者进行免疫吸附治疗都能取得很好的疗效。

免疫吸附疗法治疗 SLE 的原理,是可快速地清除血浆中的异常免疫复合物和致病抗体,减少补体激活产物及炎症递质,起到快速有效地缓解病情的作用。常用的方法是用琼脂为载体包裹蛋白 A 制成吸附柱进行血浆吸附。大量临床研究结果表明,SLE 用该法治疗后血中抗单链 DNA 抗体及免疫复合物明显减少,补体 C3 水平恢复正常,血肌酐及尿蛋白改善,肾小球基底膜内皮下沉积物减少。目前认为,血浆吸附配合激素联合免疫抑制药治疗比单纯用激素联合免疫抑制药治疗能获得更好的疗效,并明显减少药物不良反应。

(2)类风湿关节炎(RA):RA 是一种以关节滑膜炎为特征的慢性全身性自身免疫性疾病,病变可侵袭全身各处关节,导致关节内软骨和骨的破坏,关节功能障碍,导致残疾。70%的患者血清中出现类风湿因子(RF)。RF 包括 IgG、IgA 和 IgM,其中 IgM 性 RF 约占 70%,其滴度与 RA 的活动性和严重程度呈正比。在临床上,30%～40%的难治性 RA 患者对单用或两种联用的传统改善病情的抗风湿病药物连续治疗 6 个月仍不能达到理想效果。

近年来,由于生物制剂的应用使得 RA 的预后得到显著的提高,但部分患者由于年龄、不良反应或并发症无法接受生物制剂的治疗。有大量研究发现,应用免疫吸附治疗这些患者是一种有效、安全治疗方法。美国风湿病学会(ACR)2002 年发表的 RA 治疗指南中,已将免疫吸附治疗列为 RA 的治疗方法之一。国内学者进行了一项单中心 RCT 研究,将 90 例重症 RA 患者分为对照组[采用英夫利昔单抗(IFX)＋甲氨蝶呤(MTX)和实验组(2 次免疫吸附＋IFX＋MTX)]。结果发现,实验组的 RA 缓解率明显高于对照组,结论表明加用免疫吸附疗法能迅速缓解 RA 患者的病情活动,30 周的缓解率明显高于单用药物治疗。

(3)系统性硬化症(SSc):SSc 是一种原因不明的皮肤纤维组织的过度增生,出现多系统受累的系统性自身免疫性疾病。SSc 的特征是自身免疫和炎症,众多心血管床中的小血管功能和结构异常,以及皮肤和脏器进行性间质、血管纤维化。其发病机制仍不清,因在患者体内可测出抗核因子、抗 DNA 抗体、抗单链 RNA 抗体等多种自身抗体,多数患者体内 B 淋巴细胞数增多,体液免疫明显增高并伴随有高丙种球蛋白血症,故认为其发病可能与机体产生多种抗体有关。目前没有确切有效的药物治疗。免疫吸附作为一种能非特异性有效清除自身抗体的治疗,近几年来,国内外学者应用该法治疗 SSc,结果表明,联合应用免疫吸附疗法较单用药物治疗能更好地缓解 SSc 患者的临床症状,改善预后。

(4)强直性脊柱炎(AS):AS 是一种全身性疾病,以骶髂关节、外周关节和肌腱附着点的慢性炎症为特征。临床表现为腰背部疼痛、发僵及活动受限、外周关节炎或关节痛等症状。其确切发病机制不明。国内外学者研究表明,在 AS 发病过程中有多种免疫

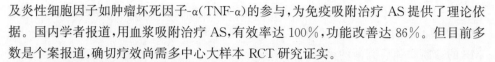

及炎性细胞因子如肿瘤坏死因子-α(TNF-α)的参与,为免疫吸附治疗 AS 提供了理论依据。国内学者报道,用血浆吸附治疗 AS,有效率达 100%,功能改善达 86%。但目前多数是个案报道,确切疗效尚需多中心大样本 RCT 研究证实。

2. 神经系统疾病

(1)重症肌无力(MG):MG 是一种由乙酰胆碱受体-抗体、细胞免疫依赖及补体参与的神经肌肉接头传递功能障碍的一种获得性自身免疫性疾病,临床表现为肌无力症状,如眼睑和下颌下垂,及近端肌无力等表现,重症患者可因呼吸肌无力出现呼吸困难需要呼吸机辅助呼吸。其发病机制尚未完全阐明,在 MG 患者中,乙酰胆碱受体(ACh R)抗体的阳性率为 60%~90%,是公认的致病因子,大部分的乙酰胆碱受体抗体为 IgG,少部分为 IgM。目前,对 MG 的治疗包括药物对症治疗、免疫治疗和胸腺切除,效果都不甚理想。有不少研究发现,应用免疫吸附疗法能有效降低机体 ACh R 抗体滴度,使病情得以控制。Antozz 等对在急性临床症状恶化的 MG 患者进行蛋白 A 免疫吸附治疗后,患者的总 IgG 平均减少 71%,抗 ACh R 抗体平均减少 82%,临床症状明显缓解。近年来,国内外学者将重复的血浆置换和免疫吸附治疗作为 MG 长期维持治疗的一部分,发现两者疗效相当,但免疫吸附技术不良反应和并发症较少,可提供更高效的等离子体交换,成为 AChR-MG 治疗的优选方法。在肌无力危象以及常规免疫抑制药治疗不佳的患者可将免疫吸附作为主要治疗方案。

(2)多发性周围神经病:多发性周围神经病主要表现为肢体远端对称性的感觉、运动和自主神经功能障碍。吉兰-巴雷综合征(Guillain-Barre syndrome,GBS)和慢性炎性脱髓鞘性多发神经病(chronic inflammatory demyelinating polyneuropathy,CIDP)是临床常见的多发性周围神经病。现有研究发现,抗脂多糖抗体和 IgG₄ 型抗体分别是 GBS 和 CIDP 的主要致病因子,这为血浆吸附治疗该种疾病提供了理论基础。

Diener 等对 GBS 患者使用 IM-TR350 吸附柱进行免疫吸附治疗,并与血浆置换疗法做了对比,结果发现免疫吸附治疗患者体内大部分 IgG、IgM 和纤维蛋白原被清除,疗效与血浆置换相当。有病例报道对血浆置换治疗无效的患者改用血浆吸附治疗后得到了完全康复,认为对于血浆置换治疗无效的患者,免疫吸附可能是一线治疗方案。Dorst 等对类固醇激素和(或)免疫球蛋白冲击治疗无效的 CIDP 患者应用免疫吸附治疗,结果发现,进展期的 CIDP 患者应用免疫吸附治疗后,病情得到有效控制,且几乎能达到完全稳定,表明应用免疫吸附治疗多发性周围神经病疗效肯定。

(3)多发性硬化(MS):MS 是一种常见的中枢神经系统自身免疫性疾病。其病因复杂,尚不明确。多数学者认为,该病是中枢神经系统病毒感染引起的一种自身免疫性疾病。临床上以复发缓解型 MS 最常见,50% 以上的缓解型患者在确诊后 10～20 年复发,病情随着复发次数的增多而不断加重,最后不能缓解,转归为继发进展型。脑脊液寡克隆区带(CSF-OB)是诊断 MS 应用最广泛的一个指标,是 MS 的诊断和预后判断的重要生物学指标。

目前,对于 MS 的治疗主要包括大剂量激素冲击、免疫抑制或免疫调节和血浆净化治疗。德国的一个前瞻性研究对 11 例 MS 合并视神经炎患者进行色氨酸免疫吸附治疗后,有 8 例患者的视力得到显著改善,同时对吸附柱上的蛋白质进行蛋白组学分析发现,脱髓鞘产物和免疫递质可被免疫吸附从血浆中清除。一项多中心观察性研究对 147 例 MS 患者用色氨酸免疫吸附治疗,结果表明,有 71.4% 的患者在 7～10d 内经 4～5 个疗程治疗后临床症状明显缓解,84% 的患者视力也得到明显改善,98.8% 的患者未发现相关不良反应,表明该法治疗 MS 安全有效。

(4)自身免疫性脑炎:自身免疫性脑炎是机体免疫系统对神经元抗原成分产生异常免疫反应所致的中枢神经系统炎性疾病,其组织病理学以炎症细胞(淋巴细胞为主)浸润脑实质,并在血管周围形成袖套样结构为主要表现,但脑组织、脑脊液中无特异性感染的证据。病理生理实质是自身免疫抗体介导的非感染性脑实质炎症,抗 N-甲基-D-天冬氨酸受体(NMDAR)、抗富亮氨酸胶质瘤失活蛋白 1(LGI-1)/钙离子通道蛋白(VGKC)、γ-氨基丁酸 A 型受体(GABABR)等都是目前研究发现的与自身免疫性脑炎有关的抗原、抗体。自身免疫性脑炎的典型临床表现,包括意识水平下降、癫痫发作及精神异常等。目前,尚缺乏对自身免疫性脑炎标准治疗规范,临床主要以免疫调节治疗为主,包括激素、丙种球蛋白、血浆净化或多种方法联合应用。

Dogan 等对 19 例 NMDAR 抗体阳性的患者进行类固醇激素联合免疫吸附治疗,结果发现,联合免疫吸附治疗可促进疾病的恢复。Heine 等分别用血浆置换和免疫吸附治疗 NMDA、LGI1 等抗体阳性的自身免疫性脑炎患者,发现两种治疗方法都能使患者的临床症状明显改善,而免疫吸附治疗未发现不良事件发生,提出可将免疫吸附治疗和血浆置换作为自身免疫性脑炎的一线治疗方案。

3. 血液病

(1)特发性血小板减少性紫癜(ITP):ITP 是一种免疫介导的血小板减少综合征,其特征是脾和网状内皮系统破坏了抗体包被的血小板,约占出血性疾病总数的 30%,确切病因尚不清楚。这种疾病在儿童中大多数是自限性,但对成人患者需积极的治疗。血小板相关自身抗体在疾病发生发展过程中起重要作用。免疫吸附是 ITP 的非特异性治疗手段,其治疗机制是选择性地去除循环中的免疫复合物或 IgG 抗体。有病例报道用色氨酸吸附柱治愈了对类固醇激素、脾切除及对各种免疫抑制药均无效的难治性成人 ITP 患者。也有学者使用蛋白 A 免疫吸附治疗 18 例难治性 ITP 患者后,血小板相关抗体的各项指标均有下降,但长期临床效果不佳,未能获得持续性的获益。其确切疗效也需进一步研究证实。

(2)过敏性紫癜:过敏性紫癜又称亨-舒综合征(Henoch-Schonlein purpura,HSP)是儿童常见的一种由于免疫复合物介导的变应性系统性血管炎综合征。主要累及皮肤、胃肠道、关节、肾等多个系统。其确切病因及发病机制尚未完全阐明。目前普遍认为,HSP 是遗传、环境因素(如感染)以及免疫异常的综合作用的结果。

国内学者小样本对照研究报道,应用血液灌流治疗重症腹型 HSP 患儿,结果表明,与常规治疗相比,血液灌流治疗后血清 IL-6、TNF-α、MDA 水平显著下降,且在治疗期间糖皮质激素的使用剂量较低,在病程 6 个月内出现血尿和(或)蛋白尿的患儿百分比显著降低,提示血液灌流治疗可能是通过降低血清炎症因子,减少重症 HSP 患儿的糖皮质激素使用剂量及肾损失发生率。另有研究通过单因素及多因素分析也发现,血液灌流对 HSP 患者的肾功能有保护作用。

(3)溶血尿毒症综合征(HUS):HUS 是以内皮细胞受损继而出现微血管溶血性贫血、血小板减少和急性肾衰竭为特征性表现的疾病,严重时可出现高血压,甚至肺水肿和神经系统异常。它与血栓性血小板减少性紫癜(thrombotic thrombocytopenic purpura,TTP)共同构成经典的血栓性微血管病(thrombotic microangiopathy,TMA)。HUS 由 Gasser 于 1955 年首次报道,根据其病因和临床表现不同,可分为志贺毒素相关性 HUS,又称腹泻相关性 HUS(D+HUS)即典型 HUS 和非志贺毒素相关性 HUS(D-HUS)即非典型 HUS(aHUS)。前者多见于儿童,由感染了产志贺毒素大肠埃希菌所诱发,常有血性腹泻表现,一般预后良好。后者指家族性或特发性补体替代途径调节异常所致 HUS,患者除严重胃肠道前驱症状外,常有无尿、恶性高血压,约 50% 患者可进展为终末期肾病,预后差,病死率高。与感染、药物、代谢异常等因素有关的则称之为继发性 aHUS。肿瘤相关性 HUS(C-HUS)常在丝裂霉素治疗后出现,通常用激素、抗血小板制剂和血浆置换无效,输血会加剧病情,推测 C-HUS 的发病机制是肾内皮细胞上有抗原表达,继而产生抗内皮细胞抗体,导致 TMA。有证据表明,TTP 和 C-HUS 都是免疫介导的,血浆中存在血小板相关的 IgG 和循环免疫复合物,而血浆吸附能有效清除抗体和抗原-抗体复合物,起到治疗作用。

德国学者 Borghardt 等报道了 30 例 C-HUS 患者采用蛋白 A 免疫吸附柱治疗,每周 3 次,每次吸附 3 个血浆容量。最后评价的 29 例患者中,有 23 例治疗后免疫复合物下降,补体恢复正常,LDH 下降,表明溶血停止;血红蛋白、血小板、红细胞迅速上升,肾功能稳定或好转。另外,2016 年有病例报道,采用蛋白 A 免疫吸附成功治愈了 1 例与腹泻相关的溶血性尿毒综合征伴有严重神经症状的患者,指出这与血浆吸附消耗了血清中 IgG,使之水平降低有关。

4. 其他系统自身免疫性疾病中的应用

(1)扩张型心肌病(DCM):DCM 是一种常见的心肌病,其特点是心室扩大和收缩功能障碍,导致心力衰竭。除了遗传易感性外,病毒感染和心肌炎也是 DCM

的一个重要病因。实验和临床研究表明,随着循环心脏自身抗体的产生,体液免疫系统的激活在 DCM 患者心脏功能障碍的发展和进展中起着重要作用。研究表明,通过免疫吸附去除循环抗体可改善心功能,减少心肌炎症。日本学者,通过一项前瞻性 RCT 研究,对 44 例重症 DCM 患者进行色氨酸柱免疫吸附疗法治疗,发现免疫吸附治疗改善了 DCM 所致的难治性心力衰竭患者的主观症状和运动能力,对自身抗体评分高的 DCM 患者心功能有良好的影响。

(2)特发性肺动脉高压(IPAH):IPAH 以肺血管阻力肺动脉压进行性升高为重要特征,发病原因不清,起病隐匿,临床表现多样,治疗棘手。主要表现为不明原因的肌型小动脉丛样病变。研究表明,病理性的免疫应答是 IPAH 的重要发病机制之一,特发性、遗传性肺动脉高压或肺部疾病、左心衰竭所致的肺动脉升高也显示出自身免疫应答增加。抗内皮细胞、成纤维细胞和平滑肌细胞的自身抗体可在 IPAH 患者中检测到,虽然它们对 IPAH 的诊断没有特异性,但它们参与了肺动脉高压发病过程。Nagel 等对 10 例 IPAH 患者进行 5d 以上的免疫吸附治疗,并在基线、3 个月、6 个月后进行参数评估(包括血流动力学、6min 步行距离、生活质量评估、安全性及血浆 IgG 和自身抗体水平变化),结果发现,免疫吸附治疗 IPAH 是一种安全有效的方法,可有效清除循环中的 IgG 和自身抗体,提高患者的生活质量、改善患者的心脏功能。

对传统的自身免疫性疾病而言,用常规疗法治疗无效时,免疫吸附治疗可试用。从清除自身抗体的角度而言,免疫吸附可用于各种自身免疫性疾病的治疗,除上述的各种疾病外,还有银屑病、天疱疮、甲状旁腺功能亢进、甲状腺危象、支气管哮喘等疾病均可应用血浆吸附治疗。

(黄雅清　黄继义)

参 考 文 献

[1] Braun N,Erley C,Klein R,et al. Immunoadsorption onto protein A induces rem-ission in severe systemic lupus erythematosus[J]. Nephrol Dial Transplant,2000,15(9):1367-1372.

[2] Biesenbach P,Schmaldienst S,Smolen J S,et al. Immunoadsorption in SLE:three different high affinity columns are adequately effective in removing autoantibodies and controlling disease activity[J]. Atheroscler Suppl,2009,10(5):114-121.

[3] Xu L,Wu X,Zou Y. Clinical efficacy comparison of HA280 and DNA280 imm-unoadsorption column in treating systemic lupus erythematosus[J]. Mod Rheumatol,2016,26(1):94-98.

[4] Yamaji K. Immunoadsorption for collagen and rheumatic diseases[J]. Transfus Apher Sci,2017,56(5):666-670.

[5] 邢一达,王红江,孔晓丹,等.免疫吸附联合英夫利西单抗治疗对重症类风湿关节炎患者病

情改善的疗效分析[J].中华医学杂志,2018,98(23):1849-1853.

[6]　Quillinan NP,Denton CP. Disease-modifying treatment in systemic sclerosis:current status
[J]. Curr Opin Rheumatol,2009,21(6):636-641.

[7]　Hohenstein B,Bornstein SR,Aringer M. Immunoadsorption for connective tissue disease
[J]. Atheroscler Suppl,2013,14(1):185-189.

[8]　钮含春,李晓云,刘亮,等.血液灌流治疗系统性硬化症的疗效观察[J].中国血液净化,2016
(2):91-94.

[9]　刘新宇,王晓红,李宾,等.血浆净化治疗在风湿免疫性疾病中的应用[J].中国血液净化,
2012,11(12):646-649.

[10]　Antozzi C. Immunoadsorption in patients with autoimmune ion channel disorders of the pe-
ripheral nervous system[J]. Atheroscler Suppl,2013,14(1):219-222.

[11]　Kohler W,Bucka C,Klingel R. A randomized and controlled study comparing immunoad-
sorption and plasma exchange in myasthenic crisis[J]. J Clin Apher,2011,26(6):347-355.

[12]　Diener HC,Haupt WF,Kloss TM,et al. A preliminary,randomized,multi-center study
comparing intravenous immunoglobulin,plasma exchange,and immune adsorption in Guil-
lain-Barre syndrome[J]. Eur Neurol,2001,46(2):107-109.

[13]　Marn PA,Buturovic-Ponikvar J,Svigelj V,et al. Guillain-Barre syndrome treated by mem-
brane plasma exchange and/or immunoadsorption[J]. Ther Apher Dial,2009,13(4):
310-313.

[14]　Dorst J,Ludolph AC,Senel M,et al. Short-term and long-term effects of immunoadsorption
in refractory chronic inflammatory demyelinating polyneuropathy:a prospective study in 17
patients[J]. J Neurol,2018,13(23):212-215.

[15]　Koziolek MJ,Tampe D,Bahr M,et al. Immunoadsorption therapy in patients with multiple
sclerosis with steroid-refractory optical neuritis[J]. J Neuro inflammation,2012,9:80.

[16]　Schimrigk S,Faiss J,Kohler W,et al. Escalation Therapy of Steroid Refractory Multiple
Sclerosis Relapse with Tryptophan Immunoadsorption-Observational Multicenter Study
with 147 Patients[J]. Eur Neurol,2016,75(5-6):300-306.

[17]　Dogan OM,Golombeck KS,Bien C,et al. Immunoadsorption therapy in autoimmune en-
cephalitides[J]. Neurol Neuroimmunol Neuroinflamm,2016,3(2):e207.

[18]　Heine J,Ly LT,Lieker I,et al. Immunoadsorption or plasma exchange in the treatment of
autoimmune encephalitis:a pilot study[J]. J Neurol,2016,263(12):2395-2402.

[19]　Kurtoglu E,Karakus V,Deveci B. Refractory idiopathic thrombocytopenic purpura treated
with immunoadsorption using tryptophan column[J]. Transfus Apher Sci,2013,48(3):311-
312.

[20]　Cahill MR,Macey MG,Cavenagh JD,et al. Protein A immunoadsorption in chronic refracto-
ry ITP reverses increased platelet activation but fails to achieve sustained clinical benefit
[J]. Br J Haematol,1998,100(2):358-364.

[21]　朱颖,董扬,徐达良,等.血液灌流治疗儿童重症腹型过敏性紫癜的临床疗效和机制探讨
[J].中国当代儿科杂志,2018,20(5):378-382.

［22］ Ma DQ,Li Y,Han ZG,et al. Analysis on kidney injury-related clinical risk factors and eval-
uation on the therapeutic effects of hemoperfusion in children with Henoch-Schonlein pur-
pura［J］. Eur Rev Med Pharmacol Sci,2017,21(17):3894-3899.

［23］ Borghardt EJ,Kirchertz EJ,Marten I,et al. Protein A-immunoadsorption in chemotherapy
associated hemolytic-uremic syndrome［J］. Transfus Sci,1998,19 Suppl:5-7.

［24］ Flam B,Sackey P,Berge A,et al. Diarrhea-associated hemolytic uremic syndrome with se-
vere neurological manifestations treated with IgG depletion through immunoadsorption［J］.
J Nephrol,2016,29(5):711-714.

［25］ Yoshikawa T,Baba A,Akaishi M,et al. Immunoadsorption therapy for dilated cardiomyop-
athy using tryptophan column-A prospective, multicenter, randomized, within-patient and
parallel-group comparative study to evaluate efficacy and safety［J］. J Clin Apher,2016,31
(6):535-544.

［26］ Nagel C,Ewert R,Egenlauf B,et al. Safety and Efficacy of Immunoadsorption as an Add-On
to Medical Treatment in Patients with Severe Idiopathic Pulmonary Arterial Hypertension
［J］. Respiration,2017,94(3):263-271.

第 30 章

双重滤过血浆净化

一、简介

双重滤过血浆净化(double filtration plasmapheresis,DFPP)是通过对一级分离后的致病血浆进行二级分离,然后将弃除致病因子后的血浆与血液有形成分一同输回体内,从而达到治疗疾病目的的一种选择性血浆分离疗法。DFPP 是在膜式血浆分离基础上发展起来的对自身血浆再利用的一种血浆置换(plasma exchange,PE)新疗法。1978 年,Millward 最先提出膜式血浆分离法,由于致病物质分子量多在 15 万~300 万 D,学者们提出了应用双重滤过法进行选择性血浆置换的设想。1979 年 Agishi 等首先尝试在血浆置换中设置了两个不同孔径的膜滤过器,分两段滤过血浆,为今后 DFPP 在临床工作中的应用奠定了基础。经过数十年的发展,DFPP 的软硬件不断改进,日臻完善,可更具特异性地清除致病物质,降低血清中的炎性递质,调节免疫功能,恢复细胞免疫功能及网状内皮细胞吞噬功能,适应证正在不断地扩大至各系统的百余种疾病。

二、工作原理

顾名思义,DFPP 是将两种类似的基本血液净化技术——血浆分离技术(分离血浆和有形成分红细胞、血小板和白细胞)和血浆成分分离技术(分离大分子蛋白)有机叠加,根据致病物质分子量的不同,选择不同膜孔径的血浆滤过器以控制所能清除的血浆成分范围,将血浆中分子大小介于两个分离器膜孔径之间的物质丢弃,而将其他血浆成分回输至体内,使之既能保证完全清除致病物质,又可最大限度地减少清蛋白的丢失。临床操作中,首先应用膜型血浆分离器(Plasma-Flow,一级膜),将患者体内引出的血液分离成血细胞和血浆,然后血浆再通过孔径更小的膜型血浆成分分离器(Cascade-Flow,二级膜),选择性分离并去除血浆中的致病性高分子量成分(相对分子质量一般大于清蛋白),再将清除了有害物质的清蛋白等其他低分子量生理成分和血细胞连同置换液(清蛋白溶液)回输患者体内。DFPP 组成见图 30-1。

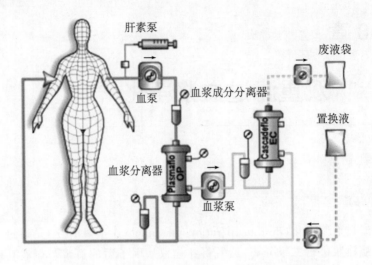

图 30-1　双重滤过血浆净化(DFPP)组成示意图

通过二级膜孔径的选择,分子量在 150 000～2 000 000 的血浆蛋白因不能通过膜孔而被丢弃清除,由此可以有选择地清除循环中存在的免疫球蛋白、自身抗体、免疫复合物、脂蛋白、游离的免疫球蛋白轻链和重链及急性期蛋白等各类致病因子,以及一些和蛋白质结合的毒素、药物,同时还可清除非特异性的炎性递质如补体和纤维蛋白原,并改善部分患者的网状内皮系统功能。

三、组成及操作

1. 设备与耗材

DFPP 需要专门带有 DFPP 模式的多功能血液净化设备。若用普通持续肾脏替代治疗设备来进行简易 DFPP,虽然临床上有这种可能,但无法准确检测血浆成分分离器的血浆入口压力,所以仍建议使用规范的 DFPP 专用设备。

耗材包括 DFPP 专用管路、普通血浆分离器(孔径一般 0.2～0.6μm,截留分子量 3 000 000)和血浆成分分离器(孔径一般 0.01～0.037μm,截留分子量 500 000)。

临床上主要根据要清除的致病物质分子量来选择合适的血浆成分分离器,如 EC-20W 和 EC-50W 组合,可清除分子大小在 0.01～0.035μm 的物质,见表 30-1。在各类疾病中 IgG 类致病抗体或者免疫复合物较为常见,如抗中性粒细胞胞质抗体相关性血管炎(ANCA-associated vasculitis,AAV)、系统性红斑狼疮、吉兰-巴雷综合征等,通常选择 EC-20W 或者 EC-30W,截留分子量在 100 000 以上,可分离 160 000 左右的 IgG 等致病物质,将分子量约 70 000 的清蛋白回收入血,同时导致大量大分子蛋白的丢失,如 IgM、IgA 和凝血因子Ⅷ等大分子凝血物质。如果致病物质为 IgM(分子量约 950 000)或者血脂(分子量常超过 1 000 000)等大分子,则选择 EC-40W 或者 EC-50W,其截留清除的分子量可达 500 000 以上,如华氏巨球蛋白血症的 IgM 和高脂血症中的脂蛋白,对 IgG 则影响较小。日本学者报道,这种方法用于丙型肝炎病毒(HCV)感染患者,可大量清除血液中的 HCVRNA,降低体内病毒负荷,提高对后续药物治疗的反应性。有学者采用 DFPP 治疗 15 例临床诊断血管炎且血清 MPO-ANCA 阳性患者,发现 MPS07/EC50W 组合(血浆分离器 MPS07 作一级滤器,EC50W 作二级滤器)对血浆 IgM 清除最明显,IgA 其次,IgG 相对较差;MPS07/EC20W 组合(MPS07 及 EC20W 分别作一、二级滤器)对 3 种免疫球蛋白清除都较好,尤以 IgM 及 IgA 更好;EC50W/EC20W 组合(EC50W 及 EC20W 分别作一、二级滤器)对 IgA 及 IgG 清除较好,而对 IgM 无影响;3 种方式对血浆清蛋白影响都不明显。

表 30-1　膜孔径与筛系数

膜型号	EC-20W	EC-30W	EC-40W	EC-50W	OP-08W
孔径(μm)	0.01	0.02	0.03	0.035	0.3
总蛋白	0.22	0.35	0.61	0.77	1.0
清蛋白	0.32	0.51	0.72	0.87	1.0
IgG	0.13	0.33	0.56	0.79	1.0
IgM	0.01	0.022	0.023	0.065	1.0
总胆固醇	0.075	0.15	0.38	0.43	1.0

注:OP-08W. 为血浆分离器,所有血浆成分几乎都能滤过,滤过系数定为 1

分离器的选择还需考虑清蛋白及其他有益成分的丢失。单重血浆置换膜孔径越大,清蛋白滤过越多,丢失也越多;DFPP 时清蛋白的丢失取决于二级膜,孔径越大,清蛋白被截留越少,丢失也越少。理论上讲,小于二级膜孔的分子都可以回收,但事实上能否通过二级膜被回收也与血浆流速有关。血浆流速越快,小分子物质通过二级膜的比例越小,越可能与大分子物质一起被截留而清除。另外,膜孔的不均一性也会导致小分子物质的截留,厂家标注的膜孔径只是平均值,实际上有大量膜孔径小于该值而导致小分子物质被截留。如 Okuyama 等报道 DFPP 成功治疗一例慢性丙型肝炎感染合并冷球蛋白血症的糖尿病肾病患者。第一次治疗是为了清除 IgG,以 EC-20W 为二级膜(清蛋白筛系数为 0.62),共计丢失了 45.6g 清蛋白;第二次以后的治疗是为了清除 IgM 及病毒颗粒,以 EC-50W 为二级膜(清蛋白筛系数为 0.92),则无须补充清蛋白。

另一方面,一级膜滤过的血浆量与弃浆量的比例也影响治疗的选择性。弃浆量与分离血浆量越接近,一级膜滤过的血浆大部被丢弃,未发挥二级膜的选择作用,说明选择性差。弃浆比例最好不超过 20%,如此一般不需补充血浆,个别血压低者可补充羧甲淀粉(代血浆)或少量 4% 清蛋白溶液。Yu 等用 DFPP 治疗类风湿关节炎患者,以 OP-08W 为一级膜,EC-30W 为二级膜,滤过血浆量为体质量的 4%,弃浆比例为 10%,疗效显著。王军等采用 DFPP 治疗巨球蛋白血症,以清除血浆中 IgM 为目的,以 EC-40W 为二级膜,分离血浆量为 2.8～3.6L,用 5.7% 清蛋白为置换液,每次置换 2.5～3L,按此计算其弃浆比例达 80% 以上,这种弃浆比例与单重血浆置换术差别不大,未实现真正的选择性治疗。

2. 操作步骤

(1)建立血管通道:选用中心静脉或动静脉瘘,也可采用周围浅静脉。

(2)抗凝方式:同常规血液净化治疗。

(3)操作方法:首先利用一级膜将血液有形成分与血浆分开,有形成分同置换液一起回输给患者;然后血浆再通过二级膜将清蛋白滤出,滤出的清蛋白与有形成分合流入体内,弃掉未滤出的含有大分子的血浆。

血流量一般在 100～150ml/min,血浆滤过流量一般在 30～50ml/min。治疗过程中应加强监测,调整流速,可有效防止 DFPP 相关性低血压,同时还可以防止凝血或溶血。

治疗时间一般每次 2～5 h,每次分离血浆 4～10 L,丢弃 0.5～1L,同时补充与丢弃血浆成分等量的置换液。治疗期间密切观察患者生命体征,观察并记录患者的病情变化、治疗参数、治疗过程及结果。

(4)血浆分离速率、处理量及频率:血浆分离速率以血浆分离泵(fraction of plasma,FP)与血泵(blood pump,BP)的运转速度之比的百分数表示,通常 FP/BP 在 20%～30%。

治疗过程中患者体内血浆中抗原、抗体及免疫复合物均逐渐减少,血浆蛋白浓度亦明显下降,此时血管外蛋白质逐渐进入血管内,使血管内外蛋白质浓度逐步达到平衡。血浆动力学研究结果显示,一般每 24～48 小时置换 1 次比较适宜。每次血浆处理量为患者血浆容量的 1.5 倍,血浆容量计算公式为 $(1-Hct)×(b+cw)$,其中血浆容量的单位为 ml,体质量的单位为 kg;Hct 为红细胞压积;b 值:男性为 1530,女性为 864;c 值:男性为 41,女性为 47.2。

(5)弃浆速率及方式:弃浆速率以弃浆泵(DP)与 FP 的运转速度之比的百分数表示,通常 DP/FP 在 10%～30%。目前临床上一般采用两种弃浆方式,即连续式和间断式,前者即一级滤器分离出血浆以 30～40 ml/min 的速率进入二级滤器中被再次滤过,不能滤过的蛋白在二级滤器中被浓缩,浓缩液被以 3～4ml/min 的速率连续丢弃;间断式则不连续丢弃浓缩液,其不断被浓集而使二级滤器压力逐步升高,压力达到一定程度时,即用生理盐水将二级滤器中滞留的蛋白冲入弃浆袋中丢弃。

(6)置换液:根据丢弃血浆成分的量补充等量置换液,一般选择人血清蛋白、外源性血浆或人工胶体(羟乙基淀粉、低分子右旋糖酐)。

3. 并发症

目前 DFPP 技术已经比较完善,出现并发症的可能性较低。常见的主要有以下几种。

(1)溶血:主要是分离器跨膜压力过高所致,是最常见的并发症,有报道发生率达 20%。

(2)出血倾向:主要是一过性纤维蛋白原(FIB)和血小板减少所致,有报道单次 DFPP 治疗可使 FIB 下降 30%～50%。FIB 由肝合成,恢复需要 3～4d,因此在治疗期间和结束后 3～4d 内应尽量避免创伤性操作,并注意有无出血倾向。但也有学者认为虽然纤维蛋白原和其他凝血因子明显降低,但患者均无明显出血倾向,在临床上是安全的。

(3)低血压:主要是由于清蛋白减少导致的血浆胶体渗透压下降以及置换液的量与丢弃的血浆成分容量不相匹配。

(4)过敏反应及变态反应:由于使用了清蛋白置换液,故该并发症的发生率极低。

四、作用特点

1. 优点

(1)与需要丢弃大量血浆及补充相等量血浆的血浆置换相比,DFPP 分离出的多数血清蛋白(80%～90%)可重新回到人体中而无须或只需少量置换液即可,极大地节约了血资源;且血流速度要求相对较低,血流动力学稳定。

(2)与使用新鲜冷冻血浆的血浆置换相比,DFPP 因以晶体或胶体液为置换液,血源性感染和过敏的风险大为减少。

(3)与选择性不强的血浆置换相比,DFPP 利用不同孔径的血浆成分分离器,能够选择性和特异性地清除不同分子量领域的致病血浆蛋白,适用范围广;且血浆分离器无饱和性,可以一次性进行大剂量的治疗。

(4)节约大量的医疗资源,减轻患者的经济负担。

2. 缺点

(1)DFPP 的滤器对清蛋白有一定的阻遏率,因此清蛋白也会有少量丢失。

(2)血浆置换时输入了正常人的血浆,补充了被置换清除的免疫球蛋白和纤维蛋白原,治疗前后的差别不大;DFPP 时大分子物质包括免疫球蛋白和纤维蛋白原、血管性血友病因子(von Willebrand factor,vWF)、FⅧ、FⅧ、FⅨ、FⅩ等凝血因子被清除后不能得到补充,治疗后免疫球蛋白及纤维蛋白原水平出现明显的下降,FⅧ、FⅨ和 vWF 活性通常在置换后 4h 恢复正常,其余凝血因子多在 24h 内活性恢复到置换前水平,但 FIB 在 72h 后才达到置换前活性的 66%,导致感染和出血的风险增加,故在治疗期间应尽量避免有创操作。

(3)因为是通过分子筛分离(膜孔径大小的不同),所以 DFPP 时其他一些大分子量的非致病性免疫球蛋白等有用蛋白也有可能被清除;而免疫吸附疗法(IP)可根据疾病选择不同的吸附器,利用免疫吸附剂特异性清除血浆里的致病因子,显然其特异性明显高于 DFPP。

(4)DFPP 可迅速减少降低致病因子在血浆中的浓度,却不能阻止它的产生,所以并非病因治疗,不能减少免疫原性物质的生成;且其清除了游离抗体,而 B 细胞克隆处于恢复期,易出现大量抗体的反跳。

(5)体外循环可能会引起低血压等不良反应。

五、临床应用

1. 适应证

DFPP 适用于治疗存在大分子致病物质的神经系统疾病、风湿免疫性疾病、血液系统疾病及全身系统性疾病,如重症肌无力、吉兰-巴雷综合征、系统性红斑狼疮、类风湿关节炎、全身炎症反应综合征、多器官功能障碍综合征、急性呼吸窘迫综合征、高脂血症、重症急性胰腺炎、脓毒症等多种疾病,还可治疗与蛋白结合的药物或毒物中毒;将 DFPP 和 CRRT 结合起来,能更有效地治疗前述急危重症患者。一般行 1～3 次 DFPP 可使致病的大分子物质降至满意水平,再根据病情序贯药物治疗,或联合血液净化和药物继续治疗。值得注意的是,DFPP 不适用于清除与白蛋白结合的中小分子致病物质,更不适合清除游离的中小分子溶质。

2. 相对禁忌证

(1)对血浆分离器、血浆成分分离器的膜或者管路有过敏史者。

(2)严重出血、弥散性血管内凝血、颅内出血或重度脑水肿伴有脑疝。

(3)药物难以纠正的全身循环衰竭、非稳定性心脑梗死等。

3. 临床应用现状及进展

(1)自身免疫疾病:DFPP 治疗自身免疫疾病有很大优势,能迅速、有效地清除体内致病成分,及时中断体内"免疫风暴"以控制病情,并减少激素及免疫抑制药的用量,避免不良反应的发生。蒋欣欣等比较 DFPP 和 PE 对 27 例重症自身免疫性疾病患者的疗效,PE 组 10 例(重症肌无力 1 例,系统性硬化症 1 例,系统性红斑狼疮、狼疮性脑病 5 例,自身免疫性溶血性贫血 1 例,干燥综合征 1 例,纯红细胞再生障碍性贫血 1 例),DFPP 组 17 例(重症肌无力 3 例,系统性硬化症 1 例,系统性红斑狼疮、狼疮性脑病、血小板减少 6 例,慢性荨麻疹 1 例,吉兰-巴雷综合征 4 例,类风湿性关节炎 2 例),DFPP 治疗 SAID 的疗效与 PE 相当,并发症和风险更小,治疗更有保障。Li 等以 DFPP 联合低剂量激素治疗肾活检诊断为弥漫性增生性[LN Class IVG(A)]患者,补体 C3 水平明显高于对照组[足量激素＋吗替酸考酚酯(骁

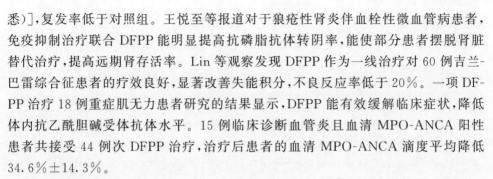

悉）]，复发率低于对照组。王悦至等报道对于狼疮性肾炎伴血栓性微血管病患者，免疫抑制治疗联合 DFPP 能明显提高抗磷脂抗体转阴率，能使部分患者摆脱肾脏替代治疗，提高远期肾存活率。Lin 等观察发现 DFPP 作为一线治疗对 60 例吉兰-巴雷综合征患者的疗效良好，显著改善失能积分，不良反应率低于 20%。一项 DF-PP 治疗 18 例重症肌无力患者研究的结果显示，DFPP 能有效缓解临床症状，降低体内抗乙酰胆碱受体抗体水平。15 例临床诊断血管炎且血清 MPO-ANCA 阳性患者共接受 44 例次 DFPP 治疗，治疗后患者的血清 MPO-ANCA 滴度平均降低 34.6%±14.3%。

（2）清除病毒：Kim 等报道，采用 DFPP 联合干扰素治疗不仅能增强药物疗效，还适用于常规抗病毒治疗无效的丙型肝炎患者。

（3）移植：供体特异性抗体（donor specific antibody，DSA）是导致移植排斥反应的重要因素，移植前后清除受体内的 DSA 可有效防治抗体介导的排斥反应，不少学者采用 DFPP 技术对供受体不匹配者进行预处理。Higgins 等对 42 例肾移植受者进行了 259 次 DFPP 治疗，IgG、IgA 和 IgM 分别下降 59.4%、64.9% 和 69.3%，原先有 14 例患者补体介导的细胞毒反应阳性，经治疗后有 8 例（57.1%）转为阴性。张智敏等以 DFPP 治疗 13 例拟行肾移植手术且有高群体反应性抗体（panel reactive antibody，PRA）患者，可显著降低 PRA 水平，增加肾移植的成活率。有学者采用 DFPP 预处理去除体内血型抗体，成功使 5 例 ABO 血型主要不合非亲缘骨髓移植患者无一例并发溶血反应和纯红再障，全部植入成功。对于肝移植患者，DFPP 能有效清除受者体内预存的抗 A 或抗 B 血型抗体，从而预防急性抗体介导的排斥反应，提高受者及移植物的存活率。18 例 ABO 血型不合且抗 A 或抗 B 血型抗体滴度＞1:16 的肝移植受者行 DFPP 治疗，发现其能安全有效地降低血型抗体水平，减少肝移植术后急性排斥反应发生率，提高移植的成功率。

（4）高脂血症：35 例高脂血症患者采用 DFPP 治疗后大部分血脂明显下降，因高血脂引发的嗜睡、失眠、精力不集中等临床症状明显好转，有 5 例患者原来冠心病常伴有发作性胸痛、胸闷者，经血脂清洗后未再发作。龚德华等治疗肾病综合征合并严重高胆固醇血症（TC＞10mmol/L），单次使用 DFPP 联合阿托代他汀 20mg/d 治疗的患者，与单纯他汀治疗患者对比，能更有效地降低 TC。有学者在常规治疗上加用 DFPP 治疗 4 例严重高三酰甘油血症并发胰腺炎患者，临床转归良好，三酰甘油降幅达 69.16%～89.09%，未出现相关并发症。

（5）浆细胞病：王军等研究发现，相较于常规化疗患者，以 DFPP 联合化疗治疗巨球蛋白血症，可迅速缓解高黏滞综合征引起的嗜睡、昏迷等临床症状，降低血清 IgM 水平，近期疗效较好。有学者以 DFPP 联合连续性静脉-静脉血液滤过（CV-VH）治疗 10 例临床危重症患者，其中包括 2 例多发性骨髓瘤（IgG 型）合并高黏滞综合征和 1 例多发性骨髓瘤（IgA 型）合并急性肾功能衰竭并严重感染，能安全有效地改善患者的预后。

（沈沛成 叶朝阳）

参 考 文 献

［1］ Tanabe K. Double-filtration plasmapheresis［J］. Transplantation,2007,84（12 Suppl）: S30-S32.

［2］ Millward BL,Hoeltge GA. The historical development of automated hemapheresis［J］. J Clin Apher,1982,1（1）:25-32.

［3］ Agishi T,Kaneko I,Hasuo Y,et al. Double filtration plasmapheresis. 1980［J］. Ther Apher, 2000,4（1）:29-33.

［4］ Winters JL. American Society for Apheresis guidelines on the use of apheresis in clinical practice:practical,concise,evidence-based recommendations for the apheresis practitioner ［J］. J Clin Apher,2014,29（4）:191-193.

［5］ Nakanishi T,Suzuki N,Kuragano T,et al. Current topics in therapeutic plasmapheresis［J］. Clin Exp Nephrol,2014,18（1）:41-49.

［6］ Hanafusa N,Satonaka H,Doi K,et al. Virus Removal and Eradication by Modified Double Filtration Plasmapheresis Decreases Factor ⅩⅢ Levels［J］. Ther Apher Dial,2010,14（3）: 287-291.

［7］ Neparidze N,Dhodapkar MV. Waldenstrom's Macroglobulinemia:Recent Advances in Biology and Therapy［J］. Clin Adv Hematol Oncol,2009,7（10）:677-681,687-690.

［8］ Koziolek MJ,Hennig U,Zapf A,et al. Retrospective analysis of long term lipid apheresis at a single center［J］. Ther Apher Dial,2010,14（2）:143-152.

［9］ Fujiwara K,Kaneko S,Kakumu S,et al. Double filtration plasmapheresis and interferon combination therapy for chronic hepatitis C patients with genotype 1 and high viral load. Hepatol Res,2007,37（9）:701-710.

［10］ Namba T,Shiba R,Yamamoto T,et al. Successful treatment of HCV related cryoglobulinemic glomerulonephritis with double-filtration plasmapheresis and interferon combination therapy［J］. Clin Exp Nephrol,2010,14（4）:372-376.

［11］ Gong D,Ji D,Xu B,et al. More selective removal of myeloperoxidase-anti-neutrophil cytoplasmic antibody from the circulation of patients with vasculitides using a novel double-filtration plasmapheresis therapy［J］. Ther Apher Dial,2013,17（1）:93-98.

［12］ Okuyama H,Kimura S,Fujimoto K,et al. A case of chronic hepatitis C with nephrotic diabetic nephropathy who achieved sustained viral remission by double-filtration plasmapheresis and interferon combination therapy［J］. Intern Med,2012,51（15）:1991-1995.

［13］ Yu X,Wang L,Xu P,et al. Effects of double filtration plasmapheresis,leflunomide,and methotrexate on inflammatory changes found through magnetic resonance imaging in early rheumatoid arthritis［J］. J Rheumatol,2012,39（6）:1171-1178.

[14] 王军,陈颖,范秋灵,等.双重膜滤过式血浆置换治疗巨球蛋白血症近期疗效观察[J].中国血液净化,2010,9(4):190-192.

[15] 王质刚.血液净化学[M].4 版.北京:北京科学技术出版社,2016.

[16] Lin SM,Yeh JH,Lee CC,et al. Clearance of fibrinogen and von Willebrand factor in serial double-filtration plasmapheresis[J]. J Clin Apher,2003,18(2):67-70.

[17] Lumlertgul D,Suteeka Y,Tumpong S,et al. Double filtration plasmapheresis in different diseases in Thailand[J]. Ther Apher Dial,2013,17(1):99-116.

[18] Shum HP,Yan WW,Chan TM. Extracorporeal blood purification for sepsis[J]. Hong Kong Med J,2016,22(5):478-485.

[19] 蒋欣欣,冯剑,胡卫民,等.双重滤过血浆置换与血浆置换治疗重症自身免疫性疾病的比较研究[J].中华危重症医学杂志(电子版),2010,3(2):84-89.

[20] Li M,Wang Y,Qiu Q,et al. Therapeutic effect of double-filtration plasmapheresis combined with methylprednisolone to treat diffuse proliferative lupus nephritis[J]. J Clin Apher,2016,31(4):375-80.

[21] 王悦至,梁少姗,龚德华,等.双重血浆置换治疗狼疮性肾炎伴血栓性微血管病疗效分析[J].中国实用内科杂志,2015,35(6):506-511.

[22] Lin JH,Tu KH,Chang CH,et al. Prognostic factors and complication rates for double-filtration plasmapheresis in patients with Guillain-Barré syndrome[J]. Transfus Apher Sci,2015,52(1):78-83.

[23] Yeh JH,Lin CM,Chen WH,et al. Effects of double filtration plasmapheresis on nocturnal respiratory function in myasthenic patients[J]. Artif Organs,2013,37(12):1076-1079.

[24] Kim SR,Saito J,Imoto S,et al. Double-Filtration Plasmapheresis plus Interferon-beta for HCV-1b Patients with Non-Sustained Virological Response to Previous Combination Therapy[J]. Digestion,2011,84(Suppl):110-116.

[25] Higgins R,Lowe D,Hathaway M,et al. Double filtration plasmapheresis in antibody-incompatible kidney transplantation[J]. Ther Apher Dial,2010,14(4):392-399.

[26] 张智敏,钟汉生,余洋,等.双重滤过血浆置换降低高群体反应性抗体的研究[J].四川医学,2013,34(2):176-177.

[27] 黄韬,孙竞,刘俊,等.双重滤过血浆成分分离法用于 ABO 血型主要不合非亲缘骨髓移植[J].第一军医大学学报,2005,25(11):1438-1440.

[28] Sanada Y,Mizuta K,Urahashi T,et al. Role of apheresis and dialysis in pediatric living donor liver transplantation:a single center retrospective study[J]. Ther Apher Dial,2012,16(4):368-375.

[29] 周婧,雷联会,田二云,等.双重滤过血浆置换在 ABO 血型不合肝移植中的应用[J].器官移植,2016,7(4):283-286.

[30] 于颖,孟建中,景颖,等.高分子材料聚乙烯膜型血浆分离器用于高脂血症 35 例[J].中国组织工程研究与临床康复,2011,15(21):3913-3916.

[31] 龚德华,徐斌,张丽华,等.双重血浆置换联合他汀治疗肾病综合征严重高胆固醇血症的疗效[J].肾脏病与透析肾移植杂志,2013,22(2):101-105.

[32] Galán Carrillol, Demelo-Rodriguez P, Rodríguez Ferrero ML, et al. Double filtration plasmapheresis in the treatment of pancreatitis due to severe hypertriglyceridemia[J]. J Clin Lipidol, 2015, 9(5):698-702.

[33] 邢媛媛. 双重滤过血浆置换联合持续静脉-静脉血液滤过治疗临床危重症的疗效及安全性[J]. 现代医药卫生, 2014, 30(8):1219-1220.

第 31 章

分子吸附再循环系统

一、简介

分子吸附再循环系统(molecular adsorbent recirculating system,MARS)是一种新型的改良的人工肝支持系统,凭借 MARSFLUX 透析器,以清蛋白为主要透析成分,模拟肝的解毒过程,可比较理想地选择性清除体内积聚的毒性代谢产物。1993 年德国 Rostock 大学的 Stange 和 Mitzner 根据透析技术的发展,在透析液中引入清蛋白,提出"清蛋白透析(albumin dialysis)"的新概念,并与德国 Teraklin 公司合作研制开发了一种选择性吸附和清除清蛋白结合毒素的清蛋白吸附透析技术——MARS。这一技术的核心是将清蛋白作为吸附剂引入透析液,与血液内毒性物质结合后,再经活性炭、阴离子交换树脂及透析装置的作用,使清蛋白得以再生和循环再利用。MARS 起初用于治疗急、慢性肝功能衰竭患者,随后临床应用逐渐扩大至治疗蛋白结合率高的毒物引起的中毒及胆汁淤积性瘙痒等疾病。

二、工作原理

1. 清蛋白透析基本原理

人体出现肝功能衰竭时,体内的毒性代谢产物如短链及中链脂肪酸、胆红素、胆汁酸、芳香族氨基酸、一氧化氮、炎症因子、氨等大量积聚而起重要的病理生理作用,这些物质均可与清蛋白呈配位键可逆性地结合并由肝进行解毒、代谢,肝功能衰竭时这一代谢过程会受限。只有游离毒素才能在透析膜两侧浓度梯度差作用下跨膜弥散通过透析膜,上述毒性产物除氨以外,均具有非水溶性的理化性质,一旦它们与清蛋白结合后不能通过常规地透析滤过膜,因此血液透析或血液滤过不能有效地清除。另外,清蛋白与多种药物也是可逆性结合以维持血药浓度。清蛋白透析正是基于毒素、药物与清蛋白可逆结合的原理,将清蛋白加入透析液,与血浆清蛋白竞争性地结合毒素或药物,从而达到清除的目的。

2. MARS 的工作过程

MARS 的工作过程主要包括三个相互连接的循环回路,即血液循环、清蛋白循环和透析循环,其组成如图 31-1 所示。MARS 通过上述三个回路,既能清除蛋白结合毒素,又能清除水溶性毒素,从而部分替代肝的代谢解毒功能;又因为与血液透析机联机使用,能部分替代肾的生理功能。

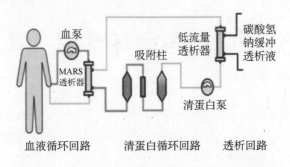

图 31-1 分子吸附再循环系统(MARS)组成示意图

(1)血液循环回路:在治疗过程中,首先利用血液透析机的血液泵将患者的血液引入透析器(MARSFLUX,透析膜模拟肝细胞膜),清蛋白结合毒素及水溶性毒素通过透析膜交换或弥散至清蛋白循环回路中。MARS 不同于其他人工肝支持系统的最关键技术是 MARSFLUX 透析器,其工作原理非常类似于肝细胞的解毒作用。MARSFLUX 透析器为高通量透析器,透析膜一侧与含有毒素的血液接触,另一侧则为 20% 的清蛋白透析液。其透析膜是非常特殊的聚砜膜,厚度约 100nm,膜上布满直径为 100nm 的微孔,截留分子量为 50 000,蛋白质分子几乎不能通过,但能使水溶性和蛋白结合毒素通过。聚砜膜具有结合亲脂基团的理化作用,使血液中清蛋白-毒素结合松解,蛋白结合毒素被膜吸附摄取至膜的另一侧清蛋白透析液中。当清蛋白透析液流经 MARSFLUX 透析器时,清蛋白与经透析膜微孔通道透过的蛋白结合毒素结合,透析液侧的游离蛋白结合毒素浓度降低。在血液游离蛋白结合毒素浓度较高时,此时膜两侧浓度梯度差有利于蛋白结合毒素从血液进入透析液,进而使血液中的毒素清蛋白结合-解离平衡状态向解离方向移动,解离及释放蛋白结合毒素,释放的毒素量决定清除率。随着治疗进行,血液中蛋白结合毒素浓度降至低水平,膜两侧浓度梯度差小,逐渐达到新的平衡,毒素跨膜移动困难,毒素清除率也随之降低。血液中水溶性的中、小分子游离毒素如血氨、肌酐、尿素氮等则根据透析弥散机制沿浓度梯度直接进入清蛋白透析液中。

(2)清蛋白循环回路:清蛋白透析液中清蛋白浓度较血液中高,与蛋白结合毒素以配位体结合转运蛋白形式结合的位点占绝对优势,有利于蛋白结合毒素不断跨膜移动进入透析液。结合毒素的清蛋白透析液流经活性炭和阴离子树脂吸附柱时蛋白结合毒素可被吸附。活性炭主要吸附分子质量 5000 以内的中小分子水溶性物质如游离脂肪酸、γ-氨基丁酸、硫醇等,但对清蛋白结合毒素吸附能力有限。阴离子树脂主要能吸附分子质量 0.5～5000 的中分子物质,对蛋白结合毒素的吸附能力优于活性炭,对脂溶性高的毒物也有较强吸附能力。活性炭和树脂的联合吸附作用扩大了解毒范围,增强了解毒效果,也使得透析液中的清蛋白分子结合能力得以恢复再利用,并将水溶性毒素运载到血液透析器清除。这也是分子吸附再循环得名的原因。由于利用清蛋白转运蛋白结合毒素,血液不与活性炭和树脂直接接触,不发生凝血因子和蛋白质的吸附和破坏,不会丢失生长激素、孕激素、甲状腺激素、免疫球蛋白等有益物质,生物相容性及临床耐受性好。

(3)透析循环回路:通过透析回路,在低通量透析器的作用下,清除清蛋白透析液中的大部分小分子水溶性游离毒素如尿素氮、肌酐、氨等,同时还可去除部分水分,维持清蛋白浓度,使透析液的酸碱及电解质浓度恢复正常。

三、组成及操作

1. 设备与耗材

MARS 的治疗设备主要由主机、透析机和透析器及管路系统三部分组成。主机由清蛋白动力泵、活性炭吸附柱、阴离子树脂吸附柱、二个固定透析器的夹子、吸附柱压力监测器、气泡和漏血监测器以及操作面板组成,控制清蛋白透析再生循环;血液透析机控制血液循环和透析循环。MARSFLUX 透析器根据患者体重选择:适合 25kg 以上患者的成人型,膜面积 2.1m^2,预充容量 152ml;适合 25kg 以下患者的儿童型 MARSmini,膜面积 0.6m^2,预充容量 57ml。

2. 操作步骤

(1)建立血管通路:常用的血管通路可选择股静脉、颈内静脉或锁骨下静脉。

(2)管路预冲:三个回路应分别预冲。血液循环回路用含 5U/ml 的肝素生理盐水预冲;透析回路用生理盐水或透析液预冲;清蛋白循环回路用生理盐水预冲后进行清蛋白灌注,20%清蛋白 600 ml,灌注流速为 50~150ml/min,灌注后进行清蛋白循环 30~60min,以清除清蛋白透析液中的色氨酸等物质,以备临床治疗。

(3)抗凝:常用全身肝素抗凝法或局部枸橼酸抗凝法。全身肝素抗凝需要先给负荷量 20~50U/kg,10~20 U/(kg·h)维持;活化凝血时间维持在 180~220s 或白陶土部分凝血活酶时间在正常值的 1.5~2.0 倍;不良反应主要为出血、肝素诱导性血小板减少症。局部枸橼酸抗凝法出血风险低,并可有效防止血液循环回路内血液凝固,适用于活动性出血或高危出血倾向。但其操作复杂,易出现高钠血症、碱中毒、低血钙、枸橼酸蓄积中毒等严重并发症,应至少每 6 小时监测血电解质和血气指标,且慎用于肝功能损害及低氧血症患者。

(4)监护与处理:由于 MARS 治疗时需联用常规血液透析,同时肝功能衰竭患者的心血管系统功能不稳定,易发生循环系统并发症,故需严密监护和及时处理血流动力学的异常。超滤泵流速的增减要循序渐进,否则清蛋白循环回路内压力会急骤变化,可致主机压力报警、停机,甚至管路进脱。治疗开始时应适量补液,能有效预防治疗初期体外循环所致的有效循环血流量减少。清蛋白透析治疗前不宜静脉输注人体清蛋白或血浆制品,这些制品短时增加患者血清蛋白水平,降低血中胆红素游离分数及游离胆红素,从而降低清蛋白透析的清除率。

(5)治疗时间:每次治疗时间一般为 6～8 h。随着治疗的进行,吸附柱逐渐饱和而失去吸附作用,清蛋白再生能力逐渐降低;当透析液与血液中毒素浓度逐步接近,毒素跨膜弥散逐渐减少,延长治疗时间并不能明显增加毒素清除。

3. 并发症

(1)低血压:对全身状况差、体外循环量相对过多、有效循环量减少的患者,治疗开始时易出现一过性低血压。治疗血流量从低开始,根据临床情况,适时增快。

(2)出血:肝功能衰竭时凝血因子合成减少,存在不同程度的凝血功能障碍,且需要行全身肝素抗凝治疗,易出现出血,常表现为置管部位或其他部位出血。治疗过程中应尽量避免或者减少一些非紧急的侵入性操作,以免发生难以控制的大出血。若血小板低于 20×10^9/L 时,应输注血小板。

(3)感染:肝功能衰竭时全身免疫力低下,且常经受多次侵袭性检查治疗,加上治疗中清蛋白吸附再循环,易出现继发感染。最常见者为导管感染所致的脓毒症。应严格执行无菌操作,加强导管置管期间的维护管理,有效控制感染,合理使用广谱抗生素,尽快恢复肠内营养,缩短治疗时间。有学者报道,有继发感染应用MARS 治疗的患者,更易出现循环系统并发症。

(4)肺水肿:有报道在 MARS 治疗期间患者出现非心源性肺水肿,其治疗前的胸片完全正常。

四、作用特点

1. 高效模拟肝细胞的生物解毒过程,能有效地清除蛋白结合毒素和水溶性毒素。

2. 同时具备人工肾功能,能调节水、电解质及酸碱平衡失调,维持内环境稳定。

3. 较好地生物相容性、高选择性、无细胞操作。

4. 相对安全、可靠,不良反应较少,医疗风险低。

五、临床应用

1. 适应证

(1)各种原因(病毒感染、酒精性肝病、自身免疫性肝病、暴发性肝豆状核变性危象等)所致的慢性肝病基础上发生的急性肝功能衰竭极其严重并发症,如肝性脑病、肝肾综合征、多器官功能衰竭等。

(2)各种原因(病毒感染、药物、中毒、妊娠、外科手术、休克等)所致的急性/暴

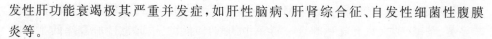

发性肝功能衰竭极其严重并发症,如肝性脑病、肝肾综合征、自发性细菌性腹膜炎等。

(3)肝移植术前过渡,术后供肝无功能。

(4)其他,如胆汁淤积引起的顽固性瘙痒、各种原因导致的多脏器功能衰竭等。

2. 禁忌证

(1)严重活动性出血和DIC,病情未得到控制者。

(2)休克、循环功能衰竭者。

(3)心、脑血管疾病处于非稳定期。

(4)全身情况不能耐受治疗者。

3. 临床应用现状及进展

(1)慢加急性肝衰竭(acute-on-chronic liver failure,ACLF):ACLF是一种发生在有基础慢性肝病或者代偿期肝硬化患者中,以不同类型损害导致的急性严重肝功能异常为特征的综合征。目前ACLF的治疗主要基于器官支持和相关并发症的治疗,肝移植为其最终治疗措施,体外人工肝支持系统如MARS可用做肝移植之前的过渡。Gerth等将101例ACLF患者分为54例常规治疗组和47例MARS治疗组,MARS组的14d病死率明显低于前者(9.5%:50.0%,$P = 0.004$)。在欧洲一项大规模的多中心、前瞻性、RCT研究,即RELIEF研究中,156例ACLF患者分为常规治疗组和MARS治疗组,MARS治疗的毒素清除效果和安全性好于常规治疗,但对于肝性脑病的疗效无明显区别。肝豆状核变性是儿童ACLF的重要原因,尽早进行MARS可降低血铜,阻止失代偿肝衰竭病情加重,为肝移植争取时间。Rustom等用MARS治疗4例出现ALF的肝豆状核变性小儿患者,明显改善血铜、胆红素和肌酐水平,后续肝移植全部成功。

(2)急性肝衰竭(acute liver failure,ALF):MARS治疗可清除ALF患者血液中的部分有毒物质,降低血胆红素浓度及细胞炎症因子水平,阻断炎症级联反应,缓解临床症状及改善精神状态,同时还补充所缺乏的凝血因子、调理素、清蛋白等多种血管生物活性物质,纠正酸碱平衡及电解质紊乱,稳定内环境,为肝再生和功能恢复创造条件,同时也为病情严重者提供等待肝移植的机会。多个随机对照研究观察了MARS对急性肝衰竭的疗效,显示其可降低总胆红素水平,改善肝性脑病症状,提高ALF患者的生存率。但一项旨在评估MARS对ALF疗效与安全性的大型RCT研究,即FULMAR研究显示,MARS治疗并不能改善ALF患者的生存率,但研究者认为由于很多患者分组治疗后到接受肝移植前的时间较短而影响了研究结果,因此未能得出确切结论。

(3)中毒:理论上MARS治疗可清除多种药物和毒物,尤其是与清蛋白或α_1-酸糖蛋白结合者。研究显示,MARS治疗可加速乙酰氨基酚(扑热息痛)的清除,改善其所致急性肝衰竭的生化指标、血流动力学参数和肝性脑病症状,促进肝再生,明显改善预后。陆续有报道,MARS治疗可加速蛋白结合率高的药物清除,如苯妥英、茶碱、芬太尼和咪达唑仑。毒蕈中的鹅膏毒肽是引起急性肝衰竭的主要毒素,血液灌流和血液透析对其仅有微弱的清除作用,MARS治疗则能持续清除此类毒素,以支持到肝再生或肝移植。

(4)肝移植:MARS治疗可清除体内毒性代谢产物,改善内环境,延长患者的生存期,为进行肝移植赢得宝贵的时间,同时可减少肝移植术后的严重并发症,提高术后的生存率。Olin等报道,在肝衰竭患者接受肝移植前进行MARS治疗的效果,56例拟行肝移植的ALF或ACLF患者,在术前接受了平均27h的MARS治疗,凝血功能、血电解质、血氨有明显改善,接受肝移植后存活30d以上的患者达82%(46例)。Lexmond等也报道相较于未接受治疗者,MARS治疗改善肝衰竭患者的血生化指标和临床症状更为明显,更容易支撑到接受肝移植。同样,MARS治疗也可用于解决肝移植术后供肝无功能的困境。有报道,2例肝移植术后供肝无功能的患者,经MARS治疗后,均成功地进行了再移植。

(5)胆汁淤积相关瘙痒:顽固性瘙痒是胆汁淤积患者的常见症状。研究显示,MARS治疗适用于药物无效且生活质量受到严重影响的重度瘙痒患者,能明显改善胆汁淤积所致的瘙痒,提高生活质量。MARS的疗效机制可能不仅与其清除潜在瘙痒因子有关,还与其导致的体内细胞因子、趋化因子及血细胞内基因表达改变有关,进而起到免疫调节作用而改善瘙痒症状。

(6)多脏器功能障碍综合征:目前认为全身炎性反应综合征(systemic inflammatory response syndrome,SIRS)是多脏器功能障碍综合征(multiple organ dysfunction syndrome,MODS)发生、发展的重要机制和根本原因。MARS治疗利用清蛋白透析的原理,清除蛋白结合毒素等不同大小分子量的代谢产物,再通过离子树脂和活性炭吸附柱循环吸附再生清蛋白。同时,联机常规血液透析,加强了连续清除水溶性毒素的作用,兼具部分CRRT的功效,因此更加适合全面高效地清除毒素、炎症递质和细胞因子,调节水电解质平衡,阻断SIRS发展,达到治疗MODS的目的。罗江涛等将60例重症恙虫病合并MODS患者随机分为MARS治疗组、CRRT治疗组和常规综合治疗组,60d生存概率分析显示,MARS组存活率90%(18/20),显著优于常规综合治疗组45%(9/20)和CRRT组60%(12/20),提示MARS治疗能显著改善重症恙虫病导致MODS的预后,提高生存率。

(沈沛成 叶朝阳)

参 考 文 献

[1] Mitzner SR,Stange J,Klammt S,et al. Albumin dialysis MARS:knowledge from 10 years of clinical investigation[J]. ASAIO J,2009,55(5):498-502.

[2] Stange J, Ramlow W, Mitzner S, et al. Dialysis against a recycled albumin solution enables the removal of albumin-bound toxins[J]. Artif Organs, 1993, 17(9): 809-813.

[3] Mitzner S, Klammt S, Stange J, et al. Albumin regeneration in liver support-comparison of different methods[J]. Ther Apher Dial, 2006, 10(2): 108-117.

[4] Maiwall R, Maras JS, Nayak SL, et al. Liver dialysis in acute-on-chronic liver failure: current and future perspectives[J]. Hepatol Int, 2014, 8 Suppl 2: 505-513.

[5] Doria C, Marino IR. Bacteremia using the molecular adsorbent recirculating system in patients bridged to liver transplantation[J]. Exp Clin Transplant, 2005, 3(1): 289-292.

[6] Doria C, Mandal AL, Scott V L, et al. Noncardiogenic pulmonary edema induced by a molecular adsorbent recirculating system: case report[J]. J Artif Organs, 2003, 6(4): 282-285.

[7] Gerth HU, Pohlen M, Thölking G, et al. Molecular Adsorbent Recirculating System Can Reduce Short-Term Mortality Among Patients With Acute-on-Chronic Liver Failure-A Retrospective Analysis[J]. Crit Care Med, 2017, 45(10): 1616-1624.

[8] Bañares R, Nevens F, Larsen FS, et al. RELIEF study group. Extracorporeal albumin dialysis with the molecular adsorbent recirculating system in acute-on-chronic liver failure: the RELIEF trial[J]. Hepatology, 2013, 57(3): 1153-1162.

[9] Rustom N, Bost M, Cour-Andlauer F, et al. Effect of molecular adsorbents recirculating system treatment in children with acute liver failure caused by Wilson disease[J]. J Pediatr Gastroenterol Nutr, 2014, 58(2): 160-164.

[10] Vaid A, Chweich H, Balk EM, et al. Molecular adsorbent recirculating system as artificial support therapy for liver failure: a meta-analysis[J]. ASAIO J, 2012, 58(1): 51-59.

[11] He GL, Feng L, Duan CY, et al. Meta-analysis of survival with the molecular adsorbent recirculating system for liver failure[J]. Int J Clin Exp Med, 2015, 8(10): 17046-17054.

[12] Saliba F, Camus C, Durand F, et al. Albumin dialysis with a noncell artificial liver support device in patients with acute liver failure: a randomized, controlled trial[J]. Ann Intern Med, 2013, 159(8): 522-531.

[13] Wittebole X, Hantson P. Use of the molecular adsorbent recirculating system[MARS(tm)] for the management of acute poisoning with or without liver failure[J]. Clin Toxicol(Phila), 2011, 49(9): 782-793.

[14] de Geus H, Mathôt R, van der Hoven B, et al. Enhanced paracetamol clearance with molecular adsorbents recirculating system[MARS(r)]in severe autointoxication[J]. Blood Purif, 2010, 30(2): 118-119.

[15] Sen S, Ytrebø L M, Rose C, et al. Albumin dialysis: a new therapeutic strategy for intoxication from protein-bound drugs[J]. Intensive Care Med, 2004, 30(3): 496-501.

[16] Korsheed S, Selby NM, Fluck RJ. Treatment of severe theophylline poisoning with the molecular adsorbent recirculating system(MARS)[J]. Nephrol Dial Transplant, 2007, 22(3): 969-970.

[17] Kantola T, Kantola T, Koivusalo AM, et al. Early molecular adsorbents recirculating system treatment of Amanita mushroom poisoning[J]. Ther Apher Dial, 2009, 13(5): 399-403.

[18] Olin P, Hausken J, Foss A, et al. Continuous molecular adsorbent recirculating system treatment in 69 patients listed for liver transplantation[J]. Scand J Gastroenterol, 2015, 50 (9):1127-1134.

[19] Lexmond WS, Van Dael CM, Scheenstra R, et al. Experience with molecular adsorbent recirculating system treatment in 20 children listed for high-urgency liver transplantation[J]. Liver Transpl, 2015, 21(3):369-380.

[20] Liu YH, Wang Y, Yu LX, et al. Artificial liver molecular support adsorbents recirculating system therapy as a bridge to re-transplantation in two cases of long anhepatic duration[J]. Hepatobiliary Pancreat Dis Int, 2004, 3(2):316-317.

[21] Leckie P, Tritto G, Mookerjee R, et al. "Out-patient" albumin dialysis for cholestatic patients with intractable pruritus[J]. Aliment Pharmacol Ther, 2012, 35(6):696-704.

[22] Schaefer B, Schaefer F, Wittmer D, et al. Molecular Adsorbents Recirculating System dialysis in children with cholestatic pruritus[J]. Pediatr Nephrol, 2012, 27(5):829-834.

[23] Lisboa LF, Asthana S, Kremer A, et al. Blood cytokine, chemokine and gene expression in cholestasis patients with intractable pruritis treated with a molecular adsorbent recirculating system: a case series[J]. Can J Gastroenterol, 2012, 26(11):799-805.

[24] Mitzner SR, Stange J, Klammt S, et al. Extracorporeal detoxification using the molecular adsorbent recirculating system for critically ill patients with liver failure[J]. J Am Soc Nephrol, 2001, 12(Supp 117):S75-S82.

[25] 罗红涛, 谭家驹, 叶一农, 等. MARS 治疗重症恙虫病合并多脏器功能障碍综合征的疗效 [J]. 热带医学, 2009, 9(1):58-61, 45.

第 32 章

系统性红斑狼疮

一、概述

系统性红斑狼疮(systemic lupus erythematosus,SLE)是一种累及多个器官系统的自身免疫性慢性疾病,有着多种不同的临床症状、体征和实验室表现。SLE病程多变,因疾病严重程度和器官受累类型不同而预后各异。血液净化技术如血浆置换、血浆吸附和血浆输注在重度 SLE 或合并 TTP 的治疗中具有一定的疗效。

二、系统性红斑狼疮的发病机制

SLE 的病因目前仍不清楚,多种因素参与疾病的发生发展。研究结果表明,遗传因素、激素、免疫,以及环境因素均起到了一定作用。暂未发现单个基因突变可导致机体罹患 SLE,目前也有发现罕见的 *TREX1* 基因突变或缺乏早期补体成分,可能使 SLE 发病风险增高。目前的观点认为,同时出现多种易感基因突变,和(或)缺乏保护性基因可能使机体易感 SLE,环境或表观遗传学改变可能也有重要作用。

已有大量研究表明,雌二醇、睾酮、黄体酮、脱氢表雄酮(DHEA)和垂体激素(包括催乳素)具有免疫调节功能,激素的调节紊乱与 SLE 发病及病情严重程度可能相关。SLE 患者存在多种免疫缺陷,有时与疾病活动相关。环境因素可能通过影响表观遗传学改变及对免疫系统的影响,发挥其在 SLE 发生发展中的作用。紫外线对皮肤有局部效应,且可能增加自身免疫的程度。

越来越多的临床研究表明,抗体形成及免疫复合物的产生对 SLE 的发病具有直接或间接作用。免疫复合物在肾系膜、内皮下或上皮下间隙的形成或沉积,是 SLE 累及肾的可能原因,随后补体激活引起一系列自身免疫性损伤。肾间质中的固有巨噬细胞激活也在组织损伤中也发挥着重要作用。SLE 患者会产生多种自身细胞表面抗原(如磷脂-β_2 糖蛋白 I 复合物)的抗体,与血栓栓塞性事件和产科并发症有关。

三、系统性红斑狼疮的临床表现

SLE 的临床表现多种多样,常有全身性的症状,如发热、乏力、淋巴结大或体重减轻等。同时伴有系统性的损害，如精神神志的异常、光敏性皮肤病损（如蝶形红斑、盘状红斑），无痛性口腔或鼻溃疡，斑片状脱发或前额/周围性脱发，四肢雷诺现象，游走性或对称性的关节疼痛或肿胀，浆膜腔积液伴呼吸困难或胸痛，心包炎/积液，下肢水肿，神经系统症状，如癫痫发作或精神病性症状，复发性流产等。

临床体格检查可发现与主诉相一致的体征，如血压升高，面颊部红斑或盘状病损，瘢痕或非瘢痕性斑状脱发，口腔或鼻咽溃疡，对称性多关节关节炎，可能观察到不可逆性的掌指关节半脱位以及手部类风湿样天鹅颈畸形，肺部听诊可闻及呼吸音降低或异常，下肢可出现水肿。

四、系统性红斑狼疮的实验室检查

尿沉渣检查在内的尿液分析可能显示血尿、脓尿、蛋白尿和（或）细胞管型；血常规可提示全血细胞计数和分类计数可能显示白细胞减少、轻度贫血和（或）血小板减少；红细胞沉降率（erythrocyte sedimentation rate，ESR）和（或）C-反应蛋白（C-reactive protein，CRP）水平下降。活动期可见 C3 和 C4 或 CH50 补体水平明显下降。生化检验可发现血清肌酐水平升高提示肾功能损害。尿蛋白/肌酐比值可帮助评估肾受累情况。

免疫学检查可发现 SLE 特异性的指标异常。如抗核抗体（antinuclear antibody，ANA）阳性。进一步的特异性抗体检验可发现抗 dsDNA 及抗 Sm 抗体在 SLE 患者中分别存有约 70％和 30％的阳性率，两者对 SLE 特异性较高，但抗 Sm 抗体敏感度较差。部分患者也会出现如抗 Ro/SSA、抗 La/SSB 和抗 U1 核糖核蛋白（ribonucleoprotein，RNP）抗体阳性，分别存在于约 30％、20％和 25％的 SLE 患者中。另外，抗磷脂抗体，包括狼疮抗凝物（lupus anticoagulant，LA）抗体、IgG 和 IgM 型抗心磷脂（anticardiolipin，ACL）抗体，以及 IgG 和 IgM 型抗 β_2 糖蛋白（glycoprotein，GP）阳性也支持 SLE 的诊断。有关节痛或关节炎的患者中检测类风湿因子（rheumatoid factor，RF）及抗环瓜氨酸肽（cyclic citrullinated peptide，CCP）抗体有助于排除类风湿关节炎（rheumatoid arthritis，RA）。

五、系统性红斑狼疮的辅助检查

对于存在相关临床症状或化验异常的患者，可接受相关的影像学检查，如针对肿胀关节行 X 线平片。SLE 关节损害往往无 RA 的骨质侵蚀受累。超声检查有助于判断 SLE 关节滑膜炎和腱鞘炎。肾超声检查评估肾大小以及排除尿路梗阻。胸部 X 线片可诊断和鉴别胸腔积液、间质性肺疾病、心脏扩大。心电图、心脏彩色超声适用于疑似心脏及心包受累患者，以及评估疑似瓣膜病变。相应部位的 CT 用于腹痛、疑似胰腺炎、间质性肺疾病、肺栓塞等鉴别。有局灶性神经功能障碍或认知功能障碍患者建议接受头颅 MRI 检查。在某些情况下，有必要进行受累器官的活检,如皮肤或肾受累时。

六、系统性红斑狼疮的诊断

美国风湿病协会(American Rheumatism Association,ARA;现为 ACR)制订的分类标准最常被用于 SLE 诊断。主要包括:①颊部红斑;②盘状红斑;③光过敏;④口腔溃疡;⑤关节炎;⑥浆膜炎;⑦肾脏病变;⑧神经病变;⑨血液学疾病;⑩免疫学异常(抗 dsDNA 抗体或抗 Sm 抗体或抗磷脂抗体阳性);⑪抗核抗体滴度异常。以上 11 项中符合 4 项或以上者,在除外感染、肿瘤和其他结缔组织病后,可诊断 SLE。其敏感度和特异性分别为 95%和 85%。

2012 年,系统性红斑狼疮国际临床协作组(Systemic Lupus International Collaborating Clinics,SLICC)提出了修订版分类标准。主要包括:临床诊断标准和免疫学诊断标准。临床诊断标准包括:①急性皮肤狼疮;②慢性皮肤狼疮;③口腔溃疡;④非瘢痕性脱发;⑤累及≥2 个关节的滑膜炎(或)≥2 个关节疼痛伴至少 30min 的晨僵;⑥浆膜炎;⑦肾损害;⑧神经系统损害;⑨溶血性贫血;⑩白细胞减少($<4\times10^9$/L 至少一次);⑪血小板减少($<100\times10^9$/L 至少一次)。免疫学诊断标准包括:①ANA 水平超过实验室参考值;②抗 ds-DNA 水平超过实验室参考值(或用 ELISA 法>2 倍参考值);③抗 Sm 抗体阳性;④抗磷脂抗体阳性;⑤低补体;⑥直接抗人球蛋白试验阳性。SLICC 的诊断标准是累积的,无需同时符合;患者必须满足至少 4 项诊断标准,其中包括至少 1 项临床诊断标准和至少 1 项免疫学诊断标准,或患者经肾活检证实为狼疮性肾炎伴抗核抗体或 ds-DNA 抗体阳性。

SLICC 标准取消了一些特异性和敏感度不高的临床表现,更重视脏器受累,强调临床和免疫的结合,但依然简便易操作。SLICC 修订标准与 1997 版 ACR 分类标准相比敏感度更高,但特异性较低(敏感度为 SLICC 修订标准为 97%,1997 版 ACR 分类标准为 83%,特异性为 SLICC 修订标准为 84%,1997 版 ACR 分类标准为 96%)。

七、系统性红斑狼疮的治疗

1. 一般治疗

(1)防晒:SLE 患者应避免暴露于直接或反射的阳光下,以及其他紫外线光源(如荧光灯和卤素灯)。有研究显示,紫外线(UV)暴露具有诱发或者加剧 SLE 活动的风险。日常出行,建议患者使用防晒系数≥55、且同时可抵挡 UV-A 和 UV-B 的防晒霜。一些可引起光敏反应的药物 SLE 患者也应该避免使用,已有报道的如四环素、磺胺类抗生素、呋塞米等利尿药、氯丙嗪等抗精神病药、氟尿嘧啶等抗肿瘤药等可引起光敏感反应。避免使用肼屈嗪等直接 SLE 诱发药物。

(2)饮食调整:推荐由糖类、蛋白质、脂肪及微量元素组成均衡的饮食。合并高血压和(或)肾炎的患者,需要限盐饮食。炎症活动期适当增加热量摄入。抑酸药、质子泵抑制药可有助于降低接受激素治疗的患者过大的食欲。因要避免阳光照射,大多数 SLE 患者需要额外补充维生素 D。

(3)提倡健康生活:建议戒烟,减少冠状动脉粥样硬化性心脏病的风险。等长训练和分级锻炼可以减少 SLE 急性病程时少活动引起的肌肉量丢失、骨矿物质流失以及耐力减退,减少日常疲劳感。

(4)免疫接种:建议 SLE 患者接受免疫抑制治疗之前进行适当的免疫接种,如流感疫苗和肺炎球菌疫苗。人乳头瘤病毒(human papilloma virus,HPV)疫苗对稳定性 SLE 患者安全且合理有效,不会增加疾病活动或加重。乙肝疫苗可能诱发 SLE 活动,但稳定性 SLE 患者接种似乎是安全的。

2. 内科治疗

SLE 的治疗选择高度个性化,因临床症状、器官受累、治疗反应及疾病活动度不同而异,还需要兼顾治疗药物的不良反应。

任何疾病活动程度和类型的 SLE 患者在无禁忌证情况下,均应使用羟氯喹或氯喹治疗。羟氯喹或氯喹能缓解 SLE 患者全身症状、肌肉骨骼表现和皮肤黏膜表现,减少血栓事件及器官损害发生,并降低病死率。

轻度 SLE(如仅皮肤、关节和黏膜受累)的患者在羟氯喹或氯喹基础上,可联合或不联合非甾体类抗炎药(nonsteroidal antiinflammatory drugs,NSAIDs)和(或)短期使用低剂量糖皮质激素(如剂量≤7.5mg/d 的泼尼松)。中度 SLE(具有显著但不危及器官的疾病)患者对羟氯喹或氯喹联合 5~15mg/d 泼尼松的短期方案有反应。起效后,逐渐减量泼尼松并使用免疫抑制药(如硫唑嘌呤或甲氨蝶呤)助减激素并控制症状。重要器官受累(如肾和中枢神经系统)的重度 SLE 患者,往往需要诱导治疗来控制疾病并阻止组织损伤。单独大剂量糖皮质激素短期治疗(如连续 3d 每天 0.5~1g 甲泼尼龙静脉"冲击"疗法)或与其他免疫抑制药(麦考酚酯、硫唑嘌呤或环磷酰胺)联合使用。诱导治疗后,给予更长期的低剂量及不良反应较少的维持治疗巩固缓解并预防加重。环孢素抑制与 T 细胞活化有关的转录过程,有时用于治疗狼疮膜性肾病、顽固性皮肤受累和骨髓发育不良,也有助于减少糖皮质激素药物的剂量。

对于常规方案疗效抵抗的 SLE 患者,目前有数种药物显示效果。美国 FDA已批准贝利单抗用于 SLE 患者。贝利单抗是一种靶向 B 细胞通路的药物,可抑制 B 细胞存活因子(称为 BLyS 或 BAFF)形式的人单克隆抗体,目前建议仅用于对标准治疗无反应的活动性肌肉骨骼或皮肤疾病患者。利妥昔单抗(一种清除 B 细胞的嵌合型单克隆抗体)目前在临床上是超适应证使用,其对疾病活动指标、免疫学参数(如补体水平和 dsDNA)、关节炎和血小板减少症,以及助减糖皮质激素等方面有短期改善。

尚有一些 SLE 治疗新药物正在临床试验中,包括 B 细胞靶向治疗(如阿塞西普和 Blisibimod)、抗 Jak/stat 或酪氨酸激酶(抑制 BTK 途径)、抗 IL-6 受体,干扰素-α 和干扰素-γ 抑制药(如西伐木单抗),以及 T 细胞共刺激阻断药(阿巴西普)等。

3. 血液净化治疗

血液净化技术治疗狼疮疗效尚有争议,目前未进入一线治疗推荐中。尽管如此,在一些临床并不少见的场景,如常规药物治疗无效或复发的重症 SLE、因骨髓抑制等原因不能应用细胞毒药物时或重度 SLE 出现靶器官或系统性损害,如狼疮性脑病、肺出血、新月体肾炎、严重抗磷脂综合征及狼疮相关性血栓性血小板减少性紫癜(thrombotic thrombocytopenic purpura,TTP)时,血液净化技术可提供额外的临床获益。

(1)血浆置换(plasma exchange,PEX):2016 年美国血浆置换学会(American Society for Apheresis,ASFA)第七版指南推荐 PEX 应用于重度 SLE 治疗中的推荐类别定为 Ⅱ 类(PEX 作为第二线的治疗手段,需要联合其他治疗方式)、推荐分级为 2C(弱的推荐);但狼疮性肾炎的推荐类别仅为 Ⅳ 类(现有证据认为无效或有害)、推荐分级为 1B(强力推荐)。但是 SLE 合并 TTP 时,PEX 治疗的推荐类别为 Ⅰ 类(PEX 作为临床一线治疗)、推荐分级为 2C(强力推荐)。2018 年英国风湿病学会指南提出,对于严重难治性 SLE 或合并 TTP 的患者推荐血浆置换治疗(证据级别 TTP 为 B 级,其余为 D 级)。免疫吸附治疗 SLE 的循证医学证据相对有限,仅有欧洲肾协会指南提到对快速进展性狼疮性肾炎可接受血浆置换和静脉注射免疫球蛋白治疗,治疗失败或不能耐受者可应用免疫吸附。

PEX 通过血浆分离置换去除患者的部分血浆,并使用供者血浆或联合代血浆进行替换。PEX 可以清除循环中针对细胞核成分、细胞成分和凝血因子的自身抗体如抗 ds-DNA 抗体、抗核抗体、抗心磷脂抗体等及其免疫复合物,输入新鲜血浆可以补充疾病活动期的低补体成分。对于 SLE 合并 TTP 患者,PEX 还可以补充 ADAMTS13 和去除抑制 ADAMTS13 活性的自身抗体以及任何残留的超大 vWF 多聚体。ADAMTS13 活性纠正,超大 vWF 多聚体恢复裂解,抑制 TMA/TTP 并可逆转器官损伤的症状。目前推荐 SLE 合并重度血栓性微血管病性溶血性贫血(thrombotic microangiopathic hemolytic anemia,TMA)者应接受血浆置换治疗,TTP 确诊或拟诊患者 ADAMSTS13 活性水平结果前即可以接受血浆置换治疗。

治疗前应仔细评估病情。PEX 无绝对禁忌证,其相对禁忌证有对血浆、人血清蛋白、肝素等有严重过敏史,药物难以纠正的全身循环衰竭,非稳定期的心、脑梗死,颅内出血或加重,重度脑水肿伴有脑疝,以及存在精神障碍而不能很好配合治疗者。检测患者凝血酶原时间(PT)、激活部分凝血酶时间(APTT)和血小板水平,SLE 患者进行 PEX 检测评估异常增高自身抗体如 ds-DNA 抗体、抗核抗体、抗磷脂抗体、C3、C4、免疫球蛋白 IgG 等水平,合并 TTP 患者评估血小板及 AD-AMTS13 活性水平。

临床常用的血浆置换设备有百特 BM 25、Aquarius、费森 Multifiltrate、金宝 Prismaflex、旭化成 ACH-10、PlasautoΣ 等。膜分离技术是临床治疗中最常用的血浆分离技术,血浆分离器是 PEX 的关键部件。常用膜材料有天然高分子材料(纤维素)和合成高分子聚合物膜两大类,通常制成空心纤维型或平板型槽式滤器。常用血浆分离器膜面积约 $0.50m^2$,滤过膜孔径常为 $0.2\sim0.6\mu m$,大多数血浆分离器滤过膜能允许通过的最大相对分子质量为 3 000 000(免疫复合物的相对分子质量一般在 1 000 000 左右)。全血通过滤过器的微孔被分离出血浆,有形成分被输注入体内,从而达到血浆分离的目的。双重血浆置换另外需要血浆成分分离器,滤过膜孔径较小,如常用的旭化成二级膜 Cascadflo EC 血浆成分分离器系列的滤过膜孔径为 $0.01\sim0.035\mu m$,较小的孔径在阻止致病因子回到体内的同时,把滤出血浆内的有用成分回收。PEX 时的血管通路可为临时性的中心静脉导管,为减少感染风险尽量避免使用股静脉置管,除非在特殊情况下酌情使用股静脉(如需紧急置管但即时无专业人员、置管时间少于 $5\sim7d$ 等)。

可选用的置换血浆及代血浆制品有:新鲜冰冻血浆(fresh frozen plasma,FFP);解冻血浆(FFP 已解冻并在 $1\sim6℃$ 条件下存储不超过 5d);去冷沉淀血浆(vWF 多聚体含量较低,但凝血因子Ⅷ和纤维蛋白原含量也较低);病原体灭活制品(血制品相关感染风险更低),如溶剂/去垢剂(Solvent/Detergent,S/D)处理的或氨托沙林(amotosalen)-紫外线 A 段(ultraviolet-A,UVA)处理的血浆。在临床实践中,尤其使用单重血浆置换模式时血浆使用总量较大,常使用代血浆。常用代血浆包括:①胶体液,血浆制品人血清蛋白溶液(配成 $4\%\sim5\%$ 浓度)、右旋糖酐、羟乙基淀粉注射液(706 代血浆)等。②晶体液,如生理盐水、葡萄糖生理盐水、林格液,晶体液的补充一般为丢失血浆的 $1/3\sim1/2$,为 $500\sim1000ml$。

血浆置换量处方制订。一般推荐 PEX 单次置换量为血浆容量的 $1\sim1.5$ 倍,不建议超过 2 倍。血浆计算公式:

①血浆容量(ml)=(1-红细胞压积)×(b+体重×c)

b 值:男性为 1530,女性为 864

c 值:男性为 41,女性为 47.2。

②Kaolan(1992)预测公式为,血浆容量(L)=0.065×体重 kg×(1-红细胞压积)

也有简易的方法估算血浆量($35\sim40ml/kg$ 体重)。

PEX 常用的置换模式有单重血浆置换和双重血浆置换。单重血浆置换是利用离心或膜分离技术分离并丢弃体内含有高浓度致病因子的血浆,同时补充同等体积的供体血浆或供体加代血浆。双重血浆置换是使血浆分离器分离出来的血浆再通过膜孔径更小的血浆成分分离器,将患者血浆中相对分子量远远大于清蛋白的致病因子丢弃,有用成分回输体内。PEX 置换频率取决于 SLE 病情的严重程度、治疗效果及所清除致病因子的分子量和血浆中的浓度,应个体化制订治疗方案。

PEX 抗凝方案。如无禁忌证一般常用肝素或低分子肝素抗凝,通常是血液透析用量的 1.5～2 倍。普通肝素起始用量 50U/kg,追加剂量 1000U/h,过程中监测目前活化凝血时间(ACT)维持 180～220s,可适当以 500U/h 幅度调整。在操作结束前约 30min 停止肝素输入。高危出血患者也可选用枸橼酸盐葡萄糖(ACD)溶液抗凝,使用标准配方 A(含 2.2μg/dl 枸橼酸钠和 0.73g/dl 枸橼酸)时可按照枸橼酸盐/血液 1:15～1:25,期间如有必要可输入补充钙离子。ACD 抗凝时注意过敏、低钙、代谢性碱中毒、肝功能代谢异常后枸橼酸蓄积、高钠血症(使用枸橼酸钠抗凝时)等不良反应。

一些注意事项。建议治疗过程中需全程心电监护,保持生命体征平稳。PEX 的大部分适应证都与免疫球蛋白增高相关,PEX 可迅速减少这些致病因子的血浆浓度,但不能阻止致病因子产生,是一种治标措施。在 SLE 治疗中 PEX 必须配合免疫抑制药及其他综合治疗,方能取得最佳疗效。PEX 在去除血浆和血浆蛋白,也会清除某些免疫抑制药或生物疗法制剂如单克隆抗体。因此,治疗先后顺序尤为重要,环磷酰胺、硫唑嘌呤、单克隆抗体等药物可在 PEX 后给予或追加,泼尼松和泼尼松龙血浆置换清除很少,PEX 后无需补充。

PEX 疗程和疗效。标准流程每 24～48 小时置换 1 次,连续 5～7 次为一个疗程,根据病情缓解程度疗程可适当延长至 10～14 次。对于狼疮性脑病,一个标准疗程的 PEX 被认为已足够;SLE 合并 TTP 时,有文献建议综合方案配合 PEX 治疗持续至患者临床症状缓解、血小板恢复。一项纳入 28 例 SLE 合并 TMA 患者的回顾研究中,经血浆输注或血浆置换治疗、单用糖皮质激素治疗或未行治疗的患者病死率分别为 25%、50% 和 100%。一项回顾性研究中,70% 合并 SLE 和 TMA 的患者进行血浆置换后的缓解率为 74%。

(2)免疫吸附(immunoadsorption,IA):1979 年,Terman 等用 DNA 火棉胶活性炭吸附柱成功地治疗了 1 例重症 LN 患者,使 ds-DNA 抗体滴度下降,补体水平升高、血清肌酐和蛋白尿降低,开创了 IA 治疗 LN 的先河。IA 属于血浆吸附技术的一种,其主要的机制是将抗原、抗体等具有特定物理化学亲和力的物质作为配基,与载体结合后制成吸附柱,当全血或血浆通过时,利用配基特异性吸附性能,特异性地吸附清除内源性致病因子,从而达到净化血液、缓解病情的目的。目前 IA 在 SLE 治疗中的适应证与 PEX 类似。

广义上的血液吸附分为血液(全血)吸附和血浆吸附。血浆吸附具有不与血细胞接触、对血液系统影响小、不良反应少的优点,但也存在需要血浆分离器、操作相对复杂、治疗费用高、体外循环血量较大易出现低血压等缺点。与 PEX 相比,IA 治疗 SLE 具有以下特点。①清除致病因子选择特异性高:基于抗原抗体特异性结合原理吸附;②治疗剂量明显增加:PEX 每次置换血浆量为 2000~3000ml,而 IA 每次治疗血浆量为 9000ml 左右;③治疗强度灵活调整:治疗过程无血浆及其血浆内重要生理功能物质的额外损失,治疗强度不受限;④不需要新鲜血浆:减轻卫生经济学负担,避免血液制品传染疾病风险;⑤不影响其他药物治疗。

按照吸附剂的吸附特点可分为生物亲和型(高亲和性)和物理化学亲和型(低亲和性),头对头研究显示前者明显疗效优于后者。与 SLE 治疗相关的吸附剂包括有以下几种。

①Fc 结合型吸附:金黄色葡萄球菌蛋白 A(SPA),可结合免疫球蛋白 IgG_1、IgG_2、IgG_4 的 Fc 段,并以非免疫反应方式结合 IgG_3、IgM 和 IgA 的 Fab 段。Fc 结合型吸附主要是将 SPA 固定在载体上,以吸附 IgG。SPA 与 IgG 结合能力为 95%,对其亚组的结合力分别为 IgG_1 100%,IgG_2 100%,IgG_3 35%,IgG_4 100%,以及对 IgM 51%,IgA 14%,IgE 7%。

②DNA 免疫吸附:小牛胸腺 DNA 抗原为配基,特异性识别和结合 SLE 患者体内致病物质如抗 DNA 抗体、抗核抗体及其免疫复合物,从而达到清除 SLE 体内致病性免疫活性物质,达到治疗或缓解 SLE 的目的。

③补体结合型吸附:C1q 是补体经典活化途径的重要组分之一,C1q 及其胶原片段是 SLE 患者自身抗体的重要靶抗原,同时 C1q 本身能结合包含 IgG 和 IgM 的免疫复合物、纤维蛋白原、纤维连接蛋白、DNA、C 反应蛋白、核小体、脂多糖和各种病毒蛋白。补体结合型吸附主要是将 C1q 固定在载体上,可用于吸附清除 SLE 患者抗 C1q 抗体及其抗体形成的免疫复合物。

④硫酸葡聚糖吸附:属于静电结合型吸附,硫酸葡聚糖具有多聚阴离子结构,能有效清除 ds-DNA 抗体、抗磷脂抗体、LDL、C3a。但过敏是其最常见的主要不良反应,尤其使用 ACEI 的患者需慎用。

⑤苯丙氨酸吸附:属于疏水结合型吸附剂,能吸附免疫复合物和抗 DNA 抗体,主要用于治疗 SLE 和类风湿关节炎。

其他生物亲和作用吸附剂在 SLE 中应用极少,包括血型物质、胰岛素、凝血因子Ⅷ、抗 LDL 抗体、抗甲胎蛋白抗体、抗 HBS 抗体、抗 IgE 抗体;物理化学亲和吸附剂中其他静电结合型(清蛋白、聚赖氨酸、多聚阴离子)、疏水结合型吸附剂色氨酸等。

标准的 IA 包括类似 PEX 的血浆分离和免疫吸附,免疫吸附柱是关键部件。目前临床常用的 SLE 治疗免疫吸附柱有费森的 Prosorba(SPA 吸附)、Excorim 的 Immunosorba(SPA 吸附)、百特的 Ig-Therasorb(羊抗人 IgG 吸附)、旭化成的 PH-350(苯丙氨酸)。

　　IA 没有绝对禁忌证,其相对禁忌证有:对血浆分离器、吸附器的膜或管道有过敏史,严重活动性出血或 DIC,药物难以纠正的全身循环衰竭,非稳定期的心、脑梗死,颅内出血或重度脑水肿伴有脑疝,存在精神障碍而不能很好配合治疗者。

　　IA 血浆的计算量同 PEX,免疫吸附血浆总量可根据致病因子如免疫球蛋白等的清除率水平进行调整(譬如较基线下降至少 20%),一般单次 IA 的吸附血浆为血浆容量的 2~3 倍(即 6000~8000ml)。单次治疗持续时间为 2~3h 为宜,吸附器的选择及疗程根据 SLE 患者血浆致病因子具体成分来选择不同针对性配体,以达到最佳吸附效能。IA 一个疗程再生血浆总量也可数倍于 PEX 血浆置换量。IA 血管通路同 PEX,常用中心静脉置管,少数患者使用外周静脉。一般患者可使用普通肝素抗凝,首剂给予普通肝素 2500U,每小时追加 1000U。使用低分子肝素一般选择 60~80U/kg,推荐在治疗前 20~30min 静脉注射,无须追加剂量。

　　IA 的标准操作规程,由于存在不同的吸附剂类型和不同的治疗模式,其具体操作程序也有不同,应参照不同治疗方法、不同吸附柱及不同的机器设备的相关说明书进行。

　　以经典的 SPA 吸附为例,治疗开始时血流量一般从 50~80ml/min 逐渐增加至 100~150ml/min,分离的血浆稳定地从 10 ml/min 增加到 25~50ml/min,血浆通过一对 PSA 吸附器(Immunosorba,瑞典 Excorim)吸附后回输血体内。IA 全程使用 Citem 10 血浆连续冲洗监测系统(瑞典 Excorim)进行处理。根据紫外吸收法间接测定血浆中免疫球蛋白的浓度,两个吸附器交替被加载血浆进行 IgG 吸附或枸橼酸缓冲液冲洗洗脱吸附柱,交替周期为一次 7~10min。IA 治疗期间避免静脉注射免疫球蛋白治疗。病情缓解期 IA 治疗间隔时间延长,治疗期间配合免疫抑制治疗如环磷酰胺以抑制自身抗体的反弹。

　　目前,IA 治疗 SLE 暂时没有公认统一的疗程标准。一般认为在 3d 内进行 2 次 IA 作为一个周期,期间监测血清 IgG、IgM、IgA 和抗 ds-DNA 水平,在下一个周期开始前不应超过前次周期前的水平。对于中度活动性 SLE 患者,建议每 3 周进行一个周期的 IA,但对于危重病例 IA 治疗的频率可增加到每日进行。

　　IA 的疗效。SPA 吸附(Immunosorba)可使 SLE 患者抗 ds-DNA 抗体水平从 522(148~2000)下降至 177(8~721)U/ml,多克隆羊抗人 IgG 抗体吸附(Therasorb)对于 67%±14% 患者降抗 ds-DNA 抗体有效。苯丙氨酸、硫酸葡聚糖或 VRT-101 配体吸附(IM-P,IMPH-350、Selesorb 和 Luposorb)可将抗体水平降低 46.7%。多克隆羊抗人 IgG 抗体吸附(Therasorb)可使补体 C3 从 0.5 上升到 0.8g/L,使 C4 从 0.1 上升到 0.2g/L。Therasorb 吸附治疗可显著改善 SLE 活动指标 SLEDAI 评分、SLE 活动量表评分或欧洲共识联盟活动量表评分。Therasorb、Selesorb、Immunosorba 等吸附器可显著降低 SLE 患者蛋白尿水平。也有探索性研究表明,延长的 IA 治疗(持续 6.4±3.5 年,治疗总次数 2 112 次)可能具有额外的获益,患者蛋白尿完全缓解率64%、部分缓解率18%。

(3)血浆输注(plasma infusion):受限于昂贵操作设备、血浆分离器等硬件及专业人员技术等限制,PEX的临床应用普及受到制约;同时,流程的复杂性使PEX也可能不能立即用于所有患者。此时,血浆输注可能对部分患者提供短暂益处。目前文献中血浆输注治疗SLE仅限于合并TTP患者的个案报道。从发病机制来讲,血浆输注技术并不能使一般SLE患者获益,因此该技术仅建议用于SLE合并TTP时的紧急治疗,具体的方法可参考血浆输注治疗单纯性TTP的报道。一项纳入57例患者的回顾性分析患者接受血浆输注(每天25~30ml/kg)或血浆置换的疗效,结果显示血浆输注的效果不如血浆置换,但血浆输注在某些患者中有效。血浆输注组的不良事件也更多;6例患者因不能耐受血浆的输注量而转为使用血浆置换。另一项纳入20例患者的回顾性研究发现,如果给予相当的血浆量(连续7d平均血浆输注共约190ml/kg),血浆输注与血浆置换的疗效相似;然而,这种方式对于大多数患者可能不可行。

需要注意的是,血浆输注作为SLE合并TTP的暂时性治疗措施,并不足以替代血浆置换治疗,并且不应该为了进行血浆输注或因为已经进行了血浆输注而延迟给予血浆置换。血浆输注并不能清除ADAMTS13的抑制物(自身抗体),并且血浆输注可给予的血浆量(及因此给予的ADAMTS13的量)显著低于血浆置换。一项比较血浆输注与PEX的标志性试验阐明了以上观点。在这项试验中,采用血浆输注的患者平均接受约7L的血浆,而采用PEX的患者接受约22L的血浆。

(陈冬平　叶朝阳)

参 考 文 献

[1] Hochberg MC. Updating the American College of Rheumatology revised criteria for the classification of systemic lupus erythematosus[J]. Arthritis Rheum,1997,40(9):1725.

[2] Petri M,Orbai AM,Alarcón GS,Gordon C,et al. Derivation and validation of the Systemic Lupus International Collaborating Clinics classification criteria for systemic lupus erythematosus[J]. Arthritis Rheum,2012,64(8):2677.

[3] Belmont HM. Treatment of systemic lupus erythematosus-2013 update[J]. Bull Hosp Jt Dis,2013,71:208.

[4] Ruiz-Irastorza G,Ramos-Casals M,Brito-Zeron P,Khamashta MA. Clinical efficacy and side effects of antimalarials in systemic lupus erythematosus:a systematic review[J]. Ann Rheum Dis,2010,69:20.

[5] Fessler BJ,Alarcón GS,McGwin G Jr,et al. Systemic lupus erythematosus in three ethnic groups:XVI. Association of hydroxychloroquine use with reduced risk of damage accrual [J]. Arthritis Rheum,2005,52:1473.

[6] Akhavan PS,Su J,Lou W,et al. The early protective effect of hydroxychloroquine on the risk of cumulative damage in patients with systemic lupus erythematosus[J]. J Rheumatol, 2013,40:831.

[7] Canadian Hydroxychloroquine Study Group. A randomized study of the effect of withdrawing hydroxychloroquine sulfate in systemic lupus erythematosus[J]. N Engl J Med,1991, 324:150.

[8] Pons-Estel GJ,Alarcón GS,González LA,et al. Possible protective effect of hydroxychloroquine on delaying the occurrence of integument damage in lupus:LXXI,data from a multiethnic cohort[J]. Arthritis Care Res(Hoboken),2010,62:393.

[9] Jung H,Bobba R,Su J,et al. The protective effect of antimalarial drugs on thrombovascular events in systemic lupus erythematosus[J]. Arthritis Rheum,2010,62:863.

[10] Navarra SV,Guzmán RM,Gallacher AE,et al. Efficacy and safety of belimumab in patients with active systemic lupus erythematosus:a randomised,placebo-controlled,phase 3 trial [J]. Lancet,2011,377:721.

[11] van Vollenhoven RF,Zamani O,Wallace DJ,et al. Belimumab,a BLyS-specific inhibitor,reduces disease activity and severe flares in seropositive SLE patients:BLISS-76 study[J]. Ann Rheum Dis,2010,69(suppl3):74.

[12] van Vollenhoven RF,Zamani O,Wallace DJ,et al. Belimumab,a BLyS-specific inhibitor,reduces disease activity and severe flares in seropositive SLE patients:BLISS-76 study[J]. Ann Rheum Dis,2010,69(suppl3):74.

[13] Nesher G,Hanna VE,Moore TL,et al. Thrombotic microangiographic hemolytic anemia in systemic lupus erythematosus[J]. Semin Arthritis Rheum,1994,24(3):165.

[14] Matsuyama T,Kuwana M,Matsumoto M,et al. Heterogeneous pathogenic processes of thrombotic microangiopathies in patients with connective tissue diseases[J]. Thromb Haemost,2009,102(2):371.

[15] Braun N,Erley C,Klein R,et al. Immunoadsorption onto protein A induces remission in severe systemic lupus erythematosus[J]. Nephrol Dial Transplant,2000,15:1367-1372.

[16] Hershko AY,Scheiman-Elazari A,Aamar S,et al. Extracorporeal immunoadsorption of antibodies against the VRT-101 laminin epitope in systemic lupus erythematosus:a feasibility evaluation study[J]. Immunol Res,2013,56:376-381.

[17] Stummvoll GH,Aringer M,Smolen JS,et al. IgG immunoadsorption reduces systemic lupus erythematosus activity and proteinuria:a long term observational study[J]. Ann Rheum Dis,2005,64:1015-1021.

[18] Stummvoll GH,Schmaldienst S,Smolen JS,et al. Biesenbach P. Lupus nephritis:prolonged immunoadsorption(IAS)reduces proteinuria and stabilizes global disease activity. Nephrol Dial Transplant,2012,27:618-626.

[19] Sonomoto K,Miyamura T,Watanabe H,et al. A case of systemic lupus erythematosus complicated with autoimmune hepatitis and thrombotic thrombocytic purpura. Nihon Rinsho Meneki Gakkai Kaishi,2009,32(2):110-115.

[20] Yuen LK1,Lai WM,Tong PC,et al. Recurrent thrombotic thrombocytopenic purpura in a young boy with systemic lupus erythematosus[J]. J Clin Rheumatol,2007,13(4):224-228.

[21] Coppo P,Bussel A,Charrier S,et al. High-dose plasma infusion versus plasma exchange as early treatment of thrombotic thrombocytopenic purpura/hemolytic-uremic syndrome[J]. Medicine(Baltimore),2003,82(1):27.

[22] Novitzky N,Jacobs P,Rosenstrauch W. The treatment of thrombotic thrombocytopenic purpura:plasma infusion or exchange[J]? Br J Haematol,1994,87(2):317.

[23] Rock GA,Shumak KH,Buskard NA,et al. Comparison of plasma exchange with plasma infusion in the treatment of thrombotic thrombocytopenic purpura[J]. Canadian Apheresis Study Group. N Engl J Med,1991,325(6):393.

第 33 章

血栓性微血管病

血栓性微血管病（thrombotic microangiopathy，TMA）主要包括血栓性血小板减少性紫癜（thrombotic thrombocytopenic purpura，TTP）和溶血尿毒综合征（hemolytic uremic syndrome，HUS）两类疾病。

TTP 是一类微血管内血栓形成、血小板减少、溶血性贫血和红细胞机械性损伤为特征的疾病。其主要病理特征为闭塞性微血栓形成，临床表现为严重的血小板减少、微血管病性溶血性贫血及系统性微血栓导致的脏器缺血表现。临床表现与微血栓病变部位的不同相关。

HUS 属于血栓性微血管病的一种。可以分为典型和非典型 HUS（aHUS）以及继发性 HUS（由于药物、其他疾病等所致）；典型 HUS 占 90% 以上，多数是由于感染所致，典型的病例是由产生 Shiga 毒素的大肠埃希菌（O157：H7）感染所致。而 aHUS 为补体介导性 TMAs。故也有人将 HUS 分为感染相关性 HUS 和补体相关性 HUS。HUS 总的发生率为每年 2.1/10 万，5 岁以下儿童最高，达 6.1/10 万，50－59 岁成人发病最低为 0.5/10 万。

近 20 余年来由于血浆置换疗法及透析治疗的开展，血栓性微血管病的住院病死率已有显著下降。95% 以上由大肠埃希菌感染导致的典型性 HUS 可获痊愈，复发者少见。

一、血栓性血小板减少性紫癜

本病少见，女性发病多于男性，男女之比约为 2：3，发病的高峰年龄在 35 岁左右。本病病情多凶险，预后差，病死率＞50%，过去曾达 95%。近 10 余年来由于采用输血浆及（或）血浆置换疗法，其预后大大改观，存活率可达 80% 以上。

1. 病因

本病的病因尚未完全阐明。最早由 Moschcowitz 于 1924 年报道，现在至少分为先天家族性、特发性（获得性）和继发性 3 种。先天性及特发性 TTP 主要由 von-Willebrand 因子（血管性血友病因子，vWF）裂解蛋白酶（亦即 ADAMTS 13）缺乏所致，前者是由于 ADAMTS13 基因突变，而后者是由于存在抑制 ADAMTS13 活性的自身抗体所导致。而继发性则与干细胞移植、一些药物、恶性疾病、妊娠等因素有关,这些因素直接损伤内皮细胞,从而导致血小板和纤维蛋白沉积形成微血栓,是不依赖 vWF 及 ADAMTS13 的。

ADAMTS 13 是一种解聚素和带有凝血酶敏感蛋白-1 样区域的金属蛋白酶,它可以分解异常大分子多聚体 von Willebrand 因子(UL-vWF),使它分解为小的不易产生黏附的 vWF。

2. 发病机制

(1)内皮细胞损伤:病毒、细胞内毒素、抗体和免疫复合物及某些药物(如丝裂霉素)、佛罗霉素(verotoxins)均可损害血管内皮细胞,从而促使血小板在损伤部位聚集,进而形成微血栓。

有学者发现,TTP 患者存在 vWF 异常,血浆中出现异常大分子多聚体 vWF(UL-vWF),UL-vWF 能使血小板在毛细血管内皮细胞损伤处黏附、聚积,从而引起微血管血栓。

最新的研究表明,微血管内皮细胞损伤,释放出异常的 vWF 超大 UL-vWF,可能是 TTP 发病的始动环节;而血浆中 ADAMTS13 的缺乏是 TTP 发病的关键因素。微血管内皮细胞损伤后释放出大量的 UL-vWF,需要由裂解酶来处理成生理功能大小的 vWF,ADAMTS13 的缺乏使这种超大 UL-vWF 不被降解,后者有增加血小板的黏附和聚集能力,从而使损伤微血管内血小板栓塞形成,导致 TTP 的发病。

TTP 患者发病时,血浆血栓调节蛋白增高,缓解时趋于正常。内皮细胞前列环素(PGI_2)合成减少,生物利用度减少,血浆 PGI_2 裂解加速,纤溶活性减低,组织纤溶酶原活化物活性和蛋白 C 减低。有学者发现,血浆纤溶酶原活化物抑制物-1(PAI-1)增加,并认为 PAI-1 持续增加是预后不良的标志。

(2)氧化剂损害:微血管损害相关的切变力可上调一氧化氮(NO)合成酶,调节内皮细胞 NO 合成和释放。NO 通过炎症细胞释放 TNF-α 和 IL-1,并促使白细胞激活,而进一步加重炎症损害。大多数中性粒细胞衍化的氧基,其毒性作用取决于 NO,后者与 O_2^- 反应形成过氧硝基化物,进而转化为 HO^-,为毒性最强的氧衍化基,游离氧基损害内皮细胞。反应性氧中间产物通过增强细胞内 Ca^{2+} 浓度,促使内皮细胞 Weibel-Palade 小体释放 vWF 多聚体。

(3)血小板聚集蛋白作用:在某些 TTP 患者,血小板聚集的微血管处发现一种分子量为 37 000D 的蛋白,为血小板聚集物质,作用于血小板膜上具有抗原性的糖蛋白 GPⅡb/Ⅲa,而使血小板聚集。另有报道,在 TTP 患者中血小板聚集机制有:非 vWF 依赖性的血小板活化因子(PAF)引起血小板聚集;vWF 与 PAF 协同引起血小板聚集;在切变应力下 UL-vWF 或高分子 vWF 多聚体引起血小板聚集;受 calpain(细胞内钙依赖性半胱氨酸蛋白酶)作用的,由 vWF 引起活化的血小板聚集。

3．病理

在光学显微镜下，小动脉和毛细血管腔内可见有过碘酸-希夫染色法（PAS 染色）呈酸性的玻璃透明样物沉积。免疫组织化学检查可见血小板性血栓，其中富含 vWF，而很少有纤维蛋白原或纤维素沉积。在获得性 TTP 可在血栓中发现免疫球蛋白及补体成分。

4．临床表现

起病多急骤，症状凶险；也有慢性起病，病程长达数月甚至数年。典型者起病前可有关节炎、胸膜炎、胸痛、雷诺征等前驱症状。

（1）神经系统：为本病最主要表现，约占 92％。是由于脑血管微血栓所致的脑梗死，临床可出现一过性、反复性、多样性神经系统症状。患者可出现头痛、眩晕、视力障碍，行为变态、癫痫样发作、颅神经麻痹、感觉异常，瘫痪，甚至抽搐、昏迷和脑出血等。

（2）出血：由于血小板减少，导致出血，可表现为皮肤广泛瘀斑、呕血、便血及咯血、阴道出血等。

（3）贫血：多为中到重度贫血，面色苍白，极度乏力，头晕、心悸、气急、黄疸等，常呈微血管病性溶血性贫血表现。

（4）发热：90％ 以上患者有发热，可能与下丘脑病变有关。

（5）肾损害：TTP 的肾损害一般较 HUS 轻。表现为蛋白尿、镜下血尿和管型尿。肉眼血尿占 15％。40％～80％有轻度氮质血症、内生肌酐清除率下降。肾微血管血栓可引起 ARF。

（6）其他：微血管病变可累及其他脏器，从而出现相应症状。肺泡及间质微血管血栓引起咯血、气促、缺氧等肺功能不良的表现，严重的可引起呼吸衰竭。心肌受累出现心肌缺血、心肌梗死等表现，累及心脏传导系统可导致严重的心律失常，心搏骤停而死亡。消化道受累可有腹痛、恶心、呕吐等症状。胰腺受累可出现糖尿病症状。脑垂体改变可有尿崩症的表现。

5．实验室检查

（1）血液检查：血常规可见血红蛋白降低，多低于 100g/L，血涂片有大量大小和形态各异的红细胞、碎裂红细胞、出现有核红细胞。末梢血网织红细胞增高。血小板减少，可见巨大血小板。白细胞常中度增多伴核左移或类白血病反应，少数可有白细胞下降。血清胆红素升高，以间接胆红素为主。肾功能不全时可有 BUN 和 Scr 升高，BUN 升高达 50％ 以上。另可有游离血红蛋白增高、乳酸脱氢酶升高。抗人球蛋白（Coombs）试验阴性，合并 SLE 时可阳性。血小板寿命＜24h，血小板消耗性减少致凝血酶原消耗不佳，PT、KPTT 和纤维蛋白原正常，血 FDP 可增高。可检测到 ADAMTS 13 活性明显降低。

（2）尿液检查：可有蛋白、红细胞、白细胞和管型。

（3）骨髓检查:红系-巨核系代偿性增生,成熟障碍。

（4）心脏检查:合并心血管损害患者,可出现心电图异常,可有急性心肌梗死心电图改变,各种心律失常(室上性心动过速、心房颤动、心房扑动等)。

6. 特殊检查

（1）肾活检:肾小球毛细血管血栓形成,但未见血管炎性改变。

（2）皮肤、齿龈活检:主要表现为小动脉和毛细血管中有透明血栓形成,PAS染色阳性;此外,还可见内皮细胞增生、小动脉和毛细血管交界处有动脉瘤样扩张,但无炎性细胞浸润。

7. 诊断

典型病例有微血管病性贫血、血小板减少、神经系统异常、肾损害和发热5联征。其中前3项为主要指标,后2项为次要指标。存在任何2项主要指标另加2项次要指标可考虑诊断。对尚不能确诊者,则可行皮肤、齿龈、骨髓或淋巴结活检,帮助诊断。

8. 鉴别诊断

（1）溶血性尿毒症综合征:多见于儿童,神经系统损害较轻,肾损害严重,其他器官受累较少。而本病以神经系统症状为主,肾损害多较轻。

（2）特发性自身免疫性溶血性贫血:溶血性贫血表现,无神经系统症状。

9. 治疗

无特效治疗,目前能采用的有以下治疗。

（1）血液净化治疗

①血浆疗法:目前认为血浆置换并配合输新鲜冷冻血浆,可以去除对血管内皮细胞有损害的物质和免疫复合物、抗血管内皮细胞抗体,清除 UL-vWF 及 ADAMTS13 抑制物及抗体;另外,补充所缺乏 PGI_2 及抑制血小板凝集的因子,抑制从内皮细胞释放异常大的 vWF 多聚体或调节 vWF 蛋白酶,可补充 ADAMTS13、正常的 vWF,可恢复血液循环内 vWF 正常的降解。

每次置换血浆 40～80ml/kg,每天 1 次,连续数次;急性期度过后,改每周 3次,持续数周至病情稳定,通常血浆治疗 3～6 周恢复。由于患者不能耐受大量枸橼酸盐抗凝药,一般来说,1 次交换量不宜超过 4L。其有效率为 60%～70%,甚至90%。Hayward 等报道,52 例成人 TTP 患者,采用血浆疗法作为最初治疗,在 3～58d 之内血液学缓解率为 65/67(97%)。血浆治疗的常见不良反应有过敏反应(50%)、严重感染(12%)、急性肺水肿(5%)、病毒性肝炎(20%)。

最近有成功应用血浆冷上清物作为置换液输入治疗 TTP 的报道,有的患者先用输新鲜冷冻血浆置换无效,而应用血浆冷上清液置换有效。

②免疫吸附:TTP 的一些亚型(尤其是肿瘤-化疗有关的亚型),对血浆置换的治疗反应较差,仅为 20%～30%。有学者发现,肿瘤患者血液中存在高水平的循

环免疫复合物(CIC),体外试验表明一种含 IgG 和不明抗原的免疫复合物可造成血小板聚集。故认为对此类患者可进行免疫吸附治疗,即分离的血浆再经葡萄球菌蛋白 A 免疫吸附柱以吸附免疫复合物。在一组 55 例肿瘤化疗相关性 TTP 患者,应用此免疫吸附柱治疗,25 例(45%)患者治疗有效,治疗有效者的 1 年存活率为 61%,而无效者仅为 22%。经免疫吸附后,有效者 C1q-CIC 水平降低,C3、C4 水平恢复正常。另一组 10 例难治性 TTP 患者,经过 6～39 次血浆置换及各种药物治疗,甚至脾切除仍无效,以葡萄球菌蛋白 A 免疫吸附治疗后 7 例治愈,3 例无效。故认为对于预后较差类型(如肿瘤相关性)的 TTP 患者,免疫吸附应作为第 1 线治疗方法。

(2)药物治疗

①糖皮质激素治疗:泼尼松 1mg/(kg·d)对部分患者有效,它可使血小板生存期延长。Bell 等报道,108 例 TTP 和 HUS 患者单用皮质激素治疗后恢复,但多为轻中度病例。常以大剂量泼尼松与血浆置换配合治疗,疗效较好。

②抗血小板聚集:几乎都与糖皮质激素、血浆疗法和(或)脾切除联用。双嘧达莫 100mg 每天 4 次,或阿司匹林每日 40～120mg 每天 1 次,对部分患者有效。

③细胞毒药物治疗:长春新碱(VCR)初始剂量 1.4mg/m² (不超过 2mg),静脉注射,继之 1mg,静脉注射,隔 4～7d 1 次,直至缓解,其作用机制尚未明确,可能与抑制血小板聚集有关。叶宝国等报道,用 VCR 联合血浆置换治疗 2 例 TTP 患者,获得缓解,可减少血浆置换的次数。另有一组报道,8 例经血浆置换、泼尼松及抗血小板药物治疗患者,给予 VCR 2mg 静脉注射每周 1 次,有 4 例治疗 3～7 次后获完全缓解。

其他尚可给予环磷酰胺(CTX)2～4mg/(kg·d),或硫唑嘌呤 1～3mg/(kg·d),有助于病情的改善。

④利妥昔单抗(Rituximab):是 CD20 单克隆抗体,有报道原发性和继发性 TTP 患者,在应用血浆置换及糖皮质激素治疗无效时,静脉应用利妥昔单抗达到缓解的报道。有报道剂量为 375mg/m²,每周 1 次,应用 4～8 次。

⑤输注血小板:如血小板低于 $50×10^9$/L,有严重出血者,可输注血小板。但有许多报道指出,患者在输注血小板后引起突然死亡或减低生存率和延迟病情恢复。TTP 患者极少严重出血,故应避免输血小板。McCarthy 等对 55 例 TTP 患者分析表明,25 例接受血小板输注者中 13 例(52%)死亡,而另 30 例未接受血小板输注者中仅 2 例死亡。故血小板输注仅适用于威胁生命的出血。

⑥PGI₂:目前有人认为 PGI₂ 由血管内皮细胞产生,它有抑制血小板凝集的作用,本病患者血管内皮细胞受损,血清中 PGI₂ 水平下降,易使血小板发生凝集。对某些经常用抗血小板药、血浆置换和糖皮质激素等方法治疗不敏感患者,试用此法可能有效。治疗剂量 10～20ng/(kg·min)静脉注射,但可产生全身不良反应。

⑦静脉用丙种球蛋白:1987 年开始有静脉滴注大剂量丙种球蛋白治疗 TTP 的报道,后虽有不少报道称静脉用丙种球蛋白有效,但单独应用静脉用丙种球蛋白治疗 TTP 的少见,大都同时应用了其他疗法,因而难评价其确切的疗效,不应作为第 1 线治疗。剂量为 1g/(kg·d)左右。

(3)特殊治疗

①脾切除术:无肯定疗效。随着血浆置换疗法的应用,脾切除已不再考虑作为 TTP 的第 1 线治疗。在血浆置换治疗无效的患者,脾切除的效果至今仍然模糊不清。

②急性肾衰竭的透析治疗:腹膜透析与血液透析均可。因腹膜透析可能有助于清除 PAI-1,故宜优先选择。

10. 预后

经过血浆治疗,预后有所改观。发生终末期肾病患者预后差。

有作者观察 ADAMTS13 活性与患者的生存无明显关系,活性<10%与活性>10%患者的生存没有差别,ADAMTS13 活性<10%的患者复发率高,缓解期间的 ADAMTS13 活性与以后的复发无明显关系。

二、溶血尿毒综合征

HUS 属于血栓性微血管病的一种。可以分为典型和非典型 HUS(aHUS)以及继发性 HUS(由于药物、其他疾病等所致);典型 HUS 占 90%以上,多数是由产生 Shiga 毒素的大肠埃希菌(O157:H7)感染所致。而 aHUS 为补体介导性 TMAs。故也有人将 HUS 分为感染相关性 HUS 和补体相关性 HUS。HUS 总的发生率为每年 2.1/10 万,5 岁以下儿童最高,达 6.1/10 万,50—59 岁成人发病最低为 0.5/10 万。

近 20 余年来,由于血浆置换疗法及透析治疗的开展,HUS 的住院病死率已有显著下降。95% 以上由大肠埃希菌感染导致的典型性 HUS 可获痊愈,复发者少见。

1. 病因

尚未阐明,可能的病因如下。

(1)遗传:同一家族或兄弟姐妹同时或相继患此病的报道已非少见,目前研究已表明 aHUS 与遗传因素密切相关。有些是家族性单基因隐性遗传病,如钴胺素 C(cbIC)缺陷和二酯酰甘油激酶 ε(DGKE)突变是两个罕见的遗传型 HUS。cbIC 缺陷性 HUS,是由于钴胺素代谢缺陷(甲基丙二酸尿突变即 C 型钴胺素缺乏伴高胱氨酸尿);DGKE 变异性 HUS 是由于 DGKE 丢失导致内皮永久性激活。而更多的 aHUS 是与一些补体调节因子(H、I、B)基因变异相关。通过对大量 aHUS 患者的基因检测研究,在 27%～59%成人和 19%～52%的儿童中发现了致病性基因突变,包括补体 H 因子(CFH)、膜辅助蛋白(MCP 或 CD46)、补体因子 I(CFI),补体3(C3)、补体因子 B(CFB)基因突变,以及 CFH 与 CFH 相关蛋白 1(CFHR1)或 CFHR3 形成非等位同源重组的杂交基因变异。aHUS 病例多为散发,仅有 50% 左右带有致病性突变者发生,提示遗传背景导致患者容易患病,而非导致发病。已有研究表明 CFH,MCP 和 CFHR1 基因突变增加 HUS 的发病风险。CFH-aHUS 患者预后较差,尽管进行血浆置换等治疗,仍经常复发,最终导致终末期肾病。

(2)感染:某些地区的病例,在发病期间可分离出细菌、立克次体与病毒。典型 HUS 患者,大多合并可分泌 Shigar 毒素的大肠埃希菌感染,故又称为 Shigar 毒素相关性 HUS(StxHUS),但并非所有典型 HUS 患者都有明确的大肠埃希菌感染史。StxHUS 多数为散发,但少数地区有暴发流行。最主要的产生 Shigar 毒素的大肠埃希菌(E. coli)致病菌血清型为 O157:H7,目前发现在欧洲和北美有其他多种产 shiga 毒素的非 O157 血清型致病菌(包括 O26、O111、O121、O145、O91、O103、O104 和 O80),这些致病菌血清型引起 HUS 总和与 O157 导致者相当。除肠道感染,有较多报道肺炎链球菌感染导致 HUS,多发生在 2 岁以内儿童中,因其产生神经氨酸苷酶,而诱发 HUS(Streptococcus pneumoniae-HUS,p-HUS)。另外,某些病毒感染后,本病的发病率高,现已报道分离出多种可能与本病相关的病毒,如柯萨奇病毒 A4、B2 或 B4 型,ECHO 病毒 22 型、亚洲流感病毒、黏液病毒、EB 病毒、虫媒病毒、沙粒病毒等。

(3)其他

①HUS 常发生在妊娠中或产后,以及服用口服避孕药物的妇女中。

②尚有放疗、化疗、恶性高血压、系统性红斑狼疮、泌尿道感染、HIV 病毒感染、胸腺发育不良、转移癌等与本病伴发的情况。

(4)许多药物尤其是某些抗肿瘤药物可以引起 HUS,这些药物包括丝裂霉素 C、环孢素 A、奎宁、抵克力得、博来霉素、顺铂、氟尿嘧啶、吉西他滨、α-干扰素、氟达拉滨等。

2. 发病机制

(1)肾脏局部微血管损伤及微血栓形成:血管内皮损伤是 HUS 发病机制的中心环节。细菌、内毒素或某些药物(如丝裂霉素、奎宁、环孢素、作用于血管的肽类等)造成肾小球毛细血管内皮细胞损伤、细胞肿胀、脱落。继内皮细胞损伤、基底膜暴露、激活血小板及凝血系统,促血小板聚集物质如假性血友病因子(von Willebrand factor,vWF)等增多,使血小板在肾小球毛细血管内皮损伤处聚积。此外,患者体内出现一种异常的、巨大的、可介导血小板与损伤血管壁之间相互作用的糖蛋白-vWF 多聚体,促进微血管内血小板堆积及血栓形成。继而使纤维蛋白在损伤部位沉积,形成纤维蛋白丝网。血流中的红细胞和血小板,在流经肾毛细血管时可受到纤维蛋白网的机械冲撞而破裂,从而引起微血管性溶血性贫血和血小板减少。

由于这种微血管病和内皮细胞的肿胀,引起了肾内血循环障碍及广泛的肾内微血管的血栓栓塞,使肾小球滤过率急剧下降,重症可发生肾皮质坏死,最终导致 ARF。

(2)前列环素(prostacyclin,PGI$_2$)水平低下:PGI$_2$ 对血小板的聚积和粘连有很强的抑制作用,可以抑制血小板之间的相互作用。正常人体内的 PGI$_2$ 与促进血小板聚积的血栓素(TXA$_2$)之间保持平衡。在 HUS 患者中,由于各种原因失去此种平衡,PGI$_2$ 水平低下。可能是 HUS 患者中,缺少一种能刺激血管内皮细胞产生 PGI$_2$ 的血浆因子,或者是血循环中存在 PGI$_2$ 合成酶抑制物,从而抑制 PGI$_2$ 的产生。另外,还可能与 HUS 患者对 PGI$_2$ 降解加速有关。

(3)炎症递质释放:细菌内毒素作用,释放一些可介导内皮细胞损伤的细胞因子如肿瘤坏死因子(TNF)、自介素-6(IL-6),IL-8 及 IL-1β 等而诱发本病。

TNF 可诱导上皮细胞促凝血活性,增加 vWF 的释放而促进血栓形成。IL-6 是疾病活动性的一个标志物,与疾病的严重程度及预后有关,急性期血清及尿中均明显增高。IL-8 是一种白细胞激活剂,白细胞激活后可释放弹力蛋白酶使其与内皮细胞的黏附性增高,参与疾病发病过程并加重本病的损伤。

血小板激活因子(PAF)亦是一种炎症递质,主要由损伤的内皮细胞、血小板和血细胞释放,体外试验证明,PAF 可以诱导血小板和中性粒细胞黏附在血管内皮表面,促进血小板激活,损伤内皮细胞。在 HUS 急性期患者尿中有大量 PAF 排出,因而 PAF 必然在此病发生中起一定作用。

(4)免疫紊乱:在 HUS 急性期,发现存在免疫复合物,补体结合抗体和抗自身隐蔽内皮细胞抗原的自身抗体,而且有些患者有 C3,IgM 在肾小球沉积。目前认为,aHUS 的发病与先天性或获得性补体旁路途径调节障碍有关,旁路途径调节的失调,使人体细胞内持续补体激活而导致炎症反应及局部损伤。部分 aHUS 患者有补体调节因子(H、I、B、膜共同因子蛋白)基因突变,这些突变使补体调节发生改变,有些突变还可使 C3 转化酶活性增加,从而促进 C3 旁路激活,活化的补体成分沉积在肾小球血管内皮,与膜攻击产物(C5b-9)共同作用导致发病。

3. 病理

急性早期的典型改变,系白细胞浸润以及肾微血管广泛的纤维蛋白沉积形成纤维素性血栓,微血栓中富含纤维蛋白,很少有血小板和 vWF,内皮细胞肿胀并与基底膜分离,毛细血管腔闭塞。严重者可出现肾皮质灶状或广泛皮质坏死。急性期后,肾小球内细胞增生,毛细血管襻增厚、玻璃样变及纤维化。肾间质亦有纤维化,部分肾小管萎缩以至肾萎缩。

此外,部分患者可以累及心肌,少数累及胰腺、脑组织和肾上腺等器官。

4. 临床表现

典型 HUS 多数患者起病前有急性胃肠炎(呕吐、腹泻等)或上呼吸道感染史,继而出现本病特征性症状,多发生在 3 岁以内儿童。大约 1/2 儿童和 1/3 的成人 aHUS,发生于其他疾病过程中(包括病毒性肠胃炎,流感,接种疫苗或生产),这些疾病被称为触发事件。补体相关 HUS 在儿童和成人发生率相当。DGKE-HUS 多在 12—13 月龄之前发病。经典的临床表现为"三联征",即微血管病性贫血、血小板减少、急性肾损伤。

(1)贫血:为溶血性贫血。溶血可急剧发生,患者突发腹痛、呕吐,并出现酱油色尿;巩膜轻度黄染,肝脏中度肿大。贫血持续 1～3 周后逐渐恢复。

(2)出血:由血小板减少所致,与血小板大量消耗有关。血小板减少的程度与疾病的严重度无关。或为皮肤紫癜、鼻衄,牙龈、口腔黏膜、直肠、眼底出血,咯血,重者至出现脑出血。

(3)急性肾损伤(acute kidney injury,AKI):呈非少尿型或少尿型急性肾功能不全,少尿期可持续数日至数周。肾可触及,并有压痛。由于肾微血管损伤,患者出现肉眼血尿或镜下血尿,蛋白尿,少尿和高血压,部分患者可出现恶性高血压。

(4)其他微血管病变:可累及脑、肺、心、肝及消化道等,临床上出现相应症状。病变累及脑部微血管时,患者可出现头痛、精神症状、昏迷、痴呆、抽搐与短暂的轻瘫等,重症可致死。肺内微血管内有多数血栓,可出现胸闷、憋气、咯血、肺功能不全。心肌内微血管血栓,可致心肌梗死或缺血性心肌病,引起心力衰竭、心律失常,重者可死亡。少数会出现手指或脚趾坏疽,溃疡性-坏死性皮肤病变。

(5)cbIC 缺陷患者:学龄前病例主要表现为 HUS 和肺动脉高压。在较大儿童和青少年,当有血栓栓塞事件中经常观察到精神症状,认知障碍,共济失调和脊髓病变;而在成人中几乎只表现为肾小球疾病。较常见脑萎缩,脑白质病变和脊髓病变。

二酯酰甘油激酶 ε(DGKE)突变,是引起隐性婴幼儿 aHUS 的原因,该突变的突出表现是有足细胞功能障碍,故其临床特点是有蛋白尿。DGKE 缺陷是触发 aHUS 发生的原因,而非补体失调导致;然而新的发现表明,DGKE 与补体系统之间有相互作用。伴肾病性蛋白尿的足细胞功能障碍也可见于没有 DGKE 突变,其他基因突变或自身免疫性补体失调的 aHUS 中。此外,肾小球性蛋白尿也可能是有 aHUS 引起的,可能由于血管内皮功能障碍导致内皮损伤和血栓性异常而致。

5. 实验室检查

(1)血液检查:血常规可见血红蛋白降低,一般降至 70～90g/L,重者低达 30g/L;白细胞高达(20～30)×10⁹/L,它与病情严重程度及预后相关;大多数患者血小板明显减少,其寿命缩短至 1.5～5d。末梢血网织红细胞可达 6%～19%,最高达 80%。外周血片见大量红细胞碎片及毛边细胞、小球形皱缩状细胞和多染性红细胞。红细胞寿命缩短,平均为 72h。有少数患者微血管病变仅限于肾,周围血片检查无破碎红细胞。抗人球蛋白(Coombs)试验,除在少数患者(如继发于 SLE

的患者部分可呈阳性)外,绝大多数患者呈阴性。血中游离血红蛋白明显增多,肉眼即可见患者的血清呈棕色,其程度与贫血程度相平行。结合珠蛋白减少或缺如。

(2)尿液检查:尿量减少,24h<400ml(或 1h 尿量<17ml)。尿中可见血红蛋白、含铁血黄素和大量清蛋白。镜检可见红细胞碎片、白细胞和管型。

(3)粪便检查:对于典型的伴有腹泻的 HUS 患者,用免疫磁分离技术(immunomagenetic separation)分离大肠埃希菌 O157 菌株与细菌培养相比是一种方便快捷的方法,且能为某些患者提供有关的病因。

(4)生化检查:胆红素可轻度增高,一般不超过 34~51μmol/L(2~3mg/dl);血清乳酸脱氢酶(LDH)及转氨酶水平增高;血清总蛋白及清蛋白水平下降。血尿素氮(BUN)、血清肌酐(Scr)水平呈进行性增高。可有低钠血症、高钾血症、高磷血症、低钙血症及代谢性酸中毒。由于大量红细胞破坏导致血尿酸升高。

(5)凝血功能检查:少数凝血酶原时间延长、凝血因子降低、纤维蛋白降解产物(FDP)增高,但极少有弥散性血管内凝血(DIC)。血浆中纤维蛋白原及因子Ⅴ、Ⅷ往往正常或增加。

(6)骨髓检查:红系-巨核细胞系代偿性增生,巨核细胞正常,但数量增多。

(7)补体相关实验室检测:包括血清 C3、C4、CFH 和 CFI,膜辅因子蛋白(MCP或 CD46)以及抗-CFH 抗体。血清补体 C3 和(或)C4 均可有暂时性降低。MCP是一种膜结合蛋白,其缺乏可通过对周围血单核细胞进行细胞流式细胞术分析而检测出来。

有条件的单位,对初步诊断为 aHUS 的患者,可在开始治疗的同时,对补体基因和补体因子进行检测分析。

家族性隐性遗传病 aHUS,可由致病性单基因突变导致(如 cbIC 缺陷和DGEK 缺陷),通过基因检测可以确定。

对 aHUS 患者补体旁路途径因子的基因检测已经发现多种基因变异:补体 H因子(CFH),膜辅因子蛋白(MCP 或 CD46),补体因子 I(CFI),C3,补体 B 因子(CFB),CFH-相关蛋白 1(CFHR1)等基因变异增加了疾病发生的危险。致病性基因变异包括无义或错义突变、小或大规模缺失、剪接位点改变和复杂的重组。但在体内检测到致病补体成分基因突变,仅提示基因背景使患者容易患病而非直接引起疾病。因在有些患者的健康父母之一也存在同样突变而未患病。

6. 诊断

患者有典型的"三联征"表现,有微血管病性溶血性贫血、血小板减少,同时合并有脏器损伤,主要累及肾(AKI)及脑,尤其是儿童患者,应考虑本病。需要排除其他可能引起相似临床表现的其他疾病。

7. 鉴别诊断

(1)血栓性血小板减少性紫癜:血栓性血小板减少性紫癜患者,常有发热及中枢神经系统症状,肾损害较轻,且主要发生于成人,目前认为此两种疾病是同一种疾病,且有相同的发病机制。

(2)肾静脉血栓形成:可有肾功能损害,血小板减少,也可有微血管病性溶血性贫血。但大多数可有原发病存在,如肾病综合征(尤其是膜性肾病)。常在原发病基础上突然出现腹痛、大量蛋白尿,无血红蛋白尿,肾功能急骤恶化。血管造影可以见到肾静脉内充盈缺损。

(3)其他原因引起的 AKI:如急性链球菌感染后肾小球肾炎,可有呼吸道感染的前驱症状,但无溶血性贫血及血小板减少,急性期血清中补体 C3 大多降低。另外,如狼疮性肾炎引起的 AKI,少数虽然也可以伴有血小板减少,但无溶血性贫血,血清中补体 C3 降低,抗核抗体阳性等可与本症鉴别。

(4)各种原因引起的溶血性贫血:如自身免疫性溶血性贫血、Even 综合征,亦可合并血小板减少,但其非机械性溶血,无破碎红细胞增多之现象。

8. 治疗

本病无特效治疗,对于典型 HUS,主要是支持治疗。目前有以下治疗可供选择。

(1)一般治疗:一旦确诊,及早予以积极对症支持治疗。该治疗可使急性期病死率从 1970 年的 30% 降至目前的 5% 以下。充分重视水盐代谢紊乱的处理,患者由于腹泻、呕吐、脱水,必须补液治疗,早期补液可以减少中枢神经受累、透析、住院时间,以及肾及肾外长期后遗症。但由于少尿,补液量应限制于不显性失水量加前日尿量。由于 HUS 患者存在高分解状态,所以应重视加强营养支持,避免负氮平衡,可使用糖类和必需氨基酸制剂[如肾必需氨基酸、复方 α-酮酸(开同)等]。一旦呕吐、腹泻停止,肠道营养应重新开始。当患者开始规律透析后,不必再给予氨基酸为主的饮食。有时存在严重的持续性结肠炎、肠缺血时,应采用全肠道外营养。如果血红蛋白低于 60g/L,应输注红细胞悬液,纠正贫血。同时存在高血压者,则需用药物控制血压。

(2)原发病治疗:针对病因治疗。对于感染的患者,可给予抗生素治疗。对于大肠埃希菌 O157 菌株导致的肠胃炎是否应用抗生素,长期以来一直存在争论,认为抗生素的应用导致细菌膜损伤可能更利于 Shiga 毒素的释放,从而增加 HUS 发生的风险。已有体外试验证实阿奇霉素可减少 Shiga 毒素从细菌中释放,动物实验也发现它减少典型 HUS 的死亡率,而在德国 2011 年典型 HUS 暴发中观察到,在携带有 O104 的患者中应用阿奇霉素并没有诱发 HUS,提示阿奇霉素可能对于平衡其危险性有益,相关的临床试验正在进行中。

cbIC 缺陷的大多数患者,肠外给予羟钴胺素,联合口服赖氨酸、叶酸、肉碱和少量蛋氨酸治疗,可显著改善生化和临床症状。治疗较晚或未治疗患者则预后不良。

（3）药物治疗：目前针对典型 HUS 的随机研究均未发现抗血栓及抗纤维蛋白溶解治疗、Shiga 毒素结合剂、血浆输注等对患者有益，而血浆置换在典型 HUS 患者中的治疗效果也并不比单纯支持治疗更有益。

①免疫抑制治疗和丙种球蛋白：少数 aHUS（6%～10%）患者体内有抗-CFH 抗体，应用糖皮质激素及免疫抑制药，可以抑制补体活化、阻止膜攻击复合物的生成，从而减少内皮损伤。一旦确诊，如果没有糖皮质激素应用的禁忌证，可以和血浆置换同时应用。如激素冲击、环磷酰胺或利妥昔单抗等，抗-CFH 抗体水平下降后，可换成泼尼松及吗替麦考酚酯维持治疗。也可以给予大剂量丙种球蛋白冲击治疗。

②维生素 E：通过抑制环氧化酶和脂氧化酶的活性而不影响 PG 代谢，可防止脂质过氧化，提高 PGI_2，从而抑制血小板聚集，剂量 $1.0g/(m^2 \cdot d)$，未见不良反应。

③抗凝药及与血小板解聚药：可给予肝素 2mg/kg 静脉滴注，及双嘧达莫 1mg/kg，有作者报道有效，但缺乏严格的对照，疗效不肯定。因为在诊断 HUS 后，再给予肝素已为时过晚，大量块状纤维蛋白沉积造成的缺血性损害已发生，纤维蛋白的继续沉积又无实验室证据，全身肝素化有威胁生命的危险。目前已不用肝素进行治疗。另可给予阿司匹林 325～1300mg/d 口服，可能对本病有帮助。

④PGI_2：早期治疗（即尚未出现少尿时）可能有效。目的是补充 HUS 中 PGI_2 的不足，以改善血小板聚集。剂量为 4～25ng/(kg·min)，初始剂量以 2ng/(kg·min)，静脉滴注，渐增至 5～25ng/(kg·min)，维持 8～12d，对部分患者有效。因 PGI_2 是一种强有力的血管扩张药，故在剂量较大如 >50ng/(kg·min) 时可出现低血压及心动过缓，减慢速度后症状缓解。因 PGI_2 在体内半衰期短，药效的个体差异大。

⑤去纤维蛋白多核苷酸（defibrotide）的应用：它是由哺乳类器官提取的多聚脱氧核苷酸，能增加 PGI_2 和 PGE_2 的产生，还可减少组织因子的产生和增加组织因子途径抑制物产生，促进纤维蛋白的溶解和抗血栓作用，且不表现出肝素样活性；而且可保护因肿瘤坏死因子 α 和氟达拉滨导致的内皮细胞损伤。在骨髓移植后继发性 HUS/TTP 患者中取得了较好的效果。剂量为 10mg/(kg·d)，静脉输入，持续 9～21d。所有患者纤维蛋白降解产物（FDP）迅速下降及血小板升高，肾功能恢复，高血压及神经系统损害得到改善，未见不良反应。

（4）依库珠单抗（Eculizumab）：是一种补体抑制物，高亲和力地与补体 C5 结合，阻止促炎因子 C5a 和膜攻击复合物 C5b-9 的合成。用于治疗阵发性睡眠性血红蛋白尿及 aHUS，在 aHUS 确诊后尽早使用该药，可有效改善临床症状，减少 TMA 事件，使血小板增高，降低 LDH，减少透析而改善生存质量，最近的一项 Meta 分析表明，该药的应用使患者的病死率下降。用法为 600mg 每 3 周 1 次，由于其价格昂贵,限制了它的临床应用,对于其治疗疗程仍缺乏研究及指南。目前只有小样本研究,提示 aHUS 伴有严重的并发症(包括心脏及脑)的患者,应用依库珠单抗可迅速改善症状,故对那些有威胁生命并发症且对支持治疗无反应的患者,短期应用依库珠单抗和免疫吸附治疗可能是比较合适的治疗方案。

(5)血浆疗法

①输入血浆:冷冻新鲜血浆可补充血浆中缺乏的抑制血小板聚集因子,可使病情缓解,初始量 30～40ml/kg,以后改为 15～20ml/kg。可能对成人患者及伴神经系统症状者有效。

②血浆置换(plasma exchang,PE):StxHUS 属于 PE 治疗的Ⅳ类指征,即不是 PE 治疗的强指征,推荐在有严重肾和脑损伤的患者中应用 PE。有作者观察到这类患者有限次数的 PE(3～5 次)比长时间接受 PE 者预后好。非典型 HUS(如 p-HUS,aHUS 等)属血浆置换治疗的Ⅰ类指征性疾病,一旦确诊就应施行该治疗。PE 可以清除变异的补体蛋白、导致内皮损伤的细胞因子及 CFH 的抗体,清除细菌产生的神经氨酸苷酶。并可去除血浆中合成 PGI_2 的抑制物,同时通过应用含正常人血浆的置换液补充正常外源性补体成分。

(6)肾衰竭的治疗

①透析治疗:目前大多数观点认为 HUS 透析指征应放宽。提倡尽早行透析治疗,因早期透析可明显改善急性期症状,降低病死率。对于血小板计数极低、出血倾向明显的患者可以选择腹膜透析(CAPD)治疗,因能避免全身肝素化使出血加重,对血流动力学、心血管系统影响小,患者可较好地耐受,特别适宜于小儿、婴幼儿。

②肾移植:部分患者,尤其已进入慢性肾衰竭者,可考虑肾移植,但移植肾可再获本病。aHUS 和(或)成人 HUS 患者接受活体供肾应慎重,因为复发率高,移植肾 2 年存活率仅为 35%。补体 H 因子变异引起的 aHUS,由于经常复发,不适宜做肾移植,由于 H 因子在肝合成,故推荐进行肝肾联合移植。

移植后 HUS 复发的最大风险(＞90%)是 CFH,C3 和 CFB 基因变异导致的遗传性相关性 HUS。StxHUS 患者无论供肾来源或是否接受环孢霉素 A 治疗,移植肾复发均少见。移植后应预防性使用抗血小板聚集药,避免使用环孢菌素。

9. 预后

2000 年后,60 岁以上 StxHUS 患者死亡率最高,其总死亡率为 5%～10%;而在儿童患者早期死亡率已降至 1.4%～2.9%;儿童患者进展至 ESRD 的比例为 1.4%,发病 5 年后遗留肾(CKD1～2 期,高血压)或脑部后遗症的比例分别为 30% 和 4%。短期和长期预后不良的危险因素,包括白细胞计数增高、血液黏稠、需要透析和持续长时间需要透析。aHUS 死亡率较高,有报道达 25%,且 1 年内 ESRD 发生率高。

在有 eculizumab 之前,3～5 年随访表明儿童 aHUS 死亡率高于成人(分别为 8％～14％ 和 2％～4％),相反,成人患者 ESRD 发生率较儿童高。成人患者,无论有无补体变异,其预后都是相似的,均较差。CFH-HUS 在成人和儿童均预后最差。伴 MCP 变异的儿童患者,尽管反复复发仍保持相对较好的预后(中位随访 17.8 年,25％进入 ESRD)。尽管儿童与成人在第 1 年的复发率相似(大约 30％),在随后的年份里,由于儿童伴有 MCP 变异者复发频率高,所以儿童复发率高于成人(分别为大约 50％ 和 20％)。DGKE-HUS 患者常在 20－25 岁时进展至严重 CKD 和 ESRD。免疫抑制药的应用大大提高了有抗-CFH 抗体的 HUS 患者肾存活率,并减少了其复发风险。

(曾红兵 孙世澜)

参 考 文 献

[1] Coppo P,Veyradier A. Thrombotic microangiopathies:towards a pathophysiology-based classification[J]. Cardiovasc Hematol Disord Drug Targets,2009,9(1):36-50.

[2] Lhotta K,Janecke AR,Scheiring J,et al. A large family with a gain-of-function mutation of complement C3 predisposing to atypical hemolytic uremic syndrome,microhematuria,hypertension and chronic renal failure[J]. Clin J Am Soc Nephrol,2009,4(8):1356-1362.

[3] Fischer S,Huemer M,Baumgartner M,et al. Clinical presentation and outcome in a series of 88 patients with the cblC defect[J]. J Inherit Metab Dis,2014,37:831-840.

[4] Huemer M,Scholl-Burgi S,Hadaya K,et al. Three new cases of late-onset cblC defect and review of the literature illustrating when to consider inborn errors of metabolism beyond infancy[J]. Orphanet J Rare Dis,2014,9:161.

[5] Lemaire M,Fremeaux-Bacchi V,Schaefer F,et al. Recessive mutations in DGKE cause atypical hemolytic-uremic syndrome[J]. Nat Genet,2013,45:531-536.

[6] Fremeaux-Bacchi V,Fakhouri F,Garnier A,et al. Genetics and outcome of atypical hemolytic uremic syndrome:a nationwide French series comparing children and adults[J]. Clin J Am Soc Nephrol,2013,8:554-562.

[7] Noris M,Caprioli J,Bresin E,et al. Relative role of genetic complement abnormalities in sporadic and familial aHUS and their impact on clinical phenotype[J]. Clin J Am Soc Nephrol,2010,5:1844-59.

[8] Frank C,Werber D,Cramer JP,et al. Epidemic profile of Shiga-toxin-producing Escherichia coli O104:H4 outbreak in Germany[J]. N Engl J Med,2011,365:1771-1780.

[9] Buchholz U,Bernard H,Werber D,et al. German outbreak of Escherichia coli O104:H4 associated with sprouts[J]. N Engl J Med,2011,365:1763-1770.

[10] Gould LH,Mody RK,Ong KL,et al. Increased recognition of non-O157 Shiga toxin-producing Escherichia coli infections in the United States during 2000-2010:epidemiologic features and comparison with E. coli O157 infections[J]. Foodborne Pathog Dis,2013,10:453-

460.

［11］ Agger M,Scheutz F,Villumsen S,et al. Antibiotic treatment of verocytotoxin-producing Escherichia coli(VTEC)infection:a systematic review and a proposal[J]. J Antimicrob Chemother,2015,70:2440-2446.

［12］ Nitschke M,Sayk F,Hartel C,et al. Association between azithromycin therapy and duration of bacterial shedding among patients with Shiga toxin-producing enteroaggregative Escherichia coli O104:H4[J]. JAMA,2012,307:1046-1052.

［13］ Brandt J,Wong C,Mihm S,et al. Invasive pneumococcal disease and hemolytic uremic syndrome[J]. Pediatrics,2002,110(2 Pt 1):371-376.

［14］ López Rubio ME,Rodado Martínez R,Illescas ML,et al. Gemcitabine-induced hemolytic-uremic syndrome treated with eculizumab or plasmapheresis:two case reports[J]. Clin Nephrol,2017,87(2):100-106.

［15］ Facchini L,Lucchesi M,Stival A,et al. Role of eculizumab in a pediatric refractory gemcitabine-induced thrombotic microangiopathy:a case report[J]. J Med Case Reports,2017,11 (1):209-214.

［16］ Noris M,Caprioli J,Bresin E,et al. Relative role of genetic complement abnormalities in sporadic and familial aHUS and their impact on clinical phenotype[J]. Clin J Am Soc Nephrol,2010,5(10):1844-1859.

［17］ Bienaime F,Dragon-Durey MA,Regnier CH,et al. Mutations in components of complement influence the outcome of Factor I-associated atypical hemolytic uremic syndrome[J]. Kidney Int,2010,77(4):339-349.

［18］ Aziz MT,Kakadiya PP,Kush SM,et al. Defibrotide:An Oligonucleotide for Sinusoidal Obstruction Syndrome[J]. Ann Pharmacother,2018,52(2):166-174.

［19］ Corti P,Uderzo C,Tagliabue A,et al. Defibrotide as a promising treatment for thrombotic thrombocytopenic purpura in patients undergoing bone marrow transplantation[J]. Bone Marrow Transplant,2002,29:542-543.

［20］ Rathbone J,Kaltenthaler E,Richards A,et al. A systematic review of eculizumab for atypical haemolytic uraemic syndrome[J]. BMJ Open,2013,3:e003573.

［21］ Ubago Perez R,Castillo Muñoz M,Galván Banqueri M,et al. :DI-072 efficacy of eculizumab in adult patients with atypical hemolytic uremic syndrome resistant to plasma treatment [J]. Eur J Hosp Pharm,2014,21:A99.

［22］ Schmidtko J,Peine S,El-Housseini Y,et al. Treatment of atypical hemolytic uremic syndrome and thrombotic microangiopathies:a focus on eculizumab[J]. Am J Kidney Dis,2013,61:289-299.

［23］ Hisano M,Ashida A,Nakano E,et al. Autoimmune-type atypical hemolytic uremic syndrome treated with eculizumab as first-line therapy[J]. Pediatr Int,2015,57:313-317.

［24］ Noone D,Waters A,Pluthero FG,et al. Successful treatment of DEAP-HUS with eculizumab[J]. Pediatr Nephrol,2014,29:841-851.

［25］ Green H,Harari E,Davidovits M,et al. Atypical HUS due to factor H antibodies in an adult patient successfully treated with eculizumab[J]. Ren Fail,2014,36:1119-1121.

[26] Diamante Chiodini B,Davin JC,Corazza F,et al. Eculizumab in anti-factor h antibodies associated with atypical hemolytic uremic syndrome[J]. Pediatrics,2014,133:e1764-1768.

[27] Ebrahem R,Kadhem S,Truong Q. Treatment of Atypical Hemolytic-Uremic Syndrome in the Era of Eculizumab[J]. Cureus,2017,9(3):e1111.

[28] Krishnappa V,Gupta M,Elrifai M,et al. Atypical Hemolytic Uremic Syndrome:A Meta-Analysis of Case Reports Confirms the Prevalence of Genetic Mutations and the Shift of Treatment Regimens[J]. Ther Apher Dial,2018,22(2):178-188.

[29] Menne J,Nitschke M,Stingele R,et al. Validation of treatment strategies for enterohaemorrhagic Escherichia coli O104:H4 induced haemolytic uraemic syndrome:case-control study [J]. BMJ,2012,345:e4565.

[30] Majowicz SE,Scallan E,Jones-Bitton A,et al. Global incidence of human Shiga toxin-producing Escherichia coli infections and deaths:a systematic review and knowledge synthesis [J]. Foodborne Pathog Dis,2014,11(6):447-455.

[31] Nester CM,Barbour T,de Cordoba SR,et al. Atypical aHUS:state of the art[J]. Mol Immunol,2015,67(1):31-42.

第 34 章

多发性骨髓瘤

一、概述

多发性骨髓瘤(multiple myeloma,MM)是一种以浆细胞肿瘤性增殖并产生单克隆免疫球蛋白为特征的恶性肿瘤性疾病。骨髓内异常增生的浆细胞可产生大量异常单克隆免疫球蛋白,导致广泛性溶骨性骨质破坏、贫血、免疫功能异常及肾损害。当出现以下一种或多种临床表现时应疑诊 MM:①骨痛伴影像学检查提示溶骨性病变;②血清总蛋白水平升高和(或)尿液或血清中存在单克隆蛋白;③伴恶性肿瘤的全身性体征或症状;④高钙血症;⑤急性肾衰竭伴尿液分析无明显异常,或轻链型淀粉样变性导致的肾病综合征。

二、MM 流行病学

从 20 世纪 40 年代至 21 世纪早期,MM 的发病率保持较稳定的水平。在美国,MM 占所有癌症的 1‰～2‰,在血液系统恶性肿瘤中占比稍高于 17%。欧美地区人群 MM 的年发病率较为接近,为 4～5/10 万,全世界每年约 154 000 例 MM 病例死亡。黑人的发病率是白人的 2～3 倍,而墨西哥人和亚洲人发病风险较低。男性 MM 略多于女性(约 1.4∶1),年长成年人为主,诊断中位年龄为 66 岁,50 岁以下患者仅占 10%,40 岁以下患者仅占 2%。随体重指数(BMI)的增大 MM 的发生风险也增高。小部分 MM 病例呈家族性,一级亲属患 MM 的人群发生 MM 的风险约增至 3.7 倍。

三、临床表现

大多数 MM 患者临床表现与浆细胞浸润骨骼或其他脏器相关,或与过量轻链所致肾损害相关,约有半数的 MM 患者在疾病诊断时即出现了肾脏累及,并且肾功能衰竭被认为是 MM 发病率及死亡率上升的独立预测因素。

73% 的 MM 患者在被诊断时有正细胞正色素性贫血(血红蛋白≤12g/dl),通常有面色苍白、肢体乏力等症状。贫血可能与骨髓内瘤细胞增殖和肾损害有关,和(或)在有大量 M 蛋白的情况下可由血液稀释引起。60% 的患者在诊断时存在骨痛。疼痛常由运动诱发,表现为胸部和背部骨痛,而四肢骨痛较少,伴夜间痛,改变体位时有缓解。肋骨浆细胞瘤时,患者可表现为肋骨膨胀性病变或软组织肿块。病程长患者可因椎骨压缩性骨折而出现身高缩短。

肾衰竭可能是 MM 的首发表现,近 50% 患者在诊断时血清肌酐浓度较高。轻链管型肾病(也称骨髓瘤肾病)和高钙血症是导致 MM 患者肾功能不全的两个主要原因,前者常见于分泌轻链的 MM 类型。MM 患者发生肾衰竭的其他原因有合并轻链(AL 型)淀粉样变性、轻链沉积病及药物性肾损伤。MM 患者出现无其他诱因的肾衰竭伴有游离轻链(free light chain,FLC)水平较高(通常 > 1500mg/L),则可推定诊断为轻链管型肾病,伴 FLC 血清水平小于 500mg/L 时疑似,则建议行肾活检明确诊断。

28% 的 MM 患者在诊断时有高钙血症,其中 13% 的患者可能需要紧急治疗。血清钙水平升高可能是由于单克隆蛋白与钙结合所致。如果患者血清钙升高但无临床症状时,则应测量离子钙的水平。

其他不常见的 MM 临床表现包括约 5% 的 MM 患者出现剧烈背痛伴下肢无力或感觉异常,或者膀胱或肠道的功能障碍或失禁,重者可出现截瘫。MRI 或 CT 常可见椎体骨折导致脊髓压迫表现。颅内浆细胞瘤罕见,几乎都由颅骨骨髓瘤病变或斜坡/颅底浆细胞瘤扩展而来,提示预后不良。此外,由于 MM 患者淋巴细胞功能受损、浆细胞功能抑制以及低丙种球蛋白血症,发生感染的风险增加。

四、实验室检查

血清蛋白电泳(serum protein electrophoresis,SPEP)和(或)24h 尿的尿蛋白电泳(urine protein electrophoresis,UPEP)联合血清和尿液的免疫固定检测,可检出特征性的一种由恶性浆细胞生成和分泌的单克隆蛋白(M 蛋白)。M 蛋白通常在光密度计扫描中显示为 γ、β 或 α_2 区的单个尖样窄峰,或者在琼脂糖凝胶上呈现出一条致密、不连续的条带。少数情况下,患者存在 2 种 M 蛋白。免疫固定可进一步区分 M 蛋白的分型。常见 M 蛋白免疫类型有 IgG(52%)、IgA(21%)、κ 或 λ 轻链(16%,主要的轻链为 κ 轻链,它是 λ 轻链的 2 倍)、IgD(2%)、双克隆(2%)、IgM(0.5%)。

骨髓检查:MM 骨髓受累常呈局灶性而非弥散性,部分患者需要几个部位进行抽吸/活检,也可以通过 MRI 或 PET/CT 探查局灶病变部位引导活检,以提高检查成功率。一般来说,96% 的患者中浆细胞在全部有核细胞内占比大于 10%。有研究显示,MM 患者浆细胞比例从低于 5% 到近乎 100% 不等,中位值为 50%。免疫表型骨髓中正常的 κ/λ 比值是 2:1。比值超过 4:1 定义为 κ 链单克隆,小于 1:2 定义为 λ 链单克隆。MM 瘤细胞免疫表型类似正常浆细胞,表达 CD79a、VS38c、CD138 和 CD38。

　　染色体易位的荧光原位杂交(FISH)结果可用于 MM 患者危险分层:FISH 检测显示 t(4;14)、t(14;16)、t(14;20)、del17p13 或 gain1q 染色体异常的、乳酸脱氢酶(LDH)升高至正常上限 2 倍及以上的有原发性浆细胞白血病特征的患者为高危患者;无任何高危细胞遗传学异常或特征、包括三体、t(11;14)及 t(6;14)的患者为标危患者。

　　MM 患者的尿液检查结果判读必须谨慎。试纸尿干化学检测主要检测清蛋白而不是轻链,轻链可通过磺基水杨酸或 24h 尿的电泳和免疫固定进行检测。MM管型肾病患者出现肾功能不全,但 MM 患者肾脏受累也可由淀粉样变性或轻链沉积病引起。骨髓瘤管型肾病时,由于远曲小管和集合管内存在大块蜡状的沉积管型,尿沉渣常可见特征性的由沉淀的单克隆轻链构成的管型。但试纸尿干化学检测常显示蛋白阴性(漏出为本周氏蛋白而非清蛋白)。而 MM 患者出现 AL 型淀粉样变性和轻链沉积病时,试纸尿干化学检测通常显示蛋白强阳性,此时本周蛋白极少。

　　游离轻链检测(FLC)可测量血清中未与重链结合的 κ 和 λ 免疫球蛋白轻链。正常 FLC 的 κ/λ 比值为 0.26~1.65。大约 90% 的 MM 患者可出现 FLC 比值异常。无其他症状的 MM 患者,如果 FLC 之比≥100,未来 2 年进展为终末器官损害的风险高达 70%~80%。若 FLC 绝对值也升高到≥100mg/dl(1000mg/L),未来 2 年内进展的风险将增至 93%。

　　外周血涂片中最常见的发现是红细胞缗钱状形成(>50%)、白细胞减少(20%)和血小板减少(5%),极少见到单克隆浆细胞。循环中的单克隆浆细胞可通过基于玻片的免疫荧光测定、双色免疫测定技术(ELISPOT)或 $CD38^+/CD45^-$ 流式细胞仪检测。

五、影像学检查

　　影像学检查是 MM 患者评估的关键手段,MM 患者的全身骨骼检查包括:胸部后前位;颈椎、胸椎、腰椎、肱骨和股骨的前后位和侧位;颅骨的前后位和侧位;骨盆的前后位。除此以外,有症状的部位也需要接受检查。目前认为,横断面检查技术如 MRI 和 CT 等敏感度高,优于普通 X 线检查。全身低剂量 CT 检查可用于评估 MM 的骨受累,具有快速、便利、相对敏感且花费相对较少,经常是首选的检查方法。在无禁忌证时 MRI 检测骨髓局灶性病变的敏感度高于 CT 和 PET/CT,且无辐射暴露。与低剂量 CT 相比,PET/CT 检测髓外病变的敏感度更高,但辐射暴露和花费也更多。

　　近 80% 的 MM 患者诊断时可见有穿凿样溶骨性病变、弥散性骨质减少或骨折。近 60% 的患者出现局灶性溶骨性病变,20% 的患者有骨质疏松、病理性骨折及脊柱压缩性骨折。最常受累部位包括造血活跃的区域,如椎体、颅骨、胸廓、骨盆及近端肱骨和股骨。

六、诊断

目前 MM 的诊断标准主要依据国际骨髓瘤工作组提出的诊断 MM 的标准,强调终末器官损伤对诊断的重要性。

诊断 MM 要求满足以下标准:

克隆性骨髓浆细胞≥10%或活检证实骨/软组织浆细胞瘤。

细胞克隆性应通过证实 κ/λ 轻链来确定,方法包括流式细胞计、免疫组化或免疫荧光检测。如有可能,应通过空芯针穿刺活检样本来估算骨髓浆细胞比例。因为骨髓受累一般是局灶性而非弥散性的,所以大约.4%的患者中骨髓浆细胞比例可能小于 10%。这类患者应考虑复查骨髓活检。

上述标准+下列条件之一:

存在与浆细胞增殖性疾病相关的器官或组织损害(常以首字母缩写 CRAB 帮助记忆)表现包括:血浆钙水平(calcium level)升高、肾功能不全(renal insufficiency)、贫血(anemia)和骨损害(bone lesions)。

冒烟型 MM(smoldering multiple myeloma,SMM)的定义,必须满足以下两个标准:

①血清单克隆蛋白(IgG 或 IgA)≥30g/L 或尿单克隆蛋白≥500mg/24h 和(或)克隆骨髓浆细胞比例 10%～60%;②没有骨髓瘤定义事件或淀粉样变性。

未确定意义的单克隆丙种球蛋白病(monoclonal gammopathy of undetermined significance,MGUS)的定义,必须满足所有三个标准:

①血清单克隆蛋白＜30 g/L;②骨髓浆细胞＜10%;③没有骨髓瘤定义事件或淀粉样变性(或 IgM MGUS 病例中的 Waldenström 巨球蛋白血症)。

七、治疗

1. 内科治疗

首先要明确患者的诊断,区分 MM 和癌前阶段(MGUS 和 SMM),辨病施治。推荐所有确诊 MM 患者立即开始接受治疗(Grade 1B)。对 SMM 患者在疾病出现进展后再化疗(Grade 1B),基础浆细胞疾病引起终末器官损伤或有代表骨髓瘤的其他生物标志物异常时需接受治疗。

自体造血干细胞移植(HCT)与其他方案比较能够延长无事件生存期和总生存期,建议对所有 MM 患者进行 HCT 评估。符合条件者可按流程直接进行自体HCT(早期移植方案),或者是继续内科治疗直到首次复发时再行自体 HCT(延迟移植方案)。

三药联合方案是大多数 MM 患者的主要初始治疗方式,包括硼替佐米＋来那

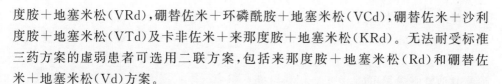

度胺＋地塞米松（VRd），硼替佐米＋环磷酰胺＋地塞米松（VCd），硼替佐米＋沙利度胺＋地塞米松（VTd）及卡非佐米＋来那度胺＋地塞米松（KRd）。无法耐受标准三药方案的虚弱患者可选用二联方案，包括来那度胺＋地塞米松（Rd）和硼替佐米＋地塞米松（Vd）方案。

（1）标危 MM 的治疗：符合 HCT 条件的标危 MM 患者在干细胞采集前接受3～4 个月的三联治疗方案，干细胞采集后推荐选择早期或延迟自体 HCT。不符合 HCT 条件的患者，作者使用以硼替佐米为基础的三联方案治疗 8～12 个周期，然后再使用以来那度胺为基础的维持治疗。

（2）高危 MM 的治疗：往往对所有常规治疗选择的反应均较差，推荐参加新型治疗的临床试验。符合 HCT 条件的移植患者，建议采用三联方案为基础的诱导治疗，行早期自体 HCT，并使用蛋白酶体抑制药为基础的维持治疗（Grade 2C）。不符合移植条件的患者使用 8～12 个周期三联方案为基础的诱导治疗，然后使用蛋白酶体抑制药为基础的维持治疗。

MM 患者常出现急性肾损伤（acute kidney injury，AKI）或亚急性肾损伤的并发症，常见的原因包括轻链管型肾病、高钙血症、肾毒性药物（造影剂、非甾体类抗炎药的使用）、高黏滞血症或严重高尿酸血症等，除了必要时进行血液透析治疗外，需要寻找病因及时特异性处理。怀疑轻链管型肾病的患者，停用所有可能具有肾毒性的药物，包括 NSAID、血管紧张素转换酶抑制药（angiotensin-converting enzyme inhibitor，ACEI）和血管紧张素受体阻滞药（angiotensin receptor blocker，ARB）。避免使用放射造影剂，积极纠正高钙血症。积极水化治疗，降低肾小管腔内的轻链浓度以及减少轻链沉淀。在排除禁忌证（如心力衰竭或持续性少尿或无尿 AKI）前提下给予静脉或口服液体治疗，使每日尿量达到 3L 左右。容量不足时给予等张液体进行初始容量治疗，不存在容量不足或容量不足纠正后，以 150ml/h 的起始速率给予 1/2 等张盐水，并调节速率以维持尿量为 100～150ml/h（约3L/d），血容量过多者可使用襻利尿药。

应尽快接受三药联合方案（如 VCd 方案）以减少轻链的生产。与无 AKI 的MM 患者常规给药方案（1 周 1 次）不同，合并 AKI 者第 1 个给药周期，硼替佐米通常 21 日为一个给药周期（在第 1、4、8 和 11 日给药 1.3 mg/m²，然后停药 10 日），地塞米松则在第 1～4 日、第 8 日和第 15 日给药 40mg/d。从第 2 个周期开始，这些药物的给药方案与无 AKI 的 MM 患者相同。AKI 患者通常避免使用来那度胺，除非其他治疗方案无效。一旦病情稳定，各期合并肾脏病 MM 患者均可考虑自体 HCT。

2. 血浆净化疗法

血浆净化技术用于 MM 患者的治疗，常见于患者并发管型肾病时和（或）发生AKI 时。血液净化技术可将体外清除血清游离轻链（serum free light chain，

SFLC)的方法作为配合三联疗法抑制 SFLC 产生的辅助治疗,常用的技术有血浆置换(PEX)和高截留量透析(High Cut-Off Hemodialysis,HCO-HD)。对进行充分抑制并去除 SFLC 但治疗仍然无效的 MM 患者,建议进行肾活检以进一步鉴别诊断其他肾脏受累可能。

(1)常规血液净化治疗:常规血液透析无法去除 SFLC,其应用于 MM 患者的治疗与普通患者适应证类似,例如出现液体超负荷、高钾血症、AKI 内环境紊乱以及尿毒症等情况下进行透析治疗。急性的 AKI 患者优选血液透析,慢性的尿毒症/终末期肾病(end-stage renal disease,ESRD)患者,也可选腹膜透析。

(2)体外去除轻链的血浆净化治疗:体外去除轻链的血浆净化主要包括高截留量透析和血浆置换技术。

①高截留量透析(HCO-HD):HCO-HD 的关键技术部件是所用的高截留量透析器,该透析器的孔径明显大于普通透析器及高通量透析器,允许 $25\sim50kDa$ 的蛋白通过,可有效去除 SFLC。体外去除游离轻链对合并 AKI 的 MM 患者的益处仍有争议,但可能降低患者对透析的依赖性。体外方法去除 SFLC 技术的实施,仍应联用含硼替佐米和地塞米松的化疗方案来降低轻链生成速率。

HCO-HD 前需全面评估患者,及时纠正脱水、高钙血症等异常状态,确定中性粒细胞计数为 $1.0\times10^9/L$ 以上,血小板计数在 $70\times10^9/L$。治疗前患者接受 4d 口服 40 mg/d 的地塞米松或 400 mg/d 静脉注射甲泼尼龙。随后患者接受 21d 化疗周期的硼替佐米(第 1、4、8 和 11 天为 $1.3 mg/m^2$)和地塞米松(第 $1\sim2$ 天、第 $4\sim5$ 天、第 $8\sim9$ 天和第 $11\sim12$ 天为 20 mg)。在第一个化疗周期后,年龄超过 70 岁的患者继续接受 28d 的硼替佐米治疗(每周 $1.3 mg/m^2$)和地塞米松。硼替佐米透析日在血浆净化治疗后静脉给予。

如果患者出现高钾血症、代谢性酸中毒、体液超负荷或尿毒症症状,建议开始血浆净化治疗。在前 10 天,使用高截留量透析器,如 $2.1m^2$ 面积的 Theralite 透析器(Gambro)共进行 8 次血浆净化治疗(持续 $5\sim8h$,血流量 $\geqslant250ml/min$,透析液流量 $\geqslant500ml/min$)。如病情需要,继续使用高截留量透析器进行每周 3 次频率的血液净化治疗,直至完成 3 个化疗周期。由于高截留量透析器孔径较大导致清蛋白丢失,如果净化前患者血清清蛋白水平低于 25g/L,则血浆净化后给予 20g 清蛋白静脉补充。建议在前 3 次 HCO-HD 治疗前后监测血清轻链水平的变化,然后每周监测两次,直至净化前 SFLC 水平低于 500 mg/L。HCO-HD 的目标为使致病性 SFLC 水平降低 $50\%\sim60\%$ 或更多。如果进行 8 次 HCO-HD 后 SFLC 仍未降至目标水平,则同时给予化疗无法有效控制轻链生成,可能需要再次评估病情,调整其他综合治疗的方案。在第 3 个化疗周期后,建议对没有血液学反应的患者使用环磷酰胺(第 1 天静脉注射 $750mg/m^2$)进行强化治疗。在第 6 个化疗周期后,对于年龄小于 65 岁且 eGFR 大于 40 ml/(min·1.73 m^2)的 MM 患者,建议高剂

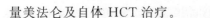

量美法仑及自体 HCT 治疗。

治疗期间医师可根据患者实际情况调整皮质类固醇的剂量,对患有血液学和神经毒性不良反应的患者调整硼替佐米剂量。支持性和预防性措施包括用青霉素和联合甲氧苄啶和磺胺甲噁唑进行抗生素治疗。

一项多中心随机试验(MYRE 试验)评估了 HCO-HD 治疗的疗效,共纳入了98 例新近诊断的 MM 患者,合并需要血液透析的重度 AKI 且活检证实有轻链管型肾病。所有患者在以硼替佐米为基础的化疗基础上,随机分配至 HCO-HD 组(46 例)或高通量透析组(48 例)。两组在 3 个月时不依赖血液透析(主要终点)上的差异无统计学意义,然而在 6 个月和 12 个月时,HCO-HD 组的血液透析不依赖率高于常规血液透析组(6 个月时 57%∶35%;12 个月时 61%∶38%)。12 个月时两组间病死率没有差异,透析相关和化疗相关的不良反应发生率相近。

EuLITE 试验(European Trial of Free Light Chain Removal by Extended Hemodialysis)纳入了 90 例合并新近诊断 MM 和轻链管型肾病(需要急性透析)的患者,所有受试者均接受硼替佐米为基础的治疗,随机分配至 HCO-HD 组或标准高通量透析组。初步结果提示,HCO-HD 没有短期或长期益处。在 3 个月时,两组肾功能恢复程度的差异无统计学意义,HCO-HD 组患者的肺部感染发生率更高,两组肾功能恢复患者在 2 年时的 eGFR 水平无显著差异。

目前 HCO-HD 治疗合并管型肾病的 MM 患者试验,均存在规模较小、方法学差异、结果不一致的局限性和缺点。亟须进一步的研究来阐明 HCO-HD 在轻链管型肾病的 MM 患者中体外去除游离轻链的作用。

②血浆置换治疗:对于轻链管型肾病的 MM 患者,PEX 方案为在 7~10d 内进行 5~7 次标准的血浆置换治疗(具体步骤见第三篇第 28 章相关内容)。轻链降低程度与肾功能恢复有关,因此 PEX 治疗目标为使致病性 SFLC 水平降低 50%~60%或更多。因此,应每天测定 SFLC 水平,根据患者血浆中 SFLC 水平来指导血浆置换的持续时间。5~7 次 PEX 治疗后 SFLC 水平仍未达标,提示同时进行的化疗方案极可能无法有效控制轻链生成,此类患者需要再次评估化疗方案,必要时接受其他治疗方案。

目前,血浆置换对 MM 的疗效研究大多集中于合并骨髓瘤肾病,至今仅有 3个随机对照临床试验(randomized controlled trial,RCT),还有为数不多的几个回顾性分析,其余多以个案报道为主,各观察结果大相径庭。

PEX 治疗对多发性骨髓瘤生存率的影响。Wahlin 等的回顾性分析纳入 37 例患者,PEX 联合化疗组与化疗组相比,生存时间明显延长(中位数 17 个月∶2 个月,$P<0.01$)。Zucchelli 等入组 29 例的 RCT 研究,2 个月的生存率联合 PEX 组与对照组无明显差别,但在 12 个月时,联合 PEX 治疗组生存率 66%,明显高于对照组[化疗和(或)腹膜透析组,生存率 28%]。然而,Pozzi 等的回顾性研究入组了 49 例

患者,比较了12个月的生存率情况发现,PEX联合化疗组的生存率为41%,对照组[化疗和(或)腹膜透析]生存率25%,但两组生存率无明显统计学差异。而Moist等的回顾性研究纳入24例MM患者,与单纯化疗治疗相比,PEX联合化疗组的生存率也无明显差异。仅有的3个RCT试验中有两个研究结果均提示PEX并不能显著提高MM的生存率。导致这些研究结果差异的原因之一,可能与研究中使用的透析模式不同相关,例如有些研究对照组接受的是腹膜透析,而有些研究的对照组则是血液透析。

PEX对骨髓瘤肾病透析后恢复的影响。3个RCT研究中,早期的两个研究结果提示血浆置换组可有43%～84.6%的患者摆脱透析,此比例明显高于对照组(0～14%)。然而,这个结果并未被后来更大型的RCT研究所证明,反而发现两组之间脱离透析的比例无明显统计学差别。其他大部分回顾性分析研究未分析透析后恢复情况,Moist等的回顾性分析,报道血浆置换后脱离透析的比例为25%,也大大低于之前RCT的报道。

PEX对多发性骨髓瘤肾功能的影响。各大研究报道的血浆置换对MM患者肾功能的影响总结见表34-1。有平行对照的研究中,有2个RCT及1个回顾性分析提示,血浆置换更有助于肾功能的改善。Moist等的研究是以自身既往治疗情况为对照,结果亦提示血浆置换后可使血肌酐下降明显。然而,更大型的RCT研究结果显示,血浆置换治疗后eGFR较基线明显上升,但与对照组的上升程度类似,无明显统计学差别。

然而,不管是观察对肾功能的影响还是对透析后肾脏的恢复,肾穿刺活检的缺乏仍是目前各大研究共同的软肋。例如Pozzi团队的研究结果所示,50例入组的MM患者中只有24例进行了肾穿刺活检,然而其中却只有16例能被诊断为"骨髓瘤性肾病",因此部分患者肾损伤的原因有可能不是MM。Johnson等的研究也提示,肾功能的恢复程度更依赖于肾脏病理表现。病因的不统一是造成难以评估PEX作用的重要原因,这也是目前最大型RCT研究的重要局限性所在。此外,血浆置换虽被认为可以清除血SFLC,从而起到减轻MM的作用。然而,由于技术方法的受限,2000年之前研究没有检测SFLC水平,从而无法明确量化血浆置换的实际充分性。

为了解决上述某些局限性,一项回顾性研究纳入了14例经活检确诊管型肾病且以SFLC水平指导治疗的患者,以6个月时血清肌酐减少50%且不依赖于透析定义为肾缓解,分析了PEX的有效性。结果发现,9例SFLC减少50%或以上的患者中有7例(77.8%)出现肾缓解。早期开展PEX联合化疗可使大约40%的MM患者肾脏完全缓解。在MM合并AKI的情况下,优选以硼替佐米为基础的化疗方案,如硼替佐米、环磷酰胺和地塞米松(CyBorD),或硼替佐米、沙利度胺和地塞米松(VTD)。

表 34-1　血浆置换对多发性骨髓瘤肾功能影响的文献总结

文献作者	例数	研究类型	肾功能改善情况 对照组	肾功能改善情况 干预组	P 值
Pozzi 等	49	回顾性	CT±PD	CT+PE±HD	<0.05
			27%得到改善	61%得到改善	
Zucchelli 等	29	RCT	CT±PD	CT+PE±HD	<0.01
			血肌酐从(9.23±2.35)降至(7.7±1.9)mg/dl	血肌酐从(11.16±3.34)降至(2.6±2.1)mg/dl	
Johnson 等	21	RCT	CT±HD	CT+PE±HD	<0.01
			血肌酐下降 3.84mg/dl	血肌酐下降 7.01mg/dl	
Moist 等	24	回顾性	自身对照,既往 CT	CT+PE±HD	<0.05
				血肌酐从(8.54±3.78)降至(3.19±1.62)mg/dl	
Clark 等	97	RCT	CT±HD	CT+PE±HD	0.82
			eGFR 从 (13.32±6.16) 上升至(30.2±25.65) ml/(min·1.73m²)	eGFR 从 (14.84±7.52) 上升至(31.36±25.26) ml/(min·1.73m²)	

注:RCT. 随机对照试验;CT. 化疗;PD. 腹膜透析;HD. 血液透析;PE. 血浆置换;eGFR. 估算的肾小球滤过率;+. 联合使用;±. 联合使用或不使用

　　虽然目前的循证医学证据有限和强度有待提高,但尚不能直接给出血浆净化治疗对 MM 治疗有益的结论。也许以后在进一步了解 MM 病理生理过程、更精准细化评估 MM 及其并发症程度时,HCO-HD 或 PEX 等血浆净化技术可能能在某类亚群人群中发挥出重要作用;更有待大样本、设计更佳的随机对照临床试验证明这些临床问题。

(陈冬平　叶朝阳)

参 考 文 献

[1]　Siegel RL,Miller KD,Jemal A. Cancer statistics,2018[J]. CA Cancer J Clin,2018:68
(1):7.

[2]　Rajkumar SV,Dimopoulos MA,Palumbo,et al. International Myeloma Working Group updated criteria for the diagnosis of multiple myeloma[J]. Lancet Oncol,2014,15(12):e538.

[3]　Hutchison CA,Cook M,Heyne N,et al. European trial of free light chain removal by ex-

tended haemodialysis in cast nephropathy(EuLITE):a randomised control trial[J]. Trials,
2008:9:55.

[4] Bridoux F,Carron PL,Pegourie B,et al. Effect of High-Cutoff Hemodialysis vs Convention-
al Hemodialysis on Hemodialysis Independence Among Patients With Myeloma Cast Ne-
phropathy:A Randomized Clinical Trial[J]. JAMA,2017,318(21):2099.

[5] Hutchison CA,Bradwell AR,Cook M,et al. Treatment of acute renal failure secondary to
multiple myeloma with chemotherapy and extended high cut-off hemodialysis[J]. Clin J Am
Soc Nephrol,2009,4(4):745.

[6] Hutchison CA,Cockwell P,Stringer S,et al. Early reduction of serum-free light chains asso-
ciates with renal recovery in myeloma kidney[J]. J Am Soc Nephrol,2011,22(6):1129.

[7] Wahlin A,Lofvenberg E,Holm J:Improved survival in multiple myeloma with renal failure
[J]. Acta Med Scand,1987,221(2):205-209.

[8] Zucchelli P,Pasquali S,Cagnoli L,et al. Controlled plasma exchange trial in acute renal fail-
ure due to multiple myeloma[J]. Kidney Int,1988,33(6):1175-1180.

[9] Pozzi C,Pasquali S,Donini U,et al. Prognostic factors and effectiveness of treatment in a-
cute renal failure due to multiple myeloma:a review of 50 cases. Report of the Italien Renal
Immunopathology Group[J]. Clin Nephrol,1987,28(1):1-9.

[10] Moist L,Nesrallah G,Kortas C,et al. Plasma exchange in rapidly progressive renal failure
due to multiple myeloma. A retrospective case series[J]. Am J Nephrol,1999,19(1):45-50.

[11] Johnson WJ,Kyle RA,Pineda AA,et al. Treatment of renal failure associated with multiple
myeloma. Plasmapheresis,hemodialysis,and chemotherapy[J]. Arch Intern Med,1990,150
(4):863-869.

[12] Clark WF,Stewart AK,Rock GA,et al. Plasma exchange when myeloma presents as acute
renal failure:a randomized,controlled trial[J]. Ann Intern Med,2005,143(11):777-784.

[13] Leung N,Gertz MA,Zeldenrust SR,et al. Improvement of cast nephropathy with plasma
exchange depends on the diagnosis and on reduction of serum free light chains[J]. Kidney
Int,2008,73(11):1282.

[14] Clark WF,Garg AX. Plasma exchange for myeloma kidney:cast(s)away[J]? Kidney Int,
2008,73(11):1211.

[15] Burnette BL,Leung N,Rajkumar SV. Renal improvement in myeloma with bortezomib plus
plasma exchange[J]. N Engl J Med,2011,364(24):2365.

第35章

系统性淀粉样变

系统性淀粉样变(systemic amyloidosis)是由蛋白质纤维的组织沉积引起的一组疾病。淀粉样原纤维沉积在器官和组织中,引起器官功能障碍的疾患,因沉积的淀粉样蛋白和受累器官有所不同,因此临床表现不均一。有超过30种不同类型的淀粉样变性,每种都是由于特定的蛋白质错误折叠造成的,可分为系统性或局灶性,也可分为获得性或遗传性。四种最常见的全身性疾病类型是轻链(AL),炎症(AA),透析(Aβ2M)和遗传性和老年(ATTR)。

一、分型及发病机制

淀粉样变性病多采用构成成分和临床的分型,淀粉样蛋白和淀粉样变的命名和分类指南于2014年经国际淀粉样变学会命名委员会修订,见表35-1。

表 35-1　主要淀粉样变分类

纤维蛋白	前体蛋白	系统性 S 局灶性 L	获得性 A 遗传性 H	靶器官
AL	免疫球蛋白轻链	S,L	A,H	除中枢神经系统外器官
AA	淀粉样 A 蛋白	S	A	除中枢神经系统外器官
Aβ₂M	β₂ 微球蛋白(野生型)	L	A	肌肉骨骼系统
	β₂ 微球蛋白(变异型)	S	H	自主神经系统
ATTR	甲状腺素转运蛋白(野生型)	S	A	心脏,韧带,滑膜肌腱
	甲状腺素转运蛋白(变异型)	S	H	周围及自主神经系统,心脏,眼,软脑膜
AApoA I	载脂蛋白 A-I(变异型)	S	H	心,肝,肾,周围神经系统,睾丸,喉,皮肤
AApoA II	载脂蛋白 A-II(变异型)	S	H	肾
AApoA IV	载脂蛋白 A-IV(野生型)	S	A	肾髓质和全身
AGel	凝溶胶蛋白(变异型)	S	H	周围神经系统,角膜

（续 表）

纤维蛋白	前体蛋白	系统性 S 局灶性 L	获得性 A 遗传性 H	靶器官
AFib	纤维蛋白原 a(变异型)	S	H	原发性肾疾患
ALys	溶酶体(变异型)	S	H	肾
Aβ	淀粉样 β 蛋白前体(野生型)	L	A	中枢神经系统
	淀粉样 β 蛋白前体(变异型)	L	H	中枢神经系统
ACys	半胱氨酸蛋白酶抑制药 C	S	H	周围神经系统,皮肤
ALAPP	胰岛淀粉样多肽	L	A	胰岛,胰岛素瘤
ACal	降钙素	L	A	甲状腺髓样癌
AANF	心房利钠因子	L	A	心房

　　淀粉性纤维的结构组成可分为两部分。第一部分为各类淀粉样变纤维所共有的成分,包括血清淀粉样 P 物质(SAP),胺聚糖(GAG),载脂蛋白 E,基底膜成分。SAP 是一种高度稳定的,耐蛋白酶的糖蛋白,以钙依赖的方式与淀粉样物质结合,有助于体内淀粉样物质的稳定。GAG 以非共价键方式与淀粉样蛋白纤维组合,有促进蛋白纤维形成的作用。第二部分即可导致淀粉样变性的前体蛋白。前体蛋白可以折叠,自我聚合形成特殊的片层结构,在 SAP、GAG 的帮助下进一步稳固而不被酶解。淀粉样物质肉眼为粉红或灰白色蜡样,光镜下呈无定型的均匀的嗜伊红性物质。刚果红染色呈砖红色,偏光显微镜下为苹果绿双折光现象。在电镜下,淀粉样纤维宽 8~10nm,长度不等,由宽 2.5~3.5nm 的微丝纤维沿长轴缠绕。常规的免疫组化染色能够对淀粉样蛋白质沉积物进行分型,免疫电镜则能进行更精确的免疫学鉴定。若高锰酸钾能清除刚果红染色,则多为 AA 蛋白。电镜下淀粉样变纤维 7~10nm 粗。

　　最常见的前体蛋白是免疫球蛋白轻链 N 端片段,称之为 AL 淀粉样蛋白,其所致疾病常称为原发性淀粉样变性,可持续产生 λ 或 K 轻链的单克隆浆细胞亚群参与 AL 型淀粉样变性的发病;在这个过程中巨噬细胞的溶酶体以一种不正常的方式裂解免疫球蛋白轻链,最终产生 AL 蛋白。继发性淀粉样变性的前体蛋白是肝合成的血清淀粉样 A 蛋白。长期的慢性炎症可以释放许多细胞因子,如白细胞介素-1,白细胞介素-6,肿瘤坏死因子,这些因子刺激肝合成 SAA,入血后同高密度脂蛋白形成复合物,后者又经过受体作用被巨噬细胞摄取、降解。这个 103 个氨基酸的前体蛋白经水解成 76 个氨基酸的多肽,有致淀粉样变的能力,即 AA 蛋白。其他致淀粉样变的前体蛋白有纤维蛋白原 Aα,载脂蛋白 A$_1$,载脂蛋白 A$_2$,免疫球蛋白重链,β$_2$ 微球蛋白甲状腺素运载蛋白等。不同的前体蛋白获得致淀粉样变的能力所需的过程是不同的。不需改变分子的结构,过度积聚的 β$_2$ 微球蛋白就可以发生淀粉样变,而甲状腺素运载蛋白要获得致淀粉样变的能力需要其中一个氨基酸被替换。

AL 型淀粉样变是骨髓单克隆细胞过度增生所致的浆细胞病,可单独发生或与多发性骨髓瘤并发。已证实这些浆细胞病的细胞遗传学相似,它们可能具有共同的分子机制。AA 型淀粉样变是炎症性疾病的并发症之一,如风湿免疫性疾病或感染。IL-1、IL-6 和 TNF 可刺激肝合成血清淀粉样物质 A,即 AA 型淀粉样原纤维的前体。因此有效治疗基础炎症性疾病可阻断前体物质的合成。Aβ₂M 型淀粉样变主要与长期血液透析相关。有假说认为透析膜可能具有生物不相容性,能够介导炎症递质的产生,从而刺激产生 β₂ 微球蛋白,导致纤维物质的形成。在 ATTR 型淀粉样变中,某些血清大分子蛋白质基因的遗传性突变或多态性能够导致类淀粉样蛋白质变体的产生。变异的 TTR 分子容易从稳定的四聚体结构中分离而形成伸展状态,从而发生错误折叠,多聚化并最终形成蛋白纤维化沉积。

二、临床表现

系统性淀粉样变是指在全身各种组织中和器官中均有淀粉样蛋白沉积,但有些患者只在局部沉积,其中有些患者可能是系统性淀粉样变的早期阶段,以后再发展到其他组织或脏器的淀粉样蛋白沉积。此病多发生于 40 岁以上的中老年人,临床表现极不均一,与类型、淀粉样蛋白沉积的部位、淀粉样蛋白特性和受累器官受损的程度有关。常见受累器官和组织为肝、肾、心、血管、皮肤和骨髓。

1. 一般临床表现

一般临床症状无特异性,主要有体重减轻、易疲倦。以体重减轻最为明显,但原因不清楚。比较特殊的体征为眼周紫癜。

2. 循环系统

由于心肌细胞间隙有淀粉样蛋白沉积,加上心肌营养血管基底膜淀粉样蛋白沉积使基底膜增厚,血管管腔变窄。这些因素导致心肌细胞功能不全。临床表现为心律失常、心绞痛、充血性心力衰竭和猝死。有些患者尽管冠脉造影正常也可发生心绞痛,其原因可能是冠脉血液供应下降所致。心电图可出现假性心肌梗死图像。用核素铊静脉注入体内测定其洗脱率,可高达 57%～61%。此项检查可了解有活性心肌细胞存活情况,洗脱率越高,存活的心肌细胞越少,心功能越差(用心脏超声判断患者心脏功能),常在不到 1 年内即死亡。AA 型淀粉样变可引起巨细胞性动脉炎。

3. 消化系统

从口到肛门,包括肝和胰腺在内均可有淀粉样蛋白沉积,肝为 100%。因此,消化系统的临床表现根据受累的消化器官的不同而不同。

(1)口腔:巨舌是系统性淀粉样变的临床特点之一,常为正确诊断的线索舌由于大量淀粉样蛋白的沉积而增大,因而舌常伸于上下牙齿之间,并有吐词不清。睡觉时舌往后掉堵塞气道而发出鼾声和呼吸困难,唇和牙龈增厚。

(2)食管:常有餐后反流、吞咽不畅和困难,这些症状是由于食管平滑肌中有淀粉样蛋白沉着而使食管蠕动功能障碍所引起。

(3)胃:有恶心、呕吐和上腹部痛症状。胃蠕动功能有严重障碍,加之胃张力减低,甚至发生胃瘫(自主神经受累),从而使胃排空延迟,食物潴留而使患者常感上腹饱胀和食欲减退。有些患者有胃溃疡、呕血和梗阻。

(4)肠:大、小肠肠壁肌肉中均有淀粉样蛋白沉着,加之神经和血管壁受累而引起便秘、腹泻、严重吸收不良,甚至导致脂肪下痢;由于小肠缺血可引起肠坏死和缺血性结肠炎。肠黏膜常有溃疡而有慢性渗血。极少数患者可发生肠穿孔,横结肠淀粉样蛋白沉积而形成的假性肿瘤而引起肠阻塞。

(5)肝:肝因大量淀粉样蛋白沉积而增大,但除血清碱性磷酸酶增高外,其他肝功能很少受损。其他慢性肝病的表现,如蜘蛛痣、脾增大、食管静脉曲张和门脉高压均不常见。约有 5% 的患者有肝内胆汁潴留,其发生机制不明,这种患者预后不良。

(6)胰腺:胰腺腺泡由于大量淀粉样蛋白沉积而被破坏,导致胰腺功能不全而影响食物消化,引起脂肪下痢。

4. 泌尿系统

肾脏也是淀粉样蛋白最易沉积的器官。临床表现主要是蛋白尿和水肿,最后发展为肾功能衰竭。蛋白尿的程度与淀粉样蛋白在肾小球的沉积部位及程度有关,一旦出现肾病综合征,病情进展迅速,预后差。由肾病综合征发展至肾衰竭需 1~3 年。除小球受累,小管、间质均可受累,表现为多尿,甚至尿崩症,尿比重低而固定。少数病例出现肾性糖尿,肾小管酸中毒,偶见范可尼综合征。

5. 神经系统

引起神经系统临床表现主要是脑、脊髓和周围神经营养血管壁有淀粉样蛋白沉积而导致缺血和缺氧引起神经细胞和神经纤维的破坏;也可由于血脑屏障破坏而使脑组织中也有淀粉样蛋白沉着。根据受累神经的不同而有不同的临床表现。神经病变除有淀粉样蛋白沉积外,神经本身有轴突蜕变、丧失和脱髓鞘。由于交感神经节和交感神经链有淀粉样蛋白沉积,故临床上有自主神经功能障碍,常见者为瞳孔异常:①小瞳孔,光反应减弱,黑暗中无瞳孔扩大;②霍纳(Horner)综合征;③张力性瞳孔,无光反应。

6. 呼吸系统

淀粉样蛋白在肺部广泛沉积而引起气体弥散障碍,活动时呼吸困难。胸膜淀粉样变可引起胸腔积液,甚至呈顽固性,也是引起呼吸困难的因素。除了淀粉样蛋白在肺部弥散性浸润外,也可呈结节样病变。在 X 线照片上呈现肺纹理增多增粗,散在性肺部结节状阴影,肺门淋巴结肿大。有的患者只有肺部淀粉样蛋白沉积而无系统性淀粉样变。

7. 血液系统

淀粉样变性所产生的单克隆蛋白存在于血循环中可保持安静状态,其意义未定。但也可引起临床综合征,如血液高黏滞性、肢端发绀、冷凝集、溶血和出血性表现。由于淀粉样蛋白对某些凝血因子具有亲和力,加上血液中存有干扰纤维蛋白形成的成分,故可引起凝血改变。Gamba 等分析了 36 例单克隆 γ 球蛋白病患者凝血因子。结果:①纤维蛋白原转变为纤维蛋白障碍;②凝血酶时间延长;③Russell 蝰蛇毒时间(RVTT)延长;④凝血酶原时间和部分凝血活酶时间延长,少数患者有 X 因子缺乏。AL 型患者多有贫血,晚期有全血细胞减少。

8. 关节肌肉

AA 型淀粉样变可引起多发性风湿性肌痛、慢性关节痛、破坏性关节痛和腕管综合征。

9. 皮肤

与骨髓瘤相关的淀粉样变常见皮肤病变有瘀斑、紫癜、苍白、透亮的或紫癜性丘疹、结节等,少见病变有皮肤囊性变,苔藓状色素沉着性丘疹,大疱性、出血性皮病和粟米样丘疹。淀粉样蛋白主要沉积于表皮内和真皮乳头处。Ahmed 等报道 1 例 AL 型患者有慢性甲沟炎,掌指皮肤有红斑性肿和手有硬结形成。有些患者还可发生全秃。

10. 淋巴结

全身淋巴结均可有淀粉样蛋白沉积,根据淀粉样蛋白沉积的量及受累的淋巴结所在部位不同,可引起一些临床表现。有些患者呈局限性淀粉样蛋白沉积,有的患者颈部淋巴结肿大而怀疑为肿瘤,纵隔淋巴腺肿大明显时可压迫纵隔血管而引起上腔静脉阻塞综合征。

11. 五官

结膜可有局灶性淀粉样蛋白沉积,导致反复发生的结膜下出血。在英国报道的一家族性系统性淀粉样变的患者中有晚发性窗格样角膜营养不良。声带淀粉样蛋白沉积可引起声嘶,咽部淀粉样蛋白沉积可引起吞咽不畅,气道阻塞。这些病变部位组织脆,轻度损伤即可导致出血。

三、实验室检查

1. 血常规

血红蛋白、白细胞计数及分类、血小板一般正常,仅 11% 患者血红蛋白低,此与骨髓瘤者累及骨髓、肾功能不全或胃肠道失血有关。约 9% 的患者血小板数 $>500 \times 10^9$/L,由淀粉样物沉淀导致脾功能减退所致。

2. 血生化

部分患者有碱性磷酸酶增高,除考虑肝受累外,更多地认为是充血性心力衰竭所致。转氨酶胆红素在正常范围内,部分患者可见增高,如有明显增高则常提示疾病已届晚期。合并肾病综合征者有半数出现胆固醇升高,部分有三酰甘油升高。另外,5％患者 X 因子缺陷,但很少引起出血。部分患者其血清肌酐$\geqslant 180\mu mol/L$,而半数患者则完全正常。

3. 血清蛋白

AL 型淀粉样变患者血浆蛋白电泳可检出 M 峰,即单克隆免疫球蛋白及其轻链,以 IgG 最为常见,也可只单独出现轻链。AA 型淀粉样蛋白 A 是从 SAP 转变而来,其浓度尽管有大量淀粉样蛋白 A 沉积也不变;与多发性骨髓瘤相关的淀粉样变有高钙血症,其发生可能与 M 蛋白能与钙结合或与甲状旁腺激素相关肽(PTHrP)有关。

4. 尿蛋白检测

90％的 AL 型淀粉样变尿中有蛋白,其中 1/2 患者可检出凝溶蛋白,每日的排出量为 1g 左右。这种蛋白称 Bence-Jone 蛋白,为单克隆轻链 κ 和(或)λ 的同型体,也可检出完整的免疫球蛋白。当把尿加温到 45～60℃时出现凝固蛋白,继续加温至沸,则消失,冷却到 60℃时又可出现凝固蛋白。做尿蛋白电泳时,此种蛋白介于 β 和 α 球蛋白之间。

四、辅助检查

1. 心电图

心脏有淀粉样蛋白沉积而影响心肌功能,在心电图上与其他心肌病心电图改变相似,无特异性。应当注意的是,有时心电图可出现假性心肌梗死图像。

2. 内镜检查

食管、胃、十二指肠、结肠和直肠黏膜表面呈细颗粒状外观,有时也可见腐蚀、息肉样隆起和溃疡形成。溃疡边缘突起,其中可见食物残留。有淀粉样蛋白沉积的组织脆而易出血。前述消化道内镜所见均非系统性淀粉样变所特有。

3. 骨髓涂片

骨髓瘤相关的淀粉样变做骨髓穿刺抹片检查可找到骨髓瘤细胞,同时有浆细胞增多(约占有核细胞的 15％)。骨髓瘤细胞的特点:大小不一,成堆出现。胞质疏松,呈灰蓝色或深蓝色,其中有多个小空泡和少数嗜苯胺蓝颗粒。核偏心,有1～4 个核仁,核染色质浓聚,排列呈车轮状。这种细胞除骨髓中可找到外,在有压痛的浅表骨骼处(如肋骨)穿刺涂片染色也可找到。

4. 心脏彩色超声

显示心肌肥厚及颗粒状强光点。

5. X 线摄片

在 AL 型淀粉样变中最典型表现为大小不等多发性溶骨性病变,常见于颅骨、盆骨、脊柱、肱骨。形状呈圆形,边缘清楚。其他尚可有骨质疏松和病理性骨折。食管钡剂检查可见反流、蠕动缓慢。胃肠钡剂和钡灌肠检查,可见胃、肠蠕动缓慢,胃扩张,褶皱减少和胃壁僵硬,十二指肠黏膜呈颗粒状外观,颗粒呈白色,直径 1～3mm,少数患者在小肠和大肠内有多发性息肉突起,呈黄色。肺部可见肺纹理增粗或多结节性病变,肺门和纵隔淋巴结可增大。

6. 组织活检

在光学显微镜下,可见无定形物质沉淀于细胞之间,经刚果红染色后在偏振光下呈绿色折光是淀粉样物质的特征。

五、诊断

相关临床症状可作为诊断本病线索,但确诊需要组织活检和其他检查。除详细询问现病史外,应着重询问过去史与家族史。过去史中应询问过去有无类风湿关节炎、炎症性肠病、结核、化脓性骨髓炎和脓胸、肾脏透析治疗病史等。巨舌、眼眶周围皮肤紫癜、不明原因心脏扩大和心功能衰竭、肝大、蛋白尿、全身淋巴结大、顽固性胸腔积液和全血细胞减少等,应考虑存在本病的可能性。活检组织刚果红染色后交叉极化光下特征性绿色双折射的证明,仍然是确认淀粉样蛋白沉积的金标准。确诊就是要证实在组织间隙中有淀粉样蛋白的沉积,最可靠的方法是从病变组织做活检和病理切片检查。主要根据病变部位活检来诊断,创伤最小的活检为腹壁脂肪针刺抽吸。组织可来自任何相关器官,但在全身性疾病中,活检的一线部位是皮下腹部脂肪,称为"脂肪垫活组织检查",因为它易于获取直肠,唾液腺或内部的活组织检查器官。腹部脂肪活组织检查并不完全敏感,有时需要对相关器官(如肾脏)进行活组织检查以确诊。例如,在 AL 淀粉样变性病中,只有 85% 的患者会使用刚果红染色进行积极的脂肪垫活检。相比之下,直肠活检的敏感度为74%～94%。

若针刺阴性而临床又高度怀疑,可进行更大范围的组织活检,如肝、肾、心脏及直肠活检等。根据部位如舌、牙龈、淋巴结穿刺或活检,内镜采取食管、胃、十二指肠黏膜,用乙状结肠镜采取直肠或乙状结肠黏膜活检,肝、肾也可作活检,但易导致出血。临床医师应选择浅表、安全和可靠的部位进行活检。不论哪种类型的淀粉样变,组织切片用刚果红染色均呈红色,如被单样大片分布于细胞外,用极光灯在显微镜下观察有苹果绿双折射,极少数有假阳性。也可从新鲜或用甲醛固定的组织中提取淀粉样蛋白,再用免疫化学方法进行淀粉样蛋白类型的鉴别。

淀粉样蛋白的类型可以通过各种方式确定,如检测血流中的异常蛋白质(蛋白质电泳或轻链测定)、特定抗体与组织中发现的淀粉样蛋白的结合(免疫组织化学)

或提取蛋白质及鉴定其各自的氨基酸。免疫组织化学可以在大多数时间识别 AA 淀粉样变性，但可能遗漏许多 AL 淀粉样变性病例。用质谱法进行激光显微切割，是鉴别不同形式淀粉样变性的最可靠方法。

六、治疗

对各类型的淀粉样变蛋白的治疗重点，是降低淀粉样变前体蛋白的生成、对受损脏器保护、替代和支持治疗。

1. 减少前体蛋白的治疗

AL 淀粉样变性的前体蛋白是免疫球蛋白轻链，清除浆细胞的克隆性增生有助于缓解病情。大剂量的美法仑及自身干细胞移植（high-dose melphalan/stem cell transplantation，HDM/SCT）可使 25%～50% 的患者获得血液学完全缓解，使得单克隆免疫球蛋白轻链不再产生，从而减少蛋白尿，改善肾功能，延长患者生存时间。接受 HDM/SCT 治疗的患者，其血液复发不足 10%，但是病死率高达 12%～14%，尤其是心功能不全、肾功能不全的患者不宜接受 HDM/SCT 治疗的。既往常用的化疗方案主要为美法仑＋泼尼松（MP），其方案的生存率仅 18 个月，血液学反应低，少有器官功能改善；而美法仑＋地塞米松（MD）方案的血液学反应率高，器官反应好，近 1/3 患者达到完全缓解，但心脏受累者生存率低，治疗初期 3 个月病死率达 28%。近来用沙利度胺＋环磷酰胺＋地塞米松（CTD）疗效类似 MD 方案。2012 年新的 II 期临床研究显示，来那度胺＋地塞米松＋环磷酰胺也有好的疗效。硼替佐米联合地塞米松（BD）或硼替佐米联合地塞米松，美法仑（BMD）都能取得很好的血液学缓解率，可作为一线方案。对于难治性或复发性 AL 型淀粉样变性，可用蛋白酶抑制药，如 Ixazomib 口服剂，Carfilzomib 静脉剂，都取得不错的血液学缓解率。

Gertz 等证实了 NEOD001 是一种能够特异性结合淀粉样物质的抗体，其可以通过直接中和血液循环中的可溶性淀粉样物及诱导巨噬细胞吞噬不溶性淀粉样物质来达到减轻淀粉样物质负荷的目的。CPHPC 是一种血清淀粉样 P 蛋白（SAP）的抗体，其特殊的"回文"序列与血清样淀粉样物高亲和力，可与 2 个血清淀粉样物质的交联，从而使血清淀粉样物质的表面结合位点被占据，快速清除肝及循环中的 SAP。在一项 I 期研究中，PET-CT 证实了肝及其他部位对淀粉样物质 11-1F4 单抗的摄取，但在心脏及肾脏中摄取并不明显。另一项 Edwards 等的 I 期研究中，用淀粉样物质 11-1F4 单抗治疗难治复发性的 AL 型淀粉样变性，其心脏及消化道缓解为 3/6。多西环素能减少低聚体的产生，分解淀粉样纤维，并防止淀粉样物质的进一步沉积。

对于继发性淀粉样变性首先是原发病治疗，如使用抗炎药物或免疫抑制药治疗类风湿关节炎和一些慢性炎症疾病，以抑制炎症反应，减少 SAA 蛋白的合成。

AA 淀粉样变的治疗关键是积极治疗诱发本病的原发疾病,如将某些慢性化脓性感染病灶或结核灶切除,对慢性炎症性疾病给予敏感有效的抗感染药物治疗,可使本病停止发展和好转;最近研究发现 TNF-α 抑制药在减轻类风湿关节炎的炎症反应同时,可以减少肾淀粉样变。秋水仙碱(1.2~1.8mg/d)可用于预防家族性地中海热引起的 AA 型淀粉样变。

2. 器官移植

本病晚期病例可考虑器官移植治疗,有条件者可进行肝、肾和骨髓移植,后者可与大剂量化疗联合应用(即用大剂量化疗消除患者骨髓成分,再做干细胞移植)。目前只试用于少数患者,这些治疗病死率很高,患者常死于胃肠道出血和穿孔、突然心跳停搏和肾功能衰竭。选择做移植的患者最好是只有单个重要器官受累、年龄<55 岁和无肾功能不全。Dubrey 等报道,在 Harefield 医院有 10 例心脏淀粉样变性患者接受心脏移植治疗的效果。7 例于术后 116 个月内死亡,主要原因是本病为系统性疾病,术后可因心脏以外器官的衰竭或移植心脏的再次淀粉样物沉积而失败。原位肝移植是 ATTR 型淀粉样变最主要的治疗方法。甲状腺素运载蛋白淀粉样变性接受肝移植后病情缓解。肾淀粉样变发展到尿毒症期,透析疗法和肾移植是延长患者生命最有效的措施。

3. 血液净化治疗

血液透析治疗相关性淀粉样变,可通过改进透析膜和用高纯度的透析液,应用高分子聚合膜透析器可有效降低 β_2 微球蛋白,以使病情得到改善,防治淀粉样变发生。

淀粉样变蛋白的治疗重点是降低淀粉样变前体蛋白的生成,AL 淀粉样变性的前体蛋白是免疫球蛋白轻链,清除轻链 FLC 的产生,可防治淀粉样变。目前认为,血清中过高的游离轻链经肾小球滤过后超过肾小管重吸收能力,小管液中大量FLC 蛋白与肾小管上皮分泌的 Tamm-Horsfall 糖蛋白形成管型并堵塞肾小管,从而造成肾功能损害。理论上讲,采用血液净化方法从循环中清除 FLC 将可能减轻肾损害及促进肾功能恢复,由于轻链 K、x 单体分子量为 22.5kDa,且后者常以二聚体形式存在,其分子量远超过一般普通透析器/滤器的有效清除溶质分子量(<20kD),因此常规血液透析(HD)/血液滤过(HF)无法清除。血浆置换虽可清除FLC,但其交换容量有限(1~1.5 倍血浆容量),而 FLC 分布容积较大,其清除亦无法达到有效降低血清 FLC 水平的目的。近年来国际新推出的一种方法,即采用高截留量透析器/滤器(分子截留量 60kD)行延长透析,可有效清除血清 FLC,同时结合有效化疗,可显著降低患者血清 FLC 水平,促进患者肾功能恢复。因此,高截留血液透析[high cut-off hemodialysis(HCO-HD)]高截留量膜,也称为超高通量膜或大孔径膜,通常指膜孔径 8~10nm,是高通量膜孔径 3~6nm 的 2~3 倍,血浆分离器膜孔径 0.2μm 的 1/20。在体外实验中,分子截留量为 100kD(60~150kD),

血液中为 50～60kD(40～100kD)。高截留量膜最初用于清除脓毒症炎症分子,近来被用于骨髓瘤管型肾病,用于大分子毒素的清除。HCO-HD 能清除分子量介于 β_2-微球蛋白和清蛋白之间(15～60kD)的大分子毒素,HCO-HD 的 FLC 清除率是高通量透析的 60 倍,其不足之处是清蛋白丢失尾效应,不能清除轻链多聚体。

2012 年,Martin-Reyes 等报道,6 例骨髓瘤伴急性肾衰竭需要透析且血游离轻链＞500mg/L 的患者采用 HCO-HD,每次透析 8h,经过 6～40 次透析(期间联合化疗)后,有 3 例患者肾功能恢复,血游离轻链平均下降 65％,单次透析血游离轻链平均下降(54.98％±17.27％)。同年 Heyne 等报道,19 例骨髓瘤伴急性肾衰竭患者应用 HCO-HD 联合化疗,患者肾功能恢复达到 73.7％。Colin 等报道,对 67 例骨髓瘤继发透析依赖型肾功能衰竭患者进行 HCO-HD 和化疗治疗,HCO-HD 治疗的中位数为 11 次(3～45 次)共有 63％的患者脱离透析。第 12 天($P=0.002$)和 21 天($P=0.005$)的 FLC 下降程度和开始 HCO-HD 的时间($P=0.006$)是判断透析独立性的因素,延长 HCO-HD 和化疗的结合导致大多数患者血清 FLC 浓度持续下降,肾功能恢复,脱离血透可能性增高,HCO-HD 联合化疗能使重症 AKI 合并 MM 患者早期血清 FLC 浓度降低,肾功能恢复率高。2013 年 Borrego-Hinojosa 等报道,5 例骨髓瘤患者,均为急性肾功能衰竭,FLC 水平非常高(FLC levels＞500mg/L),接受 HCO-HD 长时间透析,治疗次数从 8～16 次,直到 FLC 水平＜500 mg/L。5 例患者中有 4 例肾功能恢复正常,脱离透析。采用 HCO 治疗骨髓瘤肾病所致急性肾功能衰竭是一种有效的治疗方法,尽早开始治疗可能更为有效。2016 年 Gerth Hu 等在德国的回顾性研究报道,159 例骨髓瘤伴急性肾损伤患者应用 HCO-HD 联合化疗治疗,肾脏恢复达到 64.3％,对于初始血尿酸较低的患者肾恢复率更高(71.9％)。

正在开展的 EuLITE(欧洲延长透析清除 FLC)和 MYRE(骨髓瘤管型肾病的最优治疗策略)两项大型多中心、随机、对照研究,均在硼替佐米治疗基础上,观察 HCO-HD 治疗骨髓瘤管型肾病的效能,即评价 HCO-HD 去除 FLC 是否提高骨髓瘤肾病的肾恢复率,而不仅仅是单用有效的化学药物治疗疗效。HCO-HD 是近年来血液净化领域的重要研究进展之一,其对大分子物质清除具有显著优势,其在血液净化领域的治疗将得到进一步开展和运用,其疗效评价将在更多 RCT 研究中得以验证。

高截流量透析的费用及效果比较,Grima 等进行的体内研究表明,使用 HCO-HD 进行的延长性血液透析可以去除大量的游离轻链,并且这些患者的肾恢复率为 63％～74％;并评估 HCO-HD 在骨髓瘤治疗中与标准 HD 相比的成本效益,据估算,平均每例患者接受 HCO-HD 治疗的总费用为 24 845 英镑,而普通透析为 31 345 英镑。同样 Curti 等进行 HCO 透析器与常规透析患者的临床试验发现,HCO-HD 能提高骨髓瘤相关肾功能衰竭患者的生存率,改善促进肾功能恢复脱离血透。虽然透析过滤器费用比对照组高 3 倍，但在两组医疗总额相当，在缺乏随机前瞻性研究结果的情况下，与传统的血液透析治疗相比，推荐使用 HCO-HD 治疗方法。

七、预后

本病预后较差，有临床症状者存活仅 3～5 年，出现肾病综合征者仅 1 年左右，大多死于心、肾衰竭和肺炎等继发感染，近年经肾移植后预后已有好转。影响预后的最重要因素是心脏受累，肌钙蛋白 T 和 pro-BNP 可以作为预测 AL 型淀粉样变预后因素的指标；局限性者则寿命不受影响。

（蒋宇峰　叶朝阳）

参 考 文 献

[1] Esplin BL,Gertz MA. Current trends in diagnosis and management of cardiac amyloidosis [J]. Curr Probl Cardiol,2013,38(2):53-96.

[2] Rockey DC. Striking cholestatic liver disease. A distinct manifestation of advanced primary amyloidosis[J]. South Med J,1999,92(2):236-241.

[3] Gamba G,Montani N,Anesi E,et al. Clotting alterations in primary systemic amyloidosis [J]. Haematologica,2000,85(3):289-298.

[4] Ahmed I,Cronk JS,Crufchfield,et al. Myeloma-associated systemic amyloidosi presenting as chronic paroychia and palmodigitalerythematosis swelling and induration of the hands [J]. J Am Acad Dermatol,2000,42(2pt 2):339-342.

[5] Stewar HS,Parveen R,Ridgway AE,et al. Late onset lattice corneal dystrophy with systemic familial amyloidosis,myloidosis V,in an English family[J]. Br J Opthalmol,2000,84 (4):390-394.

[6] Dember LM. "Amyloidosis-associated kidney disease"[J]. J Am So Nephrology,2006,17 (12):3458-3471.

[7] Rodney H,Comenzo,Raymond L,Skinner,Martha(25 September 1997). "The Systemic Amyloidoses"[J]. New England Journal of Medicine,337(13):898-909.

[8] Ebert,EC,Nagar,M. Gastrointestinal Manifestations of Amyloidosis[J]. The American Journal of Gastroenterology,2008,103(3):776-787.

[9] Michael LH. Light chain(AL)amyloidosis:update on diagnosis and management. Journal of Hematology & Oncology,2011,4(1):47.

[10] Gertz MA,Landau H,Comenzo RL,et al. First-in-Human Phase Ⅰ/Ⅱ Study of NEOD001 in Patients With Light Chain Amyloidosis and Persistent Organ Dysfunction[J]. J Clin Oncol,2016,34(10):1097-1100.

[11] Wall JS,Kennel SJ,Stuckey AC,et al. Radioimmunodetection of amyloid deposits in patients with AL amyloidosis[J]. Blood,2010,116(13):2241-2245.

［12］ Edwards CV,Gould J,Langer AL,et al. Interim analysis of the phase 1a/b study of chimer-ic fibril-reactive monoclonal antibody 11-1F4 in patients with AL amyloidosis[J]. Amyloid, 2017,24(suppl):58-59.

［13］ Ashutosh W,Mdfrc P,Carol W,et al. Oral doxycycline improves outcomes of stage Ⅲ AL amyloidosis-a matched case control study[J]. Blood,2015,126:732-732.

［14］ Dubrey SW,Burke MM,Khaghani A,et al. Long term results of heart transplantation in pa-tients with amyloid heart disease[J]. Heart,2001,85(2):202-207.

［15］ Martin-Reyes G,Toledo-Rojas R,Torres-de RA,et al. Haemodialysis using high cut-off dia-lysers for treating acute renal failure in multiple myeloma[J]. Nefrologia,2012,32(1): 35-43.

［16］ Heyne N,Denecke B,Guthoff M,et al. Extracorporeal light chain elimination:high cut-off (HCO)hemodialysis parallel to chemotherapy allows for a high proportion of renal recovery in multiple myeloma patients with dialysis-dependent acute kidney injury[J]. Ann Hema-tol,2012,91(5):729-735.

［17］ Colin A. Hutchison N Heyne PA. Immunoglobulin free light chain levels and recovery from myelomakidney on treatment with chemotherapy and high cut-offhaemodialysis[J]. Nephrol Dial Transplant,2012,27:3823-3828.

［18］ Josefa Borrego-Hinojosa1 M,Pilar Pérez-del Barrio1 M,del Mar. Biechy-Baldanetal Treat-ment by long haemodialysis sessions with high cut-off filters in myeloma castnephropathy: our experience[J]. Nefrologia,2013,33(4):515-538.

［19］ Gerth H,Pohlen M,Gorlich D,et al. Impact of High-Cut-Off Dialysis on Renal Recovery in Dialysis-Dependent Multiple Myeloma Patients:Results from a Case-Control Study[J]. PLoS One,2016,11(5):e0154993.

［20］ Grima DT,Airia P,Attard C,et al. Modelled cost-effectiveness of high cut-off haemodialysis compared to standard haemodialysis in the management of myeloma kidney [J]. Curr Med Res Opin,2011,27(2):383-391.

［21］ Curti A,Schwarz A,Trachsler J,et al. Therapeutic Efficacy and Cost Effectiveness of High Cut-Off Dialyzers Compared to Conventional Dialysis in Patients with Cast Nephropathy [J]. PLoS One,2016,11(7):e0159942

第36章

吉兰-巴雷综合征

吉兰-巴雷综合征(Guillain-Barre syndrome,GBS)又称格林-巴利综合征,是以周围神经和神经根的脱髓鞘病变及小血管炎性细胞浸润为病理特点的自身免疫性周围神经病变,具有四肢上行对称性弛缓性麻痹伴有低反射或无反射的临床特征,被认为是急性弛缓性麻痹最常见的原因。此病病程自限,大多数在数周内完全恢复,但急性期病情严重时,可危及生命,约15%的呼吸肌无力需要机械通气,病死率高。在我国,发病以儿童、青年及中年为多,男性发病率略高于女性。

一、病因与发病机制

GBS的病因尚未充分阐明,2/3的成年患者有呼吸道或胃肠道感染史,空肠弯曲杆菌感染是目前发现最主要的感染,30%病例是由空肠弯曲杆菌引起的,在亚洲人中致病率较高。其他相关感染包括巨细胞病毒(CMV、HHV-5)、爱泼斯坦-巴尔病毒(EB病毒)、流感病毒、肺炎支原体、带状疱疹病毒、戊型肝炎病毒、乙型肝炎病毒、流感嗜血杆菌,以及寨卡和基孔肯雅病在内的急性虫媒病毒感染。狂犬病疫苗和各种类型的流感病毒疫苗(甲型H1N1流感病毒发现较多)的接种也可能是诱发因素。约40%的患者发病前并无明显诱因。

最初,人们认为GBS的发病机制主要依赖于T细胞介导的免疫系统,通过建立GBS动物模型——实验性过敏性神经炎(EAN),评估了在GBS中炎症反应引发的T细胞机制及机制中潜在的治疗靶点。但因EAN无法在GBS和其他外周神经病中引入T细胞自身反应性的特异性抗原靶标而受到广泛批评。此外,EAN不足以描述除AIDP之外的其他GBS谱变体,即AMAN。研究发现,Th-1和Th-2免疫应答在GBS发病中发挥作用,在GBS和EAN的进展(急性)期发现Th-1(促炎)细胞因子IFN-γ、IL-1β、TNF、IL-6表达上升,而Th-2(抗炎)细胞因子如TGF-β和IL-4在疾病的恢复期表达增加,故认为Th-1反应通过激活和募集巨噬细胞到周围神经部位,巨噬细胞直接作用或原位释放毒性和炎性物质诱导的神经损伤,Th-1途径最终导致神经脱髓鞘、轴突和施旺细胞损伤。而Th-2反应对Th-1途径起到抑制和调节作用。最新研究发现,Th-17细胞及其特征性细胞因子产物(即IL-17)在GBS中同样发挥作用。GBS先驱感染的空肠弯曲杆菌感染可能导致产生与人外周神经节苷脂结合的交叉反应抗体,这一过程被称为"分子模拟",分子模拟及交叉免疫反应是目前公认的 GBS 发病机制之一,作为对毒性抗原的反应而产生的抗体交叉反应并与位于外周神经上的自身抗原结合。这些抗体通过郎飞节点和末端轴突中的神经节苷脂结合激活补体级联。这一事件将导致结节区域内的抗体和免疫复合物沉积并募集巨噬细胞,导致轴突膜的破坏,最终导致完全阻滞。AMAN 和 MFS 两种变体共享这种依赖于补体的发病机制。AIDP 的潜在致病机制似乎更复杂,通常与细胞浸润相关,而不是抗体介导或补体固定途径,因为大多数患者中并没有发现抗体。在一些 AIDP 患者中,抗体被鉴定为个体化的神经节苷脂或神经节苷脂复合物,但它们在这些病例的发病机制中的作用尚不清楚。

二、病理

GBS 典型的病理改变为血管周围的炎性细胞浸润,合并有节段性脱髓鞘及不同程度的沃勒变性。病变在镜下可见周围神经节段性脱髓鞘和血管周围淋巴细胞,巨噬细胞浸润及形成血管鞘(表 36-1)。

表 36-1 GBS 病理分型

病理分型	病变特点
AIDP	多发神经根和周围神经节段性脱髓鞘病变为主,GBS 主要病型
AMAN	广泛的运动脑神经纤维和脊神经前根及运动纤维轴索病变为主
AMSAN	广泛神经根和周围神经的运动与感觉纤维的轴索变性为主
MFS	眼肌麻痹、共济失调和腱反射消失为主要临床特点
	急性泛自主神经病变自主神经受累为主
ASN	感觉神经受累为主

三、临床表现

多数患者起病前 1～4 周可有胃肠道或呼吸道感染症状或疫苗接种史。急性或亚急性起病;首发症状为肌无力,以四肢远端对称性进行性无力为多见,多于数日至 2 周发展至高峰,常见类型为上升性麻痹,先出现对称性两腿无力,典型者在数小时或短短数天后无力从下肢上升至躯干、上肢或累及脑神经。下肢较上肢更易受累,肢体呈弛缓性瘫痪,腱反射降低或消失,通常在发病早期数天内患者即出现腱反射消失,部分患者轻度肌萎缩,长期卧床可出现失用性肌萎缩。感觉障碍一般比运动障碍为轻,表现为肢体远端感觉异常如烧灼、麻木、刺痛和不适感等,以及手套袜子样感觉减退,可先于瘫痪或与之同时出现,也可无感觉障碍。约 30% 的患者可有肌痛,尤其是腓肠肌的压痛。病程进展患者出现双侧面瘫,舌咽神经损害的声音嘶哑,吞咽困难。自主神经症状常见皮肤潮红、发作性面部发红、出汗增多、心动过速、手足肿胀及营养障碍等;交感神经受损出现 Horner 征、体温调节障碍、胃扩张和肠梗阻等;膀胱功能障碍通常仅发生于严重病例,且一般为一过性。多数患者在 3～15d 病情达到高峰,少数可累及呼吸肌导致呼吸衰竭。90% 患者在 4d 病情缓解,10% 病情加重。1～2 个月开始恢复,如果有四肢瘫,肌肉极度萎缩需 1～2 年才恢复。

根据临床表现、病理及电生理表现,将 GBS 分为以下类型。

1. 急性炎性脱髓鞘性多发神经病(AIDP)

AIDP 是 GBS 中最常见的类型,也称经典型 GBS,主要病变为多发神经病和周围神经节段性脱髓鞘。AIDP 的临床特点包括以下几点:①任何年龄、任何季节均可发病。②常有前驱症状,急性起病,进行性加重,症状多在 2 周左右达到高峰。常见有腹泻和上呼吸道感染,包括空肠弯曲菌、巨细胞病毒、肺炎支原体或其他病原菌感染、疫苗接种、手术或器官移植等。③弛缓性肢体肌肉无力是 AIDP 的核心症状,多数患者肌无力从双下肢向双上肢发展,数日内逐渐加重,大多为对称性发展。肌张力可正常或降低,腱反射减低或消失,而且经常在肌力仍保留较好的情况下,腱反射已明显减低或消失,无病理反射,部分患者可有不同程度的脑神经运动功能障碍,以面部或延髓部肌肉无力较为常见,且可能作为首发症状就诊;严重者可出现颈肌和呼吸肌无力,导致呼吸困难,部分患者有四肢远端感觉障碍,下肢疼痛或酸痛,神经干压痛和牵拉痛;另外,部分患者有自主神经功能障碍,病程有自限性。

2. 急性运动轴索性神经病(AMAN)

AMAN 以广泛的运动脑神经纤维和脊神经前根及运动纤维轴索病变为主。突出特点是神经电生理检查提示运动神经轴索损害明显。AMAN 临床特点包括以下几点:①可发生在任何年龄,儿童更为常见,男女患病率相似,国内患者在夏秋季节发病。②急性起病,平均在 6～12d 达到高峰,少数患者在 24～48h 内即可达到高峰。同时伴有前驱症状,多有腹泻和上呼吸道感染等病史,以空肠弯曲菌感染多见。③数天内对称性肢体无力性弛缓性瘫痪,一般 1～2d 内迅速出现四肢远端无力,以后向近端发展。平均 6～9d 四肢严重对称性肢体弛缓性瘫痪,无感觉障碍,通常累及呼吸肌,有呼吸困难或呼吸衰竭。部分患者有脑神经运动功能受损,腱反射减低或消失,且与肌力减退程度较一致;一般无明显感觉异常,无或仅有轻微自主神经功能障碍。

3. 急性运动感觉轴索性神经病(AMSAN)

AMSAN 以广泛神经根和周围神经的运动与感觉纤维的轴索变性为主。AM-SAN 的临床特点包括以下两点:①急性起病,平均在 6～12d 达到高峰,少数高峰在 24～48h 内达到高峰。②数天内四肢对称性肢体无力弛缓性瘫痪,四肢对称性

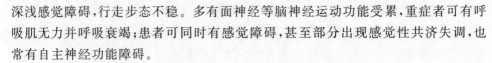

深浅感觉障碍,行走步态不稳。多有面神经等脑神经运动功能受累,重症者可有呼吸肌无力并呼吸衰竭;患者可同时有感觉障碍,甚至部分出现感觉性共济失调,也常有自主神经功能障碍。

4. Miller Fisher 综合征(MFS)

与经典 GBS 不同,以眼肌麻痹、共济失调和腱反射消失为主要临床特点。MFS 的临床特点包括以下几点:①任何年龄和季节均可发病。②前驱症状可有腹泻和呼吸道感染等表现,以空肠弯曲菌感染常见。③急性或亚急性起病,病情在数天至数周内达到高峰。④多以复视起病为主,也可以出现肌痛,四肢麻木,眩晕和共济失调起病。相继出现一侧或双侧完全性或不完全性眼外肌麻痹,部分患者有眼睑下垂,少数患者可出现瞳孔散大,但瞳孔对光反应多数为正常。可有躯干或肢体共济失调,腱反射减低或消失,肌力正常或轻度减退,部分有延髓部肌肉和面部肌肉无力,四肢远端和面部出现麻木和感觉减退,可伴有膀胱功能障碍。病程呈自限性。

5. 急性泛自主神经病

较少见,以自主神经受累为主。临床特点及辅助检查:①急性发病,快速进展,多在 2 周左右达高峰。②广泛的交感神经和副交感神经功能障碍,不伴或伴有轻微肢体无力和感觉异常。③可出现脑脊液蛋白-细胞分离现象。④病程呈自限性。

6. 急性感觉性多发性神经病(ASN)

少见,以感觉神经受累为主。临床特点及辅助检查:①急性起病,快速进展,多在 2 周左右达高峰。表现四肢痛或麻,步态不稳。②对称性肢体感觉异常。四肢深感觉严重损害和感觉性共济失调。四肢肌力尚可,腱反射消失,四肢共济失调。③可有脑脊液蛋白-细胞分离现象。④神经电生理检查提示感觉神经损害。⑤病程有自限性。

四、实验室检查及辅助检查

1. 脑脊液

CSF 检查是重要的辅助检查,脑脊液蛋白-细胞分离是 GBS 的特征之一,但不是诊断 GBS 的必备条件,因研究发现有的患者 CSF 蛋白含量正常,不存在蛋白-细胞分离。多数患者在发病几天内蛋白含量正常,2~4 周内脑脊液蛋白有不同程度升高,但较少超过 1.0g/L。

2. 血清免疫学

抗体检测有助于支持诊断并进一步明确发病机制和分型,因医疗资源有限,抗体检测并不作为临床诊断的常规手段。部分患者抗神经节苷脂抗体阳性,其中的关键四种神经节苷脂是 GM1,GD1a,GT1a 和 GQ1b,不同的抗神经节苷脂抗体与特定特征相关,MFS 患者常伴有血清抗 GQ1b 抗体阳性,AMAN 主要与抗 GM1

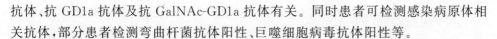

抗体、抗 GD1a 抗体及抗 GalNAc-GD1a 抗体有关。同时患者可检测感染病原体相关抗体,部分患者检测弯曲杆菌抗体阳性、巨噬细胞病毒抗体阳性等。

3. 粪常规

部分患者粪便中可分离和培养出空肠弯曲杆菌。

4. 神经电生理

神经传导研究(nerve conduction studies,NCS)有助于支持诊断和区分 GBS 亚型,并可能与判断预后有关。在疾病的早期 NCS 可以是正常的,NCS 出现异常改变多在肌无力开始后 2 周最为明显。为提高诊断率,建议应检查至少 4 条运动神经、3 条感觉神经、F 波和 H 反射。AIDP:NCS 主要表现为脱髓鞘特征,运动神经传导速度降低,远端运动潜伏期延长,F 波潜伏期延长,传导阻滞,时间分散。急性运动轴索神经病变:NCS 无明显脱髓鞘表现,可能存在运动神经传导阻滞。

5. 神经超声

神经超声检查可通过检测组织弹性或硬度来判断组织病理内部结构改变。部分 GBS 患者可表现为近端神经节段异常如颈神经根水肿增大,迷走神经增宽可以作为自主神经功能紊乱的生物学指标。

五、诊断

1. AIDP、AMAN、AMSAN 的诊断标准

(1)常有前驱感染史,呈急性起病,进行性加重,多在 2 周左右达高峰。

(2)对称性肢体和脑神经支配肌肉无力,重症者可有呼吸肌无力,四肢腱反射减弱或消失。

(3)可伴轻度感觉异常和自主神经功能障碍。

(4)脑脊液出现蛋白-细胞分离现象。

(5)电生理检查提示远端运动神经传导潜伏期延长、传导速度减慢、F 波异常、传导阻滞、异常波形离散等。

(6)病程有自限性。

2. MFS 的诊断标准

(1)急性起病,病情在数天内或数周内达到高峰。

(2)临床上以眼外肌麻痹、共济失调和腱反射消失为主要症状,肢体肌力正常或轻度减退。

(3)脑脊液出现蛋白-细胞分离。

(4)病程呈自限性。

需要注意的是,上述必备标准并不是绝对的,部分变异性 GBS 并无四肢肌无力表现,且临床上发现约 10% GBS 患者腱反射正常甚至亢进(多在疾病早期或者恢复期),因此有关 GBS 的诊断标准一直在不断修订。

六、鉴别诊断

1. 脊髓灰质炎

本病主要侵犯脊髓前角运动神经元,重症病例亦可有四肢瘫痪或呼吸肌瘫痪。但此病与GBS不同在于瘫痪多呈不对称性,或只侵犯某一肢或某一肌群;无感觉症状及体征;无CSF蛋白-细胞分离现象;神经电生理检查无周围神经损害表现。

2. 周期性瘫痪

本病为遗传因素引起骨骼肌钠通道蛋白的a亚单位突变所致的钾离子转运异常,表现为四肢肌肉的发作性、弛缓性瘫痪。发作时伴有血清钾的改变及其相应的心电图异常(U波),低钾型最常见。

3. 卟啉病

本病卟啉代谢障碍引起的疾病,亦可表现为运动损害为主的多神经病,急性发作,女性患者多见,常伴有腹痛,患者的尿液在日晒后呈紫色。除周围神经病外,患者尚可有头痛、癫痫发作、精神症状(特别是谵妄)。血卟啉及尿卟啉呈阳性。

4. 中毒性神经炎(包括药物、重金属以及其他化学物品中毒)

此类患者常有突出的感觉症状及体征,如疼痛、感觉过敏、感觉过度、肌压痛,以及明显的植物营养性障碍,例如,皮肤干燥、脱皮、指甲脆裂等,运动障碍不如GBS重,亦不如感觉障碍明显。可进行血液金属或药物等测定。

5. 重症肌无力

常为疲劳后四肢弛缓性瘫痪,休息和睡眠后四肢和脑神经瘫痪有改善,所以有病情波动特点;新斯的明试验阳性,重复点刺激周围神经动作电位波幅明显下降可予鉴别。

七、治疗

(一)一般对症支持治疗

本病的主要危险是呼吸肌麻痹,急性严重者会出现急性呼吸衰竭、感染、心律失常、自主神经功能障碍,易致患者死亡,因此需要积极有效的一般对症治疗。重症患者需转入ICU密切监测生命体征,呼吸肌瘫痪严重应及时进行机械通气,心脏传导阻滞、窦性停搏等严重心律失常及时采取相应措施处理,吞咽肌麻痹者给予鼻饲营养或静脉营养支持,尿潴留给予导尿,神经痛给予镇痛,尽早进行康复锻炼。

(二)免疫治疗

1. 血浆置换(plasm exchange,PE)

血浆置换在1978年开始使用于GBS的治疗,并且是最早被证实GBS的有效治疗方法。其作用机制是能迅速有效地非特异性清除患者血液循环中的抗髓鞘质抗体、免疫复合物、补体成分、炎性化学递质、纤维蛋白原和抗原以减少免疫损害,且输注的血浆内含大量免疫球蛋白可直接增强体液免疫。美国血液成分学会

(ASFA)在 2010 年制定的血浆置换指南中明确指出 PE 为 GBS 患者的一线治疗方案。

血浆置换是一种常见的血液净化疗法,PE 包括单重血浆置换、双重血浆置换(DFPP)及免疫吸附法(IA),使用模式分为离心式血浆分离法、膜式血浆分离法;离心式血浆又可分为间断性离心分离和持续性分离,目前膜式血浆分离为主要血浆置换疗法。基本过程是泵引出患者血液,经血浆分离器将血液分解成细胞成分和血浆,然后将细胞成分与废弃血浆的替代物混合并重新融合注入患者体内,以此清除循环系统内的致病物质。其主要机制是快速清除患者血浆中的自身抗体,同种抗体,补体成分,循环免疫复合物,各种细胞因子以及内源性或外源性毒物等病理性物质。DFPP 是将血浆分离器分离出的血浆,再通过膜孔径更小(13～30nm)的血浆成分分离器将大分子蛋白去除,只保留清蛋白等小分子蛋白。对于 AIDP/GBS 患者(无论是无法独立行走,还是需要行辅助机械通气),血浆置换都是有效的治疗,被用于治疗无法独立行走或者需要行辅助机械通气的 AIDP/GBS 患者(A 级推荐)。血浆置换也可考虑用于治疗轻症患者(B 级推荐)。免疫吸附(IA)是基于 PE,利用亲和层析的原理可特异性清除血液中的某种抗体、某些特定成分,如 IgG、IgM、IgA 以及补体成分等,避免正常的免疫球蛋白被清除,保留其他有用抗体成分,且不需添加任何替代液回输患者体内。研究已证明了 IA 治疗 GBS 的有效性,Diener 对 GBS 患者进行免疫吸附治疗,使用吸附柱为 IM-TR350,相较于 PE 组,免疫吸附治疗使患者体内大部分 IgG、IgM 和纤维蛋白原被清除,治疗结果与血浆置换无明显差异,在患者群体中比较 IA 与 TPE、DFPP 的临床疗效,结果发现无显著差异且 IA 组的复发率显著低于其他组。鉴于 IA 对溶质清除的选择性远远超过 PE 及 DEPP,且无须补充外源性血浆,可将血液净化的并发症降到最低程度,推荐 IA 作为血浆置换治疗,但因其费用昂贵,未能全面展开。近年来,有学者提出淋巴血浆置换(lymphoplasmapheresis,LPE)方法,LPE 是将血浆置换与淋巴细胞单采术结合起来的一项新的治疗技术,不仅能去除患者体内的病理性物质,还可选择性地去除抗原致敏的 T、B 淋巴细胞等免疫活性细胞,有效阻止新的抗体及炎性细胞因子的生成。故 LPE 可明显增强疗效,减少血浆置换次数,防止病情复发。GBS 患者确诊后应尽早行 PE 治疗,该技术适用于重症或者呼吸肌麻痹患者,能改善症状、缩短疗程及减少并发症。

(1)临床应用:PE 治疗指征为,①麻痹平面累及上肢或更高的水平;②肺功能参数降至正常值的 80% 以下;③需依赖人工辅助呼吸的重症患者。

PE 治疗的最佳时间是在发病 7 d 内,推荐 2 周为 1 个疗程,置换 5 次,每次 30～50 ml/kg,总血浆置换量为 250 ml/kg,连续流动血浆置换优于间歇流动交流置换。起病 4 周内 PE 治疗有效,2 周内可发挥最大疗效,少数患者发病 30d 后开始 PE 治疗仍可获益,建议尽早开始 PE 治疗。可步行的轻症患者置换 1.5 倍血浆容量 2 次 PE 可得到较好疗效,重症患者至少需要 4 次才能有效。Hughes 关于 GBS 患者肌力评分标准评分见表 36-2。

表 36-2 Hughes 关于 GBS 患者肌力的评分标准评分

0 分	正常
1 分	轻微症状和体征,能做手工、能跑
2 分	可独立行走 5m,不能做手工
3 分	不能独立行走(需扶持)
4 分	卧床或在轮椅上
5 分	需要辅助通气治疗
6 分	死亡

(2)并发症及不良反应:血浆置换是一种比较安全的治疗方法,常见头痛、低血压、心律失常等心血管系统反应,低血钙等电解质紊乱,出血、血栓、凝血异常,感染,寒战、瘙痒等过敏反应,恶心、呕吐,中心静脉通路的并发症等。

①过敏反应:多为替换液的过敏反应。治疗前必须血浆血型符合,使用血浆作为置换液时不建议应用预防性抗过敏药。轻度的过敏反应可立即使用抗过敏药物,如抗组胺药物、钙剂和糖皮质激素等。严重者需立即停止治疗,肌内注射肾上腺素,使用抗过敏药物,如有休克应积极抗休克治疗。

②低血容量性低血压:因低血容量和低蛋白血症(血浆胶体渗透压降低)所致。处理应先减慢血流量,同时补充血容量。

③溶血:查明原因,予以纠正,特别注意所输注血浆的血型,停止输注可疑血浆;应严密监测血钾,避免发生高血钾等。

④感染:与 PE 引起免疫球蛋白减少、留置静脉导管等因素相关。与静脉导管相关则需拔除静脉导管,选用敏感的抗生素进行治疗。有潜在传染肝炎病毒和人类免疫缺陷病毒的危险,目前无有效预防措施。

⑤出血倾向:可由血浆置换过程中血小板破坏、抗凝血药物过量或大量使用清蛋白置换液置换血浆导致凝血因子缺乏引起。对于高危患者及短期内多次、大量置换者,必须补充适量新鲜血浆。

(3)慎用或禁用:有低血压、严重感染、心律失常、心功能不全、新近(3 个月内)有心肌梗死或高度怀疑心肌梗死、严重肝肾衰竭、严重电解质紊乱、对血浆、人血清蛋白、肝素等有严重过敏史的患者慎用或禁用。

(4)与其他 GBS 治疗方法相比较

①与一般支持治疗比较:血浆置换与支持治疗的随机和半随机试验结果发现进行 PE 治疗的使用辅助恢复行走的时间显著缩短,运动恢复时间明显减短,显著

增加了恢复行走能力的患者比例。中等质量证据证明,接受血浆置换治疗的患者表现更好,及时恢复无助行走,血浆交换后一年全肌力恢复的可能性大于没有血浆交换的患者,严重的运动后遗症可能性较少,且严重不良事件没有增加。尽管接受PE 治疗的患者在发病后的前 6～12 个月复发风险有轻微升高,一年后的肌力量完全恢复的可能性更大,血浆置换不太可能导致严重的残疾无力。

②与静脉内免疫球蛋白(IVIg)相较:循证医学证据已充分证明与一般支持治疗相比 IVIg 与 PE 能加速病情恢复,是 GBS 的有效治疗方法。在 Cochrane 系统评价中 IVIg 与 PE 治疗具有同样的疗效,患者在机械通气时间、病死率、致残等级上无差异,但血浆置换较静脉注射免疫球蛋白组有更多的不良反应。与 PE 相比,IVIg 疗效好不良反应小且操作较方便,相对容易管理并且住院时间比较低,在世界许多地方 IVIg 已经取代 PE 作为 GBS 主要治疗手段,某些地区由于静脉注射不可用,PE 仍然是主要治疗方法。在资源贫乏地区或者有很好设备的 ICU 内,PE可以作为首选。对于 GB 儿童患者,研究表明血浆置换可能是治疗格林-巴利型婴儿的安全选择,且 PE 治疗儿童 GBS 的临床疗效优于免疫球蛋白治疗。特别是在资源贫乏的环境和 ICU 中,其中可以很容易地获得良好的手术设施。对于需要机械通气的 GBS 患儿,PE 在持续时间方面优于 IVIg 要进一步评估其临床有效性。

(5)PE 治疗后患者的生活质量:有研究对患者 PE 治疗前后进行生活质量评估,发现患者进行 PE 治疗后生活质量显著改善,无论在物理条件方面(身体功能、健康问题、身体疼痛、一般健康感知),还是在心理功能(社会功能、情绪问题、一般心理健康、活力),都有明显改善,其中最大的改善主要在于身体状况,治疗前后有显著统计学差异,但心理层面的生活质量未显示出统计学差异。Chen 等研究结果一致,患者心理社会测试显示出治疗前和治疗后的身份和残疾显著差异,特别立即改善肌无力症状。对停止 PE 治疗后的患者进行生活质量调查问卷,大多数患者(65%)对健康状况评价为中等至好,40%的患者认为停止治疗后自己的健康状况没有影响他们从事日常家务劳动,仅 35%的患者表示活动受到限制。

(6)PE 治疗费用:随着医疗保健的社会成本的增加,必须优化患者护理并确定可以降低成本的领域。虽然费用永远不应该是选择治疗的主要原因,但在选择的情况下考虑这一方面是合理的。对 IVIg 和 PE 进行成本比较,服务和药品的平均成本包括日常专业费用、每日住院费率、每日重症监护费率、药品费用、IVIg 费用、清蛋白费用、实验室研究费用、实施血浆置换费用、导管费用、导管放置费用。对于IVIg 治疗组,最大的成本是重症监护室的房间和护理。IVIg 的购置成本为 21 581美元,占 IVIg 治疗总费用的很大一部分。虽然据报道 IVIg 的不良反应很常见,但相对于其他 IVIg 费用,治疗不良反应的成本较低。对于血浆交换,最大的成本同样是重症监护室(ICU)的房间和护理。由于接受血浆置换的患者在 ICU 中花费的时间更长,因此这些成本相对高于 IVIg 组。血浆置换费用、非 ICU 医院护理和房间费用、专业费用以及清蛋白费用也产生了巨大的成本负担。与 IVIg 类似,继发不良反应的成本相对不显著。临床上,血浆置换对危急患者有短期益处。总费用差异可见 IVIg 组比血浆置换组平均节省 22 326 美元,但是还是需要进一步的前瞻性研究来评估这些疗法的扩展成本和疗效。血浆交换组中的大多数患者属于较低的社会经济状态,根据改良的 Kuppuswamy 社会经济规模在印度使用。

2. 静脉内免疫球蛋白(IVIg)

目前治疗 GBS 的首选,起效快而显著,相对副作用较小,但费用较高。IVIg 的作用机制主要是通过封闭巨噬细胞表面的 Fc 受体,中和抗体,保护抗体神经细胞的脱髓鞘,抑制炎性细胞介质产生作用。

(1)临床应用:尽早治疗,发病 2 周内开始治疗,推荐剂量 0.4 g/(kg·d),静脉滴注,5 d 为 1 个疗程。1 个疗程后病情未出现好转甚至恶化,或在恢复过程中再次出现症状加重者,可继续给予第 2 个疗程,推荐剂量 2g/(kg·d),连续静滴 5 d。因 IVIg 半衰期大约是 22 d,故建议在第 1 个疗程后大约 3 周再进行第 2 个疗程。

(2)不良反应:IVIg 通常耐受良好,具有轻微不良反应,其主要与输注速率有关(包括头痛,恶心,呕吐,发冷和发热,背痛和疲劳),减慢输液速率就可缓解。严重的不良反应包括血栓形成事件,过敏反应和肾功能损害。

3. 糖皮质激素

理论上糖皮质激素可治疗自身免疫性疾病 GBS,但国外的多项临床试验结果均显示单独应用糖皮质激素治疗 GBS 无明确疗效。口服或静脉注射甲泼尼龙均对 GBS 患者无益,且存在增加各种并发症可能,延缓患者恢复,在国外糖皮质激素不应用于 GBS 的治疗。我国医疗资源有限,仍有医院使用激素治疗 GBS,激素对于早期及严重 GBS 患者,尚有一定疗效,急性期应用地塞米松 10～15mg/d 或甲泼尼龙 500～1000mg/d 溶于 5% 葡萄糖液,静脉注射。5d 后改为半量。再 7d 后,改为口服泼尼松 30mg/d,逐渐减量,总疗程 8 周。大剂量甲泼尼龙静脉冲击治疗可能有较小的短期益处,但较大的不良反应限制了其应用,因此不推荐使用。

4. 其他治疗

尽管接受了静脉注射或血浆置换治疗,许多患者在 GBS 后仍有长期残疾。因此,GBS 迫切需要开发新的治疗方法。Cochrane 曾评估了除血浆置换、静脉注射免疫球蛋白、皮质类固醇以外的药物的有效性,其中第 4 项小型试验表明,中草药雷公藤多苷对 GBS 患者的恢复程度比皮质类固醇更快,但这一结果需要确认,无法从确定的少数观察研究中得出任何有用的结论。补体激活是 GBS 免疫损害的重要环节,因此有研究补体激活抑制药以防止 GBS 的补体依赖性神经元损伤,如有研究发现,依库珠单抗能改善 GBS 的症状,并且安全耐受性良好,可作为 IVIg 的附加治疗,但需要更大的试验。萘莫司他可显著减少补体 C3 的活化和沉积,减轻郎飞结处钠通道的破坏,可减轻轴索损伤。补体抑制药抗补体因子 1(C1)q 抗体、化脓性链球菌(IdeS)分泌的 IgG 降解酶均是潜在有希望的治疗药。

八、预后

GBS 病情一般在 2 周左右达到高峰,继而持续数天至数周后始恢复,少数患者在病情恢复过程中出现波动。多数患者神经功能在数周至数月内基本恢复,少数遗留持久的神经功能障碍。GBS 病死率约 3%,主要死于呼吸衰竭、感染、低血压、严重心律失常等并发症。50% 患者痊愈,10%~15% 患者遗留后遗症。CMAP 波幅低于正常 10% 的轴突型、老年伴有呼吸麻痹者、应用呼吸器超过 1 个月者预后差。另外 GBS 中大约 3% 的患者可有复发,再次复发常不如第 1 次恢复完全。

(蒋宇峰 叶朝阳)

参 考 文 献

[1] Donofrio PD. Guillain-Barre Syndrome [J]. Continuum (MinneapMinn), 2017, 23 (5): 1295-1309.

[2] Willison HJ, Jacobs BC, van Doorn PA. Guillain-Barre' syndrome[J]. Lancet, 2016, 388: 717-727.

[3] Soliven, B. Animal models of autoimmune neuropathy[J]. ILAR J, 2014, 54(3): 282-290.

[4] Linington C, Izumo S, Suzuki M, et al. A permanent rat T cell line that mediates experimental allergic neuritis in the Lewis rat in vivo[J]. JImmunol, 1984, 133(4): 1946-1950.

[5] Dahle, C, Ekerfelt C, Vrethem M, et al. T helper type 2 like cytokine responses to peptides from P0 and P2 myelin proteins during the recovery phase of Guillain-Barré syndrome[J]. J Neurol Sci, 1997, 153(1): 54-60.

[6] Zhang H. L, Zheng, XY, Zhu J. Th1/Th2/Th17/Treg cytokines in Guillain-Barré syndrome and experimental autoimmune neuritis[J]. Cytokine Growth Factor Rev, 2013, 24 (5): 443-453.

[7] Goodfellow JA, Willison HJ. Guillain-Barre syndrome: a century of progress[J]. Nat Rev Neurol, 2016, 12: 723-731.

[8] Dash S, Pai, AR, Kamath U, et al. Pathophysiology and diagnosis of Guillain-Barré syndrome-challenges and needs[J]. Int J Neurosci, 2015, 125(4): 235-240.

[9] Canul-Reich J, Frausto-Solis J, Hernandez-Torruco J. A Predictive Model for Guillain-Barre Syndrome Based on Single Learning Algorithms[J]. Comput Math Methods Med, 2017, 842: 4198.

[10] Illes Z, Blaabjerg M. Cerebrospinal fluid findings in Guillain-Barre syndrome and chronic inflammatory demyelinating polyneuropathies [J]. Handbook Clin Neurol, 2017, 146: 125-138.

[11] Pedavally S, Hernandez ZM, Zeidman LA. Fisher-Pharyngeal-Cervical-Brachial Overlap

Syndrome With Novel GangliosideAntibodies［J］. JClinNeuromuscul Dis,2018,19（4）：224-227.

[12] Ibrahim J,Grapperon AM,ManfredoniaF,et al. Serial electrophysiology in Guillain-Barré syndrome：A retrospective cohort and case-by-case multicentre analysis［J］. Acta Neurol Scand,2018,137（3）：335-340.

[13] 周霞,孙中武.吉兰-巴雷综合征的发病机制及诊治进展［J］.中华全科医学,2019,17（4）：526-527.

[14] 中华医学会神经病学分会神经肌肉病学组.中国吉兰-巴雷综合征诊治指南［J］.中华神经科杂志,2010,43（8）：583-586.

[15] Hughes RA,Swan AV,Raphaël JC,et al. Immunotherapy for Guillain-Barré syndrome：a systematic review［J］. Brain,2007,130（Pt 9）：2245-2257.

[16] Szczepiorkowski ZM,Winters JL,Bandarenko N,et al. Guidelines on the use of therapeutic apheresis in clinical practice—evidence-based approach from the Apheresis Applications Committee of the American Society for Apheresis［J］. J Clin Apher,2010,25（3）：83-177.

[17] Koessler J,Kobsar A,Kuhn S,et al. The effect of immunoadsorption with the Immusorba TR-350 column on coagulation compared to plasma exchange［J］. Vox Sang,2015,108：46-51.

[18] Diener HC,Haupt WF,Kloss YM,et al. Apreliminary,randomized,multicenter study comparing intravenous immunoglobulin,plasmaexchange,andimmuneadsorprion in Guillain-Barré syndrome［J］. Eur Neurol,2001,46（2）：107-109.

[19] Okamiya S,Ogino M,Ogino Y,et al. Tryptophan-immobilized column-based immunoadsorption as the choice method for plasmapheresis in Guillain-Barré syndrome［J］. Ther Apher Dial,2004,8：248-253.

[20] Chevret S,Hughes RA,Annane D. Plasma exchange for Guillain-Barré syndrome［J］. Cochrane Database Syst Rev,2017,2：CD001798.

[21] Raphaël JC,Chevret S,Hughes RA,et al. Plasma exchange for Guillain-Barré syndrome［J］. Cochrane Database Syst Rev,2012,7：CD001798.

[22] vanDoorn PA,Ruts L,Jacobs BC. Clinical features,pathogenesis,and treatment of Guillain-Barrésyndrome［J］. Lancet Neurol,2008,7（10）：939-950.

[23] Lemaire A,Parquet N,Galicier L,et al. exchange in the intensive care unit：Technical aspects and complications［J］. J Clin Apher,2017,2（6）：405-412.

[24] Sudulagunta SR,Sodalagunta MB,Sepehrar M,et al. Guillain-Barré syndrome：clinical profile and management［J］. Ger Med Sci,2015,13：Doc16.

[25] Hughes RA,Swan AV,van Doorn PA. Intravenous Immunoglobulin for Guillain-Barré syndrome［J］. Cochrane Database Syst Rev,2014,19（9）：CD002063.

[26] van den Berg B,Walgaard C,Drenthen J,et al. Guillain-Barré syndrome：Pathogenesis,Diagnosis,Treatment and Prognosis［J］. Nat Rev Neurol,2014,10（8）：469-482.

[27] Hughes RA,Swan AV,vanoor PA. Intravenous immunoglobulin for Guillain-Barré syndrome［J］. Cochrane Database SystRev,2010,CD002063.

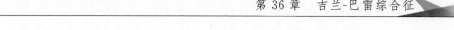

［28］Cortese I,Cornblath DR. Therapeutic Plasma Exchange in Neurology:2012［J］. J ClinApher,2013,28(1):16-19.

［29］Akarcan SE,İşgüder R,Yilmaz Ü,et al. Guillainbarre syndrome in a 7-month-old boy succesfully applied plasma exchange[J]. Transfus Apher Sci,2016,54(1):139-143.

［30］苏国云,温智新,王卫. 血浆置换术治疗儿童吉兰-巴雷综合征的疗效观察［J］. 中国实用医药,2019(10):31-33.

［31］El-Bayoumi MA,El-Refaey AM,Abdelkader AM,et al. Comparison of intravenous immunoglobulin and plasma exchange in treatment of mechanically ventilated children with Guillain-Barré syndrome:a randomized study［J］. Crit Care,2011,15(4):R164.

［32］Rozmilowska I,Adamczyk-Sowa M,Rutkowska K,et al. Improvement of quality of life after therapeuticplasma exchange in patients with myasthenic crisis［J］. Neurol Neurochir Pol,2016,50(6):418-424.

［33］Chen YT,Chang Y,Chiu HC,et al. Psychosocial aspects in myasthenic patients treated by plasmapheresis［J］. J Neurol,2011,258(7):1240-1246.

［34］Dahlan R,McCormick BB,Alkhattabi M,et al. Patients' Quality of Life after Stopping Plasma Exchange:A Pilot Study［J］. Transfus Apher Sci,2014,51(2):137-140.

［35］Heatwole C,Johnson N,Holloway R,et al. Plasma Exchange vs. Intravenous Immunoglobulin for Myasthenia Gravis Crisis:An Acute Hospital Cost Comparison Study［J］. J ClinNeuromuscul Dis,2011,13(2):85-94.

［36］Bairwa M,Rajput M,Sachdeva S. Modified Kuppuswamy's Socioeconomic Scale:Social Researcher Should Include Updated Income Criteria,2012［J］. Indian J Community Med,2013,38(3):185-186.

［37］Hughes RA,Brassington R,Gunn AA,et al. Corticosteroids for Guillain-Barré syndrome［J］. Cochrane Database Syst Rev,2016,10:CD001446.

［38］van Koningsveld R,Schmitz PI,Meche FG,et al. Effect of Methylprednisolone When Added to Standard Treatment with Intravenous Immunoglobulin for Guillain-Barré syndrome:Randomised Trial［J］. Lancet,2004,363(9404):192-196.

［39］Pritchard J,Hughes RA,Hadden RD,et al. Pharmacological treatment other than corticosteroids,intravenous immunoglobulin and plasma exchange for Guillain-Barré syndrome［J］. Cochrane Database Syst Rev,2016,11:CD008630.

［40］Alex Y. Doetsa,Bart C,et al. Advances in management of Guillain-Barré syndrome［J］. Curr Opin Neurol,2018,31:541-550.

第 37 章

重症肌无力

一、概况

重症肌无力(myasthenia gravis,MG)是一种常见的神经肌肉接头传递障碍性疾病,是由乙酰胆碱受体(acetylcholine receptor,AChR)抗体介导的突触后膜功能障碍性获得性自身免疫疾病,主要表现为骨骼肌收缩无力。发病形式各样,轻者表现为单纯眼肌无力,进而发展为全身肌无力,呼吸肌受累时可出现呼吸困难,需人工辅助通气。发病率为(0.3~2.8)/10 万,目前全球约有 70 万患者,加拿大、意大利及日本近年流行病学调查显示,MG 在老年人中患病率增加。各年龄段均有发病,40 岁前女性患病率偏高,50 岁后男性患病率增加。随着重症监护医学的发展及免疫调节药物的应用,近年来 MG 患者的预后明显改善。由于 MG 的发病相对罕见,临床表现多样,目前缺乏大型随机对照研究。

二、病因及发病机制

MG 的病因尚不明确,目前认为是一种自身免疫性疾病,少数患者可有家族史,过度疲劳、病毒感染、分娩等可诱发。其确切的发病机制目前仍不明确,大部分研究发现,MG 患者的神经肌肉接头处突触后膜 AChR 数目减少,受体部位存在抗 AChR 抗体,且突触后膜上有 IgG 及 C3 复合物沉积,故考虑该病为 AChR 抗体介导的获得性自身免疫病。但 50% 的单纯眼肌型及 10%~15% 的全身型患者可表现为 AChR 抗体阴性,在该部分阴性患者中,40% 可检测出肌肉特异性受体络氨酸激酶(muscle specific tyrosine kinase,MuSK)抗体,另一部分可检测出脂蛋白受体相关性蛋白 4(lipoprotein-related protein4,LRP4)抗体,LRP4 是由神经末梢释放的糖蛋白受体,在中年妇女中比较多见,MuSK 及 LRP4 并不直接参与神经肌肉传导,但与终板成熟相关。此外,部分患者还检测出 titin 及 ryanodine 受体抗体,该部分抗体为非致病抗体,可能与胸腺瘤的发病风险相关。

三、临床表现

发病早期可表现为单纯某组肌群无力,如眼外肌无力可表现为眼睑下垂、眼球活动障碍、复视,常作为首发症状出现,咀嚼肌及面部表情肌受累可表现为咀嚼困难、苦笑面容等。随着病情进展可逐渐累及其他肌群,呼吸肌受累时出现呼吸困难、发绀,严重时需呼吸机辅助通气。MG 表现有明显的波动性,晨轻暮重,活动后加重,休息时缓解,近端肌群受累较远端肌群明显。目前,临床分为眼肌型、全身型、重度激进型、迟发重度型及肌萎缩型等五型。

四、辅助检查

1. 药理实验

选取肌无力症状最明显的肌群,参照 MG 临床绝对评分标准记录 1 次评分,然后肌内注射甲基硫酸新斯的明 1~1.5mg(儿童 0.02~0.03mg/kg,最大用药剂量不超过 1mg),注射后每 10 分钟记录 1 次,持续记录 60min。相对评分=(试验前该项记录评分-注射后每次记录评分)/试验前该项记录评分×100%,相对评分≤25% 为阴性,>25%~<60% 为可疑阳性,≥60% 为阳性,但检测结果为阴性,不能排除 MG 的诊断。

2. 电生理检查

包括低频重复神经电刺激和单纤维肌电图,前者采用低频(2~5Hz)超强重复电刺激神经干,在相应肌肉记录复合肌肉动作电位,常规检测的神经包括面神经、副神经、腋神经和尺神经,第 4 或 5 波比第 1 波的波幅衰竭 10% 以上为阳性。单纤维肌电图主要用于眼肌型和低频重复神经电刺激阴性但临床拟诊的患者。

3. 血清学检查

骨骼肌 AChR 抗体是诊断的特异性抗体,结合病史即可诊断,但 AChR 抗体阴性并不能排除 MG 诊断。在部分 AChR 抗体阴性的全身型患者中可检测到抗MuSK 抗体,其余可能存在 LRP4 抗体。抗横纹肌抗体包括抗 titin 抗体、抗 RyR抗体,在病情较重的晚发型、伴胸腺瘤及常规治疗不敏感型患者中阳性率较高,对筛查胸腺瘤有一定意义,但对诊断无直接帮助。

4. 胸腺影像学检查

20%~25% 的 MG 患者伴有胸腺肿瘤,约 80% 的 MG 患者伴有胸腺异常,且20%~25% 胸腺肿瘤患者可出现 MG 症状,故对拟诊 MG 患者需行纵隔 CT 检查。

五、诊断

MG 诊断依据包括以下几方面。①临床表现,某些特定的横纹肌群肌无力晨轻暮重,持续活动后加重,休息好转,眼外肌受累最常见;②药理学表现,新斯的明试验阳性;③重复神经电刺激检查波幅递减 10% 以上,或单纤维肌电图阳性;④在多数全身型 MG 患者血中可检测到 AChR 抗体,或在部分 MG 患者中检测到抗MuSK 抗体、抗 LRP4 抗体。

六、治疗

1. 一般治疗

进行呼吸机训练,轻型 MG 患者可进行力量锻炼,建议患者控制体重、适当限制日常活动、注射季节性流感疫苗等。

2. 内科治疗

(1)对症治疗:胆碱酯酶抑制药(cholinesterase inhibitors,ChEIs)是目前最常用的对症药物,但其治疗剂量应根据症状个体化。溴吡斯的明是目前最常用的口服 ChEIs,维持剂量为 60～120mg,3～5/d,具体剂量需根据症状调整,一般不超过 480mg/d,主要不良反应有腹泻、胃肠痉挛、口腔分泌物增多、出汗、心动过缓、视物模糊等。新斯的明目前主要用于溴吡斯的明口服困难的患者。但目前并不推荐 ChEIs 作为单药长期使用,需联合激素及免疫抑制药。ChEIs 对 MuSK 抗体阳性患者无效,且会加重症状。

(2)免疫抑制治疗:糖皮质激素是肌无力免疫治疗的一线药物,包括醋酸泼尼松、泼尼松龙及地塞米松等。起始 10～20mg 泼尼松每天顿服,每周增加 5mg 直至足量(1mg/kg),或者 60～80mg 泼尼松顿服,通常 2 周内起效,80%患者病情能改善。治疗达标 6 个月以上,可以考虑缓慢减量,每 4 周减量 5～10mg,最后以小剂量维持,突然撤药会导致病情反复,甚至发生肌无力危象。约 50%的肌无力患者在大剂量激素治疗的 3d 至 1 周内,易出现病情加重甚至发生肌无力危象,因此需加强监护。大剂量激素可出现严重的不良反应,如向心性肥胖、骨质疏松、血压及血糖升高等,一般联合使用免疫抑制药,最常见为硫唑嘌呤及吗替麦考酚酯。

非类固醇免疫抑制药包括硫唑嘌呤、环孢素、吗替麦考酚酯、甲氨蝶呤及他克莫司等。在临床中各类免疫抑制药均有使用,但疗效差异未见报道。起始多与糖皮质激素联合使用,疗效优于单药,适用于足量激素治疗效果不理想、严重激素依赖及发生严重激素不良反应的患者。其中硫唑嘌呤作为一线药物,起始剂量为 (2～3)mg/(kg·d),一般数月起效,1 年内达全效。在使用 6 周内易出现肝功能损害,所以在治疗过程中需监测肝功能,及时撤药或减量后肝功能可恢复。药物减量应缓慢,最后以最低有效剂量维持数年,甚至终身。嘌呤甲基转移酶缺乏的患者不建议使用硫唑嘌呤。有部分研究显示,利妥昔单抗能改善糖皮质激素及免疫抑制药无效患者的临床症状,特别适用于 MuSK 抗体阳性患者。

(3)免疫球蛋白治疗:最早见于 1984 年,通过与自身抗体竞争突触后膜的结合位点,抑制补体激活。可有效降低肌无力危象患者的机械通气时间,主要用于大量激素冲击前准备、病情进展、术前准备,不推荐作为病情稳定患者的维持性治疗。推荐剂量为 0.4g/(kg·d),5d 为 1 个疗程或 1g/(kg·d),5d1 个疗程,使用 5～10d 起效,疗效持续 2 个月。严重不良反应包括肾毒性、血栓栓塞、白细胞减少及

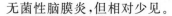

无菌性脑膜炎,但相对少见。

3. 血液净化疗法

在 MG 患者中的使用血液净化治疗可追溯到 1976 年,主要用于以下治疗:①MG 危象,出现危及生命的呼吸衰竭或吞咽困难;②明显延髓麻痹患者的术前准备;③需急速起效;④其他治疗无效;⑤大量激素冲击治疗前。初期建议连续或隔日进行,10~14d 内共计实施 5~6 次,后续每 2~3 周 1 次,直至症状减轻或缓解。对于免疫抑制药减量患者,可考虑每 2~3 周治疗 1 次。血液净化疗法包括血浆置换(plasma exchange,PE),双重滤过血浆置换(double filtration plasma pheresis,DFPP)及免疫吸附血浆分离置换(immuo absorption plasma pheresis,IAPP)。PE 治疗较单纯 ChEIs 治疗显著改善患者呼吸功能,降低功能残气量及残气量,增加第 1 秒用力呼气量、最大吸气压、最大呼气压。对免疫抑制药及免疫球蛋白治疗无效的难治性中重度肌无力,目前也有报道,11 例患者行连续 PE 治疗直至症状好转,其后长期 PE 维持性治疗直至病情缓解,经 8 年随访,2 例完全缓解,3 年内不需任何治疗,7 例患者需进行 3.7 次/年 PE 治疗,2 例重症患者需 2~3 周进行 1 次 PE 治疗,该部分患者近 5 年内病情控制效果好,无病情复发及恶化。肌无力患者胸腺切除前行 PE 治疗能降低肌无力危象发生风险,提高术后缓解率。传统单纯 PE 治疗的技术及设备相对简单,但需大量新鲜血浆且增加血源性传播疾病的风险,DFPP 在抗体清除及症状改善方面与 PE 效果相同,且治疗费用及血源性传播疾病发生风险更低,DFPP 正逐步取代 PE。目前推荐:对 AChR 抗体阳性患者,三种方法疗效无明显差异,但因 IAPP 不需更换液,临床更推荐使用;对 MuSK 抗体阳性患者,DFPP 较 IAPP 效果更佳,主要因 MuSK 抗体以 IgG$_4$ 为主,IAPP 吸附柱对其吸附性低。遗憾的是,目前还没有足够的随机对照研究评估血浆置换是否改善 MG 的短期或长期预后。

血浆吸附(immuo absorption,IA)通过血浆分离将血液中的有形成分如血细胞与血浆分开,对血浆的待清除成分进行吸附处理,吸附后的血浆与血液有形成分一同回输入体,可分为生物亲和吸附(抗原抗体结合型、补体结合型或 Fc 结合型)及物理化学亲和吸附(静电结合型或疏水结合型)。与血浆置换疗效相仿,IA 能显著降低抗体滴度,改善肌无力症状。对免疫抑制药禁忌或免疫抑制药抵抗的患者,规律 IA 治疗能减少免疫抑制药的剂量,且长期随访 50% 患者可脱离维持性 IA 治疗,低剂量免疫抑制药即能维持临床缓解。因金黄色葡萄球菌细胞壁中的抗原 A 能与免疫球蛋白特异性结合,将其固定在高分子化合物上制成免疫吸附剂,称为蛋白 A 免疫吸附(protein A immuo absorption,PAIA)。Bnney 等对加拿大两大透析中心的 12 例 MG 患者进行 PAIA 治疗,10 例患者症状显著改善,抗体滴度明显下降。Grob 等报道了 14 例经 PAIA 治疗的 MG 患者,43% 患者疗效明显,治疗 4 次后抗体滴度下降可至治疗前 23%。

4. 胸腺摘除术

MG 患者疑诊胸腺瘤时应行胸腺摘除手术,早期手术可降低肿瘤浸润和扩散风险,患者肌无力的症状也可改善。部分患者手术后可出现 MG 危象,术前可予丙种球蛋白预防。

对 MG 患者应做到早诊断、早治疗,轻度患者可考虑对症、激素及免疫抑制药治疗,中重度患者需行静脉免疫球蛋白及血液净化治疗,大量激素冲击治疗前也需行静脉免疫球蛋白及血液净化治疗,预防病情恶化及肌无力危象。ChEIs 对 MuSK 抗体阳性患者无效,且会加重症状,血液净化治疗时 DFPP 较 IAPP 效果更佳。由于肌无力的发病相对罕见,目前临床仍缺乏样本随机对照研究。

(崔琳琳　叶朝阳)

参 考 文 献

[1] Sanders DB,Wolfe GI,Benatar M,et al. International Consensus Guidance for the Management of Myasthenia Gravis[J]. Neurology,2016,87(4):419-425.

[2] Sieb JP. Myasthenia gravis:an update for the clinician[J]. Clin Exp Immunol,2014,175(3):408-418.

[3] Diaz-Manera J,Martinez-Hernandez E,Querol L,et al. Long-lasting treatment effect of rituximab in MuSK myasthenia[J]. Neurology,2012,78:189-193.

[4] Keung B,Robeson KR,Dicapua DB,et al. Long-term benefit of rituximab in MuSK autoantibody myasthenia gravis patients [J]. J Neurol Neurosurg Psychiatry, 2013, 84:1407-1409.

[5] Zivkovic SA. Intravenous immunoglobulin in the treatment of neurologic disorders[J]. Acta Neurol Scand,2016,133(2):84-96.

[6] Goti P,Spinelli A,Marconi G,et al. Comparative effects of plasma exchange and pyridostigmine on respiratorymuscle strength and breathing pattern in patients with myastheniagravis [J]. Thorax,1995,50:1080 -1086.

[7] Triantafyllou NI,Grapsa EI,Kararizou E,et al. Periodic therapeutic plasma exchange in patients with moderate to severe chronic myasthenia gravis nonresponsive to immunosuppressive agents:an eight year follow-up[J]. Ther Apher Dial,2009,13:174-181.

[8] Nagayasu T,Yamayoshi T,Matsumoto K,et al. Beneficial effects of plasmapheresis before thymectomy on the outcome in myasthenia gravis[J]. Jpn J Thorac Cardiovasc Surg,2005,53:2-7.

[9] Yeh JH,Chen WH,Chiu HC,et al. MuSK antibody clearance during serial sessions of plasmapheresis for myasthenia gravis[J]. J Neurol Sci,2007,263:191-193.

[10] Grob D,Simpson D,Mitsumoto H,et al. Treatment of myasthenia gravis by immunoadsorption of plasma[J]. Neurology,1995,45(2):338-344.

［11］ Wolfgang K,Christoph B,Reinhard K. A randomized and controlled study comparing im-munoadsorption and plasma exchange in myasthenic crisis［J］. J Clin Apher,2011,26(6): 347-355.

［12］ Haas M,Mayr N,Zeitlhofer J,Goldammer A,et al. Long-term treatment of myasthenia gra-vis with immunoadsorption［J］. J Clin Apher,2002,17(2):84-87.

［13］ Benny WB,D. Sutton MC,Oger J,et al. Clinical evaluation of a staphylococcal protein A immunoadsorption system in the treatment of myasthenia gravis patients ［J］. Transfusion, 1999,39(7):682-687.

［14］ Gold R,Schneider C. Current and future standards in treatment of Myasthenia Gravis［J］. Neurotherapeutica,2008,5(4):535-541.

第38章

肌萎缩侧索硬化症

一、概况

肌萎缩侧索硬化症(amyotrophic lateral sclerosis,ALS),俗称"渐冻人症",是一种累及脊髓前角细胞、脑干运动神经核及锥体束,具有上、下运动神经元并存损害的运动神经元病。ALS 的发病与遗传、基因突变有关,10%患者遗传性发病,20%由超氧化物歧化酶 1(superoxide dismutase 1,SOD1)基因突变引起,余发病与其他已知或未知基因突变有关。临床除表现为运动系统损害外,感觉、语言及认知领域也可涉及。该病目前发病相对罕见,发病率(2~4)/10 万,男性多见,多为散发起病。发病至死亡的中位生存时间为 20~48 个月,多死于呼吸肌麻痹。

二、病因及发病机制

目前病因不清,可能与遗传、环境、神经毒素、病毒感染、氧化应激等相关。关于 ALS 发病机制,现有研究假说包括谷氨酸毒性、氧化应激、神经营养因子缺乏、免疫炎症反应、SOD1 聚集等。散发 ALS 患者的脑脊液中氧化应激标志物 3NT 浓度升高,提示氧化应激参与发病及病程进展;此外,氧化应激能诱导核转位并激活 Nrf-2,参与 ALS 发病。ALS 患者血浆及脑脊液中谷氨酸水平增高,细胞外谷氨酸因转运障碍而堆积,造成兴奋毒性,从而引起细胞损伤。此外,免疫炎症机制也参与发病,ALS 患者脊髓及脑组织有 T 淋巴细胞及巨噬细胞浸润,血浆及脑脊液中 IL-17 及 IL-23 浓度增高。

三、临床表现

症状性发作是 ALS 的显著特征,局部起病,多表现为肢体无力或延髓功能障碍,后逐步蔓延至相邻区域。上运动神经元受累时,主要表现为肌张力增高、腱反射亢进、痉挛及病理征阳性;下运动神经元受累时,主要为肌肉无力、萎缩及肌束颤动。早期也可合并认知障碍,多涉及行为变化。

四、辅助检查

ALS 的诊断主要依赖于临床评价和电生理研究的支持,神经影像和多种血

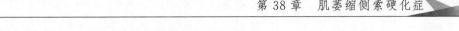

液、脑脊液可用于排除其他可能诊断。

1. 电生理检查

多次、多部位的肌电图检查,尤其是胸锁乳突肌的肌电图检查,对早期诊断有帮助;神经传导测定主要用于诊断或排除周围神经疾病;运动诱发电位有助于发现 ALS 临床下的上运动神经元病变。

2. 影像学检查

不能提供确诊 ALS 的依据,但有助于与其他疾病的鉴别,排除结构性损害,包括头部、颈椎、胸椎及腰椎等部位 MRI 或 CT 检查。

3. 血液学检查

缺乏特异的生物学确诊指标,多种血液检查可用于排除其他疾病,包括肿瘤标志物、免疫、肌酶、甲状腺激素等。

4. 腰椎穿刺、肌肉活检

排除其他与 ALS 相关的疾病。

五、诊断标准

临床诊断过程中,确定上、下运动神经元受累范围是诊断的关键步骤。根据患者出现的症状、体征的解剖部位,通常将受累范围分为脑干、颈段、胸段和腰骶段 4 个区域。

1. ALS 诊断的基本条件

(1)通过病史、体格检查或电生理检查,证实临床症状或体征在一个区域内进行性发展,或从一个区域发展到其他区域;

(2)临床、电生理检查或病理检查证实下运动神经元受累;

(3)体格检查证实有上运动神经元受累;

(4)排除其他疾病。

2. ALS 的诊断分级

(1)临床确诊:通过临床或神经电生理检查,证实在 4 个区域中至少有 3 个区域存在上、下运动神经元同时受累的证据;

(2)临床拟诊:通过临床或神经电生理检查,证实在 4 个区域中至少有 2 个区域存在上、下运动神经元同时受累的证据;

(3)临床可能:通过临床或神经电生理检查,证实仅有 1 个区域存在上、下运动神经元同时受累的证据,或者在 2 或以上区域仅有上运动神经元受累的证据。

六、治疗

1. 一般治疗

能正常进食患者应采用均衡饮食,吞咽困难时宜采用高蛋白、高热量饮食,以保证营养摄入;进食软食、半流食或鼻胃管进食,必要时行经皮内镜胃造口术。定期检查肺功能,如出现呼吸肌无力的早期表现,宜尽早使用无创辅助通气,咳嗽无力时应使用吸痰器,后期需气管切开、有创呼吸机辅助呼吸。根据患者具体情况,给予针对性的护理指导、心理治疗,提高生活质量。

2. 内科治疗

(1)利鲁唑:目前唯一经多项临床研究证实、可以在一定程度上延缓病情进展,且经 FDA 批准的药物。其通过抑制突触前膜谷氨酸释放、与受体结合防止谷氨酸激活,减少谷氨酸堆积。目前推荐 50mg 口服,每日 2 次。常见不良反应为疲乏、恶心。但也有报道利鲁唑仅能改善部分患者的症状及生存率,整体效果较差,且价格昂贵,在呼吸机辅助通气的晚期患者中,不建议继续使用。

(2)抗氧化药物治疗:依达拉奉(MCI-186,3-甲基-1-苯基-2-吡唑啉-5-酮)为氧自由基清除药,能清除缺血期脑组织产生的脂质过氧化物及羟基自由基,保护缺血部位神经细胞。在 ALS 小鼠模型中已获得疗效,有研究提示对 ALS 患者有效,但目前尚缺乏大样本研究。此外,维生素(C、E)、乙酰半胱氨酸等也有抗氧化作用,已用于 ALS 患者的临床治疗。

(3)神经营养因子:能促进 ALS 小鼠的神经再生,胰岛素生长因子(IGF-1)及神经胶质细胞源性的神经营养因子(GDNF)能调节 SOD1 转基因小鼠的生存及分化,维持神经元结构的完整性,延长生存时间。此外,IGF-1 还能提高轴突的生长速度,促进运动神经元及星形胶质细胞的生长。但在 ALS 患者的临床应用中未能证实有效。

(4)新型药物:Arimoclomol 是诱导运动神经元热休克反应的新型药物,口服给药,能穿过血脑屏障。通过延长热休克因子 1 活性,诱导热休克蛋白的表达,从而预防神经元损伤及细胞凋亡,显著改善 SOD1 转基因小鼠的生存时间。在临床试验中,ALS 患者对此药耐受良好,但治疗效果尚需大样本研究。

3. 干细胞移植

干细胞具有神经保护作用,且能替代退行性变的运动神经元,因此干细胞治疗 ALS 备受期待。神经干细胞能提高 ALS-SOD1 小鼠的生存率,且多能神经祖细胞还能分泌神经胶质细胞源性神经营养因子及脑源性神经营养因子。间充质干细胞能诱导营养因子、抗炎因子及免疫调节趋化因子,延缓疾病进展,临床试验证实其能诱导快速免疫调节应答。

4. 血液净化技术

血液净化技术能清除炎症因子、免疫损伤因子,中断体内免疫风暴,迅速控制病情,而氧化应激及免疫炎症反应参与 ALS 发病,因此提示 ALS 有血液净化治疗的理论基础。既往研究认为,血液净化效果较差,Vincenzo Silani 等对 4 例 ALS 行血浆置换治疗,2 例患者在第一阶段病情确有改善,但后期随访提示血浆置换并未延缓或逆转患者神经元损伤。另有报道,4 例 ALS 患者行血浆置换和免疫抑制治疗,随访 6.2～13 个月,与对照组相比,疾病进程并未改变。但此类阴性研究均见于上世纪末,且病例数较小,其研究价值尚需评估。

由于 ALS 患者大量自身免疫性神经毒性机制被发现,大量基于免疫炎症假说的试验需要重新试行,包括血液净化治疗。南方医科大学第三附属医院的邹和群教授团队 2 年内对 5 例 ALS 患者行血液净化治疗,经连续 3 周共 3 次血浆吸附治疗后,患者肌无力症状均明显改善,部分患者可搀扶行走,其中 1 例呼吸机辅助通气患者可间断脱机,但该部分患者的长期病程目前仍在观察中。王力宁教授等在第 4 版血液净化学中对 ALS 的血液净化治疗进行了报道,28 例患者完成了实验室检测及疗效评估,依据 ALS 的 FRS-R 功能评分表,该部分患者治疗前评分为(20.54±8.03)分,治疗后评分为(21.74±9.01)分,治疗后活动评分明显改善,治疗后血 IL-6、肌酸激酶、乳酸脱氢酶水平均较治疗前明显降低,治疗前低浓度 SOD 明显增高,有免疫调节作用的 IL-10 增加。

ALS 是一种严重威胁人类健康的成年发病的神经变性疾病,其发病的病因尚未阐明,且目前尚无明确有效的治疗方法。利鲁唑是目前唯一一种国际承认的 ALS 治疗药物,但价格昂贵。神经营养因子及新药 Arimoclomol 在临床中的疗效尚需进一步评估,血液净化虽有治疗 ALS 的理论基础,但既往研究提示无效,目前对 ALS 的血液净化治疗态度尚模糊。

(崔琳琳 叶朝阳)

参 考 文 献

[1] Miller RG,Mitchell JD,Lyon M,et al. Riluzole for ALS/MND[J]. Cochrane Database Syst Rev,2007,24(1):1447-1449.

[2] Edaravone(MCI-186)ALS 19 Study Group. Safety and efficacy of edaravone in well defined patients with amyotrophic lateral sclerosis:a randomised,double-blind,placebo-controlled trial[J]. Lancet Neurol,2017,16(7):505-512.

[3] Koji A,Yasuto I. Confirmatory double-blind,parallel-group,placebo-controlled study of efficacy and safety of edaravone(MCI-186)in amyotrophic lateral sclerosis patients[J]. Amyotroph Lateral Scler Frontotemporal Degener,2014,15(7-8):610-617.

[4] Kieran D,Kalmar B,Dick JR,et al. Treatment with arimoclomol,a coinducer of heat shock proteins,delays disease progression in ALS mice[J]. NatMed,2004,10(4):402-405.

[5] Cudkowicz ME,Shefner JM,Simpson E,et al. Arimoclomol at dosages up to 300 mg/day is well tolerated and safe in Amyotrophic Lateral Sclerosis[J]. Muscle Nerve,2008,38(1):837-844.

[6] Klein SM,Behrstock S,McHugh J,et al. GDNF delivery using human neural progenitor cells in a rat model of ALS[J]. Hum Gene Ther,2005,16(4):509-521.

［7］　Vincenzo S，Guglielmo S，Giorgio V，et al. Plasma Exchange Ineffective in Amyotrophic Lateral Sclerosis［J］. Arch Neurol，1980，37(8)：511-513.

［8］　Kelemen J，Hedlund W，Jerome B，et al. Plasmapheresis With Immunosuppression in Amyotrophic Lateral Sclerosis［J］. Arch Neurol，1983，40(12)：752-753.

［9］　刘新宇，邹和群. 血浆净化治疗风湿病及其他自身免疫性疾病［J］. 器官移植内科学杂志，2012，3(7)：127-133.

［10］　王质刚. 血液净化学［M］. 4 版. 北京：北京科学技术出版社，2016：396-400.

附录 A 连续性血液净化指南

（中华医学会重症医学分会 ICU 中血液净化的应用指南，2010 年）

血液净化（blood purification）技术是指各种连续或间断清除体内过多水分、溶质方法的总称，该技术是在肾脏替代治疗技术的基础上逐步发展而来。血液净化方法有肾脏替代治疗、血液灌流、免疫吸附、内毒素吸附和血浆置换等。每一种血液净化方式都各有特点，且各适用于不同疾病或不同疾病状态。本指南仅对 ICU 中应用最多的肾脏替代治疗（renal replacement therapy，RRT）进行讨论并提出建议。

血液净化概念和常见种类

20 世纪 70 年代末，RRT 主要用于治疗重症急性肾功能衰竭患者。随着技术不断发展，近 30 年，RRT 已用于全身过度炎症反应（如严重创伤、重症急性胰腺炎等）、脓毒血症、中毒和多脏器功能衰竭等危重症的救治。另外，对重症患者并发的特殊情况，如严重电解质紊乱、过高热等，RRT 也能显示良好疗效。

RRT 在重症患者救治中起着极其重要的作用，是 ICU 医师应予掌握的基本技术。基于此，国内 ICU 有关专家根据循证医学证据制定本指南。

制订本指南的意义

循证医学证据按照 Delphi 分级标准（表附 A-1）。循证医学证据时间跨度为 1999 年 1 月—2009 年 3 月；数据主要来自 Medline、Evidence-Based Medicine Reviews（EBMR）、Lippincott Williams & Wilkins（LWW）和万方数据库等 4 个数据库。主题词采用以下几个：①hemofiltration；②dialysis；③renal replacement therapy；④continuous renal replacement therapy；⑤critical illness；⑥acute renal failure。

表附 A-1 Delphi 循证医学分级标准

指导建议分级	
A	至少有 2 项 I 级研究结果支持
B	仅有 1 项 I 级结果支持
C	仅有 II 级研究结果支持
D	至少有 1 项 III 级研究结果支持
E	仅有 IV 级或 V 级研究结果支持

（续　表）

研究文献分级

Ⅰ　大样本、随机研究,结论确定,假阳性或假阴性错误的风险较低

Ⅱ　小样本、随机研究,结论不确定,假阳性和(或)假阴性错误的风险较高

Ⅲ　非随机,同期对照研究

Ⅳ　非随机,历史对照研究和专家意见

Ⅴ　系列病例报道,非对照研究和专家意见

第一部分　血液净化的相关概念

一、相关概念

血液净化包括 RRT、血液灌流(hemoperfusion,HP)及血浆置换(plasma exchange,PE)等,其中 RRT 是本指南重点。HP 是将患者血液引入灌流器,受灌流器中吸附剂或其他生物材料的作用,引入灌流器的血液净化后返回体内的一种治疗方式,目前多用于药物过量或中毒的治疗。PE 是指将患者血液引出,用血浆分离器将血细胞与血浆分离,去除血浆以清除患者血浆中抗体、免疫复合物及毒素等物质,用于治疗自体免疫性疾病、肝功能衰竭、血液病及甲状腺危象等疾病。下面重点阐述 RRT 的有关概念。

RRT 是利用血液净化技术清除溶质,以替代受损肾功能以及对脏器功能起保护支持作用的治疗方法[1],基本模式有三类,即血液透析(hemodialysis,HD)、血液滤过(hemofiltration,HF)和血液透析滤过(hemodiafiltration,HDF)。HD 主要通过弥散机制清除物质,小分子物质清除效率较高;HF 主要通过对流机制清除溶质和水分,对炎症介质等中分子物质的清除效率优于透析;HDF 可通过弥散和对流两种机制清除溶质。滤过膜的吸附作用是 RRT 的第三种溶质清除机制,部分炎症介质、内素素、药物和毒物可能通过该作用清除[2-3]。临床上一般将单次治疗持续时间＜24h 的 RRT 称为间断性肾脏替代治疗(intermittent renal replacement therapy,IRRT);将治疗持续时间≥24h 的 RRT 称为连续性肾脏替代治疗(continuous renal replacement therapy,CRRT)。IRRT 主要包括间断血液透析(IHD)、间断血液透析滤过(IHDF)、缓慢低效血液透析(SLED)、脉冲式高流量血液滤过(PHVHF)及短时血液滤过(SVVH)等;CRRT 主要包括持续血液透析(CHD)、持续血液滤过(CHF)、持续血液透析滤过(CHDF)及缓慢连续超滤(SCUF)等。各种治疗模式的主要特点见表附 A-2、表附 A-3。

治疗剂量,指 RRT 过程中净化血液的总量,但实际应用中无法计量。临床上

只能按置换液速率/透析液速率(ml/kg·h)给予处方,实际并不能精确反映治疗剂量[4-5]。IHD 治疗剂量用 Kt/V 表示,K 指清除率,t 指治疗时间,V 为分布容积[6]。CRRT 的治疗剂量 35 ml/(kg·h)相当于 IHD 1.4 Kt/(V·d)[7]。

二、RRT 的模式

1. 各种模式的名称和分类(略)。
2. 各种模式的要点和主要特点(见表附 A-2、表附 A-3)。

第二部分　CRRT 处方的主要元素

一、血管通路的建立

重症患者 CRRT 的疗程较晚期肾脏病患者的血液透析疗程短得多,因此静脉通路一般选择中心静脉置管而不是动静脉瘘。为满足 RRT 血流量的要求,置管部位可选择股静脉、锁骨下静脉或颈内静脉,动脉置管因并发症较多已较少采用。锁骨下静脉导管的优点是发生导管相关血流感染(catheter-related bloodstream infection,CRBI)的概率较低,缺点是易受锁骨压迫而致管腔狭窄,因此血栓形成风险较其他部位的导管高;压迫止血法效果差、出血并发症较多,因此 CRRT 应尽可能避免锁骨下静脉置管。颈内静脉导管没有上述缺点,且对患者活动限制少,因而一直是血透患者中心静脉置管的首选,但缺点是 CRBI 发生率相对较高[8,9][V级证据]。股静脉置管的优点是压迫止血效果好,血肿发生率低,且其 CRBI 的发生率并不比颈内静脉高[10][I级证据],穿刺方便、技术要求低[11];可为 ICU 患者血流动力学监测和治疗需要的血管通路让出锁骨下静脉、颈内静脉。因此 ICU 患者应首选股静脉置管[12][V级证据]。

颈内静脉、股静脉和锁骨下静脉的优缺点,建议首选股静脉。导管宜选择生物相容性好的材质,如聚氨酯和硅酮。直径 10~14 F、长度 25~35 cm 的股静脉导管可提供充足的血流量[13]。如采用双腔导管可避免多部位穿刺,而较为困难的穿刺可在超声导引下进行,有助于降低穿刺相关的并发症[8,14]。

导管材料选择和穿刺:正确管理留置导管,遵循导管护理规范对延长留置时间和降低并发症具有重要意义。应特别注意以下问题:留置期间应卧床休息以免导管脱落引起大出血;每次血滤/透析前用空针吸尽导管内残存的血液,再用稀释肝素盐水冲洗管道;外脱的导管,禁止再次插入体内;不应经由留置的血滤用血管导管采血和输液[15]。RRT 结束后采用正压法肝素封管,用于封管的生理盐水量为导管总容量的 120% 为宜,需 1.2~1.4ml,并应定期采用肝素生理盐水给血管导管进行正压冲洗[16]。

表附 A-2　各种 IRRT 模式的要点和主要特点

	治疗原理		滤器超滤系数	血流量(Qb) ml/min	置换(透析)液速率(Qf) ml/(kg·h)	透析液速率(Qd) ml/min	主要特点
	对流	弥散					
IHD	低	高	低通量	200~250	无	500	小分子溶质清楚快,但不利于中分子清除,易发生低血压
SLED	低	高	低通量	200	无	<300	心血管耐受性好
HVHF	高	低	高通量	100~200	35~100	无	中、小分子溶质清除能力强
SVVH	高	低	高通量	100~200	35~60	无	中分子溶质清除能力强
PHVHF	高	低	高通量	100~200	超高流量 6~8h 后,35ml/(kg·h)持续 16~18h		中、小分子溶质清除能力强
IHDF	高	高	高通量	100~200	>35	10~20	中、小分子溶质清除能力强

注:1. 高通量滤器(Lp>20);低通量滤器(Lp<10),Lp 即单位面积膜超滤系数,单位为 ml/(h·mmHg·m²);2. 置换(透析)液速率和血流速率可根据实际情况调整

表附 A-3　各种 CRRT 模式的要点和主要特点

模式	治疗原理		滤器	血流量(Qb)	置换量(Qf)	液速率(Qd)(透析)	主要特点
	对流	弥散	超滤系数	ml/min	ml/(kg·h)	ml/min	
CAVH	高	低	高通量	50~100	8~20	无	血流动力学稳定,可连续清除水分和溶质,但溶质清除效率低,动脉护理困难
CVVH	高	低	高通量	100~200	>35	无	血流动力学稳定,可连续有效清除水分和溶质
CAVHD	低	高	高或低通量	50~100	无	10~20	设备简单,溶质清除率低
CVVHD	低	高	高或低通量	100~200	无	10~20	中分子溶质清除率低
CAVHDF	高	高	高通量	50~100	35	10~20	利于中、小分子溶质清除
CVVHDF	高	高	高通量	100~200	35	20~40	中、小分子物质清除效率高
A-V SCUF	低	低	高或低通量	50~100	无	无	溶质清除效率低
V-V SCUF	低	低	高或低通量	50~200	无	无	溶质清除效率低

注:1. 高通量滤器(Lp>20);低通量滤器(Lp<10);Lp 系单位面积膜超滤系数,单位为 ml/(h·mmHg·m²);2. 置换(透析)液速率和血流速率可根据实际情况调整

推荐意见 1　重症患者 RRT 治疗建立血管通路,首选股静脉置管。[B 级]

二、置换液及透析液的成分以及配制

(一)置换液配制原则

置换液的配制应遵循以下原则:①无致热原;②电解质浓度应保持在生理水平,为纠正患者原有的电解质紊乱,可根据治疗目标作个体化调节;③缓冲系统可采用碳酸氢盐、乳酸盐或柠檬酸盐;④置换液或透析液的渗透压要保持在生理范围内,一般不采用低渗或高渗配方[17]。

(二)置换液配方选择

HCO_3^- 可自由通过滤器而丢失,故需补充。可直接或间接提供 HCO_3^- 的常用配方有碳酸氢盐配方、乳酸盐配方、柠檬酸盐配方。

1. 碳酸氢盐配方

碳酸氢盐配方直接提供 HCO_3^-,但 HCO_3^- 易分解,故需临时配制。由于钙离子和碳酸根离子易发生结晶[18][Ⅱ级证据],故钙溶液不可加入碳酸氢盐缓冲液内,两者也不能从同一静脉通路输注。重症患者常伴肝功能不全或组织缺氧而存在高乳酸血症(>5mmol/L),宜选用碳酸氢盐配方。研究证明,碳酸氢盐配方还具有心血管事件发生率较低的优点[19][Ⅰ级证据]。

2. 乳酸盐配方

乳酸盐配方经肝脏代谢产生 HCO_3^-,间接补充 RRT 过程丢失的 HCO_3^-,乳酸盐配方仅适用于肝功能正常患者。正常肝脏代谢乳酸的能力为 100 mmol/h,故在高流量血液滤过时仍可能导致高乳酸血症,干扰乳酸监测对患者组织灌注的评估[20][Ⅲ级证据]。

3. 柠檬酸盐溶液

柠檬酸盐溶液经肝脏代谢产生 HCO_3^-,间接补充 RRT 过程中丢失的 HCO_3^-,可作为置换液用于高出血风险患者的 RRT 治疗[21][Ⅳ级证据]。

推荐意见 2　重症患者 RRT 的置换液首选碳酸氢盐配方。[B 级]

三、滤器的选择

滤膜的材料是决定滤器的性能。滤膜分为未修饰纤维素膜、修饰纤维素膜和合成膜等三大类型。纤维素膜的价格低廉,但通量低、生物相容性较差,经修饰的纤维素膜生物相容性略有改善。合成膜具有高通量、筛漏系数高、生物相容性良好的优点,成为目前重症患者 CRRT 治疗中应用最多的膜材料。在市售商品中有多种合成膜滤器,如聚丙烯腈膜(PAN)、聚砜膜(PS)、聚酰胺膜(PA)、聚甲基丙烯酸甲酯膜(PMMA)、聚碳酸酯膜(PC)等,应用较多的为聚丙烯腈和聚砜材料。

通透性是滤器性能的重要指标之一。同样采用 PA 滤膜,通透性高、滤过面积

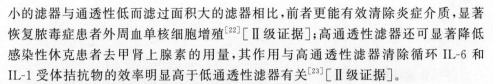

小的滤器与通透性低而滤过面积大的滤器相比,前者更能有效清除炎症介质,显著恢复脓毒症患者外周血单核细胞增殖[22][Ⅱ级证据];高通透性滤器还可显著降低感染性休克患者去甲肾上腺素的用量,其作用与高通透性滤器清除循环 IL-6 和 IL-1 受体拮抗物的效率明显高于低通透性滤器有关[23][Ⅱ级证据]。

推荐意见 3　高通透性合成膜滤器有利于炎症介质清除。[C 级]

合成膜的吸附作用是 CRRT 清除细胞因子的机制之一,但滤器的吸附作用在一定时间内可到达饱和。一项使用 PAN 膜滤器的研究[24][Ⅱ级证据]显示,每 3 小时更换血滤器可提高细胞因子清除率并显著减少去甲肾上腺素用量;另 2 项使用 PMMA 膜滤器的研究也发现每 24 小时更换一次滤器可以显著降低感染性休克患者血中炎症介质水平,并改善临床表现[25-26][Ⅳ级证据]。所以感染性休克患者接受 RRT 时应当定期更换血滤器以增加细胞因子的清除。更换滤器的另外一个原因是治疗过程中滤器中可发生微血栓形成而降低效率。

四、管路的预冲与维护

保证体外管路通畅是 RRT 顺利进行的关键。为防止血液在管路内凝血,在 CRRT 前常采用 5000～10 000 U/L 肝素生理盐水对血液管路、滤器、置换液(透析液)管路和超滤液管路进行预冲洗。但一项纳入 11 例患者的随机交叉研究显示,用 2000 U/L、10 000 U/L 肝素生理盐水或无肝素的生理盐水预冲洗管路,其血栓发生率无显著差异[28][Ⅱ级证据]。由于该研究样本量较小,且未对管路的寿命进行比较,故不能据此排除肝素预冲管路的效果。

为防止管路凝血和延长滤器寿命,操作者常采取间断生理盐水冲洗管路和提高血流速率等措施,但均难达到目的[28][Ⅴ级证据][29][Ⅱ级证据]。不仅如此,反复多次管路冲洗还可增加血流感染的风险。

推荐意见 4　应用抗凝药的 CRRT,不建议常规应用生理盐水间断冲洗管路。[C 级]

五、置换液输注方式

置换液输注方式有两种:前稀释(置换液和动脉端血液混合后再进入滤器)和后稀释(置换液和经滤器净化过的血液混合后回流到体内)。一般认为前稀释方式滤器寿命较长,而净化血液的效率较低[30][Ⅱ级证据]。然而,有研究提示,采取前稀释或后稀释方式输注置换液,对肌酐和尿素氮的清除率无显著差异[31][Ⅲ级证据]。另一项随机对照交叉试验提示,体外管路血栓发生率在前、后稀释方式无显著差异[32][Ⅱ级证据]。

六、RRT 的抗凝问题

如无出血风险的重症患者行 CRRT 时,可采用全身抗凝;对高出血风险的患者,如存在活动性出血、血小板$<60\times10^9$/L、INR>2、APTT>60s 或 24 h 内曾发生出血者在接受 RRT 治疗时,应首先考虑局部抗凝。如无相关技术和条件时可采取无抗凝药方法。

(一)普通肝素抗凝

普通肝素的分子量在 5～30 kU,半衰期在 1～1.5h[33],不能被滤器清除[34],可被鱼精蛋白拮抗。普通肝素抗凝有较高出血风险、诱导血小板减少的风险(heparin-induced thrombocytopenia,HIT),且 ATⅢ 缺乏的患者不适用,使全身抗凝的临床应用受到一定限制;但肝素易获得、抗凝效果容易监测、价格低廉,且鱼精蛋白的拮抗作用可靠,因此临床应用较多。

1. 全身抗凝方案

肝素全身抗凝由于出血风险高于局部抗凝,故仅适用于无出血风险(无活动性出血且基线凝血指标基本正常)的患者。一般首次负荷剂量 2000～5000 U 静注,维持剂量 500～2000U/h[35];或负荷剂量 25～30U/kg 静注,然后以 5～10U/(kg·h)的速度持续静脉输注[36-37]。需每 4～6 小时监测 APTT,据此调整普通肝素用量,以保证 APTT 维持在正常值的 1～1.4 倍[38]。

推荐意见 5 无活动性出血且基线凝血指标基本正常患者的 RRT,可采用普通肝素全身抗凝,并依据 APTT 或 ACT 调整剂量。[E 级]

2. 局部抗凝

对有出血风险的患者可采用局部抗凝;有人认为肝素局部抗凝可能有利于延长滤器寿命,但未被临床研究证实。在肝移植患者中肝素局部抗凝的管道寿命与肝素全身抗凝无差异[39][Ⅳ级证据],但也有研究认为肝素局部抗凝的滤器寿命较低分子量肝素短[30]。肝素局部抗凝,一般以 1000～1666U/h 滤器前持续输注,并在滤器后按 1mg∶100U(鱼精蛋白∶肝素)比例持续输注鱼精蛋白,使滤器前 ACT>250s 和患者外周血 ACT<180s[30-40][Ⅱ级证据]。

(二)低分子量肝素

低分子量肝素由普通肝素水解得到,分子量为 2～9 kU,主要由肾脏代谢,静脉注射的半衰期 3～4h,出血风险较低,常用于全身抗凝。与肝素抗凝效果相比,低分子量肝素的滤器寿命与安全性都没有显著差别,但费用较高[41][Ⅱ级证据]。低分子量肝素全身抗凝的检测指标推荐应用抗 Ⅹa 活性,目标维持在 0.25～0.35U/ml[38]。低分子量肝素也可诱发 HIT,因此对普通肝素诱发的 HIT,同样不能应用低分子肝素[42][Ⅴ级证据]。

(三)前列腺素

可用于抗凝的前列腺素主要有 PGI_2 和 PGE_1,因其具有扩张血管而致低血压的作用,故一般不单独用于重症患者 RRT 的抗凝[43][Ⅱ级证据]。其与肝素联合应用可延长滤器寿命和缓解血小板降低[44][Ⅱ级证据]。为提高抗凝效果,可与肝

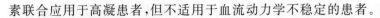

素联合应用于高凝患者,但不适用于血流动力学不稳定的患者。

(四)枸橼酸钠

枸橼酸钠用于局部抗凝时,一般采用 4% 枸橼酸钠溶液,将其输注入体外管路动脉端,在血液回流到体内前加入钙离子,为充分拮抗其抗凝活性,应使滤器后血液的离子钙浓度保持在 0.25～0.4mmol/L[45,46][Ⅱ级证据]。文献报道,枸橼酸钠局部抗凝可降低危及生命大出血的发生率[47][Ⅰ级证据]。因此,有出血风险患者采用枸橼酸钠局部抗凝较为安全[21][Ⅴ级证据]。

推荐意见 6　高出血风险患者 RRT 可采用枸橼酸钠局部抗凝并注意监测离子钙浓度。[A 级]

(五)其他抗凝药

其他抗凝药,如磺达肝素、达那肝素、水蛭素、阿加曲班和萘莫司他等,主要用于 HIT 患者的抗凝。

(六)无抗凝药的 RRT

高出血风险的患者进行无抗凝药 CRRT 应注意肝素生理盐水预冲管路、置换液前稀释和高血流量(200～300ml/min),以减少凝血可能。采用无抗凝策略与低剂量肝素相比,既不影响管路寿命,又不增加出血风险[48][Ⅱ级证据]。在 APTT 延长和(或)血小板缺乏的高危出血患者中,采用无抗凝策略可获得与 LMWH、肝素和鱼精蛋白局部抗凝相同的管路寿命[49][Ⅲ级证据][50][Ⅴ级证据]。

推荐意见 7　高出血风险患者的 CRRT 建议局部抗凝,如无局部抗凝条件可采用非抗凝策略。[D 级]

第三部分　CRRT 治疗决策

一、治疗指征

ICU 病房采用 CRRT 的目的主要有两大类,一是重症患者并发肾功能损害;二是非肾脏疾病或肾功损害的重症状态,主要用于器官功能不全支持、稳定内环境、免疫调节等两大类。

二、治疗时机、模式和剂量

(一)急性肾功能衰竭

1. 治疗时机

2000 年初期,Ronco 和 Bellomo[51-52]提出 ARF 的指征包括:非梗阻性少尿(UO<200ml/12h)、无尿(UO<50ml/12h)、重度代谢性酸中毒(pH<7.1)、氮质血症(BUN>30mmol/L)、药物应用过量且可被透析清除、高钾血症(K+>

6.5mmol/L)或血钾迅速升高、怀疑与尿毒症有关的心内膜炎、脑病、神经系统病变或肌病、严重的钠离子紊乱(血 Na^+ >160mmol/L 或<115mmol/L)、临床上对利尿药无反应的水肿(尤其是肺水肿)、无法控制的高热(直肠温>39.5℃)、病理性凝血障碍需要大量血制品。符合上述标准中任何 1 项,即可开始 CRRT,而符合 2 项时必须开始 CRRT。但是,上述建议没有确切的循证医学依据。多数文献认为早期行 RRT 治疗可能是有益的,但"早期"的标准并不一致。RIFLE 分级标准诞生后,赞同采用该标准定义 ARF 的越来越多,有可能从中为早期 RRT 提供可用的方案[53]。

专家建议指征

尿量和肌酐是 RIFLE 分级采用的两个指标。采用尿量和(或)肌酐作为指标决定 RRT 时机究竟孰优孰劣,尚无定论。根据一项对 560 例肾脏病和 ICU 专家的问卷调查发现,接近一半的专家将单纯的少尿作为 RRT 开始的指征[54]。Bouman 等对合并 ARF 的重症患者(106 例)进行的 RCT 研究显示,早期血滤组(持续少尿≤12h)的 28 d 存活率和肾功能恢复率与晚期血滤组[尿素>40mmol/L 和(或)氧合指数<150mmHg,PEEP 10cmH$_2$O]的差异无统计学显著性意义[55](Ⅱ级证据)。该研究的晚期血滤组有半数患者血清 BUN 水平未达 40mmol/L,由于肺部原因而不得已提前行 CVVH,这一设计中的缺陷可能是影响结果的重要原因,即便如此,至少表明早期血滤未引起存活率降低。在一项心脏手术后接受 CVVH 治疗的回顾性队列研究中观察到,以利尿药应用后 8h 内尿量少于 100ml 为指标行 CVVH 的早期组住院死亡率低于晚期(无论尿量多少,BUN≥30mmol/L、Cr≥250μmol/L 或胰岛素-葡萄糖治疗后血 K^+ 仍≥6mmol/L)CVVH 治疗组,提示以少尿为指标的早期 CVVH 有利于改善预后[56][Ⅳ级证据]。Demirkilic 的历史性回顾研究也得出相似的结论,他在 1992—1996 年,将心脏手术后血肌酐超过 443μmol/L 或应用葡萄糖-胰岛素后血钾仍超过 5.5mmol/L,而无论尿量多少作为 CVVHDF 的指征;而在 1996—2001 年,以术后连续 8h 尿量少于 100ml,给呋塞米 50mg 无效即行 CVVHDF,结果发现,后组开始 CVVHDF 治疗的时间明显提前,ICU 留滞天数、病死率和住院病死率、平均住院天数均显著缩短[57][Ⅳ级证据]。然而,最近也有研究者用血肌酐值作为指标,结果显示,血肌酐≤309 μmol/L 时接受 RRT 治疗,其疗效显著好于血肌酐>309 μmol/L 接受 RRT 的患者[58][Ⅲ级证据]。以 BUN 作为 RRT 开始指标的创伤患者($n=100$)回顾性研究表明,早期组(平均 BUN 15 mmol/L 时接受 RRT)的存活率高于晚期组(平均 BUN 43 mmol/L 时接受 RRT)(39%:20%),然而两组患者接受 RRT 前肌酐水平无差异,显然与前一研究持有不同的观点[59][Ⅲ级]。以肾衰时间为指标的研究,显示肾衰发生时间<2d 接受 RRT 治疗者,其疗效显著好于肾衰发生时间>5d 接受 RRT 治疗的效果。不一而足,采用何种指标,如何界定,仍无结论,然而,所有研究结果都认定早接受 CRRT 的疗效优于晚接受治疗[60]。

推荐意见 8　急性肾功能衰竭发生后,宜尽早行 RRT 治疗。[D 级]

2. 模式选择

ICU 病房采取的 RRT 模式主要有 CVVH、CVVHD、CVVHDF 等连续模式和 IHD 等间断模式。

瑞典一项 ARF 的多中心回顾性队列研究中,采用 CVVH 治疗的 ARF 患者同 IHD 组相比,尽管死亡率没有差异,但是肾功能恢复率前者显著增高[61][Ⅰ级证据],而且 CVVH 更适合热卡需求高、血流动力学不稳定的患者,而 IHD 的优点主要是快速清除电解质和代谢产物[62][Ⅰ级证据]。Augustine 等在一项 80 例并发 ARF 重症患者的 RCT 研究中证明,同样 CVVHD 较 IHD 在稳定血流动力学和清除体液方面更加有效,只是总体住院病死率和肾功能恢复率无差异[63][Ⅰ级证据]。上述 3 个研究比较了单一清除溶质机制对预后的影响,结果发现,模式对死亡率无影响,CRRT 在肾功能恢复率、稳定血流动力学和清除过多的体液方面更加有优势。Mehta 则比较了 CVVHDF 和 IHD 的疗效,结果发现,肾功能恢复率无差异,然而接受了足够治疗剂量的存活患者,CVVHDF 的肾脏功能完全恢复率 (92.3%)显著高于 IHD(59.4%);进一步交叉试验显示,先接受 CVVHDF 再接受 IHD 治疗的患者肾脏完全恢复率(44.7%)显著高于先接受 IHD 再接受 CVVHDF 的患者(6.7%)[64][Ⅰ级证据]。Jacka 的研究也得出相同的结论,CVVHDF 的肾功能恢复率(87.5%)显著高于 IHD(35.7%)[65][Ⅳ级证据]。另外一项研究显示,尽管两个模式的 28d、60d 和 90d 生存率、肾脏支持时间、ICU 留置时间和住院天数无差异,但是 CVVHDF 低血压的发生率低于 IHD[66][Ⅰ级证据]。

2002 年 Kellum[67][Ⅰ级证据]的研究是唯一认为 CRRT 可以降低 ARF 患者死亡率的荟萃分析:在对疾病的严重度和研究质量进行调整后,显示 CRRT 的死亡率显著低于 IRRT;在其中 6 个疾病严重度相似的研究中,CRRT 死亡率也显著降低。同一年 Tonelli 的荟萃分析却得出不同的结论:CRRT 与 IRRT 的存活率无差异[68][Ⅰ级证据]。其后随着新的研究出现,2007 年后的 3 个荟萃分析都显示 CRRT 与 IRRT 不影响 ARF 患者预后[69-71][Ⅰ级证据]。

上述循证医学证据显示,虽然 CRRT 和 IRRT 在对 ARF 重症患者死亡率影响方面无显著差异,但 CRRT 在肾功能恢复率、稳定血流动力学和清除过多体液方面的疗效优于 IRRT。因为 ICU 的患者往往伴有血流动力学的紊乱和毛细血管渗漏导致的体液潴留,所以重症患者 ARF 的治疗推荐 CRRT。

比较 CRRT 和 IRRT 的优缺点,CVVH 优于 IHD;CVVHDF 优于 IHD;CRRT 优于 IRRT。尽管生存率无影响,但是 CRRT 在肾功能恢复率、稳定血流动力学和清除过多体液方面的疗效优于 IRRT。

推荐意见 9　重症患者合并 ARF 的肾脏替代治疗模式推荐 CRRT。[D 级]

介绍一种较新的模式 SLED：持续低效血液透析（slow extended daily dialysis/sustained low-efficiency dialysis，SLED）是近来发展起来的一个模式。2004年，Kumar 研究发现，SLED 在稳定血流动力学和清除小分子溶质方面比 CVVHD 更有效[15,72]，而且 SLED 的滤器或管路内凝血发生率显著低于 CVVHD，但是循证医学证据较少，其对重症患者的疗效难以肯定。

3. 治疗剂量

目前对治疗剂量的研究主要是针对 CVVH、CVVHDF 和 IHD。

分别观察 CVVH、CVVHDF 和 IHD 的治疗剂量。

（1）CVVH 治疗剂量：在 Ronco 等一项多中心、大样本（425 例 ARF 患者）的 RCT 研究中，按 CVVH 的剂量将患者分为 20 ml/(kg·h)、35 ml/(kg·h)、45 ml/(kg·h) 3 组，采用后稀释法，结果发现 20 ml/(kg·h) 组的患者存活率显著低于后 2 组，提示 ARF 患者的 CVVH 治疗剂量不低于 35ml/(kg·h)[4]［Ⅰ级证据］。另一项 RCT 交叉研究比较了 11 例感染性休克并发 ARF 的患者，也发现高剂量 CVVH(6L/h) 可以降低去甲肾上腺素的用量，也更容易维持平均动脉压在目标水平[73]。目前，ARF 接受≥35ml/(kg·h) 的 CVVH 治疗剂量已被广泛接受。

推荐意见 10　重症患者合并 ARF 时，CVVH 的治疗剂量不应低于 35ml/(kg·h)。［B 级］

（2）CVVHDF 治疗剂量：CVVHDF 系利用对流与弥散清除溶质，其治疗剂量与单纯 CVVH 的治疗剂量不能等同。

206 例 ARF 重症患者的 RCT 研究显示，在 CVVH[1~2.5L/h,25ml/(kg·h)]基础上加 1~1.5L/h 透析剂量的 CVVHDF[42ml/(kg·h)]，其 28d、90d 生存率显著高于单纯 CVVH[75]［Ⅰ级证据］，这个研究的缺点是两个不同模式下比较治疗剂量难以得出一定是因为治疗剂量升高导致生存率提高的结论。2008 年的一项 RCT(1124 例)研究探讨了治疗剂量对预后影响，结果显示，接受加强治疗剂量[35.8ml/(kg·h)]患者的 60d 死亡率与标准治疗剂量[22ml/(kg·h)]的患者无显著差异（51.2%：48%）。然而，这些患者接受的 RRT 模式不同，血流动力学稳定的患者接受 IHD，不稳定的患者接受 CVVHDF 或 SLED[76]［Ⅰ级证据］。该研究纳入的均是重症患者，而对流和弥散机制在清除溶质方面是不同的，所以在不同模式下进行比较治疗剂量不能排除受此影响，故其证据力度明显降低。Tolwani 研究（200 例）比较 CVVHDF 不同治疗剂量的效果表明，35ml/(kg·h) 治疗剂量的 30d 存活率（49%）与 20ml/(kg·h) 的存活率（56%）无统计学差异；高治疗剂量患者的院内存活率和肾功能恢复率（69%）与标准治疗剂量（80%）无统计学意义[77]［Ⅰ级证据］。所以，高治疗剂量的 CVVHDF 是否有利存在争议。

（3）IHD：血液透析的治疗剂量用尿素清除指数 Kt/V 表示，K 是尿素清除率，t 是治疗时间，V 是分布容积[6]。146 例重症患者伴肾衰的 RCT 研究显示[78]［Ⅰ级证据]，每天接受 IHD 可更好地控制氮质血症，多元回归分析显示，低频次的 IHD 是死亡的独立危险因素，每天接受 IHD 治疗的患者，其存活率显著高于隔天治疗患者。35 ml/(kg·h)的 CVVH 治疗剂量相当于单次 IHD1.4 Kt/(V·d)[7]。虽然上述研究支持高治疗剂量 IHD 可以改善 ARF 患者预后，但是恰当的治疗剂量尚无循证医学证据。

(二)全身感染

1. 治疗指征

血液滤过可以清除过多的炎症介质，因此已用于全身感染的治疗[79-81]，但是支持这一观点的多数文献是非对照研究，需进一步 RCT 研究[82]。2002 年，Ronco C 等[74][Ⅱ级证据]认为，CVVH 并不能作为感染性休克的辅助治疗，除非伴有 ARF。最近对 80 例全身感染伴多器官功能障碍患者的 RCT 研究显示[83][Ⅱ级证据]，小剂量[25ml/(kg·h)]CVVH 治疗组病情反而恶化(发生功能障碍的器官数比对照组多)，但是高剂量 CVVH 是否有益未进行研究。这两个研究是 CVVH 模式下采用低治疗剂量得出的结果，而提高治疗剂量或加用透析则显示出良好疗效。接受 HVHF 治疗的 20 例感染性休克患者，血流动力学、组织灌注和酸碱平衡紊乱均显著改善，且住院死亡率较预测死亡率(APACHE Ⅱ和 SOFA 系统预测死亡率)显著降低[84][Ⅲ级证据]。烧伤伴全身感染患者随机接受 CVVHDF 治疗可显著降低血内毒素、TNF-alpha、IL-1 beta、IL-6 和 IL-8 的水平，然而住院时间、死亡率并无显著差异[85][Ⅱ级证据]。Bellomo 等专家提出，高流量血液滤过可以显著改善感染性休克患者的血流动力学和提高生存率[86,87]，认为 HVHF 是全身感染、感染性休克和 MOF 的辅助治疗手段[79,88]。基于目前的认识，全身感染患者采用高治疗剂量的血液滤过对改善预后是有益的。

2. 模式

采取 RRT 治疗全身感染的目的主要是调控炎症介质的浓度，以降低其对机体的损伤，应采取以对流机制为基础的模式。

有研究表明：33 例全身感染患者随机分为 6h CVVH 组[35 ml/(kg·h)]和 6h HVHF 组[100 ml/(kg·h)]，结果发现，HVHF 通过清除感染性休克患者血清内 IL-6、IL-1 等炎症介质显著改善 SOFA 和住院天数，其疗效优于常规的 CVVH[89][Ⅱ级证据]。这个研究表明，尽管两个模式的机制均为对流，然而剂量的差异带来疗效的不同。另外一项前瞻、国际性和非随机研究[84][Ⅲ级证据]也支持 HVHF 可以治疗全身感染，给予单次 12h HVHF 治疗后，20 例需要去甲肾上腺素维持血压的感染性休克患者，血流动力学、组织灌注和酸碱平衡均显著改善，且住院死亡率较预测死亡率(APACHE Ⅱ和 SOFA 系统预测死亡率)显著降低。除 HVHF 外，血浆滤过联合血液吸附治疗感染性休克可获得比 CVVH 更加显著的疗效[90][Ⅱ级证据]。上述的研究均表明，有效清除炎症介质是 RRT 治疗全身感

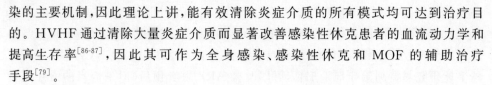

染的主要机制,因此理论上讲,能有效清除炎症介质的所有模式均可达到治疗目的。HVHF通过清除大量炎症介质而显著改善感染性休克患者的血流动力学和提高生存率[86-87],因此其可作为全身感染、感染性休克和 MOF 的辅助治疗手段[79]。

3. 剂量

RRT 能否改善全身感染的预后,主要与其清除炎症介质的能力有关,这不但与模式有关,治疗剂量也是影响因素之一。

接受 100 ml/(kg·h)超高治疗剂量的患者,其 SOFA 评分和住院天数显著优于接受 35 ml/(kg·h)治疗剂量的患者[89][Ⅱ级证据],另外 20 例难治性高心排量感染性休克[去甲肾用量>0.3μg/(kg·h)、乳酸酸中毒]患者的研究发现,12h 的 HVHF[100ml/(kg·h)]可以显著降低去甲肾上腺素用量、血乳酸水平、心率和提高血 pH 值,且住院死亡率显著低于预期值[84][Ⅴ级证据]。100ml/(kg·h)的治疗剂量需要至少 300ml/min 的血流量才能达到,这难以在临床工作中实现,为此人们对较低治疗剂量进行研究。80 例全身感染患者的回顾性对照研究[80][Ⅲ级证据],首先采用 6h HVHF[45ml/(kg·h)],然后为常规 CVVH,为排除体液负平衡对预后的影响,均采用等容血滤,结果发现,全身感染患者氧合指数、平均动脉压和去甲肾上腺素用量均显著改善,28d 生存率显著提高和 ICU 留滞时间明显缩短。全身感染的常用治疗剂量有 35L/4 h[87][Ⅳ级证据]、40~60ml/(kg·h)[86]、85ml/(kg·h)(6~8h HVHF 后再给予 CVVH 16~18h)[79][Ⅴ级证据]和 100ml/(kg·h)(12h)[84],均可显著改善感染性休克患者的血流动力学、降低去甲腺上腺素的应用剂量和提高生存率。

上述证据初步说明高治疗剂量对全身感染、感染性休克有一定的疗效,但还需要更强的循证医学依据。目前文献报道的 HVHF 治疗剂量范围较大,最低的采用 45ml/(kg·h),最高在 100ml/(kg·h)。

推荐意见 11 HVHF 用于感染性休克的辅助治疗时,建议剂量不低于 45ml/(kg·h)。[D 级]

(三)全身炎症反应综合征

重症急性胰腺炎(severe acute pancreatitis,SAP)早期和创伤早期是全身炎症反应综合征(systemic inflammatory response syndrome,SIRS)的常见病因,血液滤过的目的是为调控过度全身炎症反应。

1. 重症急性胰腺炎早期

(1)时机与指征:血液滤过用于 SAP 的治疗获得一定疗效,然而不同研究者存在差异,原因主要在于血滤开始的时机以及患者的选择不同,并非所有 SAP 患者均可接受血滤治疗。

一项 20 例患者小样本 RCT 研究[91][Ⅱ级证据]入选标准包括发病 72h 内、暂无手术指征、APACHEⅡ>8分。随机分为血滤组和非血滤组,血滤持续时间为4~12h,结果发现,血滤组患者的腹痛、压痛和腹胀时间明显缩短($P<0.05$);第14天的胰腺CT评分和第10天APACHEⅡ评分显著降低,平均住院天数和费用也显著降低。这个研究将接受血滤的距发病时间控制在72h内,并且适合非手术治疗的患者,这两个条件较为重要,因为发病超过72h后,细胞因子的级联反应开始,血滤难以阻断,同样如果需要外科处理的话,血液滤过的疗效难以体现。另外一个小样本RCT研究显示,发病48h内接受CVVH,其改善血流动力学和短期存活率的疗效优于发病96h开始血滤的疗效[92][Ⅱ级证据],然而未观察住院死亡率,这就难以评估远期疗效。2006年的回顾性研究[93][Ⅲ级证据]显示,发病72h内的暴发性胰腺炎急性反应期需要接受CVVH治疗,而重症胰腺炎则采取短时血液滤过(SVVH)。

不同研究者的疗效不一,结果发现是血滤开始的时间存在差异,证据是72h内开始。

推荐意见12　适合非手术治疗的SAP患者宜尽早接受血液滤过。[C级]

(2)模式

①短时血液滤过(SVVH):小样本RCT研究显示,SAP患者接受SVVH即可获得显著疗效[91][Ⅱ级证据]。另外一项研究表明,短时和间断短时血滤均可有效纠正SAP患者血浆细胞因子失衡和改善预后[94][Ⅲ级证据]。2003年的研究显示,重症胰腺炎患者发病72h内采取SVVH的疗效优于连续血液滤过和CVVH,也就是说,SAP患者发病72h内,不宜采取长时间的血液滤过[95][Ⅲ级证据]。

②持续血液滤过(CVVH):暴发性胰腺炎是重症胰腺炎的一个特殊类型,这些患者接受CVVH的治愈率显著高于SVVH[96][Ⅱ级证据]。小样本RCT研究显示[92][Ⅱ级证据],发病48h内接受CVVH可改善血流动力学和短期存活率,该作者没有观察住院治愈率,因此不能肯定CVVH的最终疗效。也有作者研究显示[97][Ⅴ级证据],采用CVVH治疗SAP患者可获得显著疗效,但该研究没有明确CVVH开始距发病时间,且有手术患者,还包括了有并发症的患者,因此与发病72h内接受SVVH的临床研究结论相反也就不难理解。

③CVVH联合腹膜透析:研究表明,腹痛、腹胀缓解时间、CT积分、APACHEⅡ积分、住院时间及住院费用均较对照组显著降低[98][Ⅱ级证据]。但是重症患者抵抗力低易引起腹腔感染以及导致腹腔内压力的进一步升高。

SVVH用于SAP,CVVH用于FAP;不建议腹膜透析,且这个证据难以说明其有意义。

推荐意见13　SVVH和CVVH可用作重症急性胰腺炎的辅助治疗。[C级]

(3)剂量:目前获得的循证医学证据均为高治疗剂量。37例重症急性胰腺炎患者的RCT研究显示,高治疗剂量的CVVH(4L/h)可显著改善血流动力学和短

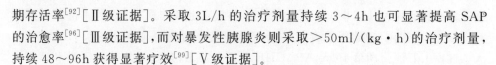

期存活率[92][Ⅱ级证据]。采取 3L/h 的治疗剂量持续 3~4h 也可显著提高 SAP 的治愈率[96][Ⅲ级证据],而对暴发性胰腺炎则采取>50ml/(kg·h)的治疗剂量,持续 48~96h 获得显著疗效[99][Ⅴ级证据]。

均为高剂量,但由于未按照体重计算,难以推荐 ml/(kg·h)。

推荐意见 14 血液滤过用于 SAP 患者辅助治疗时,可采用高治疗剂量。[D 级]

2. 创伤

创伤早期往往并发 SIRS。29 例创伤患者随机分为 CVVH 组(创伤后 12h 内)和对照组(14 例)。血滤组血皮质醇含量、IL-6 显著低于对照组(P<0.001),患者的临床症状显著缓解,因此 CVVH 是通过有效清除应激激素而降低应激反应[100][Ⅱ级证据]。24 例无 ARF 的创伤患者随机对照研究显示,预防性血液滤过并不影响疾病严重度,可提高心输出量和组织氧摄取,因此 CVVH 在创伤患者的早期应用有一定临床意义[101][Ⅱ级证据]。

创伤患者早期应用 CVVH 有临床意义。

(四)心脏手术后

心脏手术患者在术前多伴有慢性缺血导致的脏器损伤,术后常并发前负荷过多、急性肾功能损伤以及高钾血症和(或)代谢性酸中毒等,氮质血症和液体过负荷是常见并发症。积极地接受 CRRT(CVVH、CVVHDF、CVVHD)治疗的患者,有助于代谢和血容量稳定而不引起血流动力学的紊乱[102]。若并发 ARF,其死亡率极高,尽快接受 CVVH 治疗的存活患者,肾脏功能可完全恢复。回顾性非对照研究发现,心脏外科手术合并急性肾衰患者(血滤前肌酐水平 $295\mu mol/L$,血滤开始平均间隔为 50h,血滤持续时间平均 6.4d)出院前平均肌酐 $168\mu mol/L$,有 2.2% 的患者需要长期肾脏替代治疗[103],CPB(体外循环)术后出现尿量开始减少、液体过负荷等需要尽早接受 RRT 治疗[104]。

心脏手术后伴有肾损伤或衰竭可尽早 RRT。

(五)重度血钠异常

严重血钠异常 RRT 的介入时机仍不十分明确。研究表明,重度低钠血症发生 38~48h 内接受 CVVH 治疗,Glasgow 评分和 APACHE Ⅱ 评分均获得显著改善[105]。另外几项报道显示,发生高钠血症 24~48h 后接受 CRRT 治疗也可获得显著疗效,且未发生并发症[106-107]。这两个研究均是在血钠发生异常 24h 以上接受了 CVVH,但并不是说 24h 可作为界限。原则上,重度血钠异常经过合理的治疗无效即应血液滤过,不但可以直接调节血钠水平,还能清除与钠代谢异常相关的激素而利于血钠恢复正常。

高钠和低钠血症均可接受 RRT 治疗,但时机难定。

RRT 治疗严重血钠异常必须将血钠变化速率控制在允许的变化范围内,否则将引起严重的并发症。急性低钠血症(48h 内血钠降至 120mmol/L 以下),若有癫痫发作,则应在 1h 内提高血清钠 5mmol/L,然后以 1～2mmol/(L·h)的速率将血钠提高到 130mmol/L,然后维持在 130～135mmol/L 水平。治疗慢性低钠血症时,第一个 24h 内血清钠上升速度不能超过 12mmol/L,此后每 24 小时不超过 8 mmol/L;超越此范围可引起脑桥脱髓鞘样病变[108-109]。治疗高钠血症时,血钠降低的幅度应限制在每 24 小时降低 10％以内,以避免脑水肿和颅内高压。

严格控制血钠变化速率。

RRT 的各种模式均可用于血钠的调控。CVVHDF 调整血液内 Na^+、K^+、HCO_3^- 浓度正常化比 IHD 更加有效[110][Ⅲ级证据],这对患者并不一定有利,血钠变化速率较快可引起并发症。回顾性对照研究发现,CVVH 和 CVVHDF 均可以调整血钠异常,CVVHDF 较 CVVH 更容易将血钠离子浓度调整到正常范围[105,111][Ⅲ级证据]。CVVHDF 调整血钠速率较快,应注意。

(六)顽固性心力衰竭

当药物治疗无效时,RRT 也可用于顽固性心力衰竭。小样本 RCT 研究显示[112][Ⅱ级证据],血滤组治疗的患者,体重、血尿素氮显著降低,左心射血分数和尿钠均显著增加。200 例患者的 RCT 研究[113][Ⅰ级证据]显示,治疗 48h 后,血滤组的体重降低(5±3.1kg:3.1±3.5kg,$P=0.001$)和液体净丢失量(4.6L:3.3L,$P=0.001$)显著高于利尿组;呼吸困难评分无差异。90d 时,患者再入院接受血滤治疗率显著降低[18％:32％,$P=0.037$],治疗期间两组患者死亡率相同。

根据上述文献,顽固性心力衰竭患者可以接受血液滤过治疗。停止指征的循证医学证据较少,只要心衰症状改善和治疗目的达到,即应停止血滤。

顽固性心衰可采取 RRT 辅助治疗。

推荐意见 15　顽固性心力衰竭可选用血液滤过治疗。[B 级]

(七)横纹肌溶解

横纹肌溶解可由挤压综合征、病毒性肌炎、他汀类药物、结缔组织病以及过度运动等所导致。临床特点有血清磷酸肌酶升高,血和尿中的肌红蛋白阳性,伴肌痛、肌紧张和注水感。黑色尿,肌肉触痛和肿胀,并可出现皮肤压迫性坏死。

横纹肌溶解患者往往伴有血肌红蛋白的升高而导致多个脏器损伤,尤其是对肾脏损伤最为严重,故对此类患者,即使无 ARF 的发生,也需要尽早接受 RRT 的治疗。尿 pH<5.6 的环境下,进入肾小管的肌红蛋白离解成铁色素和铁蛋白而对肾小管上皮细胞产生毒性,同时大量肌红蛋白管型阻塞肾小管引起 ARF。横纹肌溶解患者接受碱化尿液联合血液滤过治疗,血液中肌红蛋白清除比率显著高于单纯碱化尿液[114][Ⅱ级证据]。Naka 报道[115][Ⅴ级证据],超高通量滤器可在 48h 内将血肌红蛋白浓度从 100 000μg/L 降至 16 542μg/L,疗效显著高于常规滤器。

血液滤过可加快肌红蛋白清除。

推荐意见 16 横纹肌溶解患者,应尽早采取血液滤过治疗。[C 级]

(八)中毒

有植物毒素(如蝇蕈毒素)、动物毒素(如蛇毒)、细菌毒素和各类农药以及医用药物,多种血液净化模式可用于上述物质中毒后治疗。

1. 血液灌流(HP)

HP 是一种新的血液净化系统。该系统采用动脉血液体外分流的技术,动脉血流入灌流器时受到吸附剂或其他生物材料的作用而得到净化或生化处理,灌流后的血液再经管道返回静脉系统。血液灌流依赖于吸附剂、酶、活细胞等对血液某些成分进行吸附黏除或加工处理[116-117]。

2. CRRT

CRRT 在中毒治疗中有一定的作用。可采用的模式有 CVVH(毒鼠强)[118]、低流量血液透析(如丙戊酸钠中毒)[119]、血液透析序贯 CVVHD(如金属锂中毒)[120]、高效血液透析(万古霉素过量)[121]、CAVHD(如乙二醇中毒)[122]等。由于中毒患者的救治需要紧急进行,因此难以进行对比研究,文献多是病例报道。

第四部分　治疗过程中的监测和并发症处理

一、监测

(一)血流动力学

重症患者 RRT 过程中易发生血流动力学不稳定,特别是 IHD 治疗时发生率更高。CRRT 过程中,平均动脉压(MAP)和全身血管阻力可逐渐升高,同时也允许第三间隙的液体缓慢转移回血液循环,从而保持正常的前负荷。重症患者常伴有体液潴留而需负水平衡,但是在负水平衡开始过程中必须密切监测血流动力学,防止引发医源性有效容量缺乏导致组织器官的低灌注。

一般需要持续监测神志、心率(律)、血压、CVP、每小时尿量等临床指标,严重 SIRS/Sepsis,伴血流动力学不稳定者 RRT 全过程需血流动力学监测,以便及时给予相应处理。

血流动力学监测的理由:IHD 可有低血压;负水治疗。

(二)体液量监测

CRRT 过程中监测体液量的目的在于恢复患者体液的正常分布比率。严重的体液潴留或正水平衡可导致死亡率升高,而过度超滤体液也可以引发有效血容量缺乏。

Vincent 等在 24 个欧洲国家的 198 个 ICU 进行的回顾性观察显示:ICU 病死率除与 sepsis 的发生率相关外,还同年龄和正水平衡密切相关[123]。美国一项儿科 ICU 单中心回顾性研究中观察到,CRRT 治疗前液体过负荷越重,死亡率越高,这意味着液体过负荷对预后有重要影响[124]。基于以上基础,该中心应用利尿药、小剂量多巴胺及 RRT 策略控制并发 ARF 的干细胞移植儿童的液体量,观察发现有效纠正液体过负荷可降低病死率[125]。因此,RRT 过程中,在维持生命体征稳定的前提下,应控制液体入量,避免体液潴留。

(三)凝血功能监测

RRT 应用抗凝药时易发生出血。应密切观察患者皮肤黏膜出血点、伤口和穿刺点渗血情况,以及胃液、尿液、引流液和大便颜色等。定期行凝血的化验检查,以便及时调整抗凝方案和发现 HIT 综合征。不抗凝患者,随着 RRT 的进行,凝血功能逐渐恢复而导致管路内发生凝血,通过监测凝血功能可帮助医生决定是否需要加用抗凝药。

RRT 过程中凝血发生动态变化而需检测:抗凝药、HIT、无抗凝后凝血恢复。

(四)RRT 中血电解质和血糖监测

RRT 过程中可能出现电解质、酸碱紊乱,应定期监测。重症患者本身常存在应激性血糖升高,在应用高糖配方的超滤液或透析液时更易发生高血糖。而一项回顾性研究表明,采用碳酸氢钠配方进行血滤治疗时可出现低血糖[126],因此,应根据需要选择恰当的血糖监测和控制方案。

血糖和电解质在 RRT 过程中变化较大。

二、并发症预防和处理

RRT 治疗可有下述 4 大类并发症:①抗凝相关并发症,如出血(胃肠道、穿刺点、尿道)和 HIT;②血管导管相关并发症,如全身感染、栓塞、动静脉漏、心律失常、气胸、疼痛、管路脱开、血管撕裂等;③体外管路相关并发症,如膜反应:缓激肽释放、恶心、过敏反应;气体栓塞;④治疗相关并发症,如低温、贫血、低血容量、低血压;酸碱、电解质异常:低磷血症、低钾血症、酸中毒、碱中毒;代谢:脂质;药物相关:药物动力学改变等。下述严重并发症应及时处理:

(一)低血压

低血压是血液透析模式下的常见并发症,血液滤过时少见。与膜相关的缓激肽激活、补体系统激活有关,另外过敏反应也是导致低血压之一[127-128]。这可以采用生物相容性高的滤器或透析器加以避免。血透开始采取低血流速率也是预防低血压的方法之一。

(二)感染

管道连接、取样、置换液和血滤器更换是外源性污染的主要原因;最为严重的是透析液或置换液被污染引起严重的血流感染。严格无菌操作是防止感染的主要措施。导管穿刺处的血肿可并发感染,应积极预防。密切监测、及时发现、良好穿刺技术及拔除导管后的有效压迫是降低和防止该并发症的关键。

(三)血小板降低

CRRT 可引起血小板降低,严重者需中止 RRT 治疗。Mulder J 研究显示,血流速度越快,血小板黏附越少,因此对血小板降低的患者采用高血流量可以降低血小板的黏附[129]。

第五部分　CRRT 过程中的药物剂量调整及营养支持

血液净化过程中,不但有害物质被清除体外,而且机体原有的电解质、蛋白质或氨基酸以及药物等也可被清除体外。这从某种程度上也影响了患者的整体治疗,因此在 RRT 前、治疗过程中、治疗后均应密切监测和处理相应问题。CRRT 时可增加除脂肪以外的营养素如氨基酸、糖及微量元素的丢失,丢失量报道不一,可能与超滤液中糖的含量、置换液与血浆浓度梯度、CRRT 通透量诸因素有关。因此,营养的补充应考虑 CRRT 相关的营养丢失。

一、蛋白质和氨基酸

每升超滤液中氨基酸丢失量为 0.2g,10~15g/d。需要 RRT 治疗的 ARF 重症患者应当补充 1.5~2.5 g/(kg·d)的蛋白,目的在于维持正氮平衡。营养途径可首选肠道,若达不到营养目标或肠道不能启用,可给予静脉营养[130-131]。

二、药物剂量调整

RRT 过程中,药物清除率与肾脏、CRRT、其他器官代谢等三个因素相关。在 CRRT 开始给予负荷剂量后,药物剂量需要根据血清浓度和临床判断进行调整[132]。药物的筛漏系数(sieving coefficient,SC)在不同 RRT 模式下各异,而药物的清除效率与渗漏系数相关。SC=[UF]÷([A]+[V])÷2,UF 代表超滤液内的药物浓度,A 是动脉内药物浓度,V 是静脉内药物浓度。RRT 过程中,动脉和静脉内的药物浓度不同,为更加精确计算 SC,取动脉和静脉浓度的平均值。

抗生素是重症患者治疗中最常用的药物。IRRT 持续时间较短,对药物的影响较小,因此文献报道较少。大多数文献主要研究 CRRT 时的抗生素剂量调整。接受 CRRT 治疗的重症患者,其药代动力学非常复杂,有多个因素影响清除率,而根据这些参数推荐一个统一的抗生素治疗剂量也非常困难。蛋白结合率低的抗生素容易被 CRRT 清除。同样,容易穿透组织且与组织结合的抗生素具有较大容积分布,CRRT 清除也较少;另外,全身感染本身也可以增加抗生素的容积分布而半衰期延长,从而改变多种抗生素的蛋白结合。CRRT 的机械因素也可影响药物清除率。血流速率和透析液速率的升高可改变跨膜压而增加药物的清除率。滤膜孔径大小与 CRRT 药物清除率成正比。因此,疾病状态、药物和 CRRT 的机械因素显著降低了常规药代动力学计算公式决定抗生素剂量应用的可能性[133]。下面是接受 CRRT 治疗患者常用抗生素的药代动力学和药效学[134],仅供参考。

参 考 文 献

[1] San Diegos,California. Continuous Renal Replacement Therapies,International Conference [J]. Blood Purif,1995,13(6):385-402.

[2] Rogiers P,Zhang H,Pauwels D,et al. Comparison of polyacrylonitrile(AN69)and polysulphone membrane during hemofiltration in canine endotoxic shock. Crit Care Med[J]. Apr, 2003,31(4):1219-1225.

[3] Kellum JA,Dishart MK. Effect of hemofiltration filter adsorption on circulating IL-6 levels in septic rats[J]. Crit Care,2002,6(5):429-433.

[4] Ronco C,Bellomo R,Homel P,et al. Effects of different doses in continuous veno-venous haemofiltration on outcomes of acute renal failure:a prospective randomised trial[J]. Lancet, 2000,356(9223):26-30.

[5] Huang Z,Letteri JJ,Clark WR,et al. Ultrafiltration rate as a dose surrogate in pre-dilution hemofiltration[J]. Int J Artif Organs,2007,30(2):124-132.

[6] Gotch FA. Kt/V is the best dialysis dose parameter[J]. Blood Purif,2000,18(4):276-285.

[7] Ricci Z,Salvatori G,Bonello M,et al. In vivo validation of the adequacy calculator for continuous renal replacement therapies,Crit Care,2005,9(3):R266-R273.

[8] Tordoir J,Canaud B,Haage P,et al. EBPG on Vascular Access[J]. Nephrol Dial Transplant,2007,22(Suppl 2):88-117.

[9] Schetz M. Vascular access for HD and CRRT[J]. Contrib Nephrol,2007,156:275-286.

[10] Parienti JJ,Thirion M,Megarbane B,et al. Femoral vs jugular venous catheterization and risk of nosocomial events in adults requiring acute renal replacement therapy:a randomized controlled trial[J]. Jama,2008,299(20):2413-2422.

[11] Klouche K,Amigues L,Deleuze S,et al. Complications,effects on dialysis dose,and survival of tunneled femoral dialysis catheters in acute renal failure[J]. Am J Kidney Dis,2007,49 (1):99-108.

[12] Canaud B,Desmeules S,Klouche K,et al. Vascular access for dialysis in the intensive care unit[J]. Best Pract Res Clin Anaesthesiol,2004,18(1):159-174.

[13] Leblanc M,Fedak S,Mokris G,et al. Blood recirculation in temporary central catheters for acute hemodialysis[J]. Clin Nephrol,1996,45(5):315-319.

[14] Canaud B,Chenine L,Henriet D,et al. Optimal management of central venous catheters for hemodialysis[J]. Contrib Nephrol,2008,161:39-47.

[15] Kellum JA,Mehta RL,Angus DC,et al. The first international consensus conference on continuous renal replacement therapy[J]. Kidney Int,2002,62(5):1855-1863.

[16] Thomas CM,Zhang J,Lim TH,et al. Concentration of heparin-locking solution and risk of

central venous hemodialysis catheter malfunction[J]. Asaio J,2007,53(4):485-488.

[17] Aucella F,Di Paolo S,Gesualdo L. Dialysate and replacement fluid composition for CRRT [J]. Contrib Nephrol,2007,156:287-296.

[18] Maccariello E,Rocha E,Dalboni MA,et al. Customized bicarbonate buffered dialysate and replacement solutions for continuous renal replacement therapies:effect of crystallization on the measured levels of electrolytes and buffer[J]. Artif Organs,2001,25(11):870-875.

[19] Barenbrock M,Hausberg M,Matzkies F,et al. Effects of bicarbonate-and lactate-buffered replacement fluids on cardiovascular outcome in CVVH patients,Kidney Int,2000,58(4):1751-1757.

[20] Heering P,Ivens K,Thumer O,et al. The use of different buffers during continuous hemofiltration in critically ill patients with acute renal failure[J]. Intensive Care Med,1999,25(11):1244-1251.

[21] Palsson R,Laliberte KA,Niles JL. Choice of replacement solution and anticoagulant in continuous venovenous hemofiltration[J]. Clin Nephrol,2006,65(1):34-42.

[22] Morgera S,Haase M,Rocktaschel J,et al. High permeability haemofiltration improves peripheral blood mononuclear cell proliferation in septic patients with acute renal failure[J]. Nephrol Dial Transplant,2003,18(12):2570-2576.

[23] Morgera S,Haase M,Kuss T,et al. Pilot study on the effects of high cutoff hemofiltration on the need for norepinephrine in septic patients with acute renal failure[J]. Crit Care Med,2006,34(8):2099-2104.

[24] Haase M,Silvester W,Uchino S,et al. A pilot study of high-adsorption hemofiltration in human septic shock[J]. Int J Artif Organs,2007,30(2):108-117.

[25] Nakada TA,Oda S,Matsuda K,et al. Continuous hemodiafiltration with PMMA Hemofilter in the treatment of patients with septic shock[J]. Mol Med,2008,14(5-6):257-263.

[26] Hirasawa H,Oda S,Matsuda K. Continuous hemodiafiltration with cytokine-adsorbing hemofilter in the treatment of severe sepsis and septic shock[J]. Contrib Nephrol,2007,156:365-370.

[27] Opatrny K,Polanska K,Krouzecky A,et al. The effect of heparin rinse on the biocompatibility of continuous veno-venous hemodiafiltration[J]. Int J Artif Organs,2002,25(6):520-528.

[28] Davies H,Leslie G. Maintaining the CRRT circuit:non-anticoagulant alternatives[J]. Aust Crit Care,2006,19(4):133-138.

[29] Ramesh Prasad GV,Palevsky PM,Burr R,et al. Factors affecting system clotting in continuous renal replacement therapy:results of a randomized,controlled trial. Clin Nephrol,2000,53(1):55-60.

[30] van der Voort PH,Gerritsen RT,Kuiper MA,et al. Filter run time in CVVH:pre-versus post-dilution and nadroparin versus regional heparin-protamine anticoagulation[J]. Blood Purif,2005,23(3):175-180.

[31] Uchino S,Fealy N,Baldwin I,et al. Pre-dilution vs. post-dilution during continuous veno-ve-

nous hemofiltration:impact on filter life and azotemic control[J]. Nephron Clin Pract,2003,94(4):c94-c98.

[32] Pont AC,Bouman CS,Bakhtiari K,et al. Predilution versus postdilution during continuous venovenous hemofiltration:a comparison of circuit thrombogenesis[J]. Asaio J,2006,52(4):416-422.

[33] Shulman RI,Singer M,Rock J. Continuous renal replacement therapy. Keeping the circuit open:lessons from the lab[J]. Blood Purif,2002,20(3):275-281.

[34] Singer M,McNally T,Screaton G,et al. Heparin clearance during continuous veno-venous haemofiltration[J]. Intensive Care Med,1994,20(3):212-215.

[35] Monchi M,Berghmans D,Ledoux D,et al. Citrate vs. heparin for anticoagulation in continuous venovenous hemofiltration:a prospective randomized study,Intensive Care Med,2004,30(2):260-265.

[36] Hirsh J,Raschke R. Heparin and low-molecular-weight heparin:the Seventh ACCP Conference on Antithrombotic and Thrombolytic Therapy,Chest,2004,126(3 Suppl):188S-203S.

[37] Bagshaw SM,Laupland KB,Boiteau PJ,et al. Is regional citrate superior to systemic heparin anticoagulation for continuous renal replacement therapy? A prospective observational study in an adult regional critical care system[J]. J Crit Care,2005,20(2):155-161.

[38] Oudemans-van Straaten HM,Wester JP,de Pont AC,et al. Anticoagulation strategies in continuous renal replacement therapy:can the choice be evidence based[J]? Intensive Care Med,2006,32(2):188-202.

[39] Biancofiore G,Esposito M,Bindi L,et al. Regional filter heparinization for continuous venovenous hemofiltration in liver transplant recipients[J]. Minerva Anestesiol,2003,69(6):527-534.

[40] Fealy N,Baldwin I,Johnstone M,et al. A pilot randomized controlled crossover study comparing regional heparinization to regional citrate anticoagulation for continuous venovenous hemofiltration[J]. Int J Artif Organs,2007,30(4):301-307.

[41] Reeves JH,Cumming AR,Gallagher L,et al. A controlled trial of low-molecular-weight heparin(dalteparin)versus unfractionated heparin as anticoagulant during continuous venovenous hemodialysis with filtration[J]. Crit Care Med,1999,27(10):2224-2228.

[42] Abramson S,Niles JL. Anticoagulation in continuous renal replacement therapy. Curr Opin Nephrol Hypertens,1999,8(6):701-707.

[43] Kozek-Langenecker SA,Kettner SC,Oismueller C,et al. Anticoagulation with prostaglandin E1 and unfractionated heparin during continuous venovenous hemofiltration[J]. Crit Care Med,1998,26(7):1208-1212.

[44] Birnbaum J,Spies CD,Klotz E,et al. Iloprost for additional anticoagulation in continuous renal replacement therapy—a pilot study[J]. Ren Fail,2007,29(3):271-277.

[45] Vargas Hein O,Kox WJ,Spies C. Anticoagulation in continuous renal replacement therapy[J]. Contrib Nephrol,2004,144:308-316.

[46] Swartz R,Pasko D,O'Toole J,et al. Improving the delivery of continuous renal replacement

therapy using regional citrate anticoagulation[J]. Clin Nephrol,2004,61(2):134-143.

[47] Brophy PD,Somers MJ,Baum MA,et al. Multi-centre evaluation of anticoagulation in patients receiving continuous renal replacement therapy(CRRT)[J]. Nephrol Dial Transplant, 2005,20(7):1416-1421.

[48] Tan HK,Baldwin I,Bellomo R. Continuous veno-venous hemofiltration without anticoagulation in high-risk patients[J]. Intensive Care Med,2000,26(11):1652-1657.

[49] Uchino S,Fealy N,Baldwin I,et al. Continuous venovenous hemofiltration without anticoagulation[J]. Asaio J,2004,50(1):76-80.

[50] Morabito S,Guzzo I,Solazzo A,et al. Continuous renal replacement therapies:anticoagulation in the critically ill at high risk of bleeding[J]. J Nephrol,2003,16(4):566-571.

[51] Ronco C,Bellomo R,Kellum JA. Continuous renal replacement therapy:opinions and evidence[J]. Adv Ren Replace Ther,2002,9(4):229-244.

[52] Bellomo R,Ronco C. Blood purification in the intensive care unit:evolving concepts[J]. World J Surg,2001,25(5):677-683.

[53] Bellomo R,Ronco C,Kellum JA,et al. Acute renal failure-definition,outcome measures,animal models,fluid therapy and information technology needs:the Second International Consensus Conference of the Acute Dialysis Quality Initiative(ADQI)Group[J]. Crit Care, 2004,8(4):R204-R212.

[54] Ricci Z,Ronco C,D'Amico G,et al. Practice patterns in the management of acute renal failure in the critically ill patient:an international survey[J]. Nephrol Dial Transplant,2006,21 (3):690-696.

[55] Bouman CS,Oudemans-Van Straaten HM,Tijssen JG,et al. Effects of early high-volume continuous venovenous hemofiltration on survival and recovery of renal function in intensive care patients with acute renal failure:a prospective,randomized trial[J]. Crit Care Med, 2002,30(10):2205-2211.

[56] Elahi MM,Lim MY,Joseph RN,et al. Early hemofiltration improves survival in post-cardiotomy patients with acute renal failure[J]. Eur J Cardiothorac Surg,2004,26(5): 1027-1031.

[57] Demirkilic U,Kuralay E,Yenicesu M,et al. Timing of replacement therapy for acute renal failure after cardiac surgery[J]. J Card Surg,2004,19(1):17-20.

[58] Bagshaw SM,Uchino S,Bellomo R,et al. Timing of renal replacement therapy and clinical outcomes in critically ill patients with severe acute kidney injury[J]. J Crit Care,2009,24 (1):129-140.

[59] Gettings LG,Reynolds HN,Scalea T. Outcome in post-traumatic acute renal failure when continuous renal replacement therapy is applied early vs. late[J]. Intensive Care Med,1999, 25(8):805-813.

[60] Seabra VF,Balk EM,Liangos O,et al. Timing of renal replacement therapy initiation in acute renal failure:a meta-analysis[J]. Am J Kidney Dis,2008,52(2):272-284.

[61] Bell M,Granath F,Schon S,et al. Continuous renal replacement therapy is associated with

less chronic renal failure than intermittent haemodialysis after acute renal failure[J]. Intensive Care, Med, 2007, 33(5): 773-780.

[62] Gasparovic V, Filipovic-Grcic I, Merkler M, et al. Continuous renal replacement therapy (CRRT)or intermittent hemodialysis(IHD)－what is the procedure of choice in critically ill patients[J]? Ren Fail, 2003, 25(5): 855-862.

[63] Augustine JJ, Sandy D, Seifert TH, et al. A randomized controlled trial comparing intermittent with continuous dialysis in patients with ARF[J]. Am J Kidney Dis, 2004, 44(6): 1000-1007.

[64] Mehta RL, McDonald B, Gabbai FB, et al. A randomized clinical trial of continuous versus intermittent dialysis for acute renal failure[J]. Kidney Int, 2001, 60(3): 1154-1163.

[65] Jacka MJ, Ivancinova X, Gibney RT. Continuous renal replacement therapy improves renal recovery from acute renal failure[J]. Can J Anaesth, 2005, 52(3): 327-332.

[66] Vinsonneau C, Camus C, Combes A, et al. Continuous venovenous haemodiafiltration versus intermittent haemodialysis for acute renal failure in patients with multiple-organ dysfunction syndrome: a multicentre randomised trial[J]. Lancet, 2006, 368(9533): 379-385.

[67] Kellum JA, Angus DC, Johnson JP, et al. Continuous versus intermittent renal replacement therapy: a meta-analysis[J]. Intensive Care Med, 2002, 28(1): 29-37.

[68] Tonelli M, Manns B, Feller-Kopman D. Acute renal failure in the intensive care unit: a systematic review of the impact of dialytic modality on mortality and renal recovery[J]. Am J Kidney Dis, 2002, 40(5): 875-885.

[69] Rabindranath K, Adams J, Macleod AM, et al. Intermittent versus continuous renal replacement therapy for acute renal failure in adults [J]. Cochrane Database Syst Rev, 2007 (3): CD003773.

[70] Bagshaw SM, Berthiaume LR, Delaney A, et al. Continuous versus intermittent renal replacement therapy for critically ill patients with acute kidney injury: a meta-analysis[J]. Crit Care Med, 2008, 36(2): 610-617.

[71] Ghahramani N, Shadrou S, Hollenbeak C. A systematic review of continuous renal replacement therapy and intermittent haemodialysis in management of patients with acute renal failure[J]. Nephrology(Carlton), 2008, 13(7): 570-578.

[72] Kumar VA, Yeun JY, Depner TA, et al. Extended daily dialysis vs. continuous hemodialysis for ICU patients with acute renal failure: a two-year single center report[J]. Int J Artif Organs, 2004, 27(5): 371-379.

[73] Cole L, Bellomo R, Journois D, et al. High-volume haemofiltration in human septic shock [J]. Intensive Care Med, 2001, 27(6): 978-986.

[74] Cole L, Bellomo R, Hart G, et al. A phase II randomized, controlled trial of continuous hemofiltration in sepsis[J]. Crit Care Med, 2002, 30(1): 100-106.

[75] Saudan P, Niederberger M, De Seigneux S, et al. Adding a dialysis dose to continuous hemofiltration increases survival in patients with acute renal failure[J]. Kidney Int, 2006, 70(7): 1312-1317.

[76] Palevsky PM,Zhang JH,O'Connor TZ,et al. Intensity of renal support in critically ill patients with acute kidney injury[J]. N Engl J Med,2008,359(1):7-20.

[77] Tolwani AJ,Campbell RC,Stofan BS,et al. Standard versus high-dose CVVHDF for ICU-related acute renal failure[J]. J Am Soc Nephrol,2008,19(6):1233-1238.

[78] Schiffl H,Lang SM,Fischer R. Daily hemodialysis and the outcome of acute renal failure [J]. N Engl J Med,2002,346(5):305-310.

[79] Ratanarat R,Brendolan A,Piccinni P,et al. Pulse high-volume haemofiltration for treatment of severe sepsis:effects on hemodynamics and survival[J]. Crit Care, 2005, 9 (4): R294-R302.

[80] Schortgen F,Vinsonneau C. Early isovolemic hemofiltration in oliguric patients with septic shock[J]. Intensive Care Med,2006,32(7):1097;author reply 1098.

[81] Dellinger RP,Levy MM,Carlet JM,et al. Surviving Sepsis Campaign:international guidelines for management of severe sepsis and septic shock:2008[J]. Crit Care Med,2008,36 (1):296-327.

[82] Best C,Ramage I. Evidence for the use of haemofiltration in sepsis[J]. Current Paediatrics, 2003,13(1):18-22.

[83] Payen D,Mateo J,Cavaillon JM,et al. Impact of continuous venovenous hemofiltration on organ failure during the early phase of severe sepsis:a randomized controlled trial[J]. Crit Care Med,2009,37(3):803-810.

[84] Cornejo R,Downey P,Castro R,et al. High-volume hemofiltration as salvage therapy in severe hyperdynamic septic shock[J]. Intensive Care Med,2006,32(5):713-722.

[85] Peng Y,Yuan Z,Li H. Removal of inflammatory cytokines and endotoxin by veno-venous continuous renal replacement therapy for burned patients with sepsis[J]. Burns,2005,31 (5):623-628.

[86] Joannes-Boyau O,Rapaport S,Bazin R,et al. Impact of high volume hemofiltration on hemodynamic disturbance and outcome during septic shock[J]. Asaio,2004,50(1):102-109.

[87] Honore PM,Jamez J,Wauthier M,et al. Prospective evaluation of short-term,high-volume isovolemic hemofiltration on the hemodynamic course and outcome in patients with intractable circulatory failure resulting from septic shock[J]. Crit Care Med, 2000, 28 (11): 3581-3587.

[88] Bellomo R,Baldwin I,Ronco C. High volume hemofiltration[J]. Current Opinion in Critical Care,2000,6(6):442-445.

[89] Ghani RA,Zainudin S,Ctkong N,et al. Serum IL-6 and IL-1-ra with sequential organ failure assessment scores in septic patients receiving high-volume haemofiltration and continuous venovenous haemofiltration[J]. Nephrology(Carlton),2006,11(5):386-393.

[90] Ronco C,Brendolan A,Lonnemann G,et al. A pilot study of coupled plasma filtration with adsorption in septic shock[J]. Crit Care Med,2002,30(6):1250-1255.

[91] 毛恩强,汤耀卿,张圣道. 短时血液滤过对重症胰腺炎的影响[J]. 中华外科杂志,1999,37 (3):141-143.

[92] Jiang HL,Xue WJ,Li DQ,et al. Influence of continuous veno-venous hemofiltration on the course of acute pancreatitis[J]. World J Gastroenterol,2005,11(31):4815-4821.

[93] 毛恩强,汤耀卿,张圣道.暴发性胰腺炎治疗经验[J].中华外科杂志,2006,44(17):1185-1188.

[94] 陶京,王春友,杨智勇,等.血液滤过治疗对重症急性胰腺炎患者血浆炎性细胞因子水平的影响[J].中华普通外科杂志,2004,19(4):231-236.

[95] Mao EQ,Tang YQ,Zhang SD. Effects of time interval for hemofiltration on the prognosis of severe acute pancreatitis[J]. World J Gastroenterol,2003,9(2):373-376.

[96] 毛恩强,汤耀卿,张圣道.血液滤过持续时间对重症急性胰腺炎治疗的作用[J].肝胆胰外科杂志,2007,19(6):385-386.

[97] Xie H,Ji D,Gong D,et al. Continuous veno venous hemofiltration in treatment of acute necrotizing pancreatitis[J],Chin Med J(Engl),2003,116(4):549-553.

[98] 封光华,蔡阳,贾鹏辉,等.联合血液滤过和腹膜透析治疗急性重症胰腺炎[J].中华外科杂志,2004,42(5):272-275.

[99] 毛恩强.血液滤过在重症胰腺炎急性反应期治疗中的作用与地位[J].肝胆外科杂志,2008,16(4):244-246.

[100] 蓝光明,林爱玲.连续性血液净化对严重创伤后应激反应的影响[J].中国危重病急救医学,2004,16(2):106-108.

[101] Bauer M,Marzi I,Ziegenfuss T,et al. Prophylactic hemofiltration in severely traumatized patients:effects on post-traumatic organ dysfunction syndrome[J]. Intensive Care Med,2001,27(2):376-383.

[102] Lugones F,Chiotti G,Carrier M,et al. Continuous renal replacement therapy after cardiac surgery. Review of 85 cases[J],Blood Purif,2004,22(3):249-255.

[103] Luckraz H,Gravenor MB,George R,et al. Long and short-term outcomes in patients requiring continuous renal replacement therapy post cardiopulmonary bypass[J]. Eur J Cardiothorac Surg,2005,27(5):906-909.

[104] Gummert JF,Bucerius J,Walther T,et al. Requirement for renal replacement therapy in patients undergoing cardiac surgery[J]. Thorac Cardiovasc Surg,2004,52(2):70-76.

[105] Ji DX,Gong DH,Xu B,et al. Continuous veno-venous hemofiltration in the treatment of acute severe hyponatremia:a report of 11 cases[J]. Int J Artif Organs,2007,30(2):176-180.

[106] McBryde KD,Bunchman TE,Kudelka TL,et al. Hyperosmolar solutions in continuous renal replacement therapy for hyperosmolar acute renal failure:a preliminary report[J]. Pediatr Crit Care,Med,2005,6(2):220-225.

[107] 陈立平,黄小萍,周巧玲.连续性静脉-静脉血液滤过治疗急性高钠血症[J].中南大学学报,2006,31(6):934-942.

[108] Goldstein M,Halperin M. Hyponatremia Fluid,Electrolyte,and Acid-Base Physiology:A Problem-Based Approach[J]. Vol 7.3 ed:Saunders,W. B;1998:283-301.

[109] Pearce JM. Central pontine myelinolysis[J]. Eur Neurol,2009,61(1):59-62.

[110] Uchino S,Bellomo R,Ronco C. Intermittent versus continuous renal replacement therapy in the ICU:impact on electrolyte and acid-base balance[J]. Intensive Care Med,2001,27 (6):1037-1043.

[111] Morimatsu H,Uchino S,Bellomo R,et al. Continuous renal replacement therapy:does technique influence electrolyte and bicarbonate control[J]? Int J Artif Organs,2003,26 (4):289-296.

[112] Libetta C,Sepe V,Zucchi M,et al. Intermittent haemodiafiltration in refractory congestive heart failure:BNP and balance of inflammatory cytokines[J]. Nephrol Dial Transplant, 2007,22(7):2013-2019.

[113] Costanzo MR,Guglin ME,Saltzberg MT,et al. Ultrafiltration versus intravenous diuretics for patients hospitalized for acute decompensated heart failure[J]. J Am Coll Cardiol, 2007,49(6):675-683.

[114] Peltonen S,Ahlstrom A,Kylavainio V,et al. The effect of combining intermittent hemodiafiltration with forced alkaline diuresis on plasma myoglobin in rhabdomyolysis[J]. Acta Anaesthesiol Scand,2007,51(5):553-558.

[115] Naka T,Jones D,Baldwin I,et al. Myoglobin clearance by super high-flux hemofiltration in a case of severe rhabdomyolysis:a case report[J]. Crit Care,2005,9(2):R90-95.

[116] de Pont AC. Extracorporeal treatment of intoxications[J]. Curr Opin Crit Care,2007,13 (6):668-673.

[117] Tyagi PK,Winchester JF,Feinfeld DA. Extracorporeal removal of toxins[J]. Kidney Int. 2008,74(10):1231-1233.

[118] Dehua G,Daxi J,Honglang X,et al. Sequential hemoperfusion and continuous venovenous hemofiltration in treatment of severe tetramine poisoning[J]. Blood Purif,2006,24(5-6): 524-530.

[119] Kay TD,Playford HR,Johnson DW. Hemodialysis versus continuous veno-venous hemodiafiltration in the management of severe valproate overdose[J]. Clin Nephrol,2003,59(1): 56-58.

[120] Meyer RJ,Flynn JT,Brophy PD,et al. Hemodialysis followed by continuous hemofiltration for treatment of lithium intoxication in children[J]. Am J Kidney Dis, 2001, 37 (5): 1044-1047.

[121] Bunchman TE,Valentini RP,Gardner J,et al. Treatment of vancomycin overdose using high-efficiency dialysis membranes[J]. Pediatr Nephrol,1999,13(9):773-774.

[122] Christiansson LK,Kaspersson KE,Kulling PE,et al. Treatment of severe ethylene glycol intoxication with continuous arteriovenous hemofiltration dialysis[J]. J Toxicol Clin Toxicol,1995,33(3):267-270.

[123] Vincent JL,Sakr Y,Sprung CL,et al. Sepsis in European intensive care units:results of the SOAP study[J]. Crit Care Med,2006,34(2):344-353.

[124] Goldstein SL,Currier H,Graf C,et al. Outcome in children receiving continuous venovenous hemofiltration[J]. Pediatrics,2001,107(6):1309-1312.

[125] Michael M, Kuehnle I, Goldstein SL. Fluid overload and acute renal failure in pediatric stem cell transplant patients[J]. Pediatr Nephrol, 2004, 19(1): 91-95.

[126] Vriesendorp TM, van Santen S, DeVries JH, et al. Predisposing factors for hypoglycemia in the intensive care unit[J]. Crit Care Med, 2006, 34(1): 96-101.

[127] Brunet P, Jaber K, Berland Y, et al. Anaphylactoid reactions during hemodialysis and hemofiltration: role of associating AN69 membrane and angiotensin I-converting enzyme inhibitors[J]. Am J Kidney Dis, 1992, 19(5): 444-447.

[128] Perez-Garcia R, Galan A, Garcia Vinuesa M, et al. Anaphylactoid reactions during hemodialysis on AN69 membranes: role of ACE inhibitors and back-filtration[J]. Nephron, 1992, 61(1): 123.

[129] Mulder J, Tan HK, Bellomo R, et al. Platelet loss across the hemofilter during continuous hemofiltration[J]. Int J Artif Organs, 2003, 26(10): 906-912.

[130] Scheinkestel CD, Kar L, Marshall K, et al. Prospective randomized trial to assess caloric and protein needs of critically Ill, anuric, ventilated patients requiring continuous renal replacement therapy[J]. Nutrition, 2003, 19(11-12): 909-916.

[131] Scheinkestel CD, Adams F, Mahony L, et al. Impact of increasing parenteral protein loads on amino acid levels and balance in critically ill anuric patients on continuous renal replacement therapy[J]. Nutrition, 2003, 19(9): 733-740.

[132] Kuang D, Verbine A, Ronco C. Pharmacokinetics and antimicrobial dosing adjustment in critically ill patients during continuous renal replacement therapy[J]. Clin Nephrol, 2007, 67(5): 267-284.

[133] Joy MS, Matzke GR, Armstrong DK, et al. A primer on continuous renal replacement therapy for critically ill patients[J]. Ann Pharmacother, 1998, 32(3): 362-375.

[134] Trotman RL, Williamson JC, Shoemaker DM, et al. Antibiotic dosing in critically ill adult patients receiving continuous renal replacement therapy[J]. Clin Infect Dis, 2005, 41(8): 1159-1166.